"十二五"职业教育国家规划教材
经全国职业教育教材审定委员会审定

复旦卓越·高等职业教育医学基础课教材

U0730751

生理学

（第二版）

主　编　朱大年　郭　瑛

副主编　马正行

编　者（以姓氏笔画为序）

马正行（同济大学医学院）

王卫国（天津医科大学）

白　娟（教育部考试中心）

朱大年（复旦大学上海医学院）

孙国铨（浙江医学高等专科学校）

杜广才（山东医学高等专科学校）

杜东书（上海大学生命科学学院）

张　敏（九江学院医学院）

张玉芹（武汉科技大学医学院）

张世忠（三峡大学医学院）

邵慈慧（湖州师范学院医学院）

郭　瑛（复旦大学护理学院）

复旦大学出版社

图书在版编目(CIP)数据

生理学/朱大年,郭瑛主编. —2 版. —上海:复旦大学出版社,2015.8(2025.8 重印)
ISBN 978-7-309-11454-6

Ⅰ. 生… Ⅱ.①朱…②郭… Ⅲ. 人体生理学-医学院校-教材 Ⅳ. R33

中国版本图书馆 CIP 数据核字(2015)第 100812 号

生理学(第二版)
朱大年 郭 瑛 主编
责任编辑/贺 琦

复旦大学出版社有限公司出版发行
上海市国权路 579 号 邮编:200433
网址:fupnet@fudanpress.com http://www.fudanpress.com
门市零售:86-21-65102580 团体订购:86-21-65104505
出版部电话:86-21-65642845
上海华业装璜印刷厂有限公司

开本 787 毫米×1092 毫米 1/16 印张 20.25 字数 480 千字
2025 年 8 月第 2 版第 2 次印刷

ISBN 978-7-309-11454-6/R·1463
定价:39.50 元

前　言

本版教材为教育部"十二五"国家级规划教材。第一版《生理学》就已被列为教育部"十一五"国家级规划教材,于 2008 年由复旦大学出版社出版。该教材自出版以来,受到了广大师生的一致好评。鉴于 7 年间科学技术迅猛发展,本学科也有许多新进展。同时,在教材的使用过程中,我们也收集到一些来自医学教育工作者和学生的反馈意见,为能更好地适应时代的发展和满足广大师生的需求,在教育部组织规划下,我们对该教材进行了修订和重版。

根据本版教材定位于高职高专层次,适用于护理学专业,按培养应用型与职业型人才的目标要求,我们在内容的选择上注重基础性和应用性,即突出"三基"(基本理论、基本知识和基本技能),紧密结合临床,旨在培养学生解决实际问题的能力,理论知识应以必需和够用为度,着重描述生理现象和过程,淡化机制描述,基本概念和基础理论的阐述尽量做到深入浅出,注重联系实际,强调学以致用,突出基本原理和基本方法的应用。

本版教材对前版教材的大多数内容进行了大幅度改写,在内容上有较大更新。例如,在绪论章中,增强了目前对生理学 3 个水平研究的一些新认识,将反馈控制的内容前移至内环境与稳态中,使稳态的维持与稳态内容紧密联系在一起。同时,在负反馈控制中增加了调定点的概念。在细胞章中改写了细胞的信号转导部分,调整了细胞电活动内容的编写顺序,将"细胞的兴奋性及其周期性变化"从"刺激引起动作电位的基本原理"中独立出来。在血液章中新增了等张溶液的概念、血液的免疫学特性和自体输血等内容。在血液循环章中新增了房内压在心动周期中的变化、心室功能曲线等内容,修改了血流动力学基本原理部分,修正了肺循环中组织液生成的机制。在呼吸章中增加了用力呼气量的实际应用、2,3-DPG 对氧解离曲线的影响等内容,删除了通气储量百分比、呼吸功等内容。在消化章中编写顺序有很大调整,按机械性和化学性消化、吸收、神经及体液调节的顺序编写,调节部分放在最后,是为了趋同于其他章,还增加了对消化道各段的调节机制,使其内容更加充实完整。在体温章中增加了能量平衡和体质指数的内容。在尿生成章中删除了肾小管和集合管转运方式的内容。在感官章中修改了感受器的一般生理特性、视力、前庭反应和嗅觉等内容,增加了房水和眼内压、视觉感受器电位和听觉感受器电位形成的内容,删除了皮肤感觉的内容。在神经章中对神经活动的一般规律、神经系统对躯体运动的调控、觉醒与睡眠等内容改动较大,新增许多内容,如非定向突触传递、影响突触传递的因素、神经调质、递质共存、受体亚型、突触前受体和腱器官等,在躯体和内脏感觉中保留并加强了"痛觉"部分,删除了其他部分内容。内分泌章和生殖章的内容上有大幅度更新和提高,几乎全部重写。本版教材在篇幅上与前版教材持平。

为了便于学生复习,本版教材在每章后附有一定数量的习题。题型包括单项选择题、填空题、名词解释、简答题和论述题 5 种类型。习题内容兼顾覆盖面和突出重点;也考虑到习题的知识类型(基础知识型、理论应用型和实验要求型)、认知层次(识记型、领会型和应用型)。单项选择题和填空题的习题参考答案见书后的附录二。本版教材的附录还包括计量单位名称与有关符号(附录一)、汉英对照索引(附录三)和主要参考资料(附录四)。

　　参加修订和编写本版教材的人员来自湖北、山东、江西、浙江、北京、天津和上海 7 个省和直辖市。在修订和编写过程中,他们参考了大量国内外的有关新版教材,投入了大量精力和时间,付出了辛勤劳动。在此我谨向各位表示诚挚的谢意。

　　限于我们的水平,本版教材肯定还存在不少问题,恳切希望广大读者批评指正。

朱大年　郭　瑛

2015 年 7 月

目　　录

第一章 绪 论

学 习 纲 要

1. 了解生理学及其任务,生理学的研究方法。
2. 掌握机体的内环境,稳态及其维持,反馈控制。
3. 熟悉人体生理功能的神经调节、体液调节和自身调节。

第一节 生理学的任务和研究方法

一、生理学及其任务

生理学(physiology)是生物科学的一个分支,是研究生物体及其各组成部分正常功能活动规律的一门学科。**生物体**(organism)又称**有机体**,简称**机体**,是自然界中有生命的独立个体。单细胞生物是最简单的生命个体,如细菌和阿米巴;而复杂的多细胞生物体,如人和高等动物,则由数以万亿计的细胞所组成,且这些细胞按照不同的结构和功能组成不同的组织、器官和系统,以完成与维持生命有关的各种功能活动,如呼吸、消化、吸收、血液循环、肌肉收缩、免疫、排泄和生殖等。各种功能活动都遵循一定的规律,同时又受到体内外环境因素的影响。为维持功能活动的正常进行,生物体在经历长期的生物进化过程后,已具备适应环境变化的调节能力并使之不断完善。因此,生理学的任务是阐明机体及其各组成部分所进行的各种正常的功能活动与产生机制,内外环境改变对各种功能活动的影响,以及机体应对环境变化所作的各种调节。

在医学课程体系中,生理学是医学类各专业学生必修的基础课程之一。医护人员如果没有掌握生理学知识,在临床工作中就不能正确认识疾病;况且,生理学的基本理论和基本方法也为他们正确认识和处理临床实际问题提供了极为重要的科学思维方法和研究手段。

二、生理学的研究方法

生理学是随着人类社会和科学的发展,特别是在医疗实践、实验研究和技术革新的过程中逐步形成和发展起来的。生理学的所有知识无不来自医疗实践和实验研究。在现代,生理学的发展更离不开实验研究,因而生理学是一门实验性科学。为能全面揭示正常人体的生理功能,生理学应从细胞和分子水平、器官和系统水平、整体水平不同层次进行研究。另一方面,由于实验往往会对人体造成一定损害,甚至危及生命;但人与动物在结构和功能上有许多相似之处,利用动物实验来探讨人体生理功能不仅可能,而且是迄今为止获取人体生理学知识必不可少的重要途径。

（一）动物实验

动物实验一般分为急性实验和慢性实验。

1. **急性实验**　以完整动物或动物材料为研究对象,在人工控制的环境条件下,在短时间内完成对动物某些生理活动的观察和记录。急性实验又可分为在体实验和离体实验。

（1）**在体实验**:是动物在麻醉条件下,并保持动物的基本生命体征在正常的情况下,手术暴露所需研究的部位,观察和记录某些功能活动在人为干预下的变化。例如,以动脉插管记录血压可观察某些因素对血压的影响。在体实验适用于器官和系统水平的研究。

（2）**离体实验**:是从麻醉的活体或刚处死的动物体内取出所需研究的器官、组织或细胞,然后置于一个能保持其生理功能的人工环境中,并施以某种人为干预,观察离体标本功能活动的改变。例如,利用离体蛙心或血管人工灌流可观察分析某些因素对其收缩力的影响;应用膜片钳技术可观察神经或肌细胞小片膜上单个离子通道的电流特征。离体实验可用于器官水平的研究,更主要的是用于细胞和分子水平的研究。

急性实验的实验条件相对简单且较易控制,便于进行直接观察和细致分析;对离体细胞和分子的研究有助于揭示生命活动最本质的基本规律。但急性实验特别是离体实验的结果可能并不完全符合整体情况下的生命活动规律,甚至会有很大的差异。

2. **慢性实验**　以完整、清醒的动物为研究对象,并尽可能使实验动物与外界环境的关系保持自然状态,以便在较长时间内观察分析某种功能活动的改变。实验前一般需对动物进行特殊的手术处理,待手术康复后再行观察。例如,研究某内分泌激素功能时常摘除动物相应的内分泌腺,观察动物在缺乏该激素时的功能活动改变;然后给予人工替代,观察有关功能活动能否恢复。慢性实验适用于器官和系统水平的研究,并可了解所研究的器官或组织的功能在整体中的作用地位。与急性实验相比,慢性实验的影响因素较多,实验条件不易控制。

器官和系统水平的研究是人们最早进行的,至今已积累了大量资料。随着科学技术的进步,尤其是近年来分子生物学技术的发展,细胞和分子水平的研究取得了许多重大成果,极大丰富了这一水平的知识。但目前对整体水平的研究仍有很大难度,主要瓶颈是影响因素多而复杂。整体水平的研究是不可替代的,因为整体功能活动不等于机体各组成部分功能的简单总和,而是各系统、器官功能相互影响、相互协调、相互制约的综合表现。人们越来越清楚地认识到,从整体上认识人体功能活动规律对解决临床问题具有十分重要的意义。

（二）人体实验

动物实验虽已积累了丰富的资料,但人和动物存在较大差异,来自动物实验的资料一般不能直接应用于人体,故人体实验仍然不可避免。人体实验由于受到伦理学的限制,目前主要是进行人群资料调查。例如,人体血压、心率、肺通气量、肾小球滤过率,以及各类血细胞数的正常值等都是通过对大批人群采样,再经数据的统计学分析而获得的。有些实验研究可通过招募志愿者并在其本人知情和同意的情况下进行,如测试在高温、低温、低氧、失重和高压等特殊环境下人体功能活动的改变。

总之,各种实验方法各有优缺点,也有一定的适用性,因此,究竟采用什么方法,应根据研究的不同水平和实际情况的需要进行恰当的选择。

第二节 机体的内环境和稳态

一、机体的内环境

多细胞生物体内所含的水或液体称**体液**（body fluid）。正常成年人的体液量约占体重的60%（体重60 kg者的体液量约36 L），其中约2/3存在于细胞内，称为**细胞内液**（intracellular fluid）；约1/3存在于细胞外，称为**细胞外液**（extracellular fluid）。细胞外液中约3/4分布于细胞间隙内，称为**组织间液**（interstitial fluid），又称**组织液**（tissue fluid）；约1/4为**血浆**（plasma），在血管内循环流动。此外，还有少量的淋巴和脑脊液等也属细胞外液。细胞外液是体内绝大多数细胞直接接触和生活的场所，因而被视为机体的**内环境**（internal environment），以别于整个机体所处的外环境。

人体各部分体液彼此隔开，分隔血浆和组织液的是毛细血管壁，而分隔组织液和细胞内液的则为细胞膜；但水和溶质分子可在一定条件下跨细胞膜和毛细血管壁移动。因而各部分体液既相互分隔又相互沟通（图1-1），而血浆是内环境中最活跃的部分，是沟通各部分体液并与外环境进行物质交换的重要媒介。

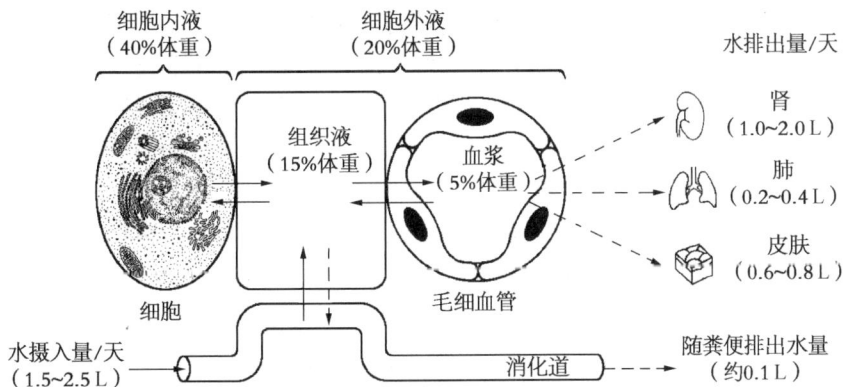

图1-1 体液的分隔和相互沟通以及体液平衡示意图

实线箭头：各部分体液的相互沟通和水的摄入；虚线箭头：体液经不同器官排出体外的途径。

二、稳态及其维持

机体所处的外环境可有很大变化，而机体内环境的理化性质在正常情况下却总能保持相对稳定，这种状态称为**自稳态**或**稳态**（homeostasis）。例如，人体在一年四季中所处的环境温度可在几十摄氏度范围内变动，而人体内温度却能相对稳定地维持在37℃左右。内环境稳态是一种动态平衡。在正常情况下，组织细胞的代谢将不断消耗O_2和营养物质，并不断产生CO_2和代谢产物；机体通过肺的呼吸可从外界摄取O_2并排出CO_2，又通过肾的排尿可将代谢产物清除出去。人体在摄入过多的无机盐或水及酸性或碱性物质后，肾脏可将多余的水或盐排出体外，从而保持血浆中水盐成分和渗透压的相对稳定，血浆pH也仅在7.35～7.45波动。可见，人体的内环境稳态经常不断地遭受破坏，但又能通过多种途径和方式及时恢复正常，从而使之保持相对稳定。目前,稳态的概念已扩展到机体及其各组成部分的功能活动(如动脉血压、基础代谢率、肾小球滤过率等)保持相对稳定的状态。

稳态是生理学中最重要的概念之一,是机体维持正常生命活动的必要条件。如细胞的各种代谢活动都是酶促生化反应,因此,细胞外液中需有足够的营养物质、O_2 和水,以及合适的离子浓度、酸碱度、渗透压和温度等。在临床上,若某些血检指标在较长时间内明显偏离正常值,即表明稳态已遭破坏,提示机体可能已患某些疾病。

稳态的维持依赖于人体内的**反馈控制**(feedback control),它是自动控制系统中的一种调控形式。该控制系统中至少存在**监测装置**、**控制部分**和**受控部分** 3 个组成部分。监测装置能监测某种生理指标偏离其正常值的偏差,然后将此偏差信息传递给控制部分,后者通常接受许多不同来源的偏差信息,包括来自受控部分的反馈信息,这些信息在控制部分内经整合和分析处理后,再发出控制指令来纠正受控部分的活动(图 1-2)。

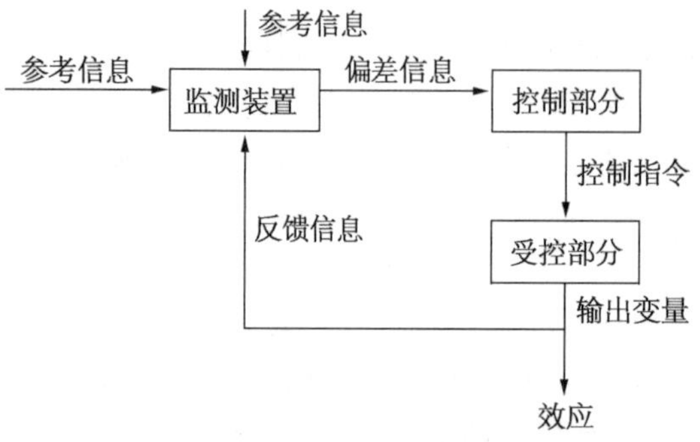

图 1-2　机体的反馈控制示意图

维持稳态的反馈主要以负反馈的形式进行。**负反馈**(negative feedback)是由受控部分发出的信息反过来作用于控制部分,使原先过强的控制指令减弱,或过弱的控制指令加强,从而使受控部分的活动维持相对稳定的一种控制形式。负反馈十分重要,在人体内也很多见。负反馈控制都有一个调定点。**调定点**(set point)是指自动控制系统所设定的一个工作点,使受控部分的活动仅在一个狭小的范围内变动。例如,体温、血压、血糖浓度等的调定点即为其各自的正常值均数。当体温偏离其调定点 37℃ 时,监测装置即能监测到一定的温度偏差,并将此信息传给控制部分处理,后者再通过改变受控部分的活动来调节体温。当血压或血糖浓度偏离其调定点时,也通过类似的机制使血压或血糖浓度回复正常。因而在正常情况下,上述指标都只在其正常值均数上下的一个狭小范围内波动。负反馈控制系统是一个闭合回路,反馈信息可在此回路中反复进行,使偏差逐步缩小,接近正常值均数,使调节达到比较精确的程度。

人体内还有另一种形式的反馈,与负反馈不同,它不起纠偏作用,而是经过多次信息往返不断增强受控部分原先活动的程度,使某功能活动很快达到高潮并发挥最大效应,称为**正反馈**(positive feedback)。如发生血液凝固时,许多凝血因子按顺序活化而产生级联反应,一个凝血因子的活化引起许多凝血因子的活化,下一级凝血因子的活化又反过来加速活化上一级凝血因子,从而使效应不断放大和加速。正反馈远不如负反馈多见,且通常在局部和短时内发挥作用。

第三节　人体生理功能的调节

前述反馈控制是从体内自动控制系统的角度来认识的。实际上,生物体在长期与体内外环境变化的不断抗衡和适应过程中,已逐步发展起较为完善的调节系统。人体生理功能的调节主要有神经调节和体液调节,自身调节也起一定作用。

一、神经调节

神经调节（neuroregulation）是人体内最主要的调节形式，以反射的方式进行。**反射**（reflex）是指机体在中枢神经系统的参与下对内外环境刺激所作的规律性应答。例如，当火焰刺激局部皮肤时，皮肤内**感受器**能感受到火焰刺激，然后将刺激信息转变为神经冲动沿**传入神经**传向**反射中枢**。反射中枢是指脑和脊髓中某个特殊部位，即反馈控制系统中的控制部分。反射中枢对传入信息整合和分析处理后转为指令，仍以神经冲动的形式沿**传出神经**到达受刺激肢体的有关肌群，即**效应器**，也就是反馈控制系统中的受控部分，结果引起有关肌群收缩，使受刺激肢体回撤而远离火焰，从而完成反射。由感受器、传入神经、反射中枢、传出神经和效应器所组成的结构基础称为**反射弧**（reflex arc）。在结构和功能上阻断反射弧中的任何一个环节，如切断或麻醉传入或传出神经，反射都将不能完成。

在反射活动中，效应器（受控部分）的输出变量除产生一定的效应外，还发出反馈信息反过来影响反射中枢（控制部分）的活动，通过负反馈调控使反射活动的效应更加精确和协调，如上述回撤反射中就存在负反馈调控，使肢体回撤的力量、方向和限度都十分准确，动作也十分协调平稳。神经调节的特点是比较迅速而精确。

二、体液调节

体液调节（humoral regulation）是人体内又一重要调节形式，由特殊的化学物质通过体液途径而实现。其中，以内分泌激素经血液途径作用于靶细胞的调节最重要，如甲状腺激素对全身组织细胞的代谢活动和机体生长发育的促进作用。此外，由局部组织产生的一些化学物质，如腺苷、组胺、缓激肽、前列腺素等，以及代谢产物，如 CO_2、H^+ 等，可经局部组织液扩散，改变邻旁组织细胞的活动，这种调节称为**局部体液调节**。例如，心肌代谢活动增强时，冠状动脉血管周围组织中产生的腺苷能强烈舒张血管，使冠脉血流量增加，以适应心肌代谢活动的增强。与神经调节相比，体液调节的特点是缓慢、持久而弥散。

人体内多数内分泌腺和内分泌细胞接受神经支配，在这种情况下，体液调节便成为神经调节反射弧的传出部分，这种调节称为**神经-体液调节**。如肾上腺髓质接受交感神经节前纤维的支配，交感神经兴奋时，肾上腺髓质释放肾上腺素和去甲肾上腺素，从而使神经与体液因素共同参与机体功能的调节活动。

体液调节中的内分泌腺和内分泌细胞也可视为反馈控制系统中的控制部分，而受控部分则为激素作用的靶细胞。如胰岛 β 细胞分泌胰岛素作用于肌、肝和脂肪细胞，加强这些靶细胞对血糖的摄取、利用、转化和储存，并抑制糖异生，使血糖浓度降低；反过来，血糖浓度的改变又能调节胰岛素的分泌，从而维持血糖浓度的相对稳定。

三、自身调节

自身调节（autoregulation）是指器官或组织细胞不依赖于神经或体液调节，而是自身对环境刺激发生的一种适应性反应。例如，在一定范围内增加骨骼肌收缩前的长度可使肌肉收缩张力增大。肾动脉灌注压在一定范围内变动时，肾血流量基本保持不变，从而能保证肾尿生成在一定范围内不受动脉血压变动的影响。在细胞内某种物质的合成过程中，合成的终产物可负反馈地抑制该物质合成系统中的限速酶，从而保持终产物的浓度相对稳定，这也是一种自身调节,如肾上腺髓质嗜铬细胞合成的终产物肾上腺素对限速酶酪氨酸羟化酶的抑制性调节。自身调节的幅度和范围都较小,但仍有一定意义。

习 题 一

（一）单项选择题

1. 生理学的任务中**不涵盖**的研究内容是
   A. 机体组织的形态、结构　　　　　B. 机体功能活动的产生机制
   C. 环境对机体功能活动的影响　　　D. 机体功能活动的调节
2. 下列生理学实验中,属于离体急性动物实验的是
   A. 动脉插管描记血压　　　　　　　B. 体表心电图描记
   C. 膈神经放电描记呼吸节律　　　　D. 心肌细胞膜片钳电流记录
3. 下列生理学研究中,属于细胞和分子水平的是
   A. 蛙心灌流对不同离子的反应　　　B. 输尿管插管观察药物对尿量的影响
   C. 神经细胞内记录动作电位　　　　D. 肾神经放电观察交感神经的活动情况
4. 体重为 60 kg 的正常成年人,其细胞外液量约为
   A. 6 L　　　　　B. 12 L　　　　　C. 18 L　　　　　D. 24 L
5. 下列各种体液中,**不属于**机体内环境范畴的是
   A. 细胞内液　　B. 组织间液　　　C. 淋巴液　　　　D. 血浆
6. 下列生理活动过程中,存在负反馈控制的是
   A. 血液凝固　　B. 体温调节　　　C. 排尿反射　　　D. 胎儿娩出
7. 下列生理活动过程中,存在正反馈控制的是
   A. 血液凝固　　B. 维持正常血压　C. 躯体运动　　　D. 心脏泵血
8. 下列生理功能活动调节中,属于神经调节的是
   A. 个体生长发育的调节　　　　　　B. 躯体随意运动的调控
   C. 血糖维持稳定的调节　　　　　　D. 女性月经周期的调节
9. 下列生理功能活动调节中,属于体液调节的是
   A. 强光下瞳孔缩小的调节　　　　　B. 保持或改变身体姿势的调节
   C. 男性睾丸功能的调节　　　　　　D. 寒冷时肌紧张增强的调节
10. 下列生理功能活动调节中,属于自身调节的是
    A. 生物节律的日周期调控　　　　　B. 血钙水平保持稳定的调节
    C. 动脉血压保持稳定的调节　　　　D. 肌肉初长度对收缩张力的影响

（二）填空题

1. 生理学研究应在＿＿＿＿＿＿水平、＿＿＿＿＿＿水平,以及＿＿＿＿＿＿水平 3 个不同层次上进行。
2. 机体的内环境是指＿＿＿＿＿＿,其中最活跃的部分是＿＿＿＿＿＿。
3. 负反馈控制的生理意义是＿＿＿＿＿＿,在人体内较＿＿＿＿＿＿见,它都设有一个＿＿＿＿＿＿点,可使受控部分的活动＿＿＿＿＿＿。
4. 神经调节是以＿＿＿＿＿＿的方式进行的,其结构基础是＿＿＿＿＿＿,包括＿＿＿＿＿＿、

_____、_____、_____和_____。

5. 一般而言,神经调节的特点是_____而_____,体液调节的特点是_____、_____而_____。

（三）名词解释

1. 内环境　　　　2. 稳态　　　　3. 负反馈

4. 正反馈　　　　5. 反射

（四）简答题

1. 为什么说稳态是机体维持正常生命活动的必要条件?

2. 简述人体生理功能的调节形式和特点。

（五）论述题

举例说明负反馈和正反馈控制的过程及其生理意义。

（朱大年）

第二章 细胞的基本功能

学 习 纲 要

1. 了解细胞膜的基本结构。
2. 掌握细胞膜的物质转运方式及其原理。
3. 熟悉细胞的信号转导功能及其主要通路。
4. 掌握细胞的静息电位和动作电位,细胞的兴奋性及其周期性变化。
5. 掌握骨骼肌神经-肌接头处的兴奋传递过程、特点和影响因素。
6. 熟悉骨骼肌的兴奋-收缩耦联以及收缩和舒张的分子机制。
7. 了解骨骼肌的收缩形式和影响骨骼肌收缩的主要因素。

细胞(cell)是生物体最基本的结构和功能单位。生物体进行的一切生命活动都是以细胞为基础的。因此要认识各器官、系统的生理功能,首先应该认识细胞的生理功能。本章主要介绍细胞膜的基本结构、细胞膜的物质转运功能、细胞的信号转导功能、细胞的电活动和骨骼肌细胞的收缩功能。

第一节 细胞膜的基本结构和物质转运功能

细胞膜又称质膜,是分隔细胞内容物与细胞外环境的屏障,同时也是细胞与机体内、外环境沟通信息的门户。机体内、外环境中许多因素的改变,如外界环境中的声、光、电、温度、机械和化学性刺激等,以及体内产生的神经递质、内分泌激素和免疫细胞因子等,首先作用于细胞膜或通过细胞膜进入细胞,再进一步影响细胞的功能。

一、细胞膜的基本结构

细胞膜的结构可用目前公认的**液态镶嵌模型**(图 2-1)来描述:细胞膜以可流动的**脂质**双分子层为基架,其中镶嵌着多种不同结构和功能的**蛋白质**,有些蛋白质贯穿于整个细胞膜,有些蛋白质则附着在膜的内、外侧表面,构成膜结构的脂质分子和蛋白质可与**糖类**物质结合而形成多种不同的功能性结构。

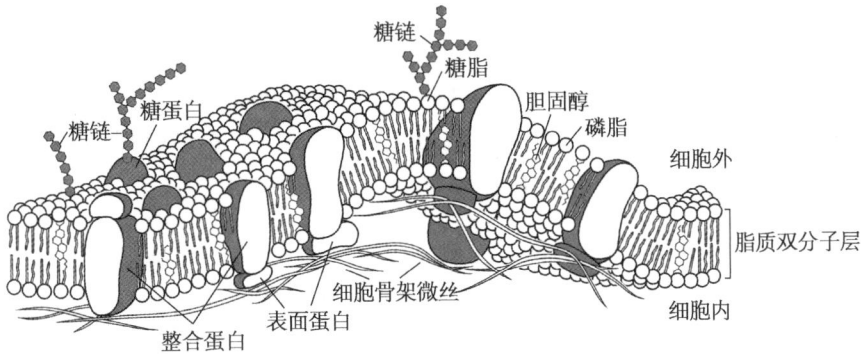

图 2-1 细胞膜的液态镶嵌模型示意图

（一）脂质双分子层

膜脂质主要由磷脂和胆固醇组成,其中磷脂约占总量的 70%,胆固醇含量一般 < 30%,此外还有少量鞘脂。磷脂和胆固醇均为双嗜性分子,它们以双分子层形式排列,形成细胞膜的基架。在双分子层中,磷脂分子中磷酸和碱基以及胆固醇分子中的羟基形成亲水性基团朝向膜两侧(细胞外液和胞质侧),而疏水的脂肪酸烃链则两两相对,构成膜内部的疏水区。鞘脂主要是指分布于细胞膜外侧的糖脂(见后文)。

（二）细胞膜蛋白

细胞膜蛋白与细胞膜的功能密切相关。根据其功能的不同,膜蛋白可分为酶蛋白、转运蛋白和受体蛋白等;根据它们在膜中存在形式的不同,膜蛋白又可分为整合蛋白和表面蛋白。整合蛋白是细胞膜中的主要功能蛋白,它们通过其肽链一次或反复多次穿越脂质双层而贯穿于整个细胞膜,如与物质跨膜转运有关的载体(或称转运体)、通道和离子泵等。表面蛋白则通过化学键或静电吸引与膜中的整合蛋白相结合,附着于细胞膜的内表面或外表面,尤以细胞内表面为多见,如某些细胞的骨架蛋白。

（三）细胞膜的糖类

细胞膜中的糖类主要是一些寡糖和多糖链,它们以共价键的形式与膜蛋白或膜脂质结合形成糖蛋白或糖脂。分布于细胞膜外侧的糖脂是构成膜受体和抗原的重要组成部分,与受体特异性、免疫识别和血型类别等有关。

二、细胞膜的物质转运功能

细胞在进行新陈代谢与许多重要的生理功能过程中需要不断地与外界环境进行各种物质交换。物质通过细胞膜进出细胞的机制因其理化性质不同而具有不同的方式,如脂溶性物质可通过物理扩散进出细胞膜;水溶性物质则不能直接通过细胞膜,它们必须借助于细胞膜中某些具有特殊功能的蛋白质才能通过;大分子物质或物质颗粒则需要通过膜结构包裹成膜泡的形式才能进出细胞。现将几种常见的物质跨膜转运形式分述如下。

（一）单纯扩散

单纯扩散(simple diffusion)是指脂溶性的小分子物质通过细胞膜时由高浓度侧向低浓度侧扩散的过程。这是一种简单的物理现象,即分子热运动。体内以单纯扩散方式转运的脂溶

性物质主要有 O_2、CO_2、N_2、NO、乙醇、尿素和类固醇类激素等。以单纯扩散的方式进行的物质跨膜转运,其转运速率主要取决于被转运物在细胞膜两侧的浓度差和细胞膜对该物质的通透性大小。被转运物在膜两侧的浓度差越大,膜对该物质的通透性越大,则其转运速率越快;反之,则其转运速率越慢。单纯扩散的最终结果是消除该物质在膜两侧的浓度差。

水虽非脂溶性物质,由于其分子直径很小,也能以单纯扩散的方式跨膜移动,但其扩散速率很小,现已知水主要通过水孔通道进出细胞。

（二）易化扩散

易化扩散（facilitated diffusion）是指非脂溶性或脂溶性很小的小分子物质或离子在细胞膜中所含的特殊蛋白质的帮助下,从细胞膜的高浓度侧向低浓度侧扩散的过程。介导易化扩散的特殊膜蛋白包括**载体**（carrier）和**通道**（channel）两类蛋白。

1. 经载体易化扩散 这是一种在细胞膜中称为载体的蛋白质帮助下完成的物质跨膜转运方式。载体是一类贯穿膜脂质双层的整合蛋白,其功能特点是在被转运物浓度较高的膜一侧与该物质结合,并引起载体蛋白的构象改变,这种构象改变使载体蛋白在被转运物浓度较低的另一侧解离出该物质（图 2-2）,从而完成物质的跨膜转运。在这种方式的物质转运过程中,被转运物是顺浓度差跨膜移动的,因此不需要依靠分解 ATP 获得能量,载体蛋白可反复使用。经载体易化扩散具有以下特性:①特异性,即某种载体只选择性地与某种被转运物发生特异性结合而进行转运。②饱和性,由于质膜中载体数量和载体上能与被转运物结合的位点有限,当膜一侧被转运物的浓度增大到一定程度时,再增加其浓度不能使转运速率增大,即载体对转运物的负载已达到饱和。③竞争性抑制,当一种载体同时转运两种化学结构相似的物质而其中一种物质浓度增加时,另一种物质的转运就会受到抑制,这是两种物质竞争结合数量有限的同一种载体的结果。许多重要的营养物质,如葡萄糖、氨基酸等都是以经载体易化扩散的方式进行转运的。

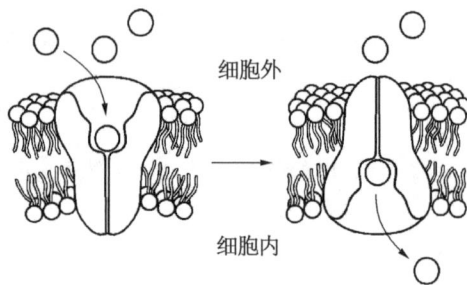

图 2-2 经载体易化扩散示意图
左侧示被转运物在膜外侧与载体结合位点结合,右侧示载体构象改变后被转运物在膜内侧与载体分离。

2. 经通道易化扩散 这是一种在细胞膜中称为通道的蛋白质帮助下完成的物质跨膜转运方式。通道蛋白是另一类贯穿膜脂质双层的整合蛋白,通道蛋白由多个亚单位组成,在其中央围成一个水相孔道。当通道开放时,水溶性的离子经此水相孔道从细胞膜的高浓度一侧进入膜的低浓度一侧;当通道关闭时,即使膜两侧存在浓度差,物质也不能跨细胞膜扩散（图 2-3）。体液中的 Na^+、K^+、Ca^{2+}、Cl^- 等带电离子,均可借助于膜中相应的通道蛋白顺浓度差和(或)电位差（合称电-化学梯度）跨膜流动。迄今所知,经通道易化扩散的物质几乎都是离子,因而这类通道又称离子通道。

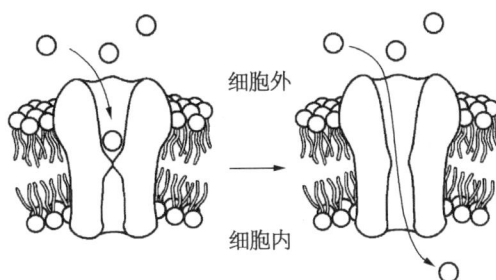

图 2-3　经通道易化扩散示意图
左侧示通道关闭时离子不能通透，右侧示通道开放时允许离子通透。

离子通道的基本特征：①选择性，是一种通道只对一种或少数几种离子有较高的通透性，而其他离子则不易或不能通透。例如，钾通道对 K^+ 和 Na^+ 的通透性之比约为 100:1，乙酰胆碱受体阳离子通道对小的阳离子，如 Na^+、K^+ 都高度通透，但不能透过 Cl^-。根据这一特征，可将离子通道分为钾通道、钠通道、非选择性阳离子通道等。②门控特性，通道的开放与关闭与通道内具有"闸门"样的结构有关。当"闸门"打开时，通道开放（激活）；当"闸门"关闭时，则通道关闭（失活或备用）。"闸门"的开放与关闭受某种因素的调控，称为**门控**。根据控制通道开放与否的不同因素，离子通道又可分为**电压门控通道**（voltage-gated ion channel）、**化学门控通道**（chemically-gated ion channel）和**机械门控通道**（mechanically-gated ion channel）等，它们的开放分别受控于膜电位的改变、膜外（更多见）或膜内出现某种化学信号分子或膜受到一定程度和形式的机械性刺激。

由于易化扩散与单纯扩散均为顺浓度差进行的物质跨膜转运，无需细胞通过分解 ATP 获能而直接用于物质转运，因此两者都属于**被动转运**。

（三）主动转运

主动转运是指细胞将被转运物从细胞膜的低浓度和（或）低电位一侧向膜的高浓度和（或）高电位一侧转运的过程。主动转运由于逆电-化学梯度而进行，因此需要细胞消耗能量，此能量可直接或间接来源于膜中泵蛋白利用其 ATP 酶活性对 ATP 进行的分解。据此可将主动转运分为原发性主动转运和继发性主动转运两种形式。

1. 原发性主动转运（primary active transport）　是指在细胞膜中某种泵蛋白的帮助下，直接利用分解 ATP 所获得的能量来完成逆电-化学梯度的物质跨膜转运过程。细胞膜中介导这一过程的泵蛋白（离子泵）实际上是一种 ATP 酶，它可在膜内侧将与之结合的 ATP 水解为 ADP，并利用 ATP 水解时释放的能量来完成离子的跨膜转运。

钠-钾泵（sodium-potassium pump），简称**钠泵**（sodium pump），是哺乳动物细胞膜中普遍存在的离子泵。钠泵具有 ATP 酶活性，它可分解 ATP 酶而获能，并逆电-化学梯度将细胞内的 Na^+ 转运至细胞外，而将细胞外的 K^+ 转运入细胞内，故又称 Na^+，K^+-ATP 酶（Na^+，K^+-ATPase）。在一般情况下，钠泵每分解 1 分子 ATP，可将 3 个 Na^+ 移出细胞外，同时将 2 个 K^+ 移入细胞内（图 2-4）。

细胞内 Na^+ 浓度升高或细胞外 K^+ 浓度升高均可激活钠泵或使钠泵活动加强，而毒毛花苷（哇巴因）则可抑制钠泵的活动。钠泵的活动可使细胞内 K^+ 浓度为细胞外液中 K^+ 浓度的 39 倍，而细胞外 Na^+ 浓度为细胞内液中 Na^+ 浓度的 12 倍，从而造成细胞内、外离子分布的不

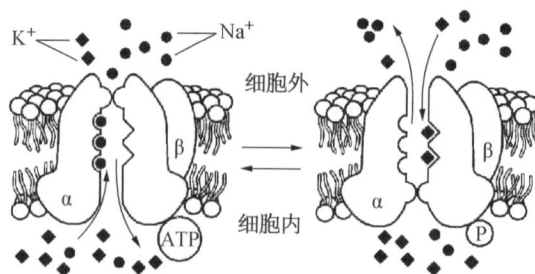

图2-4 钠泵主动转运示意图

左侧示钠泵 α 亚单位与 ATP 结合时,在膜内侧结合 3 个 Na^+,同时将结合的 2 个 K^+ 释入细胞;右侧示结合于 α 单位的 ATP 被水解,α 亚单位发生磷酸化而引起构象改变,使之在膜外侧结合 2 个 K^+,同时将结合的 3 个 Na^+ 释出细胞;钠泵能反复上述活动,逆浓度差地主动转运 Na^+ 和 K^+。

均衡(表2-1)。这种离子的不均衡分布使 Na^+ 具有从细胞外向细胞内扩散的趋势,而 K^+ 则有从细胞内向细胞外扩散的趋势,即建立起一种势能储备。这种势能储备也是细胞产生生物电的基础(见本章第三节)和继发性主动转运(见后文)的能量来源;此外,钠泵活动引起的细胞内高 K^+ 是许多细胞代谢过程(如核糖体合成蛋白质)的必要条件;而细胞内低 Na^+ 可阻止细胞外的水大量进入细胞内,从而对维持细胞一定的形态和功能具有重要的意义。

表2-1 哺乳动物神经细胞和骨骼肌细胞内外离子浓度(mmol/L)

离子	细胞内	细胞外	细胞内外浓度比
Na^+	12	145	1:12
K^+	155	4	39:1
Cl^-	4	120	1:30

除钠泵外,生物体内具有重要生理作用的离子泵还有**钙泵**和**质子泵**等。钙泵普遍存在于一般细胞膜与肌细胞内的肌质网膜中,前者可将细胞质内 Ca^{2+} 转运至细胞外,后者则能将胞质内 Ca^{2+} 转运至肌质网内,这对维持细胞质内相对稳定的低 Ca^{2+} 状态具有重要意义。在胃黏膜壁细胞膜中和肾小管上皮细胞腔面膜中存在转运 H^+ 的质子泵,它们分别在胃酸的形成和维持机体内环境的酸碱平衡中具有重要作用。

2. **继发性主动转运** 许多物质在进行逆电-化学梯度的跨膜转运时,并不直接利用 ATP 分解所释放的能量,而是利用钠泵活动建立起来的细胞内低 Na^+,细胞内低 Na^+ 使细胞膜内外两侧之间形成 Na^+ 浓度差,因此细胞外 Na^+ 即可顺此浓度差进入细胞;与此同时,细胞外的某些物质可借助于 Na^+ 流入细胞而同向转运入细胞内。例如,葡萄糖和氨基酸在小肠黏膜上皮和在肾脏近端小管上皮细胞刷状缘上进行的 Na^+-葡萄糖同向转运和 Na^+-氨基酸同向转运(见第六章和第八章),这种利用钠泵活动,即间接利用 ATP 获能的主动转运方式称为**继发性主动转运**(secondary active transport)。

除上述葡萄糖和氨基酸的继发性主动转运外,细胞膜中普遍存在的 Na^+-H^+ 交换和 Na^+-Ca^{2+} 交换,均属继发性主动转运。如果被转运的两种或两种以上的离子或分子向相同方向转运,称为**同向转运**,相应的转运体称为同向转运体;如果被转运的两种或两种以上的离子或分子彼此向相反方向转运,则称为**反向转运**或**交换**,相应的转运体称为**反向转运体**或**交换体**

（图 2-5）。现已明确,转运体(包括交换体)就是载体。有的载体或转运体只转运一种物质,这种转运称为**单(物质)转运**;有的载体或转运体可同时转运两种或两种以上物质,这种转运称为**联合转运**。上述同向转运和反向转运,也就是继发性主动转运就属于联合转运。另外,有人将泵蛋白也归入转运体的范畴。泵蛋白与上述一般转运体之间的差别仅在于前者具有 ATP 酶活性,后者则不具备此特性;除此之外,两者并无二致之处。

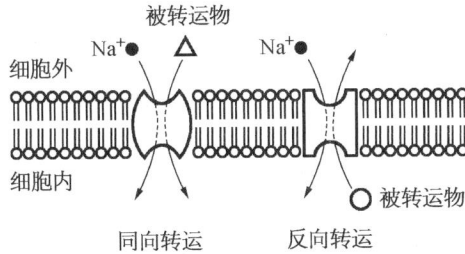

图 2-5　同向转运和反向转运示意图

图中示 Na^+(也可为别的离子)分别与被转运物△、○进行
同向转运和反向转运。

（四）膜泡运输

一些大分子物质或团块进出细胞时,需先由膜结构将它们包裹成膜泡,然后通过膜的移行活动将包裹于其中的物质摄入或排出细胞,这种形式的物质跨膜转运称为**膜泡运输**(vesicular transport)。膜泡运输包括入胞与出胞两种形式(图 2-6)。

1. **入胞**(endocytosis)　又称**胞吞**,是指大分子物质或团块进入细胞的过程。如果进入细胞的物质是固体物质,如细菌、组织碎片等,称为**吞噬**;如果进入细胞内的物质是液体,则称为**吞饮**。吞噬和吞饮的过程大体相同。被吞噬物质与细胞膜先接触,接触处的细胞膜向内凹陷并伸出伪足将该物质包裹,包裹处的细胞膜先融合后离断,于是被吞噬物质连同被包裹的那部分细胞膜一起被摄入细胞(图 2-6A)。

一些特殊物质进入细胞是通过被转运物与膜表面的特殊受体相互作用而引起的,这种入胞方式称为**受体介导入胞**。被转运物首先与膜中的受体相结合,结合部位的膜内陷、离断,在细胞质内形成吞饮泡。在细胞内,受体与其结合的被转运物分离,含有受体的膜泡再与细胞膜的内侧接触、融合,又回过来成为膜的组成部分,因此膜受体可反复利用,而膜的表面积也能保持相对恒定。许多大分子物质都是以这种方式进入细胞的,如结合了 Fe^{2+} 的运铁蛋白、低密度脂蛋白等。如果缺乏低密度脂蛋白受体,血浆中含有大量胆固醇的低密度脂蛋白将明显升高,可造成高胆固醇血症。

2. **出胞**(exocytosis)　又称**胞吐**,是指细胞内大分子物质以分泌膜泡的形式排出细胞的过程。常见于分泌细胞的分泌活动,如内分泌细胞分泌激素、外分泌腺分泌酶原颗粒和黏液以及神经轴突末梢释放递质等。分泌物在细胞内合成后被包裹成膜泡,分泌时细胞内的 Ca^{2+} 浓度升高,可触发膜泡逐渐移向细胞膜,并与细胞膜融合、离断,然后将膜泡内的分泌物排出细胞(图 2-6B)。

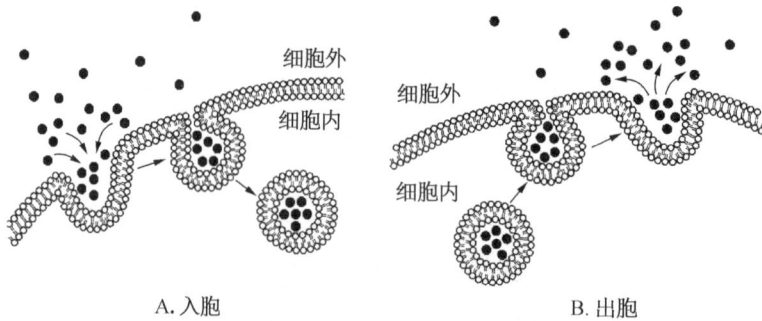

A.入胞　　　　　　　　　　　B.出胞

图 2-6　膜泡运输（入胞与出胞）示意图

第二节　细胞的信号转导功能

生物体是一个有机的整体，多细胞生物体内的不同细胞虽然行使不同的功能，却能与体内其他细胞协调一致，共同维持整体的生命活动。体内绝大多数细胞都接受神经和体液因素的调节，也受外界环境中各种刺激的影响，外界环境中各种刺激最终也转化为体内的一些生物学信号，使机体的生命活动发生相应的适应性改变。在机体生命活动的调节过程中，机体内环境（细胞外液）中出现的多种生物学信号，包括化学信号（如神经递质、激素和细胞因子等）、电信号和机械刺激信号等，均可通过细胞的**信号转导**（signal transduction）导入细胞内，对细胞的增殖、分化和代谢等多种功能进行调节。细胞的信号转导与受体密切相关。**受体**（receptor）是指能与某种化学物质特异结合并产生生物效应的功能蛋白。受体可存在于细胞膜中，也可存在于细胞质与细胞核内，分别称为膜受体、胞质受体和核受体。能与受体特异结合的化学物质称为**配体**，包括与受体结合后可产生特定效应的**激动剂**和产生阻断效应的**拮抗剂**。

目前已知，细胞的信号转导有许多通路且十分复杂。通常情况下，脂溶性配体可直接与胞质受体或核受体结合而发挥作用，而水溶性配体则首先与膜受体结合，然后经历膜内信号转换、细胞内信号传递等一系列级联反应，最终才引发一定的生物效应。有些物理信号可作用于膜中的通道蛋白而生效。以下简要介绍几种主要的由膜受体和通道蛋白介导的信号转导通路。

一、由 G 蛋白耦联受体介导的信号转导通路

由 G 蛋白耦联受体介导的信号转导是通过膜受体、G 蛋白、G 蛋白效应器和第二信使等一系列存在于细胞膜和细胞质内的信号分子相继激活的级联反应而实现的。

（一）主要的信号分子

1. G 蛋白耦联受体（G protein-linked receptor，GPLR）　该受体分子是位于细胞膜中的整合蛋白，其细胞外侧有与配体结合的部位，细胞内侧有结合 G 蛋白的部位，当胞外配体与其受体部位结合后，该受体蛋白可通过其构象改变而激活膜中靠内侧的 G 蛋白。

2. G 蛋白 是鸟苷酸结合蛋白的简称,通常由 α、β、γ 3 个亚单位组成。当 G 蛋白被激活时,其中的 α 亚单位与三磷酸鸟苷(GTP)结合,同时与 β-γ 亚单位分离,与 GTP 结合的 α 亚单位可进一步激活膜中的 G 蛋白效应器,将信号向细胞内转导。

3. G 蛋白效应器 主要是指能催化生成或分解第二信使的酶。G 蛋白所调控的效应器酶主要有腺苷酸环化酶(AC)、磷脂酶 C(PLC)、磷脂酶 A_2(PLA$_2$)和磷酸二酯酶(PDE)。

4. 第二信使(second messenger) 是指神经递质、激素和细胞因子等细胞外信号分子(即第一信使)作用于细胞膜后产生的细胞内信号分子,它们可把细胞外信号分子所携带的信息转入细胞内。比较重要的第二信使有**环磷腺苷**(cAMP)、**三磷酸肌醇**(IP$_3$)、**二酰甘油**(DG)、**环磷鸟苷**(cGMP)和 Ca^{2+} 等。第二信使调节的靶蛋白主要是各种**蛋白激酶**(protein kinase)和离子通道,引起以靶蛋白构象改变为基础的级联反应和细胞功能的改变。常见的蛋白激酶有蛋白激酶 A(PKA)和蛋白激酶 C(PKC)等。

(二)信号转导过程

在 G 蛋白耦联受体介导的跨膜信号转导过程中,配体首先与 G 蛋白耦联受体结合,然后激活细胞膜中与该受体耦联的 G 蛋白,活化的 G 蛋白再作用于靠近细胞膜内侧的特定效应器酶,产生相应的第二信使或改变其浓度,不同的第二信使激活不同的蛋白激酶,进而引起细胞内功能蛋白的磷酸化,最终引起细胞内一系列反应,从而完成跨膜信号转导(图 2-7)。例如,PKA 在肝细胞激活磷酸化酶激酶而促进肝糖原分解,在心肌细胞使钙通道磷酸化而增强心肌收缩。

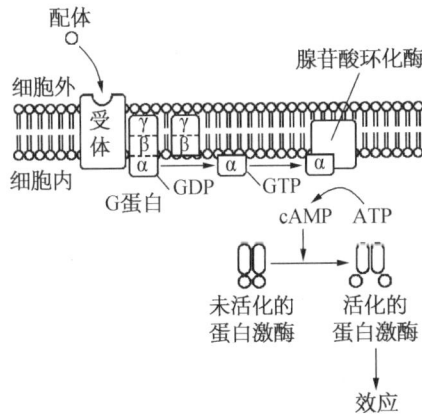

图 2-7 由 G 蛋白耦联受体介导的细胞信号转导通路示意图

有些细菌毒素可干扰 G 蛋白和腺苷酸环化酶的正常功能活动,影响细胞的信号转导功能,如霍乱毒素可持续激活小肠上皮细胞膜中的 G 蛋白,使细胞质内的 cAMP 大量增加至正常时的 100 倍以上,使细胞分泌大量 Cl^-,结果使大量 Cl^-、Na^+ 和水持续转运入肠腔,引起严重的腹泻和脱水。

二、由离子通道介导的信号转导通路

如前所述,细胞膜中有多种离子通道,当这些通道开放时,一些离子可经通道跨膜流动,形成离子电流,使细胞膜两侧的电位发生变化,引发细胞功能的一系列改变,从而完成信号的跨膜转导。化学门控通道的开放需要某种化学信号的刺激,例如骨骼肌神经-肌接头处终板膜中的 N_2 型乙酰胆碱受体阳离子通道以乙酰胆碱为刺激信号,当乙酰胆碱与之结合后,其构象发生变化而使通道开放,引起 Na^+ 和 K^+ 经通道跨膜流动,造成膜电位发生改变(见本章第四节)。电压门控通道的开放依赖于细胞膜两侧的电位改变,膜电位需去极化达到一定程度才能使通道大量开放而暴发动作电位(见本章第三节)。机械门控通道的开放则由某种机械刺激而引发,如耳蜗毛细胞在听毛受力而弯曲时产生感受器电位(见第九章)。

可见,离子通道不仅为物质跨膜转运提供帮助,而且在细胞的信号转导中也具有重要作用。离子通道可参与体内多种化学信号、电信号和机械信号引起的跨膜信号转导。如果与某种离子通道编码有关的基因突变或表达异常,或体内出现一些影响某种通道功能的病理性因素,均可发生离子通道病。由于离子通道几乎遍布体内所有细胞,尤其是神经、肌肉、心脏、肾脏等器官和组织,从而将导致这些器官和组织的先天性或获得性疾病。目前研究比较清楚的离子通道病主要涉及钾、钠、钙、氯通道,如骨骼肌钠通道基因突变可导致高钾周期性瘫痪、先天性肌强直等疾病。

三、由酶耦联受体介导的信号转导通路

与 G 蛋白耦联受体不同,**酶耦联受体**(enzyme-linked receptor)的细胞外结构域含有与化学信号分子特异结合的位点,细胞内结构域则具有酶的活性或能与细胞膜内侧其他酶分子结合的能力。当细胞外信号分子与其细胞外结构域上的结合位点结合后,其细胞内结构域含有的酶被激活,或在细胞内侧与细胞质内的酶分子结合并使之激活,继而引起细胞内靶蛋白磷酸化,从而完成细胞的信号转导,这一过程无需 G 蛋白的参与。目前已知,通过这种方式进行信号转导的酶耦联受体主要有两类。一类是**酪氨酸激酶受体**(TKR),这类受体与胞外信号分子结合后可激活其细胞内结构域中的酪氨酸激酶,或结合并激活细胞内侧细胞质内的酪氨酸激酶,然后促使细胞内的下游信号蛋白磷酸化,通过一系列细胞内信号蛋白的级联反应,最终引起细胞核内基因表达的改变而诱导某些功能蛋白的生成,从而实现其生物效应。大部分生长因子、肽类激素和胰岛素受体都属于酪氨酸激酶受体。在某些致病因素作用下,胰岛素受体基因可发生突变,或由于自身免疫性疾病在体内产生抗胰岛素受体抗体,使胰岛素-胰岛素受体信号转导通路受阻,从而产生胰岛素抵抗性糖尿病。另一类是**鸟苷酸环化酶受体**,此类受体与细胞外信号分子结合后可激活其细胞内结构域中的鸟苷酸环化酶,催化细胞质内的 GTP 生成 cGMP,后者可结合并激活依赖 cGMP 的蛋白激酶 PKG,再引起细胞内信号蛋白的逐级磷酸化而实现信号转导。由心房肌合成和释放的心房钠尿肽(ANP)可通过这一信号转导途径促进肾排钠和排水,也能引起血管平滑肌舒张。

须指出的是,以上对信号转导通路所作的简要介绍,只是为了叙述上的方便,但人体内各种信号转导通路之间存在复杂的联系,各信号转导通路之间可形成交互对话(cross-talk),甚至构成信号网络,共同参与对细胞功能的精细调节。

第三节　细胞的电活动

生物体在进行生命活动中,常伴随发生某些器官、组织和细胞的电变化,这一现象称为**生物电现象**。例如,在心脏跳动、肌肉收缩和脑的功能活动中,可出现心电、肌电和脑电变化;利用特殊的仪器将这些电变化记录下来所形成的心电图、肌电图、脑电图已广泛应用于临床,它

们对相关疾病的诊断具有重要的参考价值。生物电现象是以细胞的电活动为基础的,而上述心电图、肌电图和脑电图等在器官水平上记录到的生物电都是在细胞电活动的基础上发生总和的结果。发生在细胞水平的生物电主要有两种表现形式,即细胞处于安静状态下的静息电位和受到刺激后引发的动作电位。

一、静息电位

(一) 静息电位的概念和特点

细胞的**静息电位**(resting potential)是指细胞在未受刺激时存在于细胞膜内、外两侧的电位差。应用微电极技术可记录到静息电位,如图 2-8 所示,a、b 两个电极分别为参考电极和记录电极,通过放大器与示波器相连。当 a、b 两个电极均置于膜外时(图 2-8A),示波器荧光屏上的光点在零电位水平作横向扫描而无上下位移,说明 a、b 两个电极之间没有电位差。如果将电极 a 置于膜外,而将电极 b 插入细胞内,在电极 b 插入细胞的一瞬间(图 2-8B),示波器荧光屏上的光点突然下降一定幅度,然后在此新的水平上进行横向扫描。上述现象表明细胞在安静时,其膜内、外两侧存在着电位差。

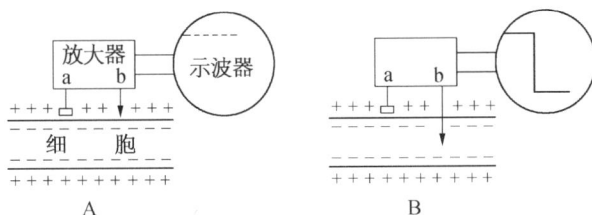

图 2-8　静息电位的存在和记录示意图

细胞的静息电位特点:①静息电位是一种跨膜电位,即电位差存在于细胞膜的内外两侧;②膜内电位低于膜外电位,即表现为外正内负的电位差;③静息电位在大多数细胞为相对恒定的直流电位(具有自律性的心肌细胞和平滑肌细胞除外)。由于实验中通常将细胞膜外接地,其电位为 0,因而细胞内电位为负值,大多数细胞的静息电位为 $-10 \sim -100$ mV,如哺乳动物神经细胞约为 -70 mV,心肌和骨骼肌细胞为 $-80 \sim -90$ mV,平滑肌为 $-50 \sim -60$ mV,红细胞为 $-6 \sim -10$ mV。

生理学中常将细胞静息时膜电位保持外正内负的状态称为**极化**(polarization)。当膜电位由原来的静息电位水平向 0 电位变化,即静息电位绝对值减小的过程称为**去极化**(depolarization);膜电位在去极化至 0 电位后进一步变为正值则称为**反极化**,膜电位高于 0 电位的部分称为**超射**(overshoot);细胞膜去极化后回复静息电位的过程称为**复极化**(repolarization)。当膜电位由原来的静息电位水平向更负的水平变化,即静息电位绝对值增大的过程称为**超极化**(hyperpolarization)。

(二) 静息电位的产生机制

事实上,静息电位仅存在于细胞膜内外两侧各 <1 nm 之间的极薄空间内。在细胞膜的外表面有一薄层正离子,而在细胞膜的内表面却有一薄层负离子。形成这种状态的原因是带电离子的跨膜转运,而引起离子跨膜转运的原因则为这些离子在膜两侧的不均衡分布和细胞膜对它们的不同通透性。前文已述,由于钠泵的活动,可造成细胞膜内外 Na^+ 和 K^+ 的不均衡分布(见表 2-1)。由于细胞外 Na^+ 浓度高于细胞内,而细胞内 K^+ 浓度高于细胞外,因此 Na^+ 有向细胞内扩散的趋势,而 K^+ 有向细胞外扩散的趋势。另一方面,细胞在安静状态下膜对 K^+

的通透性较大,为 Na^+ 的 50～100 倍。此外,细胞外 Cl^- 浓度虽高于细胞内,但至今尚未发现存在主动转运 Cl^- 的泵蛋白,所以 Cl^- 在膜两侧的分布决定于跨膜电位,而不能倒过来决定跨膜电位的大小。细胞外 Ca^{2+} 浓度高于细胞内,细胞内蛋白质负离子(A^-)浓度高于细胞外,但细胞安静时的膜对 Ca^{2+} 的通透性很小,而细胞膜对大颗粒的蛋白质负离子则几乎不能通透。因此,在安静状态下细胞膜主要对 K^+ 通透。由于 K^+ 带正电荷, K^+ 的不断外流,可使细胞膜内侧的正电荷逐渐减少,而膜外侧的正电荷逐渐增多,从而产生外正内负的电位差。但 K^+ 的这种扩散不可能无限进行下去,因为 K^+ 外流造成的外正内负的电位差将阻止 K^+ 的进一步外流,且细胞膜不允许膜内蛋白质负离子随 K^+ 向外扩散,因此,聚集于细胞膜内侧的蛋白质负离子也将阻止 K^+ 的外流,当促使 K^+ 外流的浓度差驱动力与阻止 K^+ 外流的电位差驱动力达到平衡时, K^+ 的跨膜净移动为 0,于是,细胞膜两侧的电位差将稳定于某一数值,这一数值称为 **K^+ 平衡电位**。这就是静息电位产生的主要原因。

但是,实际测得的静息电位并不等于 K^+ 平衡电位,而是略小于 K^+ 平衡电位。这是因为静息电位的产生除主要由 K^+ 外流引起外,还与其他跨膜离子流有关。如前所述,尽管 Na^+ 在细胞膜处于安静状态下的通透性很小,但也能对静息电位的产生有所作用。由于细胞外 Na^+ 浓度大于细胞内,因而少量 Na^+ 内流可使静息电位有所减小。

由于静息电位主要由 K^+ 外流引起的 K^+ 平衡电位而产生,因而其大小主要受细胞内外 K^+ 浓度差的影响。当细胞外 K^+ 浓度增高时,细胞内外 K^+ 浓度差减小, K^+ 向外扩散的驱动力减小, K^+ 外流减少,静息电位也随之减小;反之,当细胞外 K^+ 浓度降低时,则静息电位增大。

二、动作电位

（一）动作电位的概念和特点

动作电位(action potential)是指可兴奋细胞在静息电位的基础上受到一次足够强的刺激而产生的可向远处传播的电位波动。**可兴奋细胞**是指神经细胞、肌细胞和部分腺细胞。以下以神经细胞为例讨论动作电位的波形及其特点。如图 2-9 所示,神经纤维(神经细胞的一部分)在安静状态下受到一次足够强的刺激时,膜内电位迅速减小,先由 −70 mV 向 0 mV 变化,即发生去极化,再从 0 mV 继续上升至 +35 mV 左右,即发生反极化。细胞膜内电位由静息时的负值上升至 0 再到正值的整个过程称为动作电位的**去极相**,构成动作电位的上升支。上升支到达顶点(超射值)后,细胞膜电位迅速向静息电位的方向变化,即发生复极化。细胞膜内电位由超射值回复到静息电位的整个过程称为动作电位的**复极相**,构成动作电位的下降支。神经纤维的动作电位历时(即时程)较短,一般为 0.5～2.0 ms,因此动作电位的曲线呈尖锋状,故称**锋电位**(spike)。不同的细胞受到刺激后所产生的动作电位具有不同的波形,例如心室肌细胞动作电位时程可达数百毫秒(见第四章)。动作电位的下降支在恢复到静息电位水平前,细

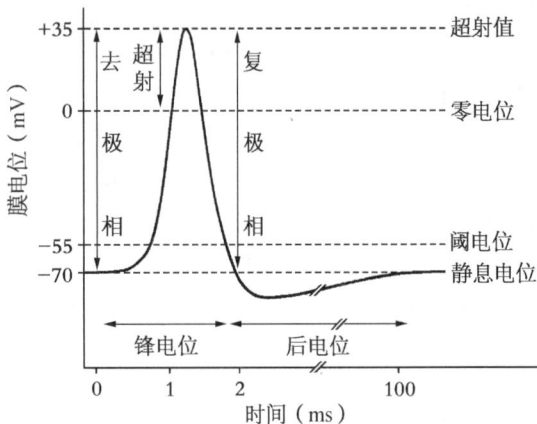

图 2-9 神经细胞动作电位的模式图

胞膜电位还要经历一些微小而缓慢的变化,称为**后电位**。

动作电位具有以下特点:①**"全或无"现象**("all or none"phenomenon)。这是指动作电位需在足够强的刺激下产生,一旦产生,其幅度不随外加刺激强度的增加而增大,即动作电位要么不产生(无),一旦产生其幅度就达到最大(全)。②不衰减传导。这是指动作电位一旦在细胞膜的某一部位产生,便可传遍整个细胞膜,且其幅度不会因为传导距离的增加而减小。③脉冲式。这是指动作电位波形不会发生融合叠加,总是表现为一个个彼此分离的锋电位形式。

(二) 产生动作电位的离子基础

动作电位的产生也是离子跨膜流动的结果。在神经细胞和骨骼肌细胞,当受到足够强的刺激时,细胞膜中的电压门控钠通道迅速开放,使膜对 Na^+ 的通透性迅速增大并超过对 K^+ 的通透性。由于膜外 Na^+ 浓度高于膜内,因此 Na^+ 迅速内流,带正电荷的 Na^+ 进入细胞可使细胞膜内电位迅速升高,于是细胞膜发生去极化和反极化,形成动作电位的上升支。反极化所形成的细膜内正电位可阻止 Na^+ 的继续内流,当促使 Na^+ 内流的浓度差驱动力与阻止 Na^+ 内流的电位差驱动力达到平衡时,Na^+ 的跨膜净移动为零,此时动作电位的上升支达到顶点,细胞膜内正电位达到最大值,称为 **Na^+ 平衡电位**。根据理论计算所得的 Na^+ 平衡电位数值接近于动作电位的超射值。但是,细胞膜电位停留在超射值的时间极短,因为钠通道在开放后不久便很快失活而关闭,于是细胞膜对 Na^+ 的通透性迅速下降,Na^+ 内流停止;而此时细胞膜对 K^+ 的通透性却增高,K^+ 的外流使膜发生复极化,形成动作电位的下降支。细胞在经历一次动作电位后,膜电位虽已恢复到静息电位水平,而此时细胞膜内、外离子的分布却与动作电位发生前有所不同,即细胞膜内 Na^+ 有所增多而 K^+ 有所减少,细胞膜外则发生相反的变化,这种离子分布状态的改变可促使细胞膜中的钠泵活动加强,使细胞膜内、外离子的分布逐渐恢复到动作电位发生以前的状态,以利于动作电位的再次爆发。

(三) 引发动作电位的条件

1. 刺激　前文已述,动作电位是可兴奋细胞在受到足够强的刺激下产生的。生理学中所说的**刺激**(stimulus)是指作用于生物体的内外环境改变。任何形式的能量改变或理化因素改变都可能对生物体构成刺激。引起可兴奋细胞产生动作电位的刺激通常具备以下 3 个参数:①一定的刺激强度;②一定的刺激持续时间;③一定的刺激强度-时间变化率。这 3 个参数可相互影响,当其中的一个参数发生变化时,另外两个参数也将发生变化。如果将刺激持续时间、刺激强度-时间变化率固定不变,只改变刺激强度,即可找到刚能引起可兴奋细胞产生动作电位的最小刺激强度,这个刺激强度称为**阈强度**(threshold intensity)或阈值。就刺激而言,等于阈强度的刺激称为**阈刺激**;小于阈强度的刺激称为**阈下刺激**;而大于阈强度的刺激则称为**阈上刺激**。在正常情况下,一次刺激要引发动作电位,必须是阈刺激或阈上刺激,即刺激要达到足够的强度,而给予一次阈下刺激则不能引发动作电位。

2. 阈电位　刺激要引发动作电位,除需达到足够的强度外,还与膜电位的变化方向有关。如图 2-10 所示,有些刺激可使膜电位由静息电位水平向更负的方向变化,即发生膜的超极化(图中静息电位水平线下方的那些曲线)。在这种情况下,膜的超极化程度随刺激强度的增大而增大,且无论刺激强度有多大,细胞始终不会产生动作电位。另有一些刺激可引起膜发生去极化(图中静息电位水平线上方的那些曲线)。在这种情况下,膜的去极化程度也随刺激强度的增大而增大,当去极化达到一定水平时,便可爆发一次动作电位。膜去极化至刚能引发动作电位的临界膜电位,称为**阈电位**(threshold potential)。阈电位的数值通常比静息电位值小10 ~ 20 mV(均指

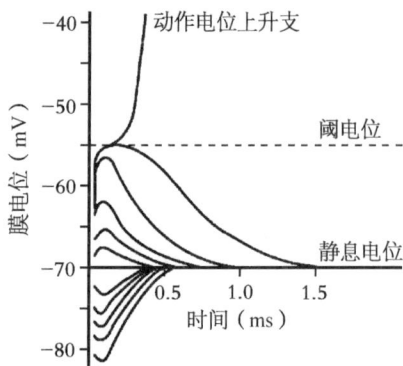

图 2-10 阈电位示意图

绝对值）。阈电位不同于阈强度，前者描述的是膜自身的特性，而后者则为外加刺激的特性。事实上，阈强度的刺激只是使膜去极化达到阈电位，而当膜去极化达到阈电位水平后，膜本身将依其自身的特性和速度进一步去极化，此时的去极化不再依赖原先所给刺激强度的大小，也不管刺激是否继续存在。这就是动作电位"全或无"现象的产生机制。

膜在发生去极化时能引发动作电位，而在超极化时则不能引发动作电位，这决定于细胞膜中钠通道的特性。如前所述，动作电位的产生是由于膜中的钠通道开放，造成 Na^+ 内流而引起的，而钠通道的闭启则受膜电位的调控，因而这种钠通道属于电压门控通道。当膜发生超极化时，膜电位增大，电压门控钠通道关闭；当膜去极化时，其电位减小，电压门控钠通道则开放，且其开放的数量与膜的去极化程度有关。当膜轻度去极化时，膜电位略有降低，此时仅有少量钠通道开放和少量 Na^+ 内流；当膜去极化达到阈电位水平时，可使大量钠通道开放和大量 Na^+ 内流，膜进一步去极化；而膜的进一步去极化又能使更多的钠通道开放和更多的 Na^+ 内流。这种正反馈过程称为**再生性循环**（regenerative cycle），其结果是膜迅速去极化而爆发动作电位。

3. 局部兴奋及其总和　给予一次阈下刺激不能引发动作电位，但细胞对阈下刺激并非毫无反应。阈下刺激可引起受刺激局部细胞膜中少量钠通道开放和少量 Na^+ 内流，并产生轻微的去极化，这种局部细胞膜的微小去极化称为**局部兴奋**（local excitation）。局部兴奋具有以下特点：①等级性电位。局部兴奋的去极化幅度小，并可随阈下刺激强度的增减而增减，不表现为"全或无"的特征。②衰减性传导。局部兴奋可进行极短距离的传导，但其幅度随传导距离的增加而减小，并很快消失，这种传导又称**电紧张传播**（electrotonic propagation）。③总和效应。由于没有不应期（见后文），两个或两个以上的局部兴奋可因在时间上或空间上互相靠近而叠加起来，这一现象称为**总和**（summation）。前者称为**时间总和**，后者称为**空间总和**。总和的结果可使膜去极化程度增大，当去极化达到阈电位时即可爆发动作电位（图 2-11）。

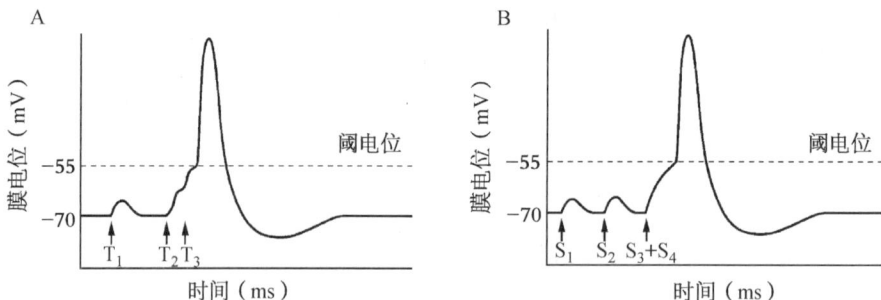

图 2-11 局部兴奋的时间总和与空间总和示意图

A. 时间总和，T_1、T_2、T_3 表示在不同时间给予的 3 次阈下刺激，其中 T_2、T_3 的间隔时间很短，结果产生时间总和；B. 空间总和，S_1、S_2、S_3、S_4 表示在细胞不同部位同时给予的 4 次阈下刺激，其中 S_3、S_4 的间隔距离很近，结果产生空间总和。

综上所述，刺激使膜去极化达到阈电位是引发动作电位的必要条件，而要使膜去极化达到阈电位,可通过给予一次阈刺激或阈上刺激而实现,也可通过给予两次或两次以上阈下刺激,使局部兴奋发生总和而达到阈电位水平。

（四）动作电位在同一细胞上传导的机制

如前所述,动作电位可沿细胞膜不衰减地传导,直至传遍整个细胞,这是动作电位的一个重要特点。图 2-12 表示动作电位在神经纤维上传导（又称冲动传导）的机制。在无髓神经纤维,当某一局部受刺激而产生动作电位时,此处细胞膜出现反极化,即表现为外负内正的电位变化,而邻旁静息部位的膜电位仍保持外正内负的状态。在动作电位发生部位,其膜内电位高于邻旁静息部位,而膜外电位则低于邻旁静息部位。由于存在这种电位差,在动作电位发生部位与邻旁静息部位之间便可产生电流。电流方向在膜外由静息部位流向动作电位发生部位,而在膜内则由动作电位发生部位流向静息部位（图 2-12A）,这种电流称为**局部电流**（local current）。局部电流的产生可使邻旁静息部位的膜内电位升高而膜外电位降低,即发生一定程度的去极化,当去极化达到阈电位水平时,就能触发该处产生动作电位。于是,在新产生动作电位的部位又会与其下游的邻旁静息部位之间产生局部电流（图 2-12B）,如此不断向前推进,动作电位便很快传遍整个细胞。可见,动作电位的传导是局部电流作用的结果。正是因为动作电位的传导实质是沿着细胞膜不断产生新的动作电位,只要膜两侧有关离子浓度不变,动作电位就能不衰减地进行传导。

上述动作电位在无髓神经纤维上的传导机制同样适用于肌细胞。但在有髓神经纤维则有所不同。动作电位在有髓神经纤维上的传导如图 2-12C、D 所示,由于有髓神经纤维外节段性地包裹着离子不易通透的髓鞘,局部电流只能在无髓鞘的朗飞结之间发生,因此动作电位的传导表现为跨越一段有髓鞘的神经纤维的**跳跃式传导**;另外,由于有髓神经纤维直径较大,轴突内电阻较小。所以,有髓神经纤维的传导速度要比无髓神经纤维快得多,如人的粗大有髓神经纤维的传导速度可 >100 m/s,而一些纤细的无髓神经纤维的传导速度尚不足 1 m/s。

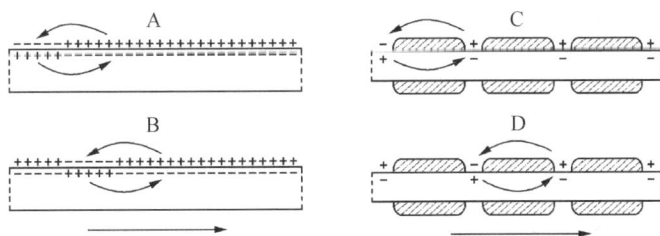

图 2-12　动作电位在神经纤维上传导的机制示意图
A 和 B 示在无髓神经纤维上,局部电流的形成和动作电位的传导;C 和 D 示在有髓神经纤维上,局部电流的形成和动作电位的跳跃式传导。

三、细胞的兴奋性及其周期性变化

（一）细胞的兴奋性和兴奋

兴奋性（excitability）是泛指一切有生命的细胞、组织或生物体具有的对刺激发生反应的能力或特性。一切生物体都具有兴奋性,它使机体能对环境变化产生相应的反应以适合环境的变化,因而是生物体赖以生存的必要条件。生物体对刺激的反应有兴奋和抑制两种表现形式。**兴奋**（excitation）可泛指机体在受到刺激后活动度由弱变强或由相对静止变为活动的一种状态。在生理学中,常将兴奋性定义为可兴奋细胞在受到刺激后产生动作电位的能力或特性,而将兴奋看做是动作电位的同义语。因此,兴奋性是刺激引发动作电位的内在因素,而刺激则为外在因素。兴奋性的大小可用阈值来衡量。兴奋性高,则刺激引起兴奋所需的阈值小;兴奋性低,则刺激引起兴奋所需的阈值大,两者呈反变关系。

（二）细胞兴奋后兴奋性的变化

可兴奋细胞发生兴奋后,其兴奋性往往要经历一系列有规则的变化。在兴奋后最初的一段时间内,无论施加多强的刺激,细胞都不会马上兴奋,这段时期称为**绝对不应期**(absolute refractory period);在绝对不应期之后的一段时期内,细胞的兴奋性有所恢复,但仍低于正常,此时需给予阈上刺激才能引起兴奋,这段时期称为**相对不应期**(relative refractory period)。有些细胞在相对不应期之后还要经历相继出现的兴奋性轻度增高和轻度降低的两个时期,分别称为**超常期**(supranormal period)与**低常期**(subnormal period)。在超常期给予阈下刺激即可引起兴奋;而在低常期则需阈上刺激才能引起兴奋。

图 2-13 表示细胞兴奋性变化周期中各时期与动作电位时程之间的对应关系。从图中可见,绝对不应期相当于整个锋电位时期。如果连续给予一串有效电刺激,由于落在绝对不应期内的刺激不能引起细胞兴奋,因此,后一个有效刺激引起的动作电位总是出现在前一个有效刺激引起的动作电位的锋电位之后。所以,动作电位波形不会发生融合叠加。这与局部兴奋是显然不同的。正因为如此,绝对不应期的长短可决定细胞发生兴奋的最大频率。按理论计算,细胞发生兴奋的最大频率是其绝对不应期的倒数。假如某细胞的绝对不应期为 1 ms,则该细胞发生兴奋的最大频率为 1 000 Hz,但实际上远低于此值。

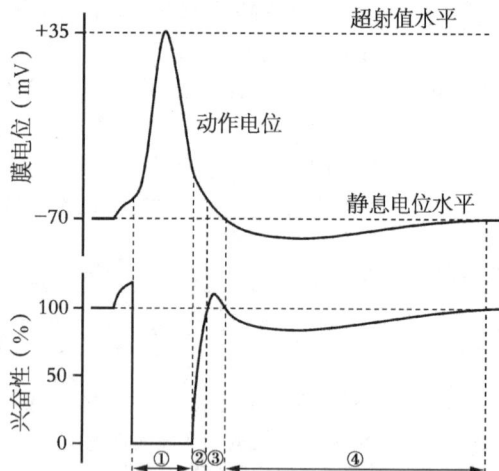

图 2-13 细胞兴奋性变化周期中各时期与动作电位时程之间的对应关系
图中①、②、③、④分别表示绝对不应期、相对不应期、超长期和低常期。

第四节 骨骼肌的收缩功能

人体的肌细胞有骨骼肌细胞、平滑肌细胞和心肌细胞 3 种。3 种肌细胞的基本功能是收缩,其收缩机制也基本相同,但不同的肌细胞具有不同的生理特性,承担各种不同的生理功能。骨骼肌与骨和关节共同构成人体的运动系统,在神经系统的支配下,完成各种躯体运动。从神经纤维兴奋到引起肌细胞收缩的全过程主要包括以下 3 个程序:①神经-肌接头处的兴奋传递;②兴奋-收缩耦联;③肌细胞收缩。本节仅介绍骨骼肌的收缩功能,心肌和平滑肌的生理特性将分别在第四章和第六章中介绍。

一、骨骼肌神经-肌接头处的兴奋传递

（一）骨骼肌神经-肌接头处的结构

骨骼肌神经-肌接头由接头前膜、接头后膜和接头间隙组成。接头前膜是运动神经末梢膜的一部分,当运动神经末梢到达骨骼肌细胞时失去髓鞘,以裸露的神经末梢嵌入肌细胞膜的凹陷中。轴突末梢中含有许多囊泡,囊泡内含大量**乙酰胆碱**(acetylcholine, ACh)。接头后膜又称终板膜,是与接头前膜相对应的特化了的肌细胞膜,它有规则地向细胞内凹陷而形成许多皱褶,以增加其表面积。终板膜中分布有许多 N_2 **型乙酰胆碱受体阳离子通道**,另外,在终板膜外表面还分布有**乙酰胆碱酯酶**。接头前膜与接头后膜并无原生质相连,它们之间形成一个充满细胞外液的接头间隙,宽 20～30 nm。

（二）骨骼肌神经-肌接头处的兴奋传递过程

如图 2-14 所示,当运动神经纤维上的动作电位到达神经末梢时,接头前膜发生去极化,接头前膜中的电压门控钙通道开放,Ca^{2+} 由细胞外进入轴突末梢。Ca^{2+} 内流可使轴突末梢内的乙酰胆碱囊泡向接头前膜移动,并与接头前膜融合,进而融合处破裂,囊泡中的乙酰胆碱分子

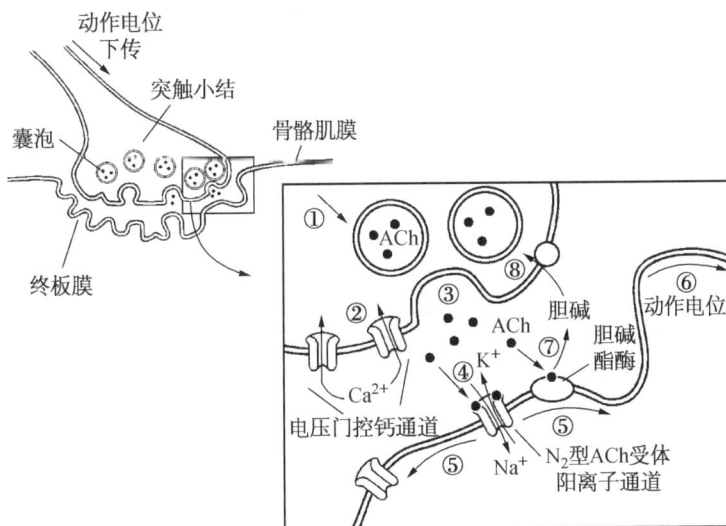

图 2-14　骨骼肌神经-肌接头处兴奋传递过程示意图

①动作电位传到运动神经末梢;②末梢膜中的电压门控钙通道开放,Ca^{2+} 内流;③由 Ca^{2+} 内流触发末梢囊泡中 ACh 的量子式释放;④ACh 作用于终板膜中的 N_2 型 ACh 受体阳离子通道,使之对 Na^+ 和 K^+ 的通透性增加;⑤以 Na^+ 内流为主产生的终板电位在终板膜上进行电紧张传播;⑥当终板电位传播到邻旁的一般肌细胞膜时即可爆发动作电位;⑦释入接头间隙内的 ACh 在发挥作用后即被胆碱酯酶水解而失去活性;⑧ACh 被水解后生成的胆碱被接头前末梢重摄取,以用作重新合成 ACh。

被释放到接头间隙。接头前膜释放乙酰胆碱是以囊泡为单位进行的,称为**量子式释放**。当乙酰胆碱通过接头间隙到达接头后膜(终板膜)时,立即与接头后膜中 N_2 型乙酰胆碱受体阳离子通道的受体部分结合,使通道开放。此通道允许 Na^+ 和 K^+ 通过,但以 Na^+ 内流为主。Na^+ 内流可使终板膜发生去极化,这一电位变化称为**终板电位**(endplate potential)。终板电位是一种局部兴奋,具有等级性、衰减性传播和总和的特点。运动神经纤维一次下传的动作电位可引起约 125 个囊泡释放。这些囊泡释放的乙酰胆碱所引起的终板电位以衰减性传播的方式传到邻旁的一般肌膜后,其大小足以使邻旁一般肌膜去极化达到阈电位,从而能确保邻旁一般肌膜产生动作电位,即能安全可靠地引起肌细胞兴奋。当乙酰胆碱完成兴奋传递后,便被附着于终板膜处的乙酰胆碱酯酶迅速水解失活,这样,就能保证沿运动神经纤维下传的一次兴奋只引起骨骼肌细胞一次兴奋,表现为一对一的关系。否则,释放的乙酰胆碱在接头间隙中积聚起来,将使骨骼肌细胞持续兴奋和收缩,从而发生痉挛。

　　骨骼肌神经-肌接头处的兴奋传递有以下特点:①单向传递。因为兴奋只能由运动神经末梢传向肌细胞,这是由骨骼肌神经-肌接头的结构所决定的。②时间延搁。在骨骼肌神经-肌接头处,由于递质的释放、扩散及与受体结合而发挥作用均需要时间,兴奋经骨骼肌神经-肌接头处的一次传递至少需要 0.5 ~ 1.0 ms,因此传递比兴奋在同一细胞上的传导要慢。③易受药物和其他环境因素的影响。细胞外液的理化因素改变和药物等均可影响骨骼肌神经-肌接头处的兴奋传递。例如,当细胞外液中 Ca^{2+} 浓度降低和(或)Mg^{2+} 浓度增高时,可减少接头前膜乙酰胆碱的释放量,影响骨骼肌神经-肌接头处的兴奋传递;筒箭毒碱和 α-银环蛇毒可与乙酰胆碱竞争结合终板膜中的 N_2 型乙酰胆碱受体阳离子通道,从而阻断骨骼肌神经-肌接头处的兴奋传递,使肌肉失去收缩能力,临床上应用的肌松剂,如戈拉碘铵等也有类似的作用;重症肌无力的发病是由于自身免疫性抗体引起终板膜中的乙酰胆碱受体阳离子通道遭破坏所致;有机磷农药和新斯的明等乙酰胆碱酯酶抑制剂能抑制胆碱酯酶的活性,造成乙酰胆碱在骨骼肌神经-肌接头处和其他部位的胆碱能突触间隙大量积聚,致使骨骼肌和其他效应细胞处于持续兴奋状态,出现肌肉纤维颤动,甚至发生肌肉痉挛等一系列中毒症状。

二、兴奋-收缩耦联

　　兴奋经骨骼肌神经-肌接头传递给骨骼肌细胞后,要引起肌细胞收缩尚需经历一个中间过程,这个联系肌细胞的兴奋与收缩的中间过程称为**兴奋-收缩耦联**(excitation-contraction coupling)。

　　与骨骼肌细胞兴奋-收缩耦联密切相关的结构是**三联管**。三联管由一条与肌原纤维纵轴垂直的横管及其两旁的终池所组成。**终池**是与肌原纤维纵轴平行的纵管(即肌质网)两端的膨大部分。**横管**是肌膜的一部分,由肌膜向细胞内凹陷而成,它深入到细胞内部,环绕于肌节暗带的两端处,但与胞质并不相通。横管借助于肌膜凹陷处的缝隙与细胞外液沟通。终池内存有大量 Ca^{2+},Ca^{2+} 是兴奋-收缩耦联的**耦联因子**。横管和终池之间也不相通,但由横管传来的电信号可通过一定的联系方式使终池释放 Ca^{2+}。

　　在肌膜产生动作电位后,动作电位沿肌膜传遍整个肌细胞膜,也传到细胞深处的横管膜,并激活横管膜中的 L 型钙通道,L 型钙通道通过改变其构象而引起与之相对位置的终池膜中的**雷诺丁受体**(ryanodine receptor, RYR)开放,RYR 是一种**钙释放通道**,于是,储存于终池内的 Ca^{2+} 释放入细胞质,使细胞质内 Ca^{2+} 浓度由静息时的 10^{-7} mol/L 升高至 10^{-5} mol/L 以上,即升高 100 倍以上。胞质内 Ca^{2+} 浓度的升高可触发肌细胞的收缩。肌肉收缩后的舒张则依靠存在于肌质网膜中的钙泵。当胞质内 Ca^{2+} 浓度增高时,钙泵被激活,胞质内 Ca^{2+} 逆浓度差地回到肌质网和终池内,使胞质内 Ca^{2+} 浓度降低,从而实现肌肉舒张(图 2-15)。

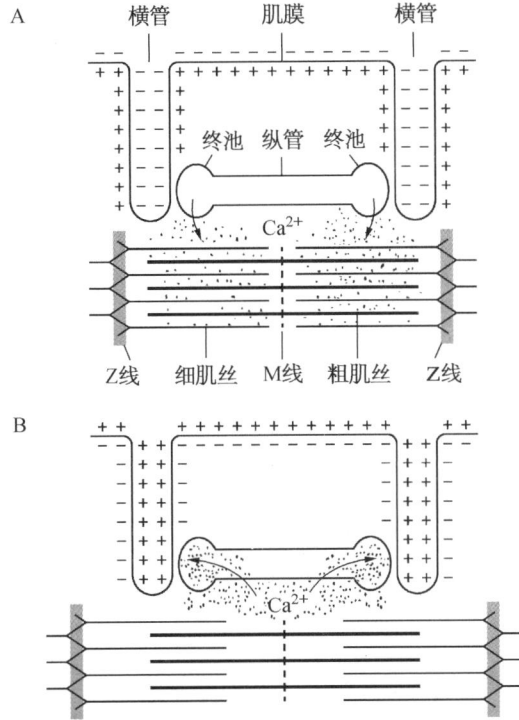

图 2-15　骨骼肌兴奋-收缩耦联中 Ca^{2+} 的释放与回收示意图

A. 兴奋沿肌细胞膜传向横管深处膜,横管膜反极化,Ca^{2+} 从终池释放到胞质中,引起肌肉收缩;B. 兴奋结束后,横管膜复极化,Ca^{2+} 在纵管膜钙泵作用下从胞质回到终池,肌肉舒张。

　　兴奋-收缩耦联的基本过程可概括为:①肌膜上的动作电位沿横管膜深入到细胞深部的终池近旁;②三联管结构处的信息传递;③终池对 Ca^{2+} 的释放和再聚集。

三、骨骼肌细胞的收缩

　　骨骼肌细胞中含有大量肌原纤维,肌原纤维由许多肌节连接而成。肌节是肌细胞收缩和舒张最基本的结构与功能单位,它由中间的暗带和两侧各 1/2 明带所组成,因而使肌原纤维在光镜下呈现出明暗交替的横纹。肌节内含有肌丝结构,肌丝可分为粗肌丝与细肌丝两种。

　　(一)肌丝的分子结构与功能

　　1. 粗肌丝的分子结构及功能　　粗肌丝由许多**肌球蛋白**(又称**肌凝蛋白**)分子聚集而组成。单个肌球蛋白分子形如豆芽,分头和杆两部分(图 2-16A)。在肌节中,粗肌丝位于肌节中央而构成暗带。肌球蛋白分子在肌节中线(M 线)两侧对称排列,其杆部朝向 M 线并聚集成束,形成粗肌丝的主干,而头部朝向粗肌丝的两端,并有规律地裸露在粗肌丝主干的表面(图 2-16B、C)。粗肌丝的头部又称为**横桥**,具有 ATP 酶活性。

　　2. 细肌丝的分子结构和功能　　细肌丝一端附于 Z 线并由此发出,伸向粗肌丝之间并与粗肌丝平行，其游离末端止于 H 带外侧。细肌丝自 Z 线始至粗肌丝外侧端止的部分构成肌节的 1/2 明带，明带内仅有细肌丝而无粗肌丝。在肌节中央，细肌丝游离末端未能达到的部分称为 H 带，H 带内只含粗肌丝而无细肌丝（图 2-16C）。细肌丝由**肌动蛋白**（又称**肌纤蛋白**）、**原肌球蛋白**（又称**原肌凝蛋白**）和**肌钙蛋白**组成（图 2-16D）。肌动蛋白单体呈球形，它们聚合成双螺旋链状结构，成为细肌丝的主干。肌动蛋白上存在可与肌球蛋白横桥结合的位点。由于肌动蛋白与肌球蛋白直接参与肌细胞的收缩，又称**收缩蛋白**。原肌球蛋白呈较细的双螺旋链状结构，在肌肉舒张时走行于肌动蛋白双链的浅沟内，掩盖着肌动蛋白上可与横桥结合的位点，阻止肌球蛋白横桥与肌动蛋白的结合。肌钙蛋白以一定的间距出现在原肌球蛋白的双螺旋结构上，它由 T、I 和 C 3 个亚单位组成，T 亚单位附于原肌球蛋白上，I 亚单位能抑制肌动蛋白与肌球蛋白的相互作用，C 亚单位则可结合胞质内的 Ca^{2+}。原肌球蛋白与肌钙蛋白不直接参与肌细胞的收缩，但可影响和控制收缩蛋白之间的相互作用，又称**调节蛋白**。

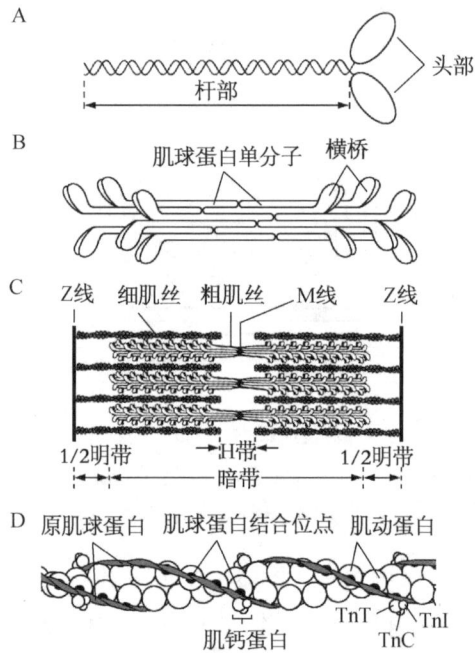

图 2-16 肌丝分子结构及肌丝在肌节中的排列位置示意图

A. 单个肌球蛋白分子的结构；B. 粗肌丝中肌球蛋白分子的排列；C. 肌节中粗、细肌丝的相对排列位置；D. 细肌丝的分子结构 TnC、TnI、TnT 分别表示肌钙蛋白 C、I、T 亚单位。

（二）收缩和舒张的分子机制

在光镜下观察到，肌肉收缩时明带和 H 带相应变窄，而暗带长度却不变，表明肌肉收缩时肌原纤维的缩短并非由肌丝本身的缩短所致，而是细肌丝在粗肌丝之间滑行，造成每个肌节缩短，从而表现为肌细胞乃至整块肌肉缩短。这就是目前用于解释骨骼肌细胞收缩机制的肌丝**滑行理论**（sliding theory）。

图 2-17 表示肌丝滑行的过程。在舒张状态时，粗肌丝的横桥借助其 ATP 酶的活性分解 ATP，并利用所获得的部分能量使横桥头部在上次收缩发生摆动后的状态回到摆动前的静息状态，即保持横桥与细肌丝间的垂直关系，但并不与细肌丝结合，肌丝也不滑行。当肌细胞兴奋时，

终池中的 Ca^{2+} 释放,使胞质内 Ca^{2+} 浓度升高,肌钙蛋白便与 Ca^{2+} 结合,肌钙蛋白构象随即发生改变,再引起原肌球蛋白的双螺旋结构发生扭转,暴露出肌动蛋白上原来被原肌球蛋白遮盖的结合位点,横桥便立即与此结合位点结合,并利用 ATP 分解所获得的其余能量拖曳细肌丝向 M 线方向摆动,引起粗、细肌丝间的滑行。横桥在经过一次摆动后,可与肌动蛋白解离并恢复其摆动前的状态,只要胞质内 Ca^{2+} 浓度保持在高水平,横桥就能与肌动蛋白的下一个位点结合,重复上述结合、摆动和复位过程,因而细肌丝便不断地向粗肌丝中线滑行,导致肌节缩短,肌肉收缩。当胞质内 Ca^{2+} 浓度下降时,Ca^{2+} 与肌钙蛋白解离,肌钙蛋白与原肌球蛋白恢复其原来的构象,结合位点重新被遮盖,横桥与细肌丝脱离,细肌丝向原来的位置滑行回去,肌节和肌原纤维恢复原有长度,肌肉舒张。上述横桥与肌动蛋白的结合、摆动、复位的过程,称为**横桥周期**。

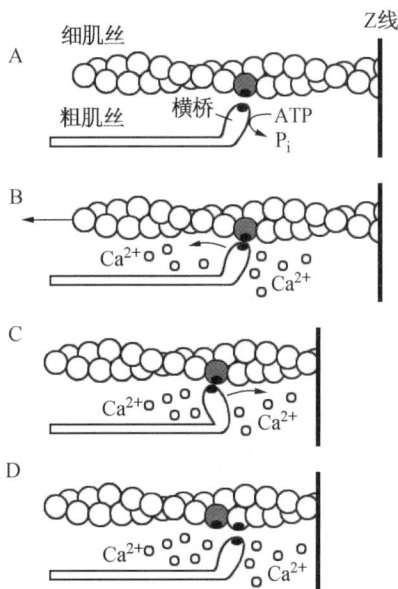

图 2-17　肌丝滑行的分子机制示意图

A. 舒张时,粗肌丝横桥分解 ATP 获能,使其头部与细肌丝长轴垂直;B. 当胞质内 Ca^{2+} 浓度升高时,横桥头部即与肌动蛋白上暴露的结合位点结合,并拖曳细肌丝向 M 线方向摆动;C. 经过一次摆动后,横桥与肌动蛋白解离并向 A 状态恢复;D. 横桥已恢复至 A 状态,只要肌质内 Ca^{2+} 浓度保持在高水平,横桥就能与肌动蛋白的下一位点结合,重复上述过程,使细肌丝不断向粗肌丝中线滑行,肌节缩短。

四、骨骼肌的收缩形式

骨骼肌的主要功能是收缩,收缩时主要表现为张力的增加与长度的缩短,并且在不同的情况下表现出不同的收缩形式。

（一）等长收缩与等张收缩

1. **等长收缩**（isometric contraction）　是指肌肉的张力增加而长度不变的收缩形式。由于肌肉没有长度的变化,所以这种收缩形式不对外界物体做功,但对维持人体的姿势有重要作用。

2. **等张收缩**（isotonic contraction）　是指肌肉的长度缩短而张力不变的收缩形式。肌肉进行等张收缩时,由于肌肉有长度的变化,所以可对外界物体做功。

　　人体的骨骼肌收缩时,其收缩形式通常是上述两种收缩形式的复合。当收缩开始时,总是首先表现为肌肉张力的增加而长度不变,即发生等长收缩;当肌肉张力增加到等于或稍大于负荷时,才出现肌肉长度的缩短,而此时肌肉张力则不再增加,即发生等张收缩。

　　(二) 单收缩与强直收缩

　　1. **单收缩**(single twitch)　是指肌肉接受一次刺激后所引起的一次收缩。实验记录的单收缩曲线可分为潜伏期、收缩期与舒张期 3 个时期(图 2-18)。不同的肌肉完成一次单收缩的

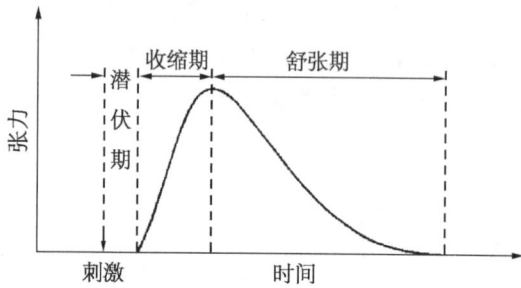

图 2-18　骨骼肌单收缩曲线

持续时间不同,如眼外肌的一次单收缩的持续时间 < 10 ms,而腓肠肌则可 > 100 ms。一般来说,单收缩的收缩期略短于舒张期。肌肉单收缩张力的大小与刺激的强度有关。这是因为整块肌肉由很多肌纤维组成,而各肌纤维的兴奋性有所不同。随着刺激强度的增大,参与单收缩的肌纤维数增多,表现为单收缩张力随刺激强度的增大而增大,当刺激强度增大到能使整块肌肉的所有肌纤维都参与收缩时,单收缩张力便达到最大。

　　2. **强直收缩**　在体内,骨骼肌受运动神经支配,而运动神经纤维下传的兴奋总是连续成串的。骨骼肌在连续成串的刺激下可出现单收缩的复合。由于兴奋总是先于收缩,且在骨骼肌完成一次兴奋所需的时间总比完成一次单收缩所需的时间短。因此,在前一次兴奋过了不应期后发生的后一次兴奋所引起的收缩有可能出现在前一次兴奋引起的收缩尚未结束之前,即后一次收缩与前一次收缩有可能融合叠加在一起。如图 2-19 所示,当下传兴奋频率不太高时,后一次收缩可叠加在前一次收缩的舒张期,此时出现的是锯齿状的收缩曲线,这种现象称为**不完全强直收缩**(incomplete tetanus);当兴奋频率增加到一定程度时,后一次收缩可叠加在前一次收缩的收缩期,此时将出现光滑的收缩曲线,这种现象称为**完全强直收缩**(complete tetanus)。完全强直收缩所产生的最大肌张力可达到单收缩的 3 ～ 4 倍。如果兴奋频率很低,使后一次收缩出现在前一次收缩完全结束后,此时产生的收缩为多个分离的单收缩。

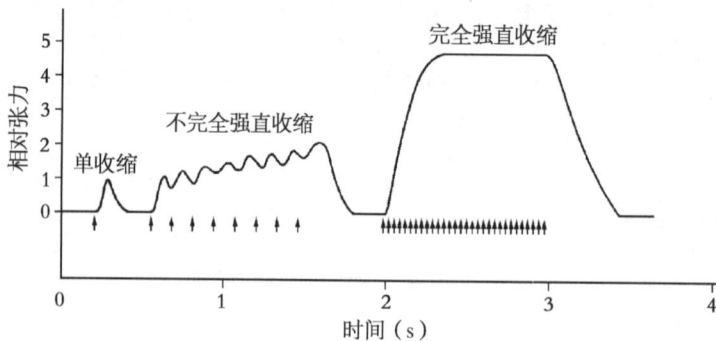

图 2-19　刺激频率对骨骼肌收缩形式的影响

↑表示给予刺激。

由于支配骨骼肌的运动神经纤维兴奋频率很高,所以骨骼肌在体内的收缩形式属于完全

强直收缩,完全强直收缩可产生强大的肌张力,因而有利于肌肉对外做功。

五、影响骨骼肌收缩的主要因素

骨骼肌收缩时既可使肌肉产生一定的张力,又可缩短一定的长度,从而对外界物体做一定量的功。影响骨骼肌收缩的因素主要有前负荷、后负荷和肌肉的收缩能力等,它们对肌肉的收缩张力、缩短长度和缩短速度等都能产生一定的影响。

（一）前负荷

前负荷(preload)是指肌肉收缩前所承受的负荷。前负荷对肌肉收缩的影响是通过改变肌肉的初长度而实现的。肌肉的**初长度**(initial length)是指肌肉收缩前的长度。前负荷越大,肌肉的初长度就越长,因此可用肌肉的初长度来表示前负荷。

图 2-20 为肌节在不同的初长度(即肌肉处于不同的前负荷)情况下肌肉收缩张力的变化曲线。图中横坐标为肌节长度,纵坐标为收缩张力。肌节初长度在一定范围内增加,肌肉收缩产生的张力随之增大,当肌节初长度增大到一定长度时,肌肉受刺激后产生的张力达到最大,随后再增加肌节的初长度,肌肉收缩产生的张力反而减小。肌肉收缩张力达到最大时的肌肉初长度称为**最适初长度**,与最适初长度相对应的前负荷则称为**最适前负荷**。

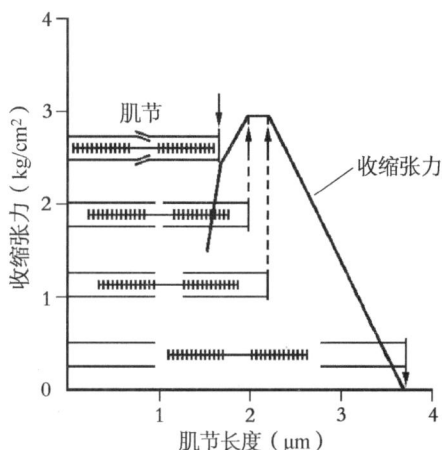

图 2-20 肌节长度与肌肉收缩张力的关系曲线

前负荷对肌肉收缩张力的影响可从肌节水平进行探讨。肌肉收缩是由于粗肌丝的横桥头部摆动,拖曳着细肌丝向 M 线滑行,从而使肌节缩短。因此,肌肉收缩产生的张力与参与活动的横桥数目直接相关,参与活动的横桥数目越多,肌肉收缩产生的张力越大。反之,参与活动的横桥数目越少,则肌肉收缩产生的张力越小。在肌丝滑行时参与活动的横桥数目主要取决于肌节中粗、细肌丝的重叠状态。在最适前负荷下,肌节长度能使粗、细肌丝处于最佳重叠状态,肌丝滑行时参与活动的横桥数量最多,所以肌肉收缩张力最大;在小于或大于最适前负荷情况下,肌节长度不是过短就是过长,此时粗、细肌丝均非处于最佳重叠状态,因此肌肉收缩产生的张力要比最适前负荷时小。

（二）后负荷

后负荷(afterload)是指肌肉开始收缩时才遇到的负荷或阻力。后负荷不能改变肌肉的初长度,但能影响肌肉收缩张力、缩短长度和速度。在不改变前负荷的情况下,在一定范围内增加后负荷,肌肉收缩所产生的张力将随之增大,而肌肉开始缩短的时间却逐渐推迟,缩短的速度和长度也逐渐减小。图 2-21 为骨骼肌收缩的张力-速度曲线,表示在前负荷与其他因素不变的条件下,后负荷对肌肉收缩张力与缩短速度的影响。如图所示,在一定范围内,肌肉收缩张力随着后负荷的增大而增大,而肌肉缩短速度却随之减小,当后负荷增大到一定程度(图中 P_0 点)时,肌肉收缩张力达到最大,但肌肉缩短速度为零。沿张力-速度曲线反推至纵坐标,可见后负荷为零(仅为理论上推导,实际上后负荷不可能为零)时,肌肉收缩张力为零,而此时缩短速度却达到最大(V_{max})。曲线上除 V_{max} 和 P_0 点外的其余部分均表示后负荷与肌肉缩短速

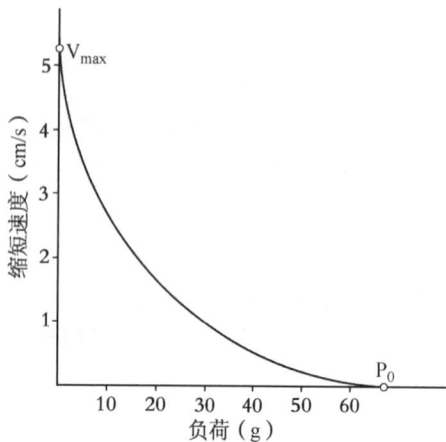

图 2-21　骨骼肌收缩的张力-速度关系曲线

度呈反变关系。曲线在这两个极端之间的各点均表示肌肉在不同负荷下能输出一定的功率。通常，当后负荷相当于最大收缩张力的 30% 时，肌肉收缩的输出功率为最大。

（三）肌肉收缩能力

对于肌肉收缩来说，前负荷与后负荷属于外在的影响因素，而肌肉收缩能力则属于内在的影响因素。肌肉**收缩能力**（contractility）是指影响肌肉收缩的肌肉内部功能状态。肌肉收缩能力受到体内多种因素的影响，如缺氧、酸中毒、横桥功能障碍等均可降低肌肉的收缩能力；而肾上腺素则可通过提高胞质内 Ca^{2+} 浓度来增强肌肉的收缩能力。肌肉收缩能力增强时，肌肉收缩张力、缩短长度和缩短速度都增加，如图 2-20 与图 2-21 中的曲线上移；而当肌肉的收缩能力下降时，上述曲线将下移。

习　题　二

（一）单项选择题

1. 人体内 O_2 和 CO_2 跨细胞膜转运的方式是
   　A. 单纯扩散　　B. 易化扩散　　　　C. 主动转运　　　　D. 膜泡运输
2. 血浆中葡萄糖经红细胞膜进入细胞的转运方式是
   　A. 单纯扩散　　　　　　　　　　B. 经载体易化扩散
   　C. 经通道易化扩散　　　　　　　D. 主动转运
3. 静息状态下神经细胞内少量 K^+ 跨膜移出细胞的转运方式是
   　A. 单纯扩散　　　　　　　　　　B. 经载体易化扩散
   　C. 经通道易化扩散　　　　　　　D. 主动转运
4. 肠腔内葡萄糖经肠上皮细胞刷状缘进入细胞的转运方式是
   　A. 经载体易化扩散　　　　　　　B. 经通道易化扩散
   　C. 原发性主动转运　　　　　　　D. 继发性主动转运
5. 钠泵的作用是
   　A. 将 Na^+ 转入细胞，K^+ 转出细胞　　B. 将 Na^+ 转出细胞，K^+ 转入细胞
   　C. 将 Na^+ 和 K^+ 都转运入细胞内　　　D. 将 Na^+ 和 K^+ 都转运出细胞外
6. 骨骼肌神经-肌接头前膜释放神经递质的转运方式是
   　A. 单纯扩散　　B. 易化扩散　　　　C. 主动转运　　　　D. 膜泡运输
7. 在靶细胞内发挥"第二信使"作用的物质是
   　A. ATP　　　　B. AMP　　　　　　C. cAMP　　　　　　D. 5′-AMP
8. 在骨骼肌神经-肌接头处的兴奋传递中，介导信号转导的终板膜受体是
   　A. G 蛋白耦联受体　　　　　　　B. 离子通道型受体

　　　C. 酪氨酸激酶受体　　　　　　　　　　D. 鸟苷酸环化酶受体

9. 心房钠尿肽发挥其生理作用时,介导信号转导的靶细胞膜受体是
　　　A. G 蛋白耦联受体　　　　　　　　　　B. 离子通道型受体
　　　C. 酪氨酸激酶受体　　　　　　　　　　D. 鸟苷酸环化酶受体

10. 关于细胞静息电位的正确叙述是
　　　A. 膜外为负,膜内为正　　　　　　　　　B. 接近于 Na^+ 平衡电位
　　　C. 静息时无离子跨膜移动　　　　　　　D. 电位稳定于一定水平

11. 膜电位由静息电位向零电位变化的过程是
　　　A. 超极化　　　　　B. 复极化　　　　　C. 去极化　　　　　D. 反极化

12. 刺激强度逐渐增大时,动作电位幅度的改变是
　　　A. 随之增大　　　B. 随之减小　　　　C. 保持不变　　　　D. 出现波动

13. 在神经细胞,动作电位上升支顶点所达到的电位值为
　　　A. 接近 Na^+ 平衡电位　　　　　　　　B. 接近 K^+ 平衡电位
　　　C. 等于 Cl^- 平衡电位　　　　　　　　D. 等于 Ca^{2+} 平衡电位

14. 刺激引起组织兴奋时,最常用以表示刺激量大小的参数是
　　　A. 刺激频率　　　　　　　　　　　　　B. 刺激强度
　　　C. 刺激持续时间　　　　　　　　　　　D. 刺激时间-强度变化率

15. 关于局部兴奋特点的正确叙述是
　　　A. "全或无"式　　　　　　　　　　　　B. 不衰减传导
　　　C. 存在不应期　　　　　　　　　　　　D. 可发生总和

16. 衡量组织兴奋性高低的指标是
　　　A. 动作电位幅度　　　　　　　　　　　B. 阈电位高低
　　　C. 刺激频率大小　　　　　　　　　　　D. 刺激强度大小

17. 刺激引起细胞产生动作电位的必要条件是
　　　A. 给予一次刺激　　　　　　　　　　　B. 同时给予多次刺激
　　　C. 给予邻近部位多次刺激　　　　　　　D. 使膜去极化达到阈电位

18. 与无髓神经纤维相比,有髓神经纤维传导动作电位的特点是
　　　A. 传导速度快但耗能多　　　　　　　　B. 传导速度慢但耗能少
　　　C. 传导速度快且耗能少　　　　　　　　D. 传导速度慢且耗能多

19. 神经纤维上产生和传导的动作电位能达到最高频率的决定性因素是
　　　A. 刺激频率高低　　　　　　　　　　　B. 刺激强度大小
　　　C. 绝对不应期长短　　　　　　　　　　D. 组织兴奋性高低

20. 下列各种电位中,具有局部电位性质的是
　　　A. 动作电位　　　　B. 阈电位　　　　C. 终板电位　　　　D. 后电位

21. 有机磷农药中毒造成肌肉纤维颤动的原因是
　　　A. 神经-肌接头处递质释放增多　　　　B. 终板膜上相应的受体数量增多
　　　C. 终板膜受体对递质的亲和力增加　　　D. 接头间隙胆碱酯酶活性降低

22. 骨骼肌兴奋-收缩耦联中的耦联离子是
　　　A. Mg^{2+}　　　　B. Ca^{2+}　　　　C. Cl^-　　　　D. K^+

23. 骨骼肌收缩时肌丝滑行的直接证据是
    A. 暗带缩短,明带不变　　　　　　　　B. 明带和暗带均缩短
    C. 明带和 H 带均不变　　　　　　　　D. 暗带不变,明带和 H 带均缩短
24. 前负荷逐渐增大时,骨骼肌收缩张力的改变是
    A. 随之增大　　　　　　　　　　　　　B. 随之减小
    C. 先增大后减小　　　　　　　　　　　D. 先减小后增大
25. 位于收缩张力-速度曲线中 P_0 点处的肌肉收缩形式是
    A. 等张收缩　　　　　　　　　　　　　B. 等长收缩
    C. 不完全强直收缩　　　　　　　　　　D. 完全强直收缩

(二) 填空题

1. 经载体易化扩散的特点有_____、_____和_____;经通道易化扩散的特点有_____和_____。

2. 钠泵活动形成的细胞内外_____不均衡具有重要意义。它建立了一种_____,是产生_____的基础和为_____提供能源,细胞内高_____是_____所必需,细胞内低_____是_____的重要保证。

3. 细胞膜中的载体又称_____,按转运方向的不同可分_____和_____;按被转运物种类的多少又可分为_____和_____。

4. 由 G 蛋白耦联受体介导的信号转导在受体被激活后一般需经历_____、_____、_____和_____等过程。

5. 当细胞外 K^+ 浓度增高时,K^+ 外流_____,静息电位随之_____。

6. 神经细胞动作电位的升支称为_____相,由_____形成,降支称为_____相,由_____形成,0 电位以上部分称为_____,由升支和降支组成的快速变化部分称为_____。

7. 给予可兴奋细胞一次_____刺激或_____刺激使膜电位_____达到_____电位,或给予多次_____刺激,通过_____达到_____电位,均可引发动作电位。

8. 在可兴奋组织的兴奋性周期中,其兴奋性最高的时期是_____,兴奋性最低的时期是_____。

9. 骨骼肌兴奋-收缩耦联的基本过程包括_____、_____和_____等步骤。

10. 由于刺激频率的不同,骨骼肌收缩可出现_____收缩、_____收缩和_____收缩等形式。

(三) 名词解释

1. 易化扩散　　　　2. 主动转运　　　　3. 细胞信号转导
4. 第二信使　　　　5. 静息电位　　　　6. 动作电位
7. 阈值　　　　　　8. 阈电位　　　　　9. 兴奋性
10. 终板电位　　　　11. 兴奋-收缩耦联

(四) 简答题

1. 举例说明跨细胞膜的物质转运方式。
2. 简述几类主要的细胞信号转导通路(提示:可按教材中所举 3 种类型)。

3. 简述静息电位及其形成机制。

4. 简述可兴奋细胞的动作电位及其产生机制(指离子基础)。

5. 简述局部兴奋及其特点和与动作电位的区别。

6. 简述可兴奋细胞一次兴奋后的兴奋性周期性变化。

7. 简述骨骼肌收缩的表现形式。

(五) 论述题

1. 试分析改变细胞外液中 K^+ 浓度对神经细胞跨膜电位的影响。

2. 试述动作电位的特点及其产生原理。

3. 试述骨骼肌神经-肌肉接头处兴奋传递的过程和影响因素。

4. 试述影响骨骼肌收缩的因素。

（张世忠）

第三章 血 液

学 习 纲 要

1. 掌握血液的组成、血细胞比容、血量、血浆渗透压和血液的酸碱度。
2. 熟悉血液的功能、血浆蛋白的分类、浓度和功能,以及白蛋白/球蛋白比值。
3. 了解血液的颜色、密度和黏度,血液的免疫特性。
4. 了解血细胞生成的基本过程。
5. 掌握各类血细胞的正常值,包括血红蛋白正常值和白细胞分类计数。
6. 熟悉各类血细胞的生理特性和功能,红细胞的生成及其调节。
7. 了解红细胞的破坏,白细胞和血小板的生成与破坏。
8. 熟悉生理性止血的基本过程,血液凝固、抗凝和纤维蛋白溶解。
9. 掌握血型和红细胞凝集,ABO 血型系统,输血原则。
10. 熟悉 Rh 血型系统。

血液(blood)是在心脏和血管内不停流动的流体组织。通过血液的循环流动可使人体完成 O_2、CO_2、营养物质、代谢产物和内分泌激素等的运输。此外,血液还具有缓冲酸碱和体热、参与生理性止血、凝血和抗凝血、纤维蛋白溶解、抵抗病原微生物感染和免疫等多种功能。当血液的性质、成分或容量发生改变并超过正常范围时,将引起组织、器官的代谢异常,进而导致其功能损害。反之,组织、器官的代谢障碍也可引起血液的性质和成分等发生改变。因此,检验血液的理化性质和各种成分的变化,在临床上具有重要意义。

第一节 概 述

一、血液的组成

血液由血浆和血细胞组成。相对于血液各组分而言,血液又称**全血**(whole blood)。取一定量的血液,经抗凝处理后,置于刻度管内,以每分钟 3 000 转的速度离心 30 min,血液将分成

3 层。最上层是淡黄色的液体,称为血浆;以下是被压紧的血细胞,其中红细胞位于最下层,约占血细胞总数的 99%,在红细胞与血浆之间呈灰白色的一薄层是白细胞和血小板(图3-1)。血细胞在全血中所占的容积百分比,称为 **血细胞比容**(hematocrit)。血细胞比容的正常值男性为 40%~50%,女性为 37%~48%,新生儿平均约为 55%。由于白细胞和血小板仅占全血总容积的 0.15%~1%,故血细胞比容主要反映红细胞在全血中的相对浓度。贫血患者的血细胞比容降低;而严重脱水患者的血细胞比容升高。

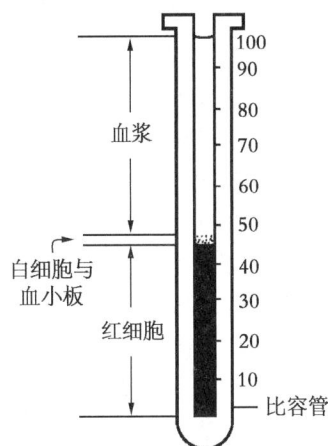

图 3-1 血细胞比容示意图

血浆是机体内环境的重要组成部分,是含有多种物质的溶液,其中水占 91%~92%,溶质占 8%~9%。溶解于血浆中的主要成分有血浆蛋白、无机盐、小分子有机化合物及 O_2 和 CO_2 等。**血浆蛋白**是血浆中多种蛋白质的总称。用盐析法可将血浆蛋白分为白蛋白、球蛋白和纤维蛋白原 3 类,用电泳法可将球蛋白进一步分为 α_1-球蛋白、α_2-球蛋白、β-球蛋白、γ-球蛋白等。正常人血浆蛋白的浓度为 65~85 g/L,其中白蛋白为 40~48 g/L,球蛋白为 15~30 g/L。正常的白蛋白/球蛋白比值为 1.5~2.5。白蛋白和大多数球蛋白主要在肝内合成,肝功能受损时,常引起血浆蛋白总量减少,白蛋白/球蛋白比值降低,甚至倒置。

血浆蛋白具有多种功能。白蛋白的主要功能有:形成血浆胶体渗透压、修复组织、作为载运体运输激素、离子、代谢产物、某些异物(包括药物)等小分子物质;球蛋白的主要功能是抵御病原微生物(细菌、病毒、真菌等)对机体的入侵,参与免疫反应;纤维蛋白原的功能主要是参与血液凝固、生理止血及纤维蛋白溶解等过程。血液的组成如图 3-2 所示。

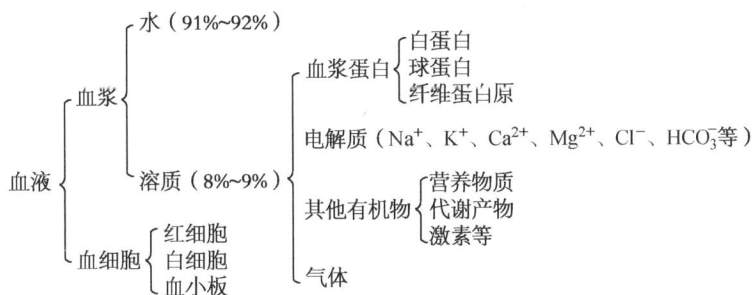

图 3-2 血液的组成示意图

二、血液的理化特性

(一) 血液的颜色

血液的颜色主要决定于红细胞内的血红蛋白。动脉血中红细胞所含的血红蛋白大部分为氧合血红蛋白,因而呈鲜红色;而静脉血中红细胞所含的血红蛋白约有 1/3 是去氧血红蛋白,故呈暗红色或紫蓝色。

(二) 血液的密度

正常人全血的密度为 1.050~1.060,主要取决于血液中红细胞的数量,血液中红细胞数量越多,全血的密度越大。血浆的密度为 1.025~1.030,主要取决于血浆蛋白的含量。红细胞的密度最大,为 1.090 ~ 1.092,与红细胞内血红蛋白含量呈正相关。利用红细胞与血浆密度的差异,可进行血细胞比容和红细胞沉降率的测定,以及红细胞与血浆的分离。

（三）血液的黏度

液体的**黏度**(viscosity)来源于液体内部分子或颗粒之间的摩擦。如果将水的黏度定为 1,在 37℃ 时,血浆的相对黏度(即为水黏度的倍数)为 1.60 ~ 2.40,这主要取决于血浆蛋白的含量。全血的相对黏度为 4 ~ 5,这主要取决于血细胞比容。严重贫血的患者,由于其血细胞比容降低,故血液的黏度(简称血黏度)降低;大面积烧伤的患者,由于其血浆中的水大量渗出,血液浓缩,因而血黏度增加。血黏度是形成血流阻力的重要因素之一,当血黏度升高时,血流阻力增大,组织的血液灌流量减少。

（四）血浆渗透压

1. 渗透现象和渗透压　若用一半透膜将纯水和某种溶液隔开,由于半透膜只允许水分子通透而不允许溶质分子通透,水分子即从纯水侧透过半透膜向溶液侧扩散;如果半透膜两侧的溶液溶质相同,但浓度不同,水分子则从低浓度一侧向高浓度一侧扩散,这种现象称为**渗透**。产生渗透的动力是**渗透压**(osmotic pressure),渗透压是一切溶液固有的特性,是溶液中溶质的分子通过半透膜吸水的力量。水总是从渗透压低的一侧向渗透压高的一侧渗透。渗透压的高低与单位体积溶液中溶质颗粒(分子或离子)的数目呈正比,而与溶质的种类及颗粒的大小无关。例如,1% NaCl 溶液的渗透压大于 1% 葡萄糖溶液的渗透压,原因是前者在溶液中的颗粒数多于后者。0.85% NaCl 溶液与 5% 葡萄糖溶液的渗透压大致相等。

2. 血浆渗透压及其作用　血浆是含有多种溶质的溶液,其渗透压接近 300 mmol/L,即 $300 \text{ mOsm}/(\text{kg} \cdot \text{H}_2\text{O})$,相当于 5 790 mmHg 或 770 kPa。血浆渗透压包括**晶体渗透压**(crystal osmotic pressure)与**胶体渗透压**(colloid osmotic pressure)。晶体渗透压由血浆中的晶体物质形成,其中约 80% 是 Na^+ 和 Cl^-,由于血浆中晶体物质的颗粒数目极多,因而其数值很大,占血浆渗透压的绝大部分。胶体渗透压由血浆蛋白形成,75% ~ 80% 来自白蛋白,胶体渗透压的数值很小,仅约 $1.3 \text{mOsm}/(\text{kg} \cdot \text{H}_2\text{O})$,相当于 25 mmHg 或 3.3 kPa。临床上和生理实验中所用的各种溶液,其渗透压与血浆渗透压相等或相近的溶液称为**等渗溶液**(iso-osmotic solution),如 0.85% NaCl 溶液(又称生理盐水)、5% 的葡萄糖溶液、2.5% $NaHCO_3$ 溶液等。渗透压低于或高于血浆渗透压的溶液分别称为**低渗溶液**或**高渗溶液**。

（1）血浆晶体渗透压的作用:由于细胞膜允许水分子通过,但不允许蛋白质分子和无机离子,如 Na^+、Cl^-、Ca^{2+}、Mg^{2+} 等自由通过,因此,这些晶体物质在细胞外形成稳定的晶体渗透压。一旦细胞内、外产生渗透压差,就会发生渗透现象。因此,血浆晶体渗透压的作用是维持细胞内、外水平衡,维持细胞正常的形态。一般情况下,细胞内、外的渗透压是相等的,故血细胞在血浆内可保持其正常体积和形态。若血浆晶体渗透压降低,则进入细胞内的水将增多,可导致细胞膨胀,甚至破裂。红细胞一旦破裂,血红蛋白将逸出,这种现象称为**溶血**。若血浆晶体渗透压升高,水将从细胞渗出,可导致细胞脱水、皱缩。0.85% NaCl 溶液能使红细胞悬浮于其中而保持正常形态和体积。有些溶液,如 1.9% 尿素溶液,虽与血浆等渗,但很容易透过细胞膜进入红细胞,使红细胞内渗透压升高,结果导致溶血。因此,通常将那些溶质不能自由透过细胞膜、能使悬浮于其中的红细胞保持正常形态和体积的溶液称为**等张溶液**(isotonic solution)。0.85% 的 NaCl 溶液既是等渗溶液,又是等张溶液;而 1.9% 尿素溶液虽是等渗溶液,却不是等张溶液。血浆晶体渗透压的改变可引起组织液晶体渗透压的改变,从而影响各种组织细胞内、外的水平衡,进而影响组织细胞的形态和功能。临床上用浸有高渗硫酸镁溶液的敷料敷在局部水肿的部位,就是利用渗透的原理来减轻或消除水肿;外伤后一般选用生理盐水清洗创口,可减轻对组织的刺激。

(2) 血浆胶体渗透压的作用:毛细血管壁允许水分子和晶体物质自由通过,但不允许血浆蛋白分子通过,所以,血浆胶体渗透压高于组织液胶体渗透压,成为组织液中水分子进入毛细血管的主要力量。可见,血浆胶体渗透压的作用是维持血管内、外水平衡,维持血容量的相对稳定。营养不良、某些肝和肾疾病患者,由于其血浆蛋白减少,血浆胶体渗透压降低,有较多水从血管内渗入组织间隙,因而可引起组织水肿。

(五) 血液的酸碱度

在正常情况下,血浆 pH 为 7.35 ~ 7.45。血浆 pH 的高低主要取决于血浆中缓冲对 $NaHCO_3/H_2CO_3$ 的比值,只要该比值保持在 20 左右,血浆 pH 就能维持在 7.4 左右。此外,血浆中还有蛋白质钠盐/蛋白质、Na_2HPO_4/NaH_2PO_4 等缓冲对。在红细胞内还有血红蛋白钾盐/血红蛋白、氧合血红蛋白钾盐/氧合血红蛋白、K_2HPO_4/KH_2PO_4、$KHCO_3/H_2CO_3$ 等缓冲对,它们共同构成血液内有效的缓冲系统。一般酸性或碱性物质进入血液时,由于缓冲系统的作用,血浆 pH 变化很小。另外,肾与肺等器官不断排出机体过多的酸或碱性物质,在维持血浆 pH 的相对恒定中起非常重要的作用。若血浆 pH 持续 <7.35 称为酸中毒;而持续 >7.45 则称为碱中毒。

三、血液的免疫学特性

血液具有免疫学特性。血液中的各种免疫细胞(如各类白细胞)和免疫分子(如血浆中各种抗体和补体)都是机体免疫系统的组成部分,在机体免疫防御中起重要作用。因此,血液与免疫系统的功能密切相关。机体的免疫分为非特异性免疫(固有免疫)和特异性免疫(获得免疫)两类。**非特异性免疫**(nonspecific immunity)是指机体在长期发育和进化过程中逐渐建立起来的一种天然的防御功能。这类免疫功能由遗传获得,对多种病原体都具有防御作用,不具有针对某一类抗原的特异性。血液中固有的各种免疫细胞(如中性粒细胞、单核-巨噬细胞系统、自然杀伤细胞等)和免疫分子是实现非特异性免疫功能重要的效应细胞和效应分子。**特异性免疫**(specific immunity)是指个体出生后与病原体及其毒性代谢产物等抗原性物质接触后或人工预防接种(菌苗、疫苗、类毒素、免疫球蛋白等)后获得的免疫功能,对某种抗原具有针对性,包括体液免疫和细胞免疫。前者是指通过免疫系统产生针对某种抗原的特异性抗体来实现免疫功能,后者是指通过免疫系统产生活化的淋巴细胞来实现免疫功能。特异性免疫主要依赖免疫细胞(T 淋巴细胞和 B 淋巴细胞)的参与来实现(见本章第二节)。

四、血液的功能

血液对实现机体各器官系统的生理功能、维持正常生命活动极为重要。血液的功能主要有以下几方面。

1. 运输功能 通过血液运输的物质种类很多,主要有各种营养物质、代谢产物、O_2、CO_2、水、无机盐、调节物质(如激素、免疫物质)、热量等。血液可将营养物质、O_2、调节物质等运送到全身各处的组织细胞,同时将组织细胞的代谢产物运送到排泄器官排出体外,并将深部组织代谢产生的热量运送到体表而散发。血液的运输功能可为机体各种组织细胞进行正常新陈代谢提供必需的条件。血液运输功能一旦停止，组织细胞的新陈代谢也将停止。

2．调节酸碱平衡　血浆和红细胞内有多种缓冲物质（见前文），可调节酸碱平衡，有助于维持内环境稳态。

3．防御和保护功能　各类白细胞均有防御和保护功能，它们能抵抗细菌、病毒等微生物引起的感染，参与各种免疫反应（见本章第二节）。

4．参与生理性止血　当血管受到损伤时，血液中的血小板和各种凝血因子可通过一系列活动，形成止血栓和凝血块，起到止血的作用（见本章第三节）。

五、血量

血量（blood volume）是指人体内血液的总量。正常成年人的血量相当于自身体重的7% ~ 8%，即每千克体重有70 ~ 80 ml 血液，60 kg 体重的人血量为 4.2 ~ 4.8 L。体内大部分血液在心血管中快速流动，称为**循环血量**。小部分滞留于肝、肺、腹腔静脉和皮下静脉丛内，流动很慢，称为**储存血量**。在失血、剧烈运动等情况下，这些储存血液可释放出来，补充循环血量的相对不足。

正常人体内的血量是相对恒定的，这对维持正常血压和组织器官的血液灌流量非常重要。血量不足将导致血压下降、组织器官血液灌流量减少，影响组织器官的新陈代谢，最终将导致其功能障碍。失血对机体的影响与失血量和失血速度有关。若一次性少量（<血量的10%）失血，如健康成年人一次献血200 ~ 300 ml，机体可通过神经和体液调节使心脏活动加强、血管收缩和储血库中血液释放等代偿机制，一般不会出现血压下降和明显的循环障碍表现。当一次性中等量（占血量的20%左右）失血时，神经和体液调节已不足以维持正常血压，此时将出现脉搏加速、四肢厥冷、眩晕、口渴、恶心和乏力等明显的组织器官缺血的临床症状。当一次性失血量达到或超过血量的30%时，血压可迅速下降，若不及时输血、输液以补充循环血量，将危及生命。

第二节　血细胞生理

一、血细胞生成的基本过程

各类血细胞发育和成熟的过程称为**造血**（hemopoiesis）。成年人各类血细胞均起源于骨髓的造血干细胞；但在胚胎期，造血中心不在骨髓，并随个体发育过程发生一系列迁移。到婴儿出生时，几乎完全依靠骨髓造血。成年人造血主要发生在轴心骨骼（椎骨）、肋骨、胸骨、髂骨和四肢近端骨的红骨髓，造血的发生需要适宜的造血微环境。**造血微环境**（hemopoietic microenvironment）是指造血干细胞定居、存活、增殖、分化和各类血细胞成熟（T淋巴细胞在胸腺成熟）的环境，包括造血器官中的基质细胞、基质细胞分泌的细胞外基质、各种造血调节因子，以及进入造血器官的神经和血管。造血微环境在血细胞成熟的全过程中起调控、诱导和支持的作用。造血微环境的改变可导致机体造血功能异常。造血过程一般分为3个阶段，即造血干细胞阶段、定向祖细胞阶段和形态可以辨认的前体细胞阶段。造血干细胞是指具有自我复制和多向分化潜能的细胞，它们通过自我复制保持细胞数量的相对稳定，通过多向分化形成各个系列的定向祖细胞。定向祖细胞阶段是指限定了细胞分化方向的发育阶段,如红系祖细胞、粒系祖细胞、单核系祖细胞、巨核系祖细胞和淋巴系祖细胞。在前体细胞阶段,造血细胞已经发育成在形态学可辨认的各系列的幼稚细胞,进一步发育则成为具有各自功能的各类血细胞进入血液循环。总之,造血过程是一个连续而又分阶段的复杂过程。临床上对于患有某些疾病(如恶性血液病、非恶性难治性血液病等)患者进行造血干细胞移植,可获得较好的疗效。造血干细胞移植是指将正常人的部分骨髓移植给造血功能障碍或免疫功能低下的患者,在患者体内重建造血和免疫功能,这种治疗方法称为造血干细胞移植,又称骨髓移植。

二、红细胞生理

（一）红细胞的形态、数量和功能

成熟红细胞呈双凹圆盘形,直径 $7 \sim 8 \mu m$,无细胞核,也无线粒体,细胞内充满血红蛋白,故呈红色。

我国成年男性正常的红细胞数量为 $(4.0 \sim 5.5) \times 10^{12}/L$,平均 $5.0 \times 10^{12}/L$;成年女性为 $(3.5 \sim 5.0) \times 10^{12}/L$,平均 $4.2 \times 10^{12}/L$。红细胞内的蛋白质主要是**血红蛋白**(hemoglobin, Hb)。我国成年男性正常的血红蛋白含量为 $120 \sim 160$ g/L,成年女性为 $110 \sim 150$ g/L。正常人红细胞数量和血红蛋白含量除有性别差异外,还可因年龄、生活环境和机体功能状态的不同而不同。例如,新生儿红细胞数可达 $(6.0 \sim 7.0) \times 10^{12}/L$,出生后数周内逐渐下降,在儿童期一直保持在较低水平,且无明显性别差异,青春期后才逐渐接近成年人水平;高原居民的红细胞数量和血红蛋白含量高于平原居民;妊娠后期可因血浆含量增多而使红细胞数量和血红蛋白含量相对减少。人体外周血液中红细胞数量或血红蛋白含量低于正常值下限时称为**贫血**。

红细胞的主要功能是运输 O_2 和 CO_2。红细胞运输 O_2 的功能是靠红细胞内的血红蛋白实现的。一旦红细胞破裂,血红蛋白逸出,便失去运输 O_2 的能力。血红蛋白运输 O_2 时,O_2 结合在血红蛋白的 Fe^{2+} 上,若 Fe^{2+} 被氧化成 Fe^{3+},也将失去运输 O_2 的功能。另外,CO 与血红蛋白的亲和力远大于 O_2 与血红蛋白的亲和力。CO 中毒时,极易形成 HbCO,明显降低血红蛋白携 O_2 能力,因此,CO 中毒的本质是缺 O_2。

血液中的 CO_2 主要以 HCO_3^- 和氨基甲酰血红蛋白的形式运输。前一种运输形式依赖于红细胞内的碳酸酐酶,后一种运输形式则由血红蛋白直接参与(见第五章)。

（二）红细胞的生理特性

1. 悬浮稳定性　虽然红细胞的密度大于血浆,但在正常情况下,红细胞下沉的速度很慢,能相对稳定地悬浮于血浆中,红细胞的这一特性称为**悬浮稳定性**(suspension stability)。将经抗凝处理的血液放入一沉降玻璃管(分血计)中垂直静置,测定第一小时末红细胞下沉的距离以示红细胞沉降速度,称为**红细胞沉降率**(erythrocyte sedimentation rate, ESR),简称**血沉**。用魏氏法测定,成年男性红细胞沉降率正常值为 $0 \sim 15$ mm/h;成年女性为 $0 \sim 20$ mm/h。红细胞沉降率越快,表示红细胞悬浮稳定性越小。在某些疾病,如肺结核和风湿热活动期及某些肿瘤等,血沉可加快。红细胞沉降率加快的直接原因是红细胞叠连。**红细胞叠连**是指多个红细胞彼此以凹面相贴,重叠成串的现象。红细胞叠连后,红细胞团块的总表面积与体积之比降低,红细胞与血浆之间的摩擦力减小,从而使红细胞沉降率加快。实验表明,红细胞悬浮稳定性的改变与红细胞本身无关,而与血浆成分的改变有关。因为将红细胞沉降率加快的患者的红细胞置于正常人的血浆中,红细胞沉降率并不加快;而把红细胞沉降率正常的人的红细胞置于红细胞沉降率加快的患者的血浆中,则红细胞沉降率加快。研究发现,当血浆中球蛋白、纤维蛋白原及胆固醇含量增加时,红细胞容易叠连,导致红细胞沉降率加快。而当血浆中白蛋白、卵磷脂含量增多时,则红细胞不易叠连,因而血沉减慢。临床上测定红细胞沉降率可作为辅助诊断某些疾病的指标。

2. 渗透脆性 红细胞的**渗透脆性**(osmotic fragility)是指红细胞在低渗盐溶液中发生膨胀、破裂的特性。该特性可用来表示红细胞膜对低渗盐溶液的抵抗力。渗透脆性大,表示红细胞膜对低渗盐溶液的抵抗力小,容易破裂;渗透脆性小,则表示红细胞膜对低渗盐溶液的抵抗力大,不容易破裂。将红细胞放入低渗溶液中,水渗透到红细胞内,红细胞发生膨胀。当溶液的渗透压过低时,水大量渗透到红细胞内,导致溶血,这种溶血称为渗透性溶血(图 3-3)。正常人的红细胞在 0.42% ~ 0.46% NaCl 溶液中开始有部分破裂,当浓度降低至 0.34% ~ 0.32% 时,则全部红细胞破裂,发生完全溶血。在生理情况下,衰老红细胞的渗透脆性将变大;某些疾病,如遗传性球形红细胞增多症患者的红细胞渗透脆性也增大,故检查红细胞渗透脆性,对某些血液病的诊断有辅助作用。

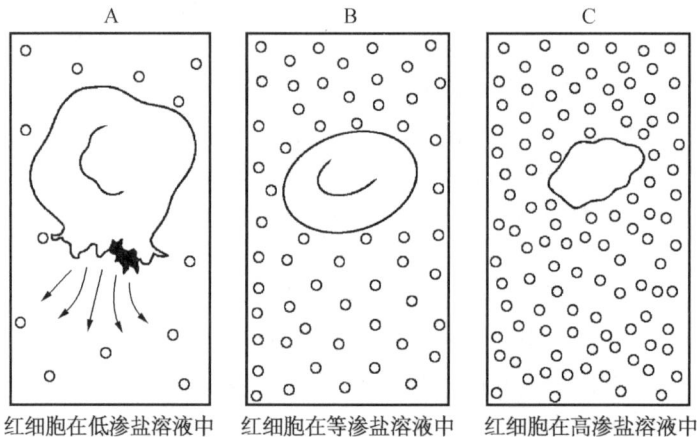

图 3-3 不同浓度盐溶液对红细胞形态的影响示意图
A. 示红细胞在低渗盐溶液中膨胀甚至发生溶血；B. 示红细胞在等渗盐溶液中保持正常形态；C. 示红细胞在高渗盐溶液中发生脱水皱缩。

3. 可塑变形性 红细胞在外力作用下具有变形的能力,红细胞的这种特性称为**可塑变形性**(plastic deformation)。当红细胞通过狭小的毛细血管或血窦孔隙时,可发生变形以利于通过,通过后又恢复到原来的形状。可塑变形性与多种原因有关,其中最主要的是红细胞的双凹圆盘形,红细胞的这种几何形状使之与同容积球形体相比,具有较大的表面积,有利于它们通过狭小处变形而不至于被挤破。

(三) 红细胞的生成及其调节

1. 红细胞的生成过程 正常成年人每天约生成 2×10^{11} 个红细胞。红骨髓是成年人生成红细胞的唯一场所。红细胞的生成同样经历前述的 3 个发育阶段,即造血干细胞阶段、定向祖细胞阶段和前体细胞阶段。在前体细胞阶段的发育过程中,经过原红细胞、早幼红细胞、中幼红细胞、晚幼红细胞、网织红细胞等一系列变化,最后成为成熟红细胞释放到血液中。

2. 红细胞生成所需要的物质 在红细胞的生成过程中,需要有足够的蛋白质、铁、叶酸和维生素 B_{12}。蛋白质和铁是合成血红蛋白的基本原料。叶酸和维生素 B_{12} 是红细胞发育成熟的重要辅酶。此外,红细胞的生成还需要氨基酸、某些维生素(如维生素 B_2、维生素 B_6、维生素 C、维生素 E)和多种微量元素(铜、锰、钴、锌等)。

(1)铁:成年人每天需要 20～30 mg 铁用于红细胞的生成,其中 5%(约 1 mg)从食物中获得,而 95% 则来自体内铁的再利用。体内再利用的铁主要来自被破坏的红细胞。当铁摄入不足、铁的吸收障碍或慢性失血导致机体缺铁时,使血红蛋白合成减少,可引起低色素小细胞性贫血,即缺铁性贫血。由于红细胞可优先利用体内的氨基酸合成血红蛋白,故很少因缺乏蛋白质而引起贫血。

(2)叶酸和维生素 B_{12}:在红细胞的发育、成熟过程中,细胞核内的脱氧核糖核酸(DNA)对细胞分裂和血红蛋白合成起重要作用。叶酸和维生素 B_{12} 是 DNA 合成的重要辅酶。若缺乏这两种物质,红细胞的发育、成熟将出现障碍,幼红细胞的分裂能力降低,体积增大,出现巨幼红细胞性贫血。维生素 B_{12} 的吸收需要有胃黏膜壁细胞产生的内因子(见第六章)参与。胃大部切除或慢性胃炎等导致胃的壁细胞损伤,内因子生成减少,或体内产生抗内因子的抗体,均可使维生素 B_{12} 吸收障碍,从而引起巨幼红细胞性贫血。

3. 红细胞生成的调节 在正常情况下,红细胞的生成与破坏处于动态平衡,故红细胞的数量是相对恒定的。红细胞生成主要受体液因素的调节。

(1)促红细胞生成素:红系祖细胞的增殖以及向红系前体细胞的分化是红细胞生成的关键环节。在体外实验研究中发现,晚期红系祖细胞的增殖及向前体细胞的分化主要靠**促红细胞生成素**(erythropoietin, EPO)的调节。EPO 是一种由 165 个氨基酸残基组成、分子量为 34 000 的糖蛋白。人的 EPO 及其受体均已被克隆,重组的人 EPO 已成功用于临床。EPO 在血浆中的正常浓度约为 10 pmol/L。成年人的 EPO 主要由肾皮质的管周细胞产生,占总量的 85%～90%。肝脏也能产生少量 EPO,占 10%～15%。调节 EPO 生成的关键因素是组织中的氧分压。当组织中的氧分压降低时,EPO 生成增加;当组织中的氧分压恢复到正常水平时,EPO 也回落到正常水平。EPO 的主要作用是促进晚期红系祖细胞的增殖、向前体细胞分化和红细胞的成熟。当红细胞数量减少时,组织氧分压下降,使肾产生 EPO 增加,后者作用于红骨髓,促进红细胞生成,使红细胞数量得以恢复。双肾严重实质性病变患者由于其 EPO 生成减少,常伴有难以纠正的贫血。

(2)性激素:实验研究显示,雄激素可直接作用于骨髓,刺激红细胞生成,但更主要的是通过刺激 EPO 的产生而促进红细胞生成。相反,雌激素可降低红系祖细胞对 EPO 的反应,从而对红细胞的生成起抑制性调节作用。

此外,甲状腺激素、糖皮质激素和生长激素等,可通过提高组织对 O_2 的需求而间接促进红细胞的生成;而转化生长因子 β、干扰素 γ 和肿瘤坏死因子等则对红细胞的生成起抑制性调节作用。

(四)红细胞的破坏

正常人红细胞的平均寿命约 120 天,即每天约有 0.8% 的衰老红细胞被破坏。红细胞衰老后,其可塑变形性降低,脆性增加,容易被巨噬细胞吞噬。红细胞的破坏有血管内破坏和血管外破坏两条途径。血管外破坏是指衰老的红细胞在脾和骨髓内被巨噬细胞吞噬,约 90% 的衰老红细胞经此途径而遭破坏。巨噬细胞吞噬红细胞后,将血红蛋白消化,释放出铁、氨基酸和胆红素,铁和氨基酸可被机体重新利用,而胆红素则随肝分泌的胆汁排出体外。血管内破坏是指衰老的红细胞经过末梢循环时,受到血流的冲击和血管壁的碰撞而破裂。红细胞遭破坏后释出的血红蛋白立即与血浆 α_2-球蛋白(触珠蛋白)结合,经肝脏摄取和处理。当血管内红细胞大量破坏,血浆中血红蛋白浓度过高而超过触珠蛋白的结合能力时,未与触珠蛋白结合的血红蛋白将经肾脏排出,出现血红蛋白尿。

三、白细胞生理

（一）白细胞的分类和正常值

白细胞是有核的血细胞,一般呈球形。根据细胞内有无特殊嗜色颗粒,将白细胞分为粒细胞和无粒细胞两大类。根据颗粒的不同嗜色特性,粒细胞可再分为中性粒细胞、嗜酸性粒细胞和嗜碱性粒细胞3类。无粒细胞则分为单核细胞和淋巴细胞两类。正常人白细胞总数、分类和各类白细胞的正常值见表3-1。白细胞总数在不同年龄、不同时间和不同状态下有所变化。新生儿的白细胞总数较成年人高;有昼夜波动,下午较清晨高;疼痛、情绪激动、进食和剧烈运动时可增多;女性在妊娠期和月经期也可增多。白细胞总数若 $>10 \times 10^9/L$,称为白细胞增多。体内有炎症时白细胞可显著增多。白细胞总数 $<4 \times 10^9/L$,则称为白细胞减少。粒细胞的核一般可分成3~5叶。叶数的多少与粒细胞的发育阶段有关,在发育后期,叶数增多,可达4~5叶。血液中具有不同叶数粒细胞的数量可反映骨髓造血功能状态。若血液中出现大量分叶少的粒细胞,常表示造血功能旺盛;而出现大量分叶多的粒细胞,则表示造血功能减弱。

表3-1　我国人白细胞总数和分类的正常值

名　称	正常范围($\times 10^9/L$)	百分比(%)
粒细胞		
中性粒细胞	2.0~7.0	50~70
嗜酸性粒细胞	0.02~0.50	0.5~5
嗜碱性粒细胞	0.0~0.10	0~1
无粒细胞		
淋巴细胞	0.80~4.0	20~40
单核细胞	0.12~0.8	3~8
总　数	4.0~10.0	

（二）白细胞生理特性和功能

1. 白细胞的生理特性　白细胞具有变形、游走、趋化、吞噬和分泌等生理特性,这些特性是它们执行防御功能的生理基础。

除淋巴细胞外,所有白细胞都具有变形能力。凭借变形运动,它们可穿过毛细血管壁进入组织,这一过程称为渗出(diapedesis)。渗出到血管外的白细胞也可通过变形运动在组织内游走,向有炎症的部位迁移,这种定向迁移的特性称为趋化性(chemotaxis)。引起趋化的原因是炎症部位一些化学物质,如抗原-抗体复合物、细菌及毒素、人体细胞的降解产物等,对白细胞具有"吸引"作用。吸引白细胞发生定向运动的化学物质称为趋化因子(chemokine)。白细胞按照趋化因子的浓度梯度游走到炎症部位,吞噬细菌或其他异物,并将它们消化或杀灭。白细胞还可分泌多种细胞因子,如白细胞介素、干扰素、肿瘤坏死因子等,通过自分泌、旁分泌作用参与炎症和免疫反应的调控。

2. 白细胞的功能

(1) 中性粒细胞:是白细胞中数量最多的细胞,在人体的非特异性免疫中,它们总是处于抵抗病原微生物(特别是急性化脓性细菌)入侵的第一线。血液中的中性粒细胞一半随血液循环,称为循环池;另一半滚动在小血管的内皮细胞上,称为边缘池。循环池和边缘池中的细胞可相互交换,保持动态平衡。此外,骨髓中还有大量成熟的中性粒细胞储备,当机体需要时,这些中性粒细胞可进入循环池血液,使循环池中的中性粒细胞在数小时内迅速增加。中性粒细胞具有很强的变形、游走和吞噬能力。当细菌感染时,中性粒细胞在趋化因子的作用下,通过渗出、游走到达炎症区域,对细菌进行吞噬并启动杀菌过程。最后通过溶酶体释放的蛋白水解酶、过氧化物酶和酸性水解酶等将细菌或异物分解、消化。中性粒细胞在吞噬 3 ~ 20 个细菌后自身即解体,释放出各种溶酶体酶,可溶解周围的组织而形成脓液。当机体被细菌感染时,血液中的中性粒细胞百分比显著增加。当中性粒细胞减少到 $1.0 \times 10^9/L$ 时,机体的抗感染能力将显著降低。

(2) 嗜酸性粒细胞:体内的嗜酸性粒细胞主要存在于组织中,其数量约为血液中嗜酸性粒细胞的 100 倍。嗜酸性粒细胞中含有较大的嗜酸性颗粒,颗粒内含有过氧化物酶和主要碱性蛋白、嗜酸性粒细胞阳离子蛋白等。嗜酸性粒细胞的吞噬能力较弱,在抗细菌感染中不起主要作用。嗜酸性粒细胞的主要功能是限制嗜碱性粒细胞和肥大细胞在 Ⅰ 型超敏反应中的作用,从而减轻嗜碱性粒细胞、肥大细胞引起的超敏反应症状。另外,还参与机体对蠕虫的免疫反应。但在某些情况下,嗜酸性粒细胞也可导致组织损伤。目前认为,嗜酸性粒细胞是在哮喘发生、发展中组织损伤的主要效应细胞。血液中嗜酸性粒细胞的数量具有明显的昼夜节律变动,清晨数量减少,午夜数量增多,这可能与糖皮质激素血浓度的昼夜波动有关。当糖皮质激素血浓度升高时,嗜酸性粒细胞数量减少;而糖皮质激素血浓度降低时,则数量增加。

(3) 嗜碱性粒细胞:嗜碱性粒细胞的细胞质中含有嗜碱性颗粒,颗粒内有组胺、嗜酸性粒细胞趋化因子 A 和肝素等。当嗜碱性粒细胞活化时,不仅可释放出颗粒中的物质,还能合成、释放过敏性慢反应物质(白三烯)、白细胞介素-4 等细胞因子。组胺和过敏性慢反应物质可使小血管扩张,毛细血管壁通透性增加,引起局部充血、水肿,还可引起支气管平滑肌收缩,从而发生哮喘、荨麻疹等 Ⅰ 型超敏反应。嗜酸性粒细胞趋化因子 A 能吸引嗜酸性粒细胞聚集于炎症部位,以限制嗜碱性粒细胞在 Ⅰ 型超敏反应中的作用。肝素有很强的抗凝血作用,另外,它可作为酯酶的辅基,加快脂肪分解为游离脂肪酸的过程。

(4) 单核细胞:单核细胞体积较大,直径约 15 μm,在血液中的吞噬能力较弱;但当渗出血管外进入组织(如肝、脾、肺及淋巴结等部位)发育成巨噬细胞后,其吞噬能力将显著增强。后者在组织中可生存 3 个月左右。巨噬细胞的主要作用有:①吞噬并杀灭外来病原微生物,对病毒感染细胞和肿瘤细胞具有强大的杀伤能力,并能清除变性的血浆蛋白、衰老损伤的红细胞和血小板等;②具有抗原呈递作用,参与特异性免疫应答的诱导和调节;③可合成和释放多种细胞因子,参与其他细胞生长和活动的调控。

(5) 淋巴细胞:为特异性免疫细胞。根据其生成、形态与功能的不同,可将淋巴细胞分成 T 淋巴细胞、B 淋巴细胞和自然杀伤(natural killer, NK)细胞 3 类。T 淋巴细胞由骨髓生成,在胸腺激素作用下发育成熟,占血液中淋巴细胞总数的 70% ~ 80%,其功能是执行细胞免疫,如破坏肿瘤细胞及移植的异体细胞等。B 淋巴细胞在骨髓和肠道淋巴组织中发育成熟,经特异性抗原的刺激后,可变为具有抗原特异性的B淋巴母细胞,再转化为浆细胞,产生免疫抗体,执行体液免疫功能。NK细胞是机体固有免疫的重要执行者。

（三）白细胞的生成及其调节

白细胞与红细胞、血小板一样,也由骨髓造血干细胞分化而来。在发育过程中,同样经历干细胞、定向祖细胞和前体细胞3个阶段,最后成为具有各种功能的成熟白细胞。在干细胞阶段,从多潜能干细胞分化成淋巴系干细胞与髓系干细胞两大类。淋巴系干细胞分化为B淋巴系和T淋巴系定向祖细胞。髓系干细胞则分化为粒系、单核系和巨核系定向祖细胞并进一步发育为各类成熟的白细胞。白细胞的寿命很难确定。因为粒细胞和单核细胞主要在组织中发挥作用;淋巴细胞往返于血液、组织液、淋巴之间,且可增殖、分化。一般来说,中性粒细胞在循环血液中只停留8h左右即进入组织,一般在3~4天后衰老死亡。因为有新生白细胞不断补充,故血液中白细胞总数能维持在正常范围内。

粒细胞的生成主要受一组**集落刺激因子**（colony-stimulating factor,CSF）的调节。它们都是糖蛋白,具有广泛的作用,能刺激白细胞发育各阶段的增殖与分化。目前,用基因工程方法已获得重组的CSF。此外,另有一类因子,如乳铁蛋白和转化生长因子β等,可抑制白细胞的生成,它们与促进白细胞生成的刺激因子共同维持白细胞的正常生成过程。目前,对淋巴细胞生成的调节还了解不多。

四、血小板生理

（一）血小板的形态和数量

血小板呈两面微凸的圆盘状,表面光滑,无细胞核,直径仅2~4 μm,平均容积约8 μm^3。血小板内有致密体、α-颗粒或溶酶体,内含多种不同功能的活性物质。当血小板活化后,可伸出伪足,形状变得不规则,并可释放活性物质。血小板的寿命一般为7~14天。正常成年人血小板数量为（100~300）× 10^9/L。当血小板数量<50 × 10^9/L时,称为血小板减少。血小板减少患者有出血倾向,轻微损伤皮肤或挤压皮肤就会引起皮下出血,称为血小板减少性紫癜。

（二）血小板的生理特性

血小板具有黏附、聚集、释放、吸附和收缩等生理特性。这些特性在生理性止血和血液凝固等过程中起重要作用。

1. 黏附　血小板与非血小板表面黏着在一起的现象,称为**血小板黏附**（platelet adhesion）。当血管内皮受损时,暴露出内皮下胶原纤维,血小板便伸出伪足黏附其上,这是血小板发挥止血作用的第一步。

2. 聚集　血小板与血小板之间相互黏着的现象,称为**血小板聚集**（platelet aggregation）。血小板聚集有两个时相:第一时相发生迅速,聚集后可解聚,为可逆性聚集;第二时相发生缓慢,且一旦发生就不再解聚,为不可逆性聚集。第一时相聚集主要由受损处血管释放的低浓度ADP引起;第二时相聚集则主要由血小板自身释放的高浓度ADP和**血栓烷A_2**（thromboxane A_2,TXA_2）引起。已知有多种物质可引起血小板聚集,这些物质统称为致聚剂。生理性致聚剂主要有ADP、肾上腺素、5-羟色胺、组胺、胶原、凝血酶、TXA_2等;病理性致聚剂主要有细菌、病毒、免疫复合物、药物等。

3. 释放　血小板活化后将其储存于致密体、α-颗粒或溶酶体内物质排出的现象,称为**血小板释放**（platelet release）。血小板可释放多种生物活性物质,如ADP、ATP、5-羟色胺、Ca^{2+}、组胺、β-血小板球蛋白、血小板因子 4（PF_4）、凝血酶敏感蛋白、凝血因子 V、TXA_2（在血小板内并无 TXA_2 储存，是临时合成和即时释放的）等。血小板释放的 ADP 和 TXA_2 可使血小板聚集，形成血小板栓子，从而堵塞破损的血管创口。血小板释放的 5-羟色胺和 TXA_2 等可使小动脉收缩，这些都有利于止血。临床上通过测定血浆中 β-血小板球蛋白、PF_4 等物质的含量可了解血小板活化的情况。

4. 吸附　血小板表面可吸附血浆中的多种凝血因子。如果血管内皮受损，血小板就会黏附、聚集于受损血管处，同时吸附凝血因子，使局部凝血因子浓度升高，有利于血液凝固和生理性止血。

5. 收缩　血小板内含有类似肌动蛋白与肌球蛋白的物质，可在 Ca^{2+} 的作用下发生收缩。血小板收缩时可使血凝块回缩，有助于止血。若血小板过少，凝血块回缩将延缓，这不利于止血，故在手术前应测定凝血块回缩时间以了解患者的止血功能。

（三）血小板的功能

1. 维持毛细血管壁的完整性　用放射性核素标记的血小板进行实验，在电镜下发现，标记的血小板可填补在血管壁内皮细胞脱落留下的空隙处，并能融合于毛细血管内皮细胞，这对维持毛细血管壁的完整性、通透性，以及对毛细血管内皮的修复都具有重要作用。若血小板数量 $< 50 \times 10^9/L$ 时，毛细血管脆性增加，容易受损出血，在皮下形成紫癜或瘀斑。

2. 参与血液凝固　血小板内含有许多促进血液凝固的因子，如血小板磷脂，它可为多种凝血因子激活和发挥作用提供磷脂表面（PL），PL 还能结合、吸附许多凝血因子，增加局部凝血因子的浓度，从而加速血液凝固过程。慢性肾炎患者的血小板不易暴露 PL，可影响止血栓形成，故有出血倾向。

3. 参与生理性止血　小血管损伤后引起的出血在经过一段时间后自然停止的现象，称为**生理性止血**（physiological hemostasis）。生理性止血是由血管、血小板和凝血因子协同作用而实现的，是机体重要的防护机制之一。由于血小板具有黏附、聚集、释放、吸附和收缩等生理特性，因此，血小板在生理性止血过程中居于中心地位。生理性止血包括以下 3 个过程：①受损处血管收缩。引起血管收缩的原因，一方面是由于血管受到损伤性刺激后，引起血管壁平滑肌发生反射性收缩和肌源性收缩；另一方面是血小板释放的血管活性物质，如 5-羟色胺、TXA_2 等可引起血管平滑肌收缩。由于血管收缩，可使血流缓慢，如果血管破损较小，便可使破口封闭，因而有利于出血停止。②血小板止血栓形成。血小板与受损血管的胶原纤维接触，发生黏附、聚集，形成松软的血小板栓子堵塞血管破损处，可起到暂时止血的作用。③血液凝固。血液凝固的过程启动后，在伤口处形成凝血块，有利于止血；此外，活化的血小板收缩，挤出凝血块中的血清和红细胞，使凝血块回缩，血小板止血栓变坚实。最后，局部纤维组织增生，深入凝血块，可牢固地封住血管破口，起到永久止血的作用。临床上测定出血时间可了解患者生理止血功能是否正常。**出血时间**（bleeding time）是指用消毒针刺破耳垂或指尖，从血液流出到出血自然停止的时间。正常人的出血时间 $\leqslant 9\,min$（模板法）。若血小板数量过少或功能异常，出血时间将延长。

（四）血小板的生成及其调节

血小板是骨髓中成熟巨核细胞的胞质脱落形成的具有代谢能力的小块细胞质。造血干细胞首先分化为巨核系祖细胞，再分化为原始巨核细胞，并经巨幼核细胞而发育为成熟巨核细胞。血小板由骨髓释放到血液后，大部分在血液中流动，小部分（约 1/3）储存在脾中，这两部分血小板可相互交换。血小板的生成与破坏经常保持动态平衡。目前认为，血小板生成主要受**血小板生成素**（thrombopoietin，TPO）的调节，它是一种糖蛋白，能促进造血干细胞向巨核系祖细胞分化，并特异地促进巨核祖细胞增殖与分化、巨核细胞的成熟，以及血小板的生成。

第三节　血液凝固、抗凝与纤维蛋白溶解

一、血液凝固与抗凝

血液从流动的溶胶状态转变成不流动的凝胶状态的过程，称为**血液凝固**（blood coagulation）。从血液流出至发生凝固所需的时间称为**凝血时间**。用玻片法测定凝血时间的正常值为 2 ~ 8 min。血液凝固的本质是一系列复杂的酶促生化反应，最终使血浆中可溶性的纤维蛋白原转变成不溶性的纤维蛋白，纤维蛋白交织成网，将血细胞和血液的其他成分网罗在其中，形成血凝块。血液凝固后 1 ~ 2 h，血块回缩并析出淡黄色的液体，称为**血清**（serum）。血清与血浆基本相同，所不同的是血清中缺乏一些凝血因子，因为它们在血液凝固过程中被消耗，如纤维蛋白原。但血清中也增加了由血小板或血管内皮细胞释放的某些化学物质。血液凝固过程需要多种凝血因子的参与。

（一）凝血因子

血浆与组织中直接参与血液凝固的物质，统称为**凝血因子**（clotting factor）。其中已按国际命名法编号的有 12 种，即因子Ⅰ ~ 因子ⅩⅢ（简称 FⅠ ~ FⅩⅢ），其中 FⅥ 是血清中活化的 FⅤ，不是独立的凝血因子（表3-2）。除以上 12 种凝血因子外，还有前激肽释放酶（PK）、高分子激肽原（HK）和血小板磷脂等也直接参与血液凝固过程。除 FⅣ（为 Ca^{2+}）和血小板磷脂外，已知的凝血因子都是蛋白质，而且，FⅡ、FⅦ、FⅨ、FⅩ、FⅪ、FⅫ 和 PK 都是内切酶，只能对特定肽链进行有限水解。一般情况下，它们都以无活性的酶原形式存在。在特定酶的作用下，形成活性中心后才能成为有活性的酶，这一过程称为凝血因子的活化。活化的凝血因子在编号右下角加"a"表示。FⅢ、Ca^{2+}、FⅤ、FⅧ、和 HK 在凝血过程中起辅因子作用。在 12 种凝血因子中，除 FⅢ 外，其他凝血因子均存在于血浆中。绝大多数凝血因子在肝内合成，其中 FⅡ、FⅦ、FⅨ、FⅩ 的合成需有维生素 K 的参与，这些因子的分子中均含有 γ-羧基谷氨酸残基，后者与 Ca^{2+} 结合后才能发挥作用。当肝脏病变或缺乏维生素 K 时，可引起血液凝固障碍。

表3-2　按国际命名法编号的凝血因子

因子编号	同义名	因子编号	同义名
Ⅰ	纤维蛋白原	Ⅷ	抗血友病因子
Ⅱ	凝血酶原	Ⅸ	血浆凝血活酶
Ⅲ	组织因子	Ⅹ	Stuart-Prower 因子
Ⅳ	Ca^{2+}	Ⅺ	血浆凝血活酶前质
Ⅴ	前加速素易变因子	Ⅻ	接触因子或 Hageman 因子
Ⅶ	前转变素稳定因子	ⅩⅢ	纤维蛋白稳定因子

（二）血液凝固的过程

血液凝固过程是凝血因子按一定顺序激活，形成一"瀑布"样的反应链，最终使纤维蛋白原转变成纤维蛋白。血液凝固的基本过程大体可分为 3 个阶段（图 3-4），即凝血酶原酶复合物（又称凝血酶原激活物）的形成、凝血酶的形成和纤维蛋白的形成。

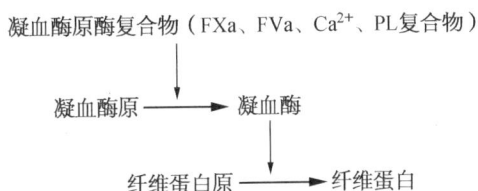

凝血酶原酶复合物（FXa、FVa、Ca²⁺、PL复合物）

凝血酶原 ⟶ 凝血酶

纤维蛋白原 ⟶ 纤维蛋白

图 3-4　血液凝固的基本步骤
图中粗线箭头表示变化方向，细线箭头表示催化作用。

1. 凝血酶原酶复合物形成　**凝血酶原酶复合物**是指由 FXa、FVa、Ca²⁺、血小板膜磷脂表面（PL）组合形成的复合物。凝血酶原酶复合物的形成是血液凝固过程中最复杂的环节。根据血液凝固的始动因子不同以及是否有血液以外的凝血因子参与，凝血酶原酶复合物的形成可分为内源性和外源性凝血两条途径。

（1）内源性凝血途径：**内源性凝血途径**（intrinsic pathway of blood coagulation）是指参与血液凝固的所有凝血因子均来自血液，由血液接触带负电荷的异物表面（如玻璃、白陶土、硫酸酯、胶原等），FXII首先被激活，进而有序地激活一系列凝血因子的途径。当小血管内皮受损时，血管内皮下组织（特别是胶原纤维）暴露，使血液中的 FXII 激活成为 FXIIa，少量的 FXIIa 可激活血浆中的前激肽释放酶，形成激肽释放酶，后者又使 FXII 激活成为 FXIIa，从而形成 FXII 激活的正反馈。FXIIa 的主要作用是激活 FXI 形成 FXIa。由 FXII 激活到 FXIa 形成的过程称为表面激活。高分子激肽原也参与表面激活的过程。在 FXIa 的作用下，FIX 被激活形成 FIXa，这一步需 Ca²⁺ 和 PL 参与。PL 的主要作用是提供磷脂吸附表面，FIXa 可使 FX 通过 Ca²⁺ 连接于磷脂表面，这样，FIXa 即可使 FX 激活形成 FXa。FXa 与 FVa 被 Ca²⁺ 连接在血小板磷脂表面而形成凝血酶原酶复合物。这一过程中，FVIIIa 作为一种辅因子，它本身不能激活 FX，但能使 FIXa 激活 FX 的速度加快 20 万倍。甲、乙、丙型血友病患者分别缺乏 FVIII、FIX、FXI，致使凝血酶原酶复合物形成障碍，使凝血过程变得十分缓慢，即使微小的创伤也可引起出血不止。

（2）外源性凝血途径：**外源性凝血途径**（extrinsic pathway of blood coagulation）是指由组织细胞释放的组织因子（FIII 或 TF）与血液接触而启动的凝血途径，又称组织因子途径。FIII 存在于大多数组织细胞。生理情况下，直接与血液接触的血细胞和血管内皮细胞不表达组织因子，但约有 0.5% 的 FVII 处于活化状态（FVIIa）。当组织损伤时，释放 FIII，与血液中的 FVIIa 结合，形成 FIII-FVIIa 复合物，在 Ca²⁺ 存在的情况下，此复合物一方面激活 FX 生成 FXa，继而形成凝血酶原酶复合物，FXa 又能反过来激活 FVII，形成外源性凝血途径的正反馈。另一方面，此复合物还可激活 FIX 使之成为 FIXa，使内源性凝血途径和外源性凝血途径相互联系、相互促进。

2. 凝血酶形成　在凝血酶原酶复合物的作用下，凝血酶原（FII）被激活，生成凝血酶（FIIa）。凝血酶原酶复合物中的 FVa 可使 FXa 激活凝血酶原的速度加快 1 万倍。凝血酶生成后，便脱离血小板磷脂表面。

3. 纤维蛋白形成   在凝血酶的作用下,纤维蛋白原水解,使每一纤维蛋白原(四聚体)从N端脱去4段小分子肽,即2个A肽和2个B肽,余下部分是纤维蛋白单体。凝血酶也能激活F XIII为F XIIIa,纤维蛋白单体在F XIIIa和Ca^{2+}的作用下,相互聚合形成不溶于水的纤维蛋白多聚体,并将血细胞网罗其中,形成血凝块,从而完成血液凝固。内源性与外源性途径的凝血过程如图3-5所示。

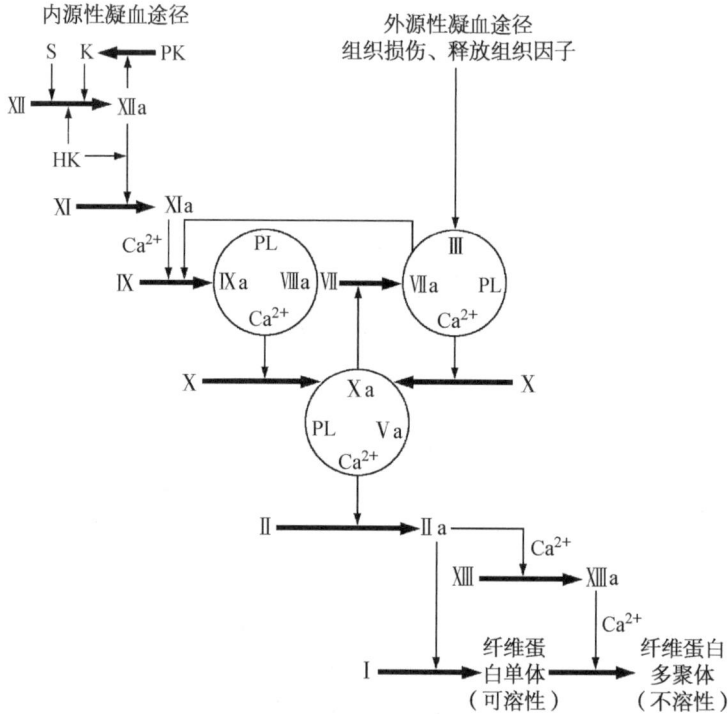

图3-5　血液凝固过程示意图

HK:高分子激肽原;K:激肽释放酶;PL:血小板膜磷脂;PK:前激肽释放酶;S:血管内皮下组织;粗线箭头表示变化方向,细线箭头表示催化作用。

此外,凝血酶还能激活FV、FVIII、FXI,形成凝血过程中的正反馈机制(图中未显示);凝血酶也能使血小板活化,为凝血因子发挥作用提供有效的磷脂表面;凝血酶还可直接或间接激活蛋白质C,从而制约凝血过程的扩大。

生理止血过程中的血液凝固,既有内源性凝血途径的激活,也有外源性凝血途径的激活。这是因为组织损伤时,既有血管内皮损伤,暴露出内皮下胶原纤维启动内源性凝血途径,同时又有组织细胞损伤,后者释放F III启动外源性凝血途径。但现代凝血学说认为,体内凝血过程主要由外源性凝血途径(又称组织因子途径)启动。因为先天性缺乏F XII和前激肽释放酶或高分子激肽原的患者几乎没有出血症状,表明这些凝血因子在启动凝血过程中不起重要作用,但在某些特殊情况下(如人工心瓣膜、体外循环血液接触血泵异物面等),内源性凝血途径的启动也具有重要意义。

（三）体内的抗凝血机制

正常人血液在心血管内畅流不息,虽然也有血管受损激活少量凝血因子,但循环中的血液并不凝固。当组织损伤发生生理性止血时,止血栓也只是局限于受损部位,并不蔓延,表明体内生理性凝血过程在时间和空间上都受到严格控制。

1. **血管内皮的抗凝血作用** 正常完整的血管内皮细胞具有天然屏障作用,可防止凝血因子、血小板与内皮下组织接触,因而不会激活 FXII 而触发血液凝固过程。另外,血管内皮细胞可合成、释放多种能够对抗血液凝固和抑制血小板聚集的物质,如组织因子途径抑制物(见后文)、抗凝血酶、前列环素(PGI_2)、一氧化氮(NO)等。因此,内皮细胞在抗凝血中起重要作用。

2. **血液的稀释、纤维蛋白吸附及单核-巨噬细胞的吞噬作用** 局部血管内即使有少量凝血因子被激活,但很快就被血流冲走而稀释,不能发挥作用。纤维蛋白与凝血酶有高度的亲和力,在凝血过程中所形成的凝血酶绝大部分可被纤维蛋白吸附,这不仅有助于加速局部凝血反应的进行,也可避免凝血酶向周围扩散。即使有些凝血因子被激活,当它们流经肝和肺时,单核-巨噬细胞系统也会将其清除掉。长期卧床患者,由于血流缓慢,较易发生血栓。

3. **血液中的抗凝血物质** 血液中存在一些天然的**抗凝血物质**(anticoagulant),重要的有抗凝血酶、蛋白质 C 系统、组织因子途径抑制物和肝素等。

(1) **抗凝血酶**:它由肝和血管内皮细胞合成并分泌到血液中,能与 FIIa、FIXa、FXa、FXIa、FXIIa 等活性中心的丝氨酸残基结合,"封闭"其活性中心,使其灭活。在缺乏肝素的情况下,抗凝血酶的作用较弱。

(2) **蛋白质 C 系统**:是一组具有抗凝血作用的血浆蛋白,其中蛋白质 C 由肝合成,以酶原的形式存在于血浆中。激活后的蛋白质 C 具有多方面抗凝血作用,包括灭活 FVa 和 FVIIIa,抑制 FX 及 FII 的激活和促进纤维蛋白的溶解等。

(3) **组织因子途径抑制物**:是体内主要的生理性抗凝血物质,主要由血管内皮细胞合成,能特异性地与 Xa 和 FIII-VIIa 复合物结合而抑制其活性,从而抑制外源性凝血途径。

(4) **肝素**(heparin):是一种酸性黏多糖,主要由肥大细胞和嗜碱性粒细胞产生。肝素在体外和体内都具有很强的抗凝血作用。肝素的抗凝血机制主要是通过增强抗凝血酶的活性,间接发挥其抗凝血作用的。当肝素与抗凝血酶结合时,可使抗凝血酶的抗凝血作用增加 2 000 倍以上。肝素还能抑制凝血酶原的激活、阻止血小板的黏附、聚集和释放。肝素也可作用于血管内皮细胞,使其释放组织因子途径抑制物和纤溶酶原激活物,从而抑制血液凝固,促进纤维蛋白溶解。

此外,纤维蛋白溶解系统激活后,可使血液凝固过程中形成的纤维蛋白溶解,保证在完成止血任务后的血管再通。

(四) 影响血液凝固的因素

有许多因素能影响血液凝固,如改变温度和接触面,或使用 Ca^{2+} 络合剂等。在临床工作中,常利用这些手段来达到抗凝或加速、延缓血液凝固的目的。

1. **温度** 在一定范围内,温度升高可加速血液凝固;而温度降低则可延缓血液凝固。这是因为许多凝血因子均为酶蛋白,当温度在一定范围内升高时,酶活性增强,反应速度加快,因而凝血时间缩短。反之,酶活性降低,反应速度减慢,凝血时间延长。

2. **接触面** 当血液与具有粗糙表面的物体接触时,可促使血小板发生黏附、聚集和释放反应。同时,粗糙表面也能激活 FXII,从而加速血液凝固。外科手术中常用浸有温热生理盐水的纱布压迫止血,就是这个道理。相反,当血液与具有光滑表面的物体接触时,则可延缓血液凝固,故输血时常用内面光滑的硅胶管。

3. **使用 Ca^{2+} 络合剂** 在凝血反应过程中,有多个环节需 Ca^{2+} 的参与,如果设法除去血浆

中的游离 Ca^{2+}，可达到抗凝的目的。草酸铵和草酸钾能与 Ca^{2+} 结合形成不溶性的草酸钙，因而可防止血液凝固。由于草酸钙为不溶性的沉淀物，故不能用于体内抗凝，只能用于体外抗凝。枸橼酸钠可与血浆中 Ca^{2+} 结合形成不易电离的可溶性络合物，因而可防止血液凝固。枸橼酸钠与 Ca^{2+} 结合形成的络合物对人体无害，故可用于输血。

4. 其他因素　很多凝血因子，如 FⅡ、FⅦ、FⅨ、FⅩ，在肝内合成，且其合成依赖维生素 K的参与。若增加维生素 K的供应，上述凝血因子合成增加。手术前给患者补充适量的维生素K，也有助于增强手术创伤过程中的止血功能；而肝疾患或脂溶性维生素吸收不良时，则容易造成出血现象。临床上也将维生素 K拮抗剂（如华法林）用于抗凝血。

二、纤维蛋白溶解

纤维蛋白溶解(fibrinolysis)简称**纤溶**，是指纤维蛋白和纤维蛋白原被分解液化的过程。纤溶系统主要包括纤维蛋白溶解酶原（简称纤溶酶原，又称血浆素原）、纤维蛋白溶解酶（简称纤溶酶，又称血浆素）、纤溶酶原激活物和纤溶抑制物。纤溶的基本过程可分为纤溶酶原的激活与纤维蛋白和纤维蛋白原的降解两个阶段（图 3-6）。

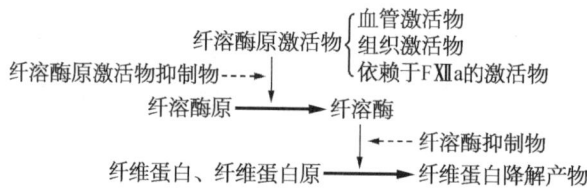

图3-6　纤维蛋白溶解系统的激活与抑制示意图
图中粗线箭头表示变化方向，细线箭头表示催化作用，虚线箭头表示抑制作用。

（一）纤溶酶原的激活

血浆中的纤溶酶原主要由肝产生，正常情况下没有活性，需在纤溶酶原激活物的作用下转变为纤溶酶才能使纤维蛋白和纤维蛋白原降解。根据其分布部位的不同，纤溶酶原激活物主要有以下 3类：①组织型纤溶酶原激活物，主要由小血管的内皮细胞合成并释放入血，是血液中主要的内源性纤溶酶原激活物。当血管内发生血液凝固形成纤维蛋白时，组织型纤溶酶原激活物与纤溶酶原的亲和力将显著增加，使纤溶酶原激活继而溶解纤维蛋白。重组人组织型纤溶酶激活剂已广泛用于临床血栓栓塞的治疗。②尿激酶型纤溶酶原激活物，主要由肾小管和集合管上皮细胞产生，也是生理性的纤溶酶原激活物。其主要作用是使血管外的纤溶酶原激活。很多细胞表面都有尿激酶型纤溶酶原激活物的受体和纤溶酶，尿激酶型纤溶酶原激活物可与靶细胞表面特异性受体结合并可激活纤溶酶，从而溶解血管外的蛋白。血管外蛋白的溶解有助于细胞的迁移（如排卵和着床、肿瘤转移等）和防止肾小管纤维蛋白的沉着。③依赖于 FⅫa 的激活物，内源性凝血途径中 FⅫ被激活后，可使前激肽释放酶激活成为激肽释放酶，后者即可激活纤溶酶原。因此，当血液与血管内皮细胞以外的异物表面接触激活 FⅫ时，一方面启动内源性凝血途径；另一方面可通过激肽释放酶激活纤溶系统，使血液凝固与纤维蛋白溶解相互配合并保持动态平衡。

（二）纤维蛋白与纤维蛋白原的降解

纤溶酶是血浆中活性最强的蛋白酶，它最敏感的底物是纤维蛋白和纤维蛋白原，在纤溶酶的作用下,纤维蛋白和纤维蛋白原被分解成许多可溶性小肽片段,总称为纤维蛋白降解产物。纤溶酶还可水解 F Ⅱ、F Ⅴ、F Ⅷ、F Ⅹ、F Ⅻ等凝血因子。当纤维蛋白溶解系统功能亢进时,可因凝血因子大量被分解和纤维蛋白降解产物的抗凝血作用(纤维蛋白降解产物中的部分小肽有抗凝血作用)而使患者具有出血倾向。

（三）纤溶抑制物及其作用

血液中能抑制纤维蛋白溶解系统活性的物质主要有抗纤溶酶和纤溶酶原激活物的抑制物。抗纤溶酶主要由肝产生,通过与纤溶酶结合而抑制纤溶酶的活性。血液中纤溶酶原激活物的抑制物主要由血管内皮细胞产生,通过与组织型纤溶酶原激活物和尿激酶型纤溶酶原激活物结合而使之灭活。在正常情况下,纤溶酶原激活物的抑制物浓度很高,加之抗纤溶酶对纤溶酶的灭活作用,血液中的纤溶活性很低。当血管内血栓形成时,血凝块的纤维蛋白能吸附纤溶酶原及其激活物,而不吸附抑制物,因此血凝块中有大量纤溶酶形成,从而使纤维蛋白降解。

（四）纤维蛋白溶解的生理意义

在生理止血过程中形成的血凝块可堵塞受损的一段血管;但当完成止血任务后,通过纤溶系统的活动可使已形成的纤维蛋白及时被溶解液化。因此,纤溶对限制血液凝固过程的发展、保证血管的畅通和血液的流动具有十分重要的意义。在生理状态下,有少量纤维蛋白形成并覆盖于血管内表面,参与维持血管正常的通透性,同时纤溶系统又将其水解,使机体既不发生出血,又无血栓形成。如果纤溶系统活动过弱,可出现血栓和纤维蛋白沉积过多;而若纤溶系统活动过强,则可引起生理止血和凝血功能障碍,发生出血和渗血现象。此外,部分纤维蛋白降解产物也具有抗凝血作用。因纤溶活动过强而引起的出血可用纤溶酶原激活物的抑制剂(如6-氨基己酸)治疗。

第四节 血型与输血原则

一、血型

血型(blood group)是指血细胞膜上特异性抗原的类型。特异性抗原是人体免疫系统识别"自我"和"异己"的标志物。血型抗原又称凝集原。红细胞、白细胞和血小板均有特异性抗原,但通常所说的血型仅指红细胞膜上特异性抗原的类型,即红细胞血型。

根据红细胞血型抗原的不同,已发现多种不同的血型系统,如 ABO、Rh、MNSs、lewis 等血型系统。与临床输血关系最为密切的是 ABO 血型系统和 Rh 血型系统,若输入 ABO 或 Rh 血型系统不相容的血液,可使受血者发生溶血,甚至危及生命;而其他血型系统的抗原性较弱,在输血中一般不产生明显的反应。

（一）ABO 血型系统

1. ABO 血型系统的抗原和 ABO 血型分型　　ABO 血型系统的抗原一般是存在于红细胞膜上的糖蛋白或糖脂。这些糖蛋白或糖脂中的糖链都是由少数糖基所组成的寡糖链,这些寡糖链暴露于红细胞表面。ABO 血型抗原的特异性取决于这些寡糖链的组成与联结顺序。根据红细胞膜上存在的 A 抗原(也称 A 凝集原)与 B 抗原(也称 B 凝集原)的不同,ABO 血型系统可分为 A 型、B 型、AB 型和 O 型 4 种血型。凡红细胞膜上只含有 A 抗原者为 A 型;只含 B 抗原者为 B 型;含 A、B 两种抗原者为 AB 型;既不含 A 抗原也不含 B 抗原者为 O 型(表3-3)。

2. ABO 血型系统的抗体   ABO 血型抗体(又称凝集素)于出生后 2~8 个月开始产生,8~10 岁时达高峰。ABO 血型抗体属天然抗体,天然抗体多属于 IgM,分子量大,不能透过胎盘。因此孕妇与胎儿的血型不合不会使胎儿红细胞发生破坏。不同血型的人血清中含有不同的抗体,但不含抗自身红细胞抗原的抗体。A 型血的血清中含抗 B 抗体;B 型血的血清中含抗 A 抗体;AB 型血的血清中不含抗 A 抗体和抗 B 抗体;O 型血的血清中含抗 A 抗体和抗 B 抗体。ABO 血型系统的各型抗原和抗体见表3-3。

表 3-3   ABO 血型系统中的抗原和抗体

血型	红细胞膜上的抗原(凝集原)	血清中的抗体(凝集素)
A 型	A	抗 B
B 型	B	抗 A
AB 型	A 和 B	无
O 型	无	抗 A 和抗 B

3. ABO 血型的鉴定   临床上可用标准血清(含已知抗体)鉴定未知的抗原。分别将受检者的红细胞悬液与抗 A、抗 B、抗 AB 标准血清相混,数分钟以后,根据是否发生凝集判断受检者的血型(图3-7)。当一种凝集原与相应的凝集素相遇(如 A 凝集原与抗 A 凝集素相遇)时,红细胞将聚集成簇,这种现象称为凝集(agglutination)。红细胞凝集的本质是抗原-抗体反应。红细胞凝集时,有时还伴有溶血。当输入血型不相合的血液时,凝集成簇的红细胞可堵塞毛细血管,如果发生溶血将损害肾小管,同时还伴有过敏反应,严重时可危及生命。

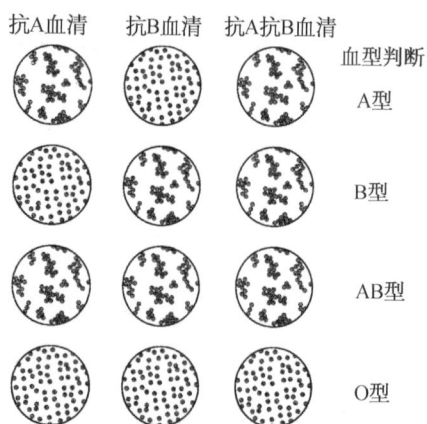

图 3-7   ABO 血型鉴定示意图

(二) Rh 血型系统

1. Rh 血型系统的抗原   Rh 抗原是人类红细胞膜上存在的另一类凝集原,因最早发现于恒河猴(Rhesus monkey)的红细胞而得名。已发现有 40 多种 Rh 抗原,与临床关系密切的有 D、E、C、c、e 5 种,其中 D 抗原的抗原性最强。通常将红细胞膜上含有 D 抗原者称为 Rh 阳性,红细胞膜上缺乏 D 抗原者称为 Rh 阴性。在我国汉族和其他大部分民族人群中,Rh 阳性者约占 99%,Rh 阴性者仅占 1% 左右。但在某些少数民族人群中,Rh 阴性者较多,如苗族阴性者约占 12.3%,塔塔尔族约占 15.8%。

2. Rh 血型系统的临床意义   从理论上讲,Rh 阴性者第一次接受 Rh 阳性的血液后并不产生严重的免疫反应,因为其体内不含抗 Rh 的天然抗体;但在接受 Rh 抗原后可刺激其产生抗 Rh 的免疫抗体。当第二次接受 Rh 阳性血液时,输入的红细胞上 Rh 抗原就会被血液中的抗 Rh 抗体所凝集,引起抗原-抗体反应而发生溶血。因此,临床上给患者多次重复输血时,即使是输入同一供血者的血液,也要作交叉配血试验。另外,抗 Rh 抗体属于 IgG,其分子量较小,能通过胎盘进入胎儿。在 Rh 阴性的母亲孕育 Rh 阳性的胎儿后,虽然胎儿红细胞 Rh 抗原(主要是 D 抗原)一般不会通过胎盘进入母体,但在某些特殊情况下,如分娩时,可能有一定量的红细胞(或红细胞碎片)进入母体,就可刺激母体产生抗 Rh 抗体(主要是抗 D 抗体)。当母亲再次孕育 Rh 阳性胎儿时,抗 D 抗体可通过胎盘进入胎儿体内,使胎儿红细胞大量被破坏,导致新生儿溶血,严重时可引起流产或死胎。如果 Rh 阴性的母亲在生育 Rh 阳性胎儿后,及时输入特异性抗 D 免疫球蛋白,中和进入母体的 D 抗原,可预防第二胎发生新生儿溶血。

二、输血原则

在大失血、休克和严重贫血等情况下,输血是一种有效的抢救和治疗措施,但输血必须坚持安全、有效和节约的原则。为了保证输血的安全,首先,在输血前必须鉴定血型,确保供血者与受血者血型相同。其次,即使供血者与受血者的 ABO 血型相同,在输血前也必须进行**交叉配血试验**(cross-match test),以确保配血相合才能输血。这是由于 ABO 血型系统中还有一些少见的亚型,以及为避免其他血型系统的不相容。交叉配血试验的方法如下:将供血者的红细胞与受血者的血清混合,检查有无凝集反应,称为交叉配血试验主侧;再将受血者的红细胞与供血者的血清混合,检查有无凝集反应,称为交叉配血试验次侧(图 3-8)。如果主侧和次侧

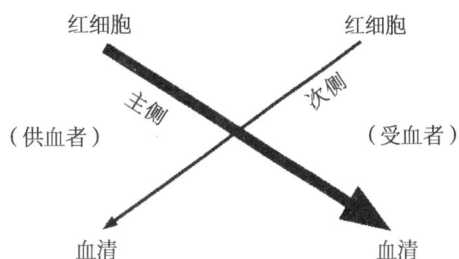

图3-8 交叉配血试验示意图

均不发生凝集反应,称为配血相合,可以进行输血。如果主侧发生凝集反应,不论次侧是否发生凝集反应,均称为配血不合,绝对不能输血。如果主侧未发生凝集反应,次侧发生凝集反应,称为配血基本相合,可见于将 O 型血输给其他血型的受血者或 AB 型受血者接受其他血型的血液时。在配血基本相合条件下,一般只在无同型血供给或危急情况时才考虑输血,但输血量要小,输血速度要慢,并密切观察有无输血反应。因为 O 型血人的红细胞上虽无 A 和 B 抗原,不会被受血者的血清抗体所凝集,但 O 型人血中的抗 A 和抗 B 抗体能与其他异型受血者的红细胞发生凝集反应。当输入血量较大,供血者血浆中的凝集素未被受血者的血浆足够稀释,或供血者血清抗体效价较高时,都可能使受血者红细胞发生凝集反应。因此,把 O 型血的人看做是“万能供血者”是错误的;同样的道理,将 AB 型血的人看做是“万能受血者”也是错误的。

事实上,临床上并非所有需要输血的人都必须输全血,例如,严重贫血的人主要是红细胞数量不足,而大面积烧伤患者则主要是血浆大量丢失。为提高输血疗效和厉行节约,应根据患者的需要进行输血。目前,输血疗法已经从原来的输全血发展为成分输血。**成分输血**是将血液中的各种成分通过一定的技术进行分离,分别制成高纯度或高浓度的单一制品,如红细胞、粒细胞、血小板和血浆。针对不同的情况输给不同需要的患者。成分输血不仅可增加疗效,减少不良反应,还可节约血源。

由于异体输血存在传播疾病、导致受血者免疫功能下降的隐患,目前还提倡**自体输血**疗法。自体输血是指用自身的血液成分来满足本人手术或其他需求血液情况下的输血疗法。例如,患者在实施手术的前几天内反复采血储存,以备手术需要;在产妇分娩大出血、手术过程中大出血无菌收集血液,经处理后回输给患者,以满足患者对血液的需求。自体输血是一种值得推广、安全的输血方式。

习 题 三

（一）单项选择题

1. 在大面积烧伤的患者,其血液的改变是
   A. 血细胞比容增大,血黏度增加
   B. 血细胞比容减小,血黏度增加
   C. 血细胞比容增大,血黏度降低
   D. 血细胞比容减小,血黏度降低

2. 将红细胞置于下列液体中,能保持其形态和体积不变的是
   A. 0.85% NaCl 溶液
   B. 10% 葡萄糖溶液
   C. 1.9% 尿素溶液
   D. 蒸馏水

3. 形成血浆晶体渗透压的主要物质是
   A. KCl
   B. NaCl
   C. 葡萄糖
   D. 碳酸氢盐

4. 形成血浆胶体渗透压的主要物质是
   A. 白蛋白
   B. 纤维蛋白原
   C. α_1-球蛋白
   D. α_2-球蛋白

5. 血浆 pH 的正常范围是
   A. 6.55 ~ 6.65
   B. 6.95 ~ 7.05
   C. 7.35 ~ 7.45
   D. 7.75 ~ 7.85

6. 临床上测定患者红细胞沉降率(血沉),反映的红细胞生理特性是
   A. 膜通透性
   B. 渗透脆性
   C. 悬浮稳定性
   D. 可塑变形性

7. 衰老红细胞在流经狭小的脾血窦时易被挤破,其主要原因是
   A. 可塑变形性降低
   B. 渗透脆性增大
   C. 悬浮稳定性降低
   D. 膜通透性增大

8. 在低张溶液中,与新生红细胞相比,衰老红细胞更易发生溶血的主要原因是
   A. 可塑变形性降低
   B. 渗透脆性增大
   C. 悬浮稳定性降低
   D. 膜通透性增大

9. 发生巨幼红细胞性贫血的主要原因是
   A. 长期食物中缺铁
   B. 蛋白质摄入不足
   C. 维生素 B_{12} 吸收障碍
   D. 促红细胞生成素减少

10. 促红细胞生成素的主要产生部位是
    A. 脾
    B. 肝
    C. 肾
    D. 骨髓

11. 红细胞在血管外破坏的主要场所是
    A. 肺和脾
    B. 胸腺和肝
    C. 脾和骨髓
    D. 肝和肾

12. 致病性细菌感染时,机体循环血液中处于第一防线的白细胞是
    A. 中性粒细胞
    B. 嗜酸性粒细胞
    C. 嗜碱性粒细胞
    D. 淋巴细胞

13. 主要在限制 I 型超敏反应中发挥作用的白细胞是
    A. 中性粒细胞
    B. 嗜酸性粒细胞
    C. 嗜碱性粒细胞
    D. 淋巴细胞

14. 在血液中,作用较弱但在渗入组织后可发育为巨噬细胞的白细胞是
    A. 中性粒细胞
    B. 嗜酸性粒细胞

C. 嗜碱性粒细胞   D. 单核细胞

15. 执行机体特异性免疫功能的白细胞是
    A. 中性粒细胞和嗜酸性粒细胞   B. 嗜酸性粒细胞和嗜碱性粒细胞
    C. 单核细胞和中性粒细胞   D. B 淋巴细胞和 T 淋巴细胞

16. 与止血栓能准确定位于损伤处有关的血小板生理特性是
    A. 黏附   B. 聚集   C. 释放   D. 吸附

17. 下列物质中,能促进血小板聚集的是
    A. ADP   B. ATP   C. NO   D. PGI_2

18. 血凝块回缩的主要原因是
    A. 红细胞叠连   B. 白细胞变形
    C. 血小板收缩   D. 纤维蛋白收缩

19. 存在于血浆以外组织中的凝血因子是
    A. 因子Ⅱ   B. 因子Ⅲ   C. 因子Ⅹ   D. 因子Ⅻ

20. 肝硬化患者易发生凝血障碍和出血现象的主要原因是
    A. 血小板数量减少   B. 凝血因子合成减少
    C. 纤溶系统功能亢进   D. 维生素 K 缺乏

21. 缺乏凝血因子Ⅷ所致的凝血功能障碍性疾病是
    A. 甲型血友病   B. 乙型血友病
    C. 丙型血友病   D. 血管性假血友病

22. 下列关于血管内皮抗凝作用的描述,错误的是
    A. 阻止血小板与内皮下胶原接触   B. 合成和释放多种抗血小板聚集的物质
    C. 合成和释放多种抗凝血物质   D. 吞噬并灭活多种凝血因子

23. 肝素的主要抗凝机制是
    A. 抑制Ⅱ因子的激活   B. 抑制Ⅹ因子的激活
    C. 络合血浆中的 Ca^{2+} D. 增强抗凝血酶的活性

24. 枸橼酸钠的抗凝机制是
    A. 加强抗凝血酶的作用   B. 络合血浆中的 Ca^{2+}
    C. 抑制凝血酶活性   D. 增强肝素的抗凝作用

25. 能使纤维蛋白和纤维蛋白原降解的物质是
    A. 凝血酶   B. 纤溶酶   C. 前列环素   D. 激肽释放酶

26. 某血型的红细胞与 A 或 B 型血的血清均不凝集,而其血清与 A 或 B 型血的红细胞均凝集,该血型是
    A. A 型   B. B 型   C. AB 型   D. O 型

27. 对交叉配血试验结果的错误判断是
    A. 主侧和次侧均为阳性,禁止输血   B. 主侧和次侧均为阴性,可以输血
    C. 主侧阳性,次侧阴性,谨慎输血   D. 主侧阴性,次侧阳性,谨慎输血

(二) 填空题
1. 正常人血浆蛋白浓度为_____ g/L,白蛋白与球蛋白的比值是_____。
2. 成年人的血量相当于自身体重的(_____)%,一个体重为 60 kg 的人,其血量为

_____ L。

3. 血浆渗透压约为_____ mOsm/（kg·H_2O），其中_____渗透压在数值上占绝大部分，对维持_____水平衡起重要作用，在数值上很小的_____渗透压对维持_____水平衡和_____起重要作用。

4. 血浆 pH 的高低主要取决于_____比值，正常情况下该比值保持在_____左右。

5. 红细胞沉降率加快的直接原因是_____；但这与_____无关，血浆中_____、_____和_____含量增加时血沉加快，而_____和_____含量增加时血沉减慢。

6. 正常情况下，白细胞总数为（_____）× 10^9/L，其中，中性粒细胞占白细胞总数的（_____）%。

7. 白细胞具有_____、_____、_____、_____和_____等生理特性，与其执行防御功能相适应。

8. 血小板的功能包括_____、_____和_____，如果血小板数量低于正常值，可引起_____。

9. 生理性止血的基本过程是_____、_____和_____。

10. 血液凝固过程的 3 个基本步骤是_____、_____和_____。

11. 凝血酶原酶复合物由_____、_____、_____和_____组成。

12. 当一种凝集原与相应的凝集素相遇时，红细胞将发生_____，其本质是_____反应。

（三）名词解释

1. 血细胞比容　　　　2. 晶体渗透压　　　　3. 等张溶液
4. 造血微环境　　　　5. 红细胞沉降率　　　6. 趋化性
7. 生理性止血　　　　8. 血液凝固　　　　　9. 血清
10. 纤维蛋白溶解　　　11. 血型　　　　　　12. 红细胞凝集

（四）简答题

1. 简述血液的功能。

2. 简要分析从平原到高原长期生活后，人的红细胞数量变化过程及机制。

3. 简述各类白细胞的功能。

4. 简述血小板在生理性止血中的作用。

5. 简述内源性凝血途径与外源性凝血途径的主要区别。

6. 简述 ABO 血型鉴定的方法与原理。

7. 为什么不能将 O 型血大量、快速输给其他异型血的人？

（五）论述题

1. 根据红细胞生成与调节的知识，试分析常见种类贫血的发生原理。

2. 正常情况下，血管内血液为何不会凝固？临床上常用哪些方法来加速或延缓凝血？为什么？

3. 试述研究 Rh 血型的临床意义。

（张玉芹）

第四章 血液循环

学 习 纲 要

1. 掌握心动周期和心率,心脏的泵血过程和机制,第一和第二心音;心脏泵血功能的评定,影响心排血量的因素,心力储备。

2. 了解房内压在心动周期中的变化,第三和第四心音。

3. 熟悉心肌细胞的分类、跨膜电位和生理特性。

4. 掌握心电图波形、动脉血压、压力感受性反射。

5. 了解各类血管的功能特点。

6. 熟悉血流动力学基本原理。

7. 熟悉静脉血压和静脉回心血量,微循环。

8. 掌握组织液的生成与回流。

9. 了解动脉脉搏和淋巴循环。

10. 熟悉心脏和血管的神经支配。

11. 了解心血管中枢。

12. 熟悉心肺感受器反射、化学感受性反射。

13. 掌握肾素-血管紧张素系统、肾上腺素和去甲肾上腺素。

14. 了解血管升压素和其他体液因素,局部血流调节,动脉血压的长期调节。

15. 熟悉冠脉循环。

16. 了解肺循环和脑循环。

血液循环系统由心脏和血管组成,有时也将流动于其中的血液归入该系统。血液在心脏和血管内按一定的方向流动,周而复始,称为**血液循环**(circulation)。血液循环的主要功能是运输血液、分配血液和物质交换。通过血液的循环流动和在毛细血管处的物质交换可将 O_2 和营养物质输送给组织利用,同时将 CO_2 和代谢终产物带走并排出体外,使机体的新陈代谢能不断进行;此外,体内各种内分泌腺激素或其他体液因子也都通过血液运输以实现机体的体液调节;机体内环境稳态的维持和血液防卫功能的实现也都有赖于血液的不断循环流动。血液循环功能一旦发生障碍,机体的新陈代谢将不能正常进行,一些重要器官(如心、脑、肾)将受到严重损害,甚至危及生命。

第一节　心脏的泵血功能

　　心脏是一个由心肌组织构成并具有瓣膜结构的空腔器官,是血液循环的动力装置。在生命活动过程中,心脏不断进行收缩和舒张的交替活动,舒张时接纳静脉回心血流,收缩时则将血液射入动脉并为血液流动提供能量。通过心脏的这种节律性活动以及由此而引起的瓣膜的规律性开启和关闭,推动血液沿一定的方向循环流动。

一、心动周期

　　心脏的一次收缩和舒张构成一个机械活动周期,称为**心动周期**(cardiac cycle)。心房与心室的心动周期均包括收缩期和舒张期。由于心室在心脏泵血活动中起主要作用,故心动周期通常是指心室的活动周期。正常心脏的活动由心动周期的重复进行而构成,因此心动周期可作为分析心脏机械活动的基本单元。

　　心动周期的持续时间与心率有关。**心率**(heart rate)是指心脏每分钟搏动的次数。若以心率为75次/分钟计,则每个心动周期持续0.8 s。在一个心动周期中,首先两心房收缩,持续0.1 s,继而心房舒张,持续0.7 s。当心房收缩时,心室处于舒张期,心房进入舒张期后不久,心室开始收缩,持续0.3 s,随后进入舒张期,占时0.5 s。心室舒张的前0.4 s期间,心房也处于舒张期,这一时期称为**全心舒张期**(图4-1)。可见,一次心动周期中,心房和心室各自按一定的时间进程进行舒张与收缩交替的活动,而心房和心室的舒缩又依一定的次序先后进行,左、右两侧心房或两侧心室的活动则几乎是同步的。另外,无论是心房或心室,收缩期均短于舒张期。如果心率增快,心动周期持续时间将缩短,收缩期和舒张期均相应缩短,但舒张期缩短的程度更大;因此,心率增快时,心脏的休息时间相对缩短,这对心脏的持久活动是不利的。

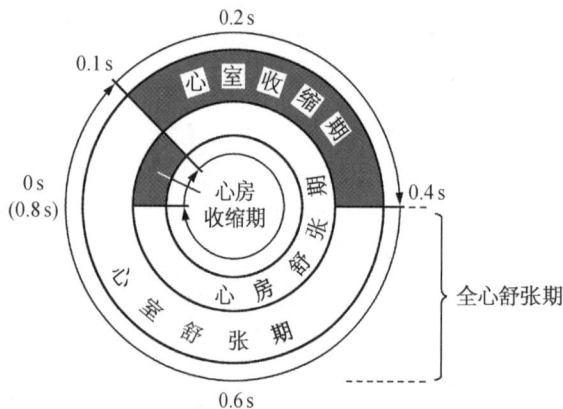

图4-1　心动周期中心房和心室的舒缩顺序和时间关系

　　(一)　心脏的泵血过程

　　心脏的泵血包括左、右两个心室的泵血,而一侧心室的泵血又包括射血和充盈两个过程,分别由心室收缩和舒张而完成,左、右两个心室的泵血过程则基本相似。以下以左心室为例,说明心室收缩射血和舒张充盈的过程(图4-2)。

　　1. 心室收缩期　**心室收缩期**(systole)简称**心缩期**,包括等容收缩期和射血期,后者又包括快速射血期和减慢射血期。

　　(1)等容收缩期:心房进入舒张期后不久,心室开始收缩,室内压开始升高,当超过房内压时,心室内血液向心房反流,推动房室瓣使之关闭,故血液不至于倒流。此时的室内压低于主

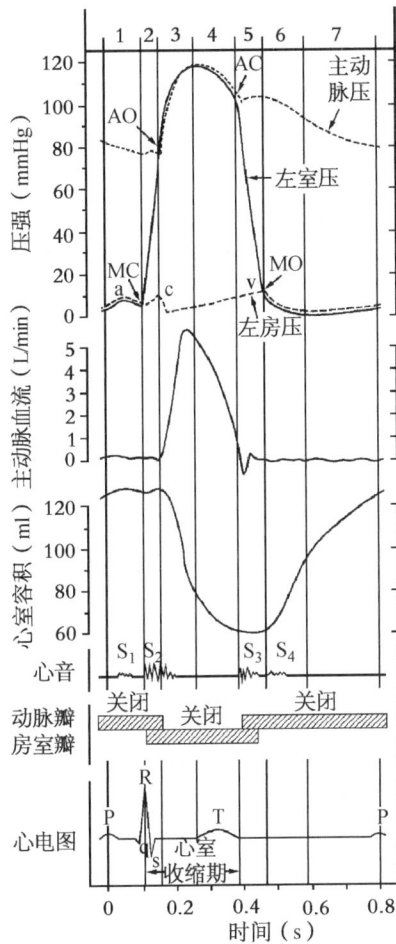

图4-2 心动周期各期中,心腔内压力、容积、瓣膜、心音与心电图的变化
1. 心房收缩期；2. 等容收缩期；3. 快速射血期；4. 减慢射血期；5. 等容舒张期；6. 快速充盈期；7. 减慢充盈期；AO 和 AC：分别为主动脉瓣开放和关闭；MO 和 MC：分别为二尖瓣开放和关闭；a、c、v 为心动周期中的3个左心房波；S_1、S_2、S_3、S_4 分别表示第一、二、三、四心音；P、q、R、s、T 为心电图基本波形。

动脉压,主动脉瓣仍处于关闭状态,心室暂时成为一个封闭腔,故称为**等容收缩期**(period of isovolumic contraction)。此期内,由于心室肌的强烈收缩,可使室内压急剧升高,其升高速率达到最大值。此期约持续 0.05 s。

（2）射血期:当室内压升高到超过主动脉压时,主动脉瓣开放,由此而进入**射血期**(period of ejection),此期约历时 0.25 s。在射血期的前 0.10 s 内,心室肌仍强烈收缩,由心室射入主动脉的血液量约占总射血量的2/3,射血速度也很快,故心室容积明显缩小,这段时间称为**快速射血期**,至此期末室内压达到峰值。在随后的 0.15 s 内,由于心室内血液量减少及心室收缩强度减弱,心室容积缩小也逐渐减慢。此时心室内压已低于主动脉压,但血液仍依其惯性逆压力差继续流入主动脉,但射血速度逐渐减慢,这段时间称为**减慢射血期**,此期的心室内压由峰值逐步下降。

2. 心室舒张期 **心室舒张期**(diastole)简称**心舒期**,包括等容舒张期和充盈期,后者又分为快速充盈期、减慢充盈期和心房收缩期。

（1）等容舒张期:射血期后心室开始舒张,室内压下降,主动脉内血液向心室方向反流,推动主动脉瓣使之关闭;但此时室内压仍高于房内压,故房室瓣仍处于关闭状态,心室又暂时成为一个封闭腔,故称为**等容舒张期**(period of isovolumic relaxation),此期持续约 0.07 s。由于心室极度舒张,此期的室内压以极快的速度大幅度下降。

（2）充盈期:当室内压下降到低于房内压时,房室瓣开放,血液顺着房-室压力差由心房向心室流动,使心室充盈,容积增大,故称为**充盈期**(period of filling),此期约占时 0.33 s。在充盈期的前 0.11 s 内,由于心室快速舒张,室内压明显下降,造成心室对心房和大静脉内血液的"抽吸"作用,血液快速流入心室,使进入心室的血液量约占总充盈量的 2/3,这段时间称为**快速充盈期**。在随后的 0.22 s 时间内,由于心室充盈已达一定程度,房室压力差也逐渐减小,血液继续流入心室的速度也逐渐减慢,这段时间称为**减慢充盈期**。在心动周期的最后 0.1 s,心房开始收缩而进入**心房收缩期**,使房内压升高,当超过室内压时,将心房内血液挤入已相当充盈但仍处于舒张状态的心室,使心室的血液充盈量增加 10% ~30%（平均 25%）。

（二）房内压在心动周期中的变化

在心动周期中,左心房内压曲线依次出现 3 个小的正向波:a 波、c 波和 v 波（见图 4-2）。首先,心房收缩,房内压升高,形成 a 波。以后心室开始收缩,室内压升高,室内血液推顶已关闭的房室瓣,使瓣膜向心房腔一侧凸出,造成房内压轻度上升,形成 c 波。最后,静脉血不断流入左心房,而房室瓣仍处于关闭状态,因血液不能进入心室,故左心房内血液量不断增加,房内压缓慢而持续升高,直到心室等容舒张期结束,左心房内血液得以进入心室为止,由此形成的上升波称为 v 波。

（三）心室、心房和心瓣膜在心脏泵血中的作用

心室-动脉压力差是引起动脉瓣开放、推动血液由心室射入动脉的直接动力,这种压力差是由心室的强烈收缩造成室内压由原来接近房内压水平升高到超过动脉压而形成的。同样,房-室压力差是血液由心房流入心室的动力,但其形成主要依靠心室舒张,即在等容舒张期,室内压大幅度下降,由开始时接近动脉压一直下降至低于房内压,房室瓣开放,血液由心房迅速被"抽吸"入心室。在整个心室充盈期内,房-室压力差始终存在;然而,在心室舒张期的前 4/5 时间内,心房也处于舒张状态,此时的心房仅作为静脉血液返回心室的一条通道,只有在后 1/5 时间内心房才收缩。由此可见,心房收缩对心室充盈不起主要作用。所以,当发生心房纤维性颤动时,虽然心房已不能正常收缩,心室充盈量因此有所减少,但一般不至于严重影响心室的充盈和射血功能;如果发生心室纤维性颤动,心脏泵血活动将立即停止,后果十分严重。

虽然心室的充盈主要是在充盈期（特别是在快速充盈期）内完成的,但心房收缩可使心室舒张末期容积和压力都有一定程度的增加,这对心室射血是有利的。如果心房收缩缺失,将导致房内压增加,不利于静脉血液回流,从而间接影响心室射血,因而心房收缩起着初级泵的作用,对于心脏射血和静脉血液回流都是有利的。心房初级泵作用的缺失虽然对安静状态下的心脏泵血功能影响不大,但当机体在运动和应急时,就可能出现心排血量不足等泵血功能的严重损害。

血液的单方向流动和室内压的急剧变化均依赖于心瓣膜活动的配合。如果没有心瓣膜活动的配合,血液将发生反流,等容收缩期和等容舒张期室内压的大幅度升降也将不可能出现。当发生心瓣膜狭窄或关闭不全时,心脏泵血功能都将受到严重损害。

二、心音

在心动周期中,由于心肌收缩和舒张、瓣膜开放和关闭、血流撞击心室壁和大动脉壁等引起的振动可通过周围组织传到胸壁,因而借助于听诊器可在胸壁一定部位听到由这些振动产生的声音,称为**心音**(cardiac sound)。若用传感器将形成心音的这些机械振动转换成电信号记录下来,称为**心音图**。用心音图仪可在每一心动周期记录到 4 个心音(见图 4-2),但用听诊器一般只能听到第一心音和第二心音。

第一心音:发生在心缩期,标志心缩期的开始,通常在心尖搏动处(左锁骨中线内侧第 5 肋间隙)听诊最清楚,其特点为音调较低,持续时间较长。产生第一心音的主要原因是房室瓣关闭时的振动。此外,心室收缩、动脉瓣开放,以及血流冲进大血管使之扩张和产生的湍流等引起的血管壁振动,均参与第一心音的形成。

第二心音:发生在心舒期,标志心舒期的开始,在胸骨右、左两旁第 2 肋间隙(即主动脉瓣和肺动脉瓣听诊区)听诊最清楚,其特点为音调较高,持续时间较短。形成第二心音的主要原因是动脉瓣关闭时的振动。此外,心室舒张、房室瓣开放以及血液湍流、大动脉内血流撞击大动脉根部等产生的血管壁和心室壁振动等,也共同组成第二心音。

第三心音:发生在心室快速充盈早期,其特点是低频、低幅,可能因为血液自心房急速流入心室,使心室壁和乳头肌发生振动而产生。可在部分健康儿童和青年人闻及。

第四心音:发生在心室收缩期前,与心房收缩引起心室充盈有关。40 岁以上者可能出现第四心音,但听诊则不能听到。

心音听诊在临床上诊察疾病,尤其是心瓣膜疾病中具有重要意义。当发生心瓣膜狭窄或关闭不全时,第一和第二心音均可发生改变,增强、减弱或出现病理性杂音等,是临床上判断这类疾病的重要依据之一。

三、心脏泵血功能的评定

在临床实践和科学研究中,人们常需对心脏的功能状态(增强或减弱、正常与否)做出评定。心脏的主要功能是泵血以满足机体新陈代谢的需要,心脏的泵血量和做功量是衡量心脏泵血功能的基本指标。

(一)心脏的泵血量

1. 每搏输出量和射血分数　一侧心室一次搏动射出的血液量,称为**每搏输出量**(stroke volume),简称**搏出量**。正常成年人在安静情况下,心室舒张末期容积约为 125 ml,收缩末期容积约 55 ml,两者之差即为搏出量,约 70 ml(60 ~ 80 ml)。可见,心室每次收缩时并未将心室内的血液全部射出。搏出量占心室舒张末期容积的百分比,称为**射血分数**(ejection fraction)。健康成年人的射血分数为 55% ~ 65%。

在评定心脏泵血功能时,单纯用搏出量作为指标而不考虑心室舒张末期容积是不全面的。在正常情况下,搏出量始终与心室舒张末期容积相适应,即当心室舒张末期容积增大时,搏出量也相应增加,射血分数则基本不变;但在心室异常扩大、心室功能减退的情况下,搏出量可能与正常人并无明显差别,但它已与增大的舒张末期容积不相适应,射血分数将明显降低。若单纯依据搏出量来评定心泵血功能,则可能做出错误的判断。

2. 心排血量和心指数　一侧心室每分钟射出的血液量,称为**每分输出量**或**心排血量**

(cardiac output)。左、右两侧心室的心排血量基本相等,等于搏出量与心率的乘积。心排血量与机体新陈代谢水平相适应,可因性别、年龄及其他生理情况的不同而不同。健康成年男性在安静状态下,按心率为75次/分钟,搏出量为70 ml(60~80 ml)计,心排血量为5 L/min(4.5~6.0 L/min)。成年女性比同体重男性的心排血量约低10%,青年人心排血量高于老年人。成年人在剧烈运动时,心排血量可增加到25~35 L/min,在麻醉情况下可减少至2.5 L/min。

在不同个体之间,如身体矮小和高大的人之间,由于新陈代谢水平不等,用心排血量作为指标进行心功能比较是不合适的。心排血量与体重并不成正比,而是与体表面积成正比。以单位体表面积(m^2)计算的心排血量,称为**心指数**(cardiac index)。安静和空腹情况下的心指数,称为静息心指数,是分析比较不同个体心功能时常用的评定指标。中等身体的成年人体表面积为1.6~1.7 m^2,在安静和空腹情况下的心排血量为5~6 L/min,故静息心指数为3.0~3.5 L/($min·m^2$)。心指数可因年龄及生理状况的不同而不同。如年龄在10岁左右时,静息心指数最大,可达4 L/($min·m^2$)以上,以后随着年龄增长而逐渐下降,到80岁时,静息心指数接近于2 L/($min·m^2$)。

（二）心脏做功量

心脏所做的功可分为外功和内功两部分。外功是指心室收缩而产生的压强能和使血液流动所做的机械功;内功是指心脏活动中用于离子跨膜转运、心肌兴奋和传导、收缩时克服心肌组织内部的黏滞阻力等消耗的能量。以下所述的心脏做功量均指心脏所做的外功。

心室一次收缩射血所做的功称为**每搏功**,简称**搏功**;心室每分钟收缩射血所做的功称为**每分功**,简称**分功**。心脏所做的外功除了使一定量的血液提升到一定的压力水平（势能）外,还使血液快速流动（动能）,所以搏功可用搏出的血液所增加的势能和动能之和来表示。势能部分等于搏出量与搏出这些血液的室内压之乘积,而搏出这些血液的室内压等于射血期左心室内压减去左心室舒张末压之差,通常可用（平均动脉压－左心房平均压）来表示;而动能部分（=1/2×搏出量血液质量×血流速度^2）在整个搏功中所占比例很小,可忽略不计,因此

$$搏功 \approx 搏出量×（平均动脉压－左心房平均压）$$
$$分功 = 搏功×心率$$

如果测得搏出量为70 ml,平均动脉压为92 mmHg,左心房平均压为6 mmHg,心率为75次/分钟,即可求得左心室搏功约为0.803 J。分功约为60.2 J/min。

右心室搏出量与左心室基本相等,但由于肺动脉平均压仅约主动脉平均压的1/6,故右心室做功量也只有左心室的1/6左右。

心脏收缩不仅是泵出一定量的血液量,而且赋予这部分血液一定的势能（压强能）和动能（血液以一定的速度流动）。当动脉血压升高时,心脏若要维持其心排血量不变,就必须加强收缩,增加心脏做功量。可见,与单纯的心排血量相比,用心脏做功量来评定心脏泵血功能将更为全面,尤其在动脉血压不同的个体之间,或在同一个体动脉压发生改变前后,用心脏做功量来比较心脏泵血功能的不同具有更大的优越性。

四、影响心排血量的因素

如前所述,心排血量等于搏出量与心率的乘积,因此心排血量的多少取决于搏出量与心率的变动,而搏出量的多少又受前负荷、心肌收缩能力和后负荷等因素的影响。

（一）影响搏出量的因素

1. 前负荷　前负荷对肌肉收缩的影响是通过改变肌肉的初长度而实现的。对完整心脏来说,心室肌的初长度取决于心室舒张末期充盈量。舒张末期充盈量可用心室舒张末期压力（又称充盈压）或容积来表示。为了分析前负荷或初长度对心脏泵血功能的影响,可在实验中改变心室舒张末期压力或容积,并测量相应的搏出量或搏功。以心室舒张末期压力或容积为横坐标,左心室搏出量或搏功为纵坐标绘制的曲线,称为**心室功能曲线**（ventricular function curve）（图 4-3）。心室功能曲线大致可分为 3 段:①充盈压在 12 ~ 15 mmHg 范围内。此段曲线范围的充盈压是人体心室肌的最适前负荷,位于其左侧的一段曲线为心室功能曲线的升支,表明心肌初长度在达到最适前负荷之前,搏出量或搏功随心肌初长度的增加而增加。正常情况下,左心室充盈压仅 5 ~ 6 mmHg,表明正常心室在功能曲线的升支段工作,可见心室具有较大的初长度储备。②充盈压在 15 ~ 20 mmHg 范围内。该段曲线逐渐平坦,说明前负荷在上限范围内变动时对心脏泵血功能的影响不大。③充盈压 > 20 mmHg 的曲线段。这段曲线平坦或有轻度下倾,但并不出现明显的降支,说明正常心室的充盈压即使很高,搏出量或搏功基本不变或轻度减少。

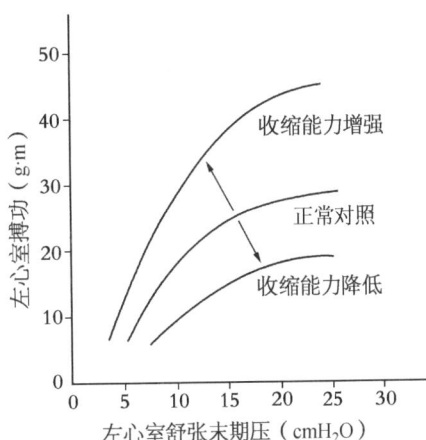

图 4-3　心室功能曲线

心室功能曲线表明,当进入心室的血液增多时,心室肌的初长度增加,可使心肌肌节中粗、细肌丝的有效重叠程度增加。当横桥活化时,形成的横桥连接数目相应增加,因而肌节乃至整个心室收缩强度加强,结果使搏出量和搏功增大。这种由于心肌细胞本身初长度的改变引起心肌收缩力改变的调节,称为**异长自身调节**。至于心室功能曲线之所以不出现明显降支,其主要原因是心肌肌节内存在连接蛋白,它可将肌球蛋白固定在肌节两端的 Z 盘上,且具有很强的黏弹性,可限制肌节的被动拉长。当心肌处于最适初长度时,肌节长 2.0 ~ 2.2 μm,而在前负荷很大的情况下,肌节长度 < 2.25 ~ 2.30 μm。心肌的这种抗伸展作用使心室功能曲线不出现降支,其重要生理意义在于心脏一般不会在前负荷明显增加时发生搏出量和做功能力的下降。

在整体情况下,心室的前负荷主要取决于心室舒张末期的血液充盈量。心室舒张末期充盈量是静脉回心量和心室射血后剩余血量之和。影响静脉回心血量的因素主要有:①心室充盈时间。当心率加快时,心室舒张期缩短,心室充盈时间缩短,充盈不完全,静脉回心血量不足;反之,心率减慢时,心室充盈时间延长,静脉回心血量增多。但在心室已完全充盈后继续延长充盈时间则不能进一步增加回心血量。②静脉回流速度。在心室充盈持续时间不变的条件下,静脉回流速度越快,静脉回心血量就越多;反之则越少。静脉回流速度取决于外周静脉压与心房、心室压之差;压力差加大,可加速静脉回流;反之则静脉回流减慢。至于心室射血后剩余血量,可对下一心动周期血液充盈量产生影响。当动脉血压突然升高时,可使搏出量减少,心室射血后剩余血量增多,如果下一心动周期中静脉回心血量不变,则心室舒张末期血液充盈量增大。这样,心室肌初长度即前负荷将增大,可通过前述的异长自身调节来增强心肌收缩力,使射血分数增大,通过若干个心动周期的调整,于是心室射血后剩余血量又回到原先水平。

异长自身调节的生理意义在于对搏出量进行精细的调节,当体位改变使静脉回流突然增加或减少,或动脉血压突然增高时,或当左、右心室搏出量不平衡等情况下所出现充盈量的微小变化,都可以通过异长自身调节来改变搏出量,使之与充盈量达到新的平衡。

2. 心肌收缩能力 当人们在运动或强体力劳动时,搏出量可成倍增加,而此时心室舒张末期容积不一定增大,甚至可能减小。即此时心脏收缩强度和速度的变化并不主要依赖于前、后负荷的改变。研究表明,机体还可通过改变心肌收缩能力来适应不同代谢水平的需要。**心肌收缩能力**(cardiac contractility)是指心肌不依赖于前、后负荷而能改变其力学活动的一种内在特性。如图 4-3 所示,当心肌收缩能力增强时(如在去甲肾上腺素的作用下)其心室功能曲线向左上方移位;当心肌收缩能力减弱时,曲线向右下方移位。心脏泵血功能的这种调节是通过改变其自身收缩能力而实现的,它与初长度无关,故称为**等长调节**。

心肌收缩能力受兴奋-收缩耦联过程中各个环节的影响。例如,心肌兴奋时胞质内 Ca^{2+} 浓度的升高程度和肌钙蛋白对 Ca^{2+} 亲和力,横桥与肌动蛋白的连接数目,ATP 酶的活性等均可影响心肌收缩能力。

儿茶酚胺是增加心肌收缩能力的原因之一,它通过激活心肌膜中的 β 受体,再依次激活 G 蛋白和腺苷酸环化酶,使胞内 cAMP 增多。cAMP 可激活蛋白激酶进而使心肌膜中的钙通道磷酸化而开放,Ca^{2+} 内流,由此而触发肌质网终池释放 Ca^{2+},使胞质内 Ca^{2+} 浓度升高,同时横桥 ATP 酶活性也增高,导致心肌收缩力量增大。

3. 后负荷 对心室肌而言,主动脉血压就是其收缩时所遇到的后负荷。在心率、前负荷和心肌收缩能力等不变的情况下,如果主动脉血压突然升高,等容收缩期室内压峰值必须相应增高,直至超过主动脉血压时才能射血,此时等容收缩期延长而射血期缩短,射血期心肌缩短速度和缩短程度均减小,搏出量也减少。但是,搏出量的减少是暂时的,搏出量减少可使心室射血后剩余血量增多,如果下一心动周期的静脉回心血量不变,则心室舒张末期血液充盈量增大,初长度增加,通过异长自身调节可使心肌收缩力增强,搏出量又可恢复到原先水平。如果主动脉血压持续升高,还可通过增加心肌收缩能力(即等长调节)来保持心排血量基本正常;但由于心室肌的收缩活动长期加强,心肌将逐渐发生肥厚,最终可能导致泵血功能的减退。相反,当主动脉血压降低时,若其他条件不变,则心排血量将增加。临床上用扩血管药降低心室肌后负荷以提高心排血量,就是这个道理。

（二）心率对心排血量的影响

正常成年人在安静时的心率为 60 ~ 100 次/分钟。正常人心率可因不同年龄、性别和不同生理状态而发生较大变动。新生儿的心率较快,随年龄的增长,心率逐渐减慢,至青春期接近成年人水平。在成年人,女性的心率稍快于男性,经常进行体育运动的人,其平时心率较慢。在同一个体,安静或睡眠时心率较慢,而在运动或情绪激动时心率较快。

心率在一定的范围内加快可使心排血量增加;但心率过快,当 >170 ~ 180 次/分钟时,则心室舒张期及充盈时间将明显缩短,充盈量和搏出量也将减少。心率过慢,当 <40 次/分钟时,由于心室充盈早已达到极限,心室舒张期的延长将无助于进一步增加充盈量和搏出量,故心排血量也将减少。

在生理条件下,心率的快慢主要取决于窦房结的节律性活动,而窦房结的节律又受神经和体液因素的调节以及温度、代谢和环境等多种因素的影响。

五、心脏泵血功能的储备

健康成年人在安静状态下的心排血量约 5 L/min,而剧烈运动时可达 25~30 L/min,为安静时的 5~6 倍,表明健康人心脏泵血功能有相当大的储备能力。心排血量可随机体代谢需要的增加而增加的能力,称为**心泵功能储备**或**心力储备**(cardiac reserve)。

心力储备包括**心率储备**和**搏出量储备**两部分。心率的最大变化约为安静时心率的 2 倍多。如果充分动用心率储备,可使心排血量增加到安静时的 2~2.5 倍。搏出量是心室舒张末期容积和收缩末期容积之差,所以搏出量储备可分为**舒张期储备**和**收缩期储备**。相比之下,舒张期储备要比收缩期储备小得多。在安静状态下,舒张末期容积约 125 ml,由于心肌的伸展性较小,心室腔不能过分扩大,一般只能达到 140 ml 左右,因而舒张期储备仅约 15 ml。左心室收缩末期容积通常约 55 ml,当心肌收缩能力增加时,能射出更多血液,心室收缩末期容积可减小至 15~20 ml。可见,充分动用收缩期储备,可使搏出量增加 35~40 ml。当进行强体力活动时,由于交感-肾上腺髓质系统活动加强,主要通过动用心率储备和收缩期储备,使心排血量增加;此外,由于运动中骨骼肌的挤压作用(见本章第三节),可使静脉回流增加,心舒末期的心室容积有所增大,因而舒张期的储备也参与其中,使心排血量进一步增加。经常进行体育锻炼的人,其心肌纤维变粗,心肌收缩能力增强,且平时安静状态下的心率较慢,而在运动时心率可增至 200~220 次/分钟,也不出现明显的心排血量下降,因而其收缩期储备和心率储备均明显增加。

第二节　心肌的电生理学和生理特征

根据心肌细胞组织学和电生理特点以及在功能上的区别,心肌可分为两大类:一类是普通的心肌细胞,包括心房肌和心室肌,它们含有丰富的肌原纤维,执行收缩功能,故又称为**工作细胞**。工作细胞不能自动产生节律性兴奋,即不具有自动节律性。另一类是特殊分化的心肌细胞,组成心内特殊传导系统,主要包括窦房结 P 细胞和浦肯野细胞。它们除具有兴奋性和传导性外,还能自动产生节律性兴奋,故称为**自律细胞**。它们所含的肌原纤维甚少或完全缺乏,故其收缩功能已基本丧失。

一、心肌细胞的跨膜电位

(一)工作细胞的跨膜电位及其形成机制

人和哺乳动物心室肌细胞的静息电位与骨骼肌细胞静息电位相似,约 -90 mV,其形成也主要由 K^+ 外流所引起的 K^+ 平衡电位所致;但两者的动作电位有明显差异。骨骼肌细胞动作电位的时程很短,仅持续数个毫秒;心室肌细胞动作电位的主要特征在于复极过程比较复杂,持续时间很长,动作电位降支与升支很不对称。动作电位通常分为 0、1、2、3、4 期(图4-4)。

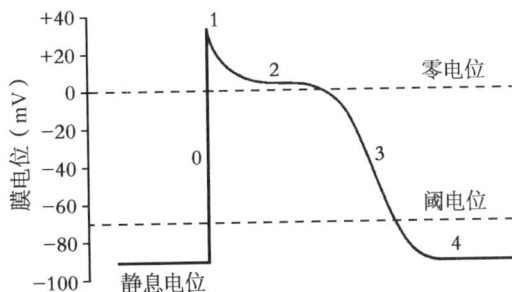

图4-4　心室肌细胞跨膜电位模式图

1. 去极化过程　心室肌细胞动作电位去极化过程又称为 0 期。和骨骼肌细胞一样,在外来刺激下,膜发生去极化,当去极化达到阈电位水平时,膜中的钠通道突然大量开放并形成正反馈,使膜内电位迅速上升至 + 30 mV 左右,构成动作电位的上升支,即去极相。去极相时程十分短暂,仅 1 ~ 2 ms,而去极化幅度却很大,约 120 mV;可见,心室肌细胞的去极化速度很快,可达 800 ~ 1 000 V/s。这种 0 期去极化主要与钠通道激活开放有关的心肌细胞,称为**快反应细胞**。

2. 复极化过程　当心室细胞去极化达超射值后,立即开始复极,但整个复极化过程比较缓慢,包括电位变化曲线的形态和形成机制均不相同的 3 个阶段。

（1）复极化 1 期:复极化 1 期是在 0 期去极化后出现的快速而短暂的复极期,此时快钠通道已经失活,同时激活一种主要由 K^+ 外流引起的瞬时外向电流(I_{to})。

（2）复极化 2 期:当 1 期复极化使膜内电位达到 0 mV 左右后,复极化过程就变得非常缓慢,膜内电位基本停滞于 0 mV 水平,且可持续 100 ~ 150 ms,故复极化 2 期又称为**平台期**。此期是心室肌细胞动作电位持续时间较长的主要原因,也是心室肌细胞(也包括心肌其他快反应细胞)动作电位区别于骨骼肌和神经细胞动作电位的主要特征。平台期的形成是由于此期同时存在 Ca^{2+} 内流和 K^+ 外流。在平台期早期,Ca^{2+} 内流和 K^+ 外流所引起的电荷跨膜移动处于平衡状态,因而膜电位能相对稳定于 1 期复极所达到的电位水平。随着时间的推移,钙通道逐渐失活,Ca^{2+} 内流逐渐停止,K^+ 外流却逐渐增强,结果使平台期过渡为复极化 3 期。

（3）复极化 3 期;平台期后,膜的复极化又逐渐加速,此时钙通道已经失活,K^+ 外流可促使膜发生复极化,而且,K^+ 外流将随膜的复极化而逐渐加强。这种正反馈过程致使膜的复极化越来越快,直至复极化完成。从 0 期去极化开始到 3 期复极化结束的时间,称为**动作电位时程**(action potential duration)。心室肌细胞动作电位时程为 200 ~ 300 ms。

3. 静息期　静息期又称为 4 期。在 4 期内,心室肌细胞膜电位基本上稳定于静息电位水平,但是离子的跨膜转运仍在活跃进行。动作电位期间有 Na^+ 和 Ca^{2+} 进入细胞内,而 K^+ 流出细胞,因此,只有从细胞内排出流入的 Na^+ 和 Ca^{2+},并摄回流出的 K^+ 才能恢复细胞内、外离子在静息时的分布,保持心肌细胞的正常兴奋性。这种离子转运是逆浓度差进行的主动转运过程。

与心室肌细胞相比,心房肌细胞的静息电位水平略小,约 - 80 mV,动作电位的时程较短,仅为 150 ~ 200 ms,平台期不显著。

（二）自律细胞的跨膜电位及其形成机制

工作细胞在没有外来刺激时不能产生动作电位;而心肌自律细胞在动作电位 3 期复极化末达到最大值,即**最大复极电位**后,便立即开始自动去极化,当去极化达阈电位水平时便可自动爆发一次新的动作电位。这种现象周而复始,动作电位就会不断产生。心肌自律细胞包括窦房结 P 细胞、房室结细胞和浦肯野细胞。

1. 浦肯野细胞　是一种快反应自律细胞。作为一种快反应细胞,其动作电位波形与心室肌细胞相似,产生的离子基础也基本相同。其 4 期自动去极化主要由进行性增强的内向电流(I_f)所致,这种内向电流称为起搏电流,其主要离子流为 Na^+ 内流。I_f 可被铯(Cs)阻断,却不能被河豚毒阻断。

2. 窦房结 P 细胞　窦房结 P 细胞的跨膜电位具有许多不同于心室肌细胞和浦肯野细胞的特征:①窦房结细胞的最大复极电位(- 70 mV)和阈电位(- 40 mV)均较小;②0 期去极化

结束时,膜内电位为 0 mV 左右,不出现显著的超射;③去极化幅度(70 mV)和去极化速度(约 10V/s)均较小,去极化时程(7 ms 左右)却较长,因此,动作电位上升支远不如心室肌细胞和浦肯野细胞上升支那么陡峭。引起窦房结 P 细胞动作电位 0 期去极化的离子流是 Ca^{2+} 内流,这类 0 期去极化主要与钙通道激活开放有关的心肌细胞,称为**慢反应细胞**;④没有明显的复极化 1 期和平台期,0 期结束后直接过渡为复极化 3 期,复极化 3 期由 K^+ 外流而引起;⑤4 期自动去极化速度(约 0.1 V/s)较快,是所有心肌自律细胞中最快的细胞。图 4-5 显示心室肌细胞与窦房结 P 细胞跨膜电位的差别。

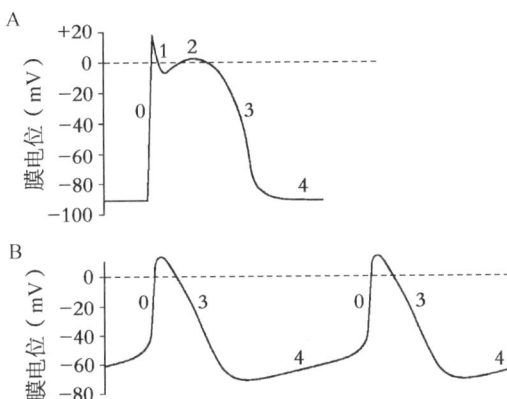

图 4-5 心室肌细胞(A)和窦房结 P 细胞(B)跨膜电位的比较

窦房结 P 细胞 4 期自动去极化的形成机制比较复杂,是多种离子流的综合结果。目前已在窦房结 P 细胞 4 期记录到 3 种离子流:①进行性衰减的 K^+ 外流(I_K),这一离子流可能是窦房结 P 细胞 4 期自动去极化最重要的离子基础;②进行性增强的内向离子流(I_f),其作用不如在浦肯野细胞起搏活动中那么重要;③T 型钙通道激活引起的 Ca^{2+} 内流,它主要在 4 期后半期激活开放而发挥作用。

二、心肌的生理特性

心肌具有兴奋性、自律性、传导性和收缩性 4 种生理特性。其中,兴奋性、自律性和传导性以心肌细胞的电活动为基础,属于心肌的电生理特性;而心肌的收缩性以收缩蛋白的功能活动为基础,则属于心肌的机械特性。但是,心肌在进行收缩前首先出现心肌电活动变化,因此心肌收缩性必定受到电生理特性的影响,两者关系十分密切。

(一) 心肌的兴奋性

所有心肌细胞都具有兴奋性,即具有在受到刺激时产生兴奋的能力。衡量心肌兴奋性的高低与衡量骨骼肌和神经细胞兴奋性一样,可采用刺激的阈值作为指标,阈值大表示兴奋性低,而阈值小则表示兴奋性高。

1. 兴奋性的周期性变化 心肌细胞每产生一次兴奋,其膜电位将发生一系列有规律的变化,兴奋性也随之发生相应的周期性变化(图 4-6)。以下以心室肌细胞为例,说明在一次兴奋过程中兴奋性的周期性变化。

(1) 有效不应期:心肌细胞发生一次兴奋后,自动作电位 0 期开始到复极化 3 期膜内电位达到 -55 mV 的这段时间内,如果受到刺激,无论刺激有多强,肌膜都不会发生任何程度的

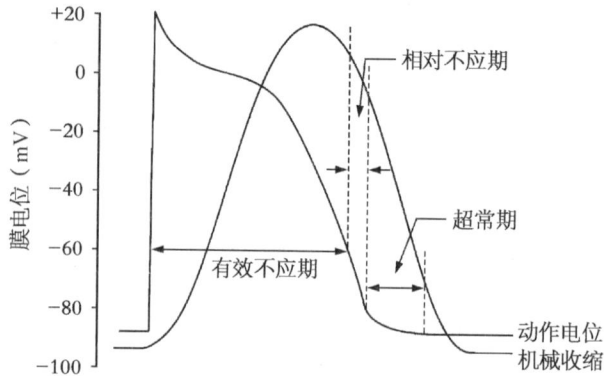

图 4-6 心室肌细胞的动作电位时程、兴奋性的周期性变化与机械收缩的时间关系

去极化；在膜内电位从 $-55\,mV$ 继续复极化到 $-60\,mV$ 的这段时间内，如果给予足够强的刺激，肌膜可发生局部兴奋，却也不能爆发动作电位。所以，由 0 期开始到 3 期膜内电位复极化到 $-60\,mV$ 的这段不能产生新的动作电位的时期，称为**有效不应期**（effective refractory period）。其原因是这段时间内膜电位太低，钠通道完全失活（自 0 期始到复极化达 $-55\,mV$），或仅有少量复活（自复极化 $-55\sim-60\,mV$）的缘故。

（2）相对不应期：从膜复极化 $-60\sim-80\,mV$ 的这段期间，称为**相对不应期**。在这一时期内，只有施以阈上刺激时才能引起可扩布性兴奋，而在阈刺激情况下则不足以产生新的动作电位。因为此期虽有许多钠通道已复活，但其数目仍不够多，即兴奋性尚未完全恢复正常。此期产生的动作电位较正常产生的动作电位由于在时间上提前发生，故称为**期前兴奋**。由于此期兴奋性尚未完全恢复正常，新产生的动作电位 0 期去极化幅度和速度都比正常动作电位小，兴奋传导速度也较慢。

（3）超常期：从膜复极化 $-80\sim-90\,mV$ 的这段时期内，只要给予一次阈下刺激即可引起细胞兴奋，表明此时兴奋性高于正常，故称为**超常期**。这是由于膜电位与阈电位水平的差距较小；更重要的是，此时大部分钠通道已恢复到可被激活的状态，但由于膜电位尚未完全恢复到静息电位水平，刺激产生的新的动作电位 0 期去极化幅度和速度，以及兴奋传导速度仍都低于正常。只有当膜电位完全恢复静息电位水平并经历一段时间后，兴奋性才能完全恢复正常。

2. **影响兴奋性的因素** 心肌兴奋的产生包括从静息电位去极化到阈电位水平以及引起 0 期去极化钠通道（以快反应型细胞为例）大量激活开放这两个环节。任何能影响这两个环节的因素都能影响心肌的兴奋性。

（1）静息电位与阈电位水平之间的差距：静息电位（在自律细胞为最大复极电位）增大或阈电位水平上移，可使两者之间的差距加大，引起兴奋所需的刺激强度增大，因而兴奋性降低。反之，静息电位减小或阈电位水平下移，则兴奋性增高。

（2）钠通道的性状：钠通道具有备用、激活和失活 3 种功能状态。钠通道处于何种状态取决于当时的膜电位和有关的时间进程。就是说，钠通道具有电压依赖性和时间依赖性特点。当膜电位处于静息电位水平（$-90\,mV$）时，钠通道处于备用状态。钠通道在这种状态下是关闭的，但可被激活；当膜去极化达到阈电位水平（$-70\,mV$）时，钠通道大量被激活而迅速开放，大量 Na^+ 快速内流。但是，钠通道激活开放的时间很短，激活后将迅速失活而关闭，Na^+ 内流随之迅速终止。处于失活状态的钠通道不能马上再次激活；只有在膜电位恢复到一定水平时，且经历一段时间后,钠通道才能恢复到备用状态,这个过程称为复活。钠通道的上述性状可解释心肌兴奋性的周期变化规律:当心肌细胞在静息电位水平受到适当刺激时钠通道可被激活而产生动作电位,但动作电位一旦产生,钠通道便很快失活而进入不应期,钠通道的复活是一个相对缓慢的过程,依赖于膜电位的恢复和经历一定的时间过程。

3. 兴奋性周期性变化与收缩活动的关系 细胞在发生一次兴奋过程中,兴奋性发生周期性变化是所有神经细胞和肌细胞的共同特性;但心肌细胞的有效不应期特别长,一直延续到机械反应的舒张早期。只有在舒张早期后,兴奋性变化进入相对不应期,才有可能在受到强刺激时产生兴奋和收缩。这个特点使心肌不会像骨骼肌那样产生完全强直收缩,而是发生收缩和舒张的交替。只有这样,才能保证心脏射血和充盈的有序活动,从而实现其正常的泵血功能。

正常情况下,整个心脏按照窦房结的兴奋节律而兴奋。但在某些情况下,如果心室在有效不应期后受到人工的或窦房结外的病理性刺激,可产生一次期前兴奋,并引起一次**期前收缩**(或称额外收缩或早搏)。期前兴奋也有它自己的有效不应期,这样,当紧接在期前兴奋之后的一次窦房结兴奋传到心室肌时,常正好落在期前兴奋的有效不应期内,因而不能引起心室兴奋和收缩,形成一次"脱失",必须等到再下一次窦房结下传的兴奋传到心室时才能引起心室收缩。这样,在一次期前收缩后往往可出现一段较长的心室舒张期,称为**代偿间歇**。但当心率较慢时,窦房结下传的兴奋可在期前兴奋的有效不应期结束后才传到心室,在这样的情况下,代偿间歇可不出现。

(二) 心肌的自律性

组织、细胞能在没有外来刺激的条件下,自动地发生节律性兴奋的特性,称为**自动节律性**(autorhythmicity),简称**自律性**。组织、细胞在单位时间(每分钟)内产生自动兴奋的次数,即自动兴奋的频率,是衡量自动节律性高低的指标。

1. 心脏的起搏点 心内特殊传导系统各部分的心肌细胞都具有自律性。但是,特殊传导系统各部分心肌细胞的自律性有等级差别。其中,窦房结 P 细胞的自律性最高,约 100 次/分钟,其次是房室交界(约 50 次/分钟)和房室束(约 40 次/分钟),末梢浦肯野纤维网的自律性最低,约 25 次/分钟。在生理情况下,窦房结是主导整个心脏兴奋和搏动的正常部位,故称为**正常起搏点**(normal pacemaker)。由窦房结起搏而产生的心节律称为**窦性节律**(sinus rhythm),为正常心节律。由窦房结发出的节律性兴奋依次激动心房肌、房室交界、房室束、心室内传导组织和心室肌,引起整个心脏的兴奋和收缩;而其他部位的自律细胞并不表现出它们自身的自律性,只起兴奋传导的作用,故称为**潜在起搏点**。在某些异常情况下,窦房结以外的自律细胞,当它们的自律性增高到超过窦房结或窦房结的节律性兴奋因传导阻滞而不能控制这些自律细胞时,也可能自动发生兴奋,而心房或心室则按当时情况下节律性最高部位发出的兴奋节律而搏动,此时异常的起搏部位称为**异位起搏点**。

2. 影响自律性的因素 自律细胞的自动兴奋是 4 期心肌膜自动去极化使膜电位从最大复极电位上升到阈电位水平而引起的。因此,自律性的高低主要取决于 4 期自动去极化速度,此外,也受最大复极电位与阈电位之间差距的影响(图 4-7)。

(1) 4 期自动去极化速度:若 4 期自动去极化速度增快,从最大复极电位水平上升到阈电位水平所需时间缩短,单位时间内发生兴奋的次数增多,故自律性增高;反之则自律性降低。例如,儿茶酚胺可加速自律细胞 4 期去极化速度,提高其自律性;相反,乙酰胆碱能减慢自律细胞 4 期去极化速度,降低其自律性。

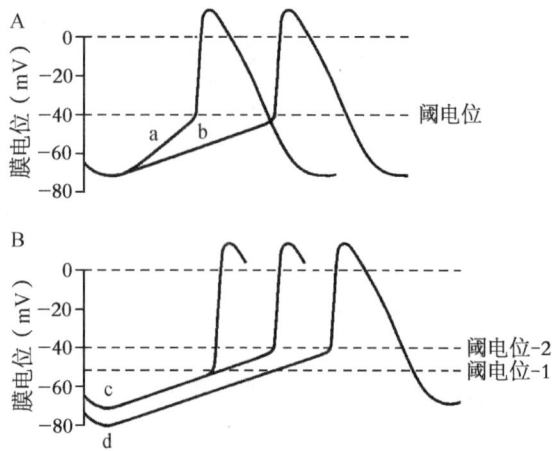

图 4-7 影响心肌自律性的因素示意图

A. 4 期自动去极化速度由 a 降低到 b 时,自律性降低; B. 最大复极电位由 c 超极化到 d,或阈电位水平由阈电位-1 升高到阈电位-2 时,自律性降低。

(2) 最大复极电位与阈电位之间的差距:最大复极电位减小和(或)阈电位下移均可使两者之间的差距减少,自动去极化达到阈电位水平所需的时间缩短,故自律性增高;反之则自律性降低。例如,迷走神经兴奋时可使窦房结 P 细胞对 K^+ 的通透性增高,使复极化 3 期内 K^+ 外流增加,最大复极电位增大,自律性降低,心率减慢。

(三) 心肌的传导性

心肌与神经、骨骼肌一样,也具有传导兴奋的能力,即具有传导性。心肌细胞膜上任何部位产生的兴奋不但可沿细胞膜传遍整个细胞,而且可通过心肌细胞之间的闰盘从一个心肌细胞传到另一个心肌细胞,从而引起整块心肌的兴奋和收缩。因此,心肌可看作是功能上的合胞体。整个心脏有两个功能合胞体,即心房肌和心室肌。

1. 心脏内兴奋传播的途径和特点 在正常情况下,由窦房结发出的节律性兴奋通过心房肌传到右心房和左心房,也通过心房肌中的"优势传导通路"传至房室交界,再经房室束、左束支和右束支、浦肯野纤维网传到心室肌,位于内膜侧的心室肌先兴奋,然后向外膜侧心室肌扩布,引起整个心室兴奋。兴奋在心脏各部分的传导速度是不等的。一般心房肌的传导速度较慢,约 0.4 m/s;"优势传导通路"是位于卵圆窝前方和界嵴处排列方向一致、结构整齐的心房肌纤维,其传导速度较快,为 1.0 ~ 1.2 m/s,窦房结的兴奋可沿这一通路较快地传到房室交界。心室肌的传导速度约 1m/s,而心室内传导组织的传导速度则快得多,末梢浦肯野纤维网的传导速度可达 4 m/s,且这些纤维呈网状分布于心室壁,这样,由房室交界传入心室的兴奋可沿浦肯野纤维网迅速而广泛地向左右两侧心室壁传导,这对左右两心室的同步收缩十分有利。房室交界处的传导速度很慢,尤其是结区,其传导速度仅约 0.02 m/s。并且,房室交界是兴奋由心房传入心室的唯一通道,兴奋通过房室交界传入心室需耽搁一段时间,称为**房-室延搁**(atrioventricular delay)。房-室延搁具有重要的生理和病理意义,它使心室收缩总是发生在心房收缩完毕之后,从而保证心房内血液在心室收缩之前排入心室,以利于心室的充盈和射血;但也使房室交界成为传导阻滞的好发部位,这种传导阻滞是临床上极为常见的一种心律失常。

2. **影响传导性的因素** 心肌的传导性受心肌细胞的结构和生理两方面因素的影响。

（1）结构因素：心肌传导速度与细胞直径有关,直径越大,传导速度越快;反之,直径越小,传导速度越慢。这是因为细胞直径与细胞内电阻呈反变关系。心房肌、心室肌和浦肯野细胞的直径较大,其中,末梢浦肯野纤维网的直径最大,兴奋传导速度最快;窦房结细胞的直径很小,其传导速度很慢;而房室交界结区细胞的直径更小,其传导速度最慢。

（2）生理因素：由于结构因素是相对固定的,而生理因素的变动性较大,因而心肌细胞的生理特性是影响心肌传导性的主要因素。与其他可兴奋细胞一样,心肌细胞兴奋的传导也通过形成局部电流而实现（见第二章）。因此,影响传导性的因素可从局部电流的形成和邻旁未兴奋区心肌膜的兴奋性这两方面进行分析。

1）动作电位 0 期去极化速度和幅度：动作电位 0 期去极化速度和幅度是影响心肌传导速度最重要的因素。0 期去极化速度越快,局部电流的形成就越快,邻旁未兴奋区心肌膜去极达阈电位的速度越快,故兴奋传导越快。0 期去极幅度越大,兴奋区和邻旁未兴奋区心肌膜之间的电位差越大,形成的局部电流越强,局部兴奋扩布的距离越远,兴奋传导也越快。

2）邻旁未兴奋区心肌膜的兴奋性：兴奋的传导是细胞膜依次兴奋的过程,因此,邻旁未兴奋心肌膜的兴奋性必然影响心肌兴奋的传导。当邻旁未兴奋区心肌膜静息电位或最大复极电位与阈电位的差距加大时,其兴奋性降低,膜去极化达阈电位水平所需的时间延长,传导速度因而减慢。如果邻旁未兴奋区心肌膜中决定 0 期去极的大部分离子通道处于失活状态,即处于有效不应期内,故不能引起兴奋,引起传导阻滞;如果邻旁未兴奋区心肌膜中有关离子通道处于部分失活状态,即处于相对不应期或超常期内,则可引起上升支速度和幅度均较小的新的动作电位,其兴奋传导速度也将减慢。

（四）收缩性

心肌细胞在受到刺激后引起收缩的特性,称为收缩性。和骨骼肌细胞一样,心肌细胞的收缩也是由动作电位触发,通过兴奋-收缩耦联,使肌丝滑行而引起的。

1. 心肌细胞收缩的特点　与骨骼肌细胞相比,心肌细胞的收缩具有以下特点。

（1）同步收缩：如前所述,心室肌细胞的兴奋传导较快,且整个心室可看作是一个功能上的合胞体,因此,兴奋几乎同时到达所有的心室肌细胞,引起心室肌细胞的同步兴奋和**同步收缩**。心房肌的情况也一样,因此,心房肌细胞的收缩也是同步的。只有当心肌细胞同步收缩时,心脏才能有效地泵血。心肌细胞的同步收缩又称为**"全或无"式收缩**。

（2）不发生强直收缩：心肌细胞产生一次兴奋后,其有效不应期特别长,相当于整个收缩期和舒张早期。在有效不应期内,无论多么强大的刺激都不会使心肌细胞再次兴奋而产生收缩。因此,心脏不会发生强直收缩,而是始终保持收缩与舒张交替进行的节律性活动。这对保证心脏正常射血与充盈的交替,维持心脏正常的泵血功能具有重要意义。

（3）对细胞外 Ca^{2+} 的依赖性：与骨骼肌细胞相比,心肌细胞的终池不很发达,Ca^{2+} 储备量较少,因此,心肌收缩依赖于细胞外的 Ca^{2+} 内流。细胞外的 Ca^{2+} 内流不仅使细胞质中 Ca^{2+} 浓度增加,而且能触发终池释放大量 Ca^{2+},从而引起心肌细胞的收缩。这种由细胞外少量 Ca^{2+} 内流引起心肌细胞内钙库 Ca^{2+} 大量释放的过程,称为**钙触发钙释放**。细胞外液中 Ca^{2+} 浓度在一定范围内增加,可增强心肌收缩力;反之,细胞外液中 Ca^{2+} 浓度降低,则心肌收缩力减弱。当细胞外液中的 Ca^{2+} 浓度很低,甚至无 Ca^{2+} 时,虽然心肌细胞仍能产生动作电位,却不能引起收缩,这一现象称为**兴奋-收缩脱耦联**。

2. 影响心肌收缩的因素　前文在影响心排血量的因素中已述及,如前负荷、后负荷和心肌收缩能力等,以及细胞外液中的 Ca^{2+} 浓度,都是影响心肌收缩的重要因素。

三、心电图

在正常人体,由窦房结发出的一次兴奋按一定的途径和进程依次传向心房和心室,引起整个心脏的兴奋。因此,每一个心动周期中,心脏各部分在兴奋过程中出现的电变化传播方向、途径、次序和时间等都有一定的规律。这种生物电变化通过心脏周围的导电组织和体液,传到身体表面,使身体各部位在每一心动周期中也都发生有规律的电变化。若将引导电极安置在体表的特定部位,借助于心电图机就能记录到心脏电活动的波形,称为**心电图**(electrocardiogram, ECG)。需要指出的是,心电图是整个心脏的心肌细胞从兴奋的产生、传导到恢复过程的综合电变化,与机械的收缩和舒张活动无直接关系。

心电图记录纸上印有长和宽各为 1 mm 小方格。纪录纸上的纵坐标代表电压,每一小格代表 0.1 mV;横坐标表示时间,每一小格代表 0.04 s(图 4-8)。记录心电图时,首先调节仪器放大倍数,使 1 mV 标准电压信号在纵向上产生 10 mm 偏移,并选择每秒 25 mm 的走纸速度。这样,就能达到上述标准,并可在纪录纸上测出心电图各波的电压和经历时间。心电图有多种引导方法,即导联。临床上检查心电图时,通常记录 12 个导联,包括 I 、II 、III 3 个标准导联,aVL、aVR、aVF 3 个加压单极肢体导联和 $V_{1\sim6}$ 6 个单极胸导联。不同导联上的心电图波形可不完全相同。但不管何种导联,心电图一般都具有 P 波、QRS 波群和 T 波等基本波形,有时在 T 波后可出现 U 波。图 4-8 所示的心电图是以 II 导联的波形为基础的模式图,以下就以 II 导联心电图为例介绍心电图各波和间期及其意义。

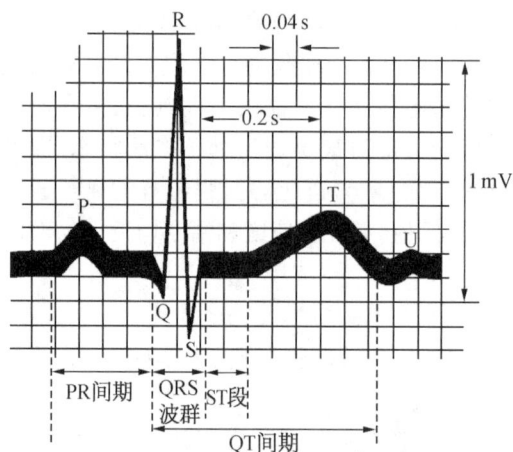

图 4-8　正常人心电图模式图

1. P 波　　P 波代表左右两心房去极化过程的电变化,在心电图上最早出现。P 波是一个小而圆钝的小波,历时 0.08 ～0.11 s,波幅 <0.25 mV。

2. QRS 波群　　代表左、右两心室去极化过程的电变化。典型的 QRS 波群包括 3 个紧密相连的电位波动:第一个为向下的 Q 波,接着是向上的高而陡峭的 R 波,最后是向下的 S 波。用不同的导联记录时,这 3 个波不一定都出现,其大小方向也不相同。正常 QRS 波群的时程为 0.06 ～0.10 s,代表心室肌兴奋扩布所需的时间。

3. T 波　　反映心室复极(心室肌细胞 3 期复极化)过程中的电位变化,波幅一般为 0.1 ～ 0.8 mV。在 R 波较高的导联中,T 波历时 0.05 ～0.25 s。T 波的方向与 QRS 波群的主波方向相同。若出现 T 波低平、双向或倒置,主要反映心肌缺血。

4. U 波　　是 T 波后 0.02 ～0.04 s 时可出现的一个低而宽的波,方向一般与 T 波一致,波幅大多在 0.05 mV 以下。U 波的意义和成因尚不十分清楚。

5. P-R 间期(或 P-Q 间期)　　是指从 P 波起点到 QRS 波起点之间的时程,一般为 0.12 ～ 0.20 s。P-R 间期代表由窦房结产生的兴奋经由心房、房室交界和房室束传到心室,并引起心室开始兴奋所需要的时间,又称房室传导时间。房室传导阻滞时,P-R 间期延长。

6. Q-T 间期　是指从 QRS 波起点到 T 波终点的时程,它代表心室开始去极化到完全复极化至静息状态的时间。

7. ST 段　是指从 QRS 波群终点到 T 波起点之间的线段,正常时与基线平齐。它代表心室各部分心肌细胞均处于去极化状态(平台期),各部分之间无电位差存在,曲线又恢复到基线水平。ST 段的异常压低或抬高表示心肌缺血和损伤。

第三节　血　管　生　理

血管系统是一个相互连续且相对封闭的管道系统,血管与心脏相连接而构成心血管系统。血液由心室射出,经动脉、毛细血管、静脉回到心房,循环流动。根据循环途径的不同,血液循环可分为体循环和肺循环两部分。体循环与肺循环的血管呈串联关系,而体循环中各器官(如脑、心、肝、肾等)的血管则呈并联关系。

一、各类血管的功能特点

在解剖学中,血管分为动脉、静脉和毛细血管,动脉和静脉又有大、中小之分。从功能学的角度,也可将血管分为弹性储器血管、分配血管、阻力血管、交换血管、容量血管和短路血管等不同类型。各类血管在血管系统中所处的部位不同,因而具有不同的结构和功能特点。

1. **弹性储器血管**(windkessel vessel)　是指主动脉和肺动脉主干及其发出的最大分支。这类血管的管壁坚厚,富含弹性纤维,有明显的可扩张性和弹性。心室收缩射血时,主动脉和大动脉被动扩张,容积增大,可暂时储存一部分血液;心室舒张射血停止时,被扩张的大动脉可依其弹性回缩,驱使暂时储存于大血管中的血液继续向外周流动。主动脉和大动脉的这种功能称为弹性储器作用。

2. **分配血管**(distributing vessel)　是指从大动脉至小动脉之间的动脉管道,相当于中动脉。这类血管的管壁中平滑肌较多,收缩性较强,其收缩和舒张可调节分配到身体各组织器官的血流量。

3. **阻力血管**(resistance vessel)　是指小动脉和微动脉。这类血管的口径很小,血流阻力很大,管壁富含平滑肌,平时保持一定的紧张性收缩。平滑肌的舒缩活动可引起血管口径发生明显变化,从而改变血流阻力以及所在器官、组织的血流量,对维持一定的动脉血压起着重要的作用。此外,小静脉和微静脉的口径也很小,对血流也可产生一定阻力。为区分这两类血管,按血液循环的行程,因它们分别位于毛细血管之前和之后,故分别称为毛细血管前阻力血管和毛细血管后阻力血管。

4. **交换血管**(exchange vessel)　是指毛细血管,又称真毛细血管。这类血管数量多,管壁薄,仅有单层内皮细胞组成,内皮下只有一薄层基膜包绕,因此通透性很高,是血液和周围组织进行物质交换的主要场所。

5. **容量血管**(capacitance vessel)　是指静脉血管。与相应的动脉比较,静脉的口径大、管壁薄、易扩张、容量大。在安静状态下,60%～70%的循环血量容纳在静脉血管内,因此静脉在血管系统中起着血液储存库的作用。

6. **短路血管**（shunt vessel）　是指微动脉和微静脉之间的吻合支。主要分布于手指、足趾、耳郭等处的皮肤中。这类血管开放时，微动脉内的血液不经过毛细血管，而直接经此短路流入微静脉，在功能上与体温调节有关。

二、血流动力学基本原理

血流动力学是指血液在心血管系统中流动的力学，主要研究血流量、血流阻力和血压以及它们之间的相互关系。由于血液是含有血细胞及血浆蛋白等多种成分的液体，不是理想液体；且血管系统是具有弹性和可扩张性的柔性管道，不是刚性管道。因此，与物理学流体力学相比，血流动力学有其自身的特点。

（一）血流量

1. **血流量和血流速度**　**血流量**（blood flow）是指单位时间内流经血管某一截面的血液量，也称**容积速度**，其单位常以 ml/min 或 L/min 表示。当血液流经某一段血管时，只有在血管的输入端和输出端压力不相等时，血液才能流入，这种压力差（ΔP）为血液流动提供了动力。血管内流动的血液与管壁之间可因摩擦而产生阻碍血流的阻力，血流阻力的大小将影响血液流经血管的难易程度，进而确定需要多大的压力差来推动特定的流量。根据血流动力学的原理，某段血管的血流量（Q）与血管两端的压力差（ΔP）成正比，而与血流阻力（R）成反比（图 4-9）。血流量的计算公式即为

$$Q = \frac{\Delta P}{R}$$

上述公式不仅适用于单个血管，而且还适用于整个心血管系统。由于心血管系统是一个相对封闭的管道系统，各个截面的流量相等。因此，就整个体循环而言，动脉、毛细血管和静脉各段血管的总血流量也相等，都等于心排血量。因此公式中的 Q 即为心排血量，ΔP 是主动脉和右心房之间的压力差，R 为体循环总的血流阻力。

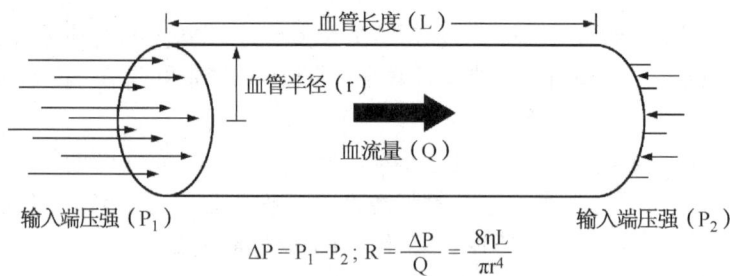

血管长度（L）
血管半径（r）
血流量（Q）
输入端压强（P_1）
输入端压强（P_2）
$\Delta P = P_1 - P_2$；$R = \dfrac{\Delta P}{Q} = \dfrac{8\eta L}{\pi r^4}$

图 4-9　血管内血流量、血流阻力和血压差示意图

此外，血流量也可根据以下**泊肃叶定律**进行计算

$$Q = \frac{\Delta P \pi r^4}{8\eta L}$$

式中 Q 为流量，ΔP 是管道两端间的压力差，η 是液体黏度，π 是圆周率，r 和 L 分别是管道的半径和长度。泊肃叶定律表明流量与管道两端间的压力差和管道半径的 4 次方呈正比，而与液体黏度和管长呈反比。

血流速度(velocity of blood flow)是指血液中的一个质点在血管内移动的线速度,其单位为cm/s。当血液在血管内流动时,血流速度与血流量呈正比,而与血管横截面积呈反比。在整个循环系统中,由于各级大、小血管之间呈串联关系,而同级血管之间呈并联关系。并且,主动脉只有一根,虽其口径最大,但血液流经此处的总横截面积最小;而血液流经毛细血管处,虽单根毛细血管的口径最小,但有无数毛细血管并联,故其总横截面积最大。因此,血液流经主动脉处的血流速度最快,而流经毛细血管处的血流速度最慢。

2. 层流和湍流 血管内血液流动的方式可分为层流和湍流两类(图4-10)。层流是液体每个质点的流动方向一致,且与血管长轴平行的血流方式。但各质点的流速不同,以血管轴心处最快,越靠近管壁越慢。湍流是血流速度加快到一定程度后,血液中各个质点的流动方向不再一致,甚至出现漩涡的血流方式。人体血管内血液在正常情况下属于层流方式,在血流速度快、血

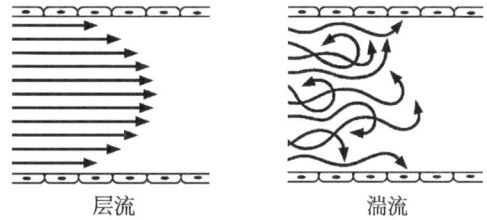

图4-10 层流和湍流情况下的血流状态示意图

管口径大、血黏度低的情况下,易产生湍流。生理情况下,心室内存在着湍流,一般认为这有利于血液的充分混合。病理情况下,如房室瓣狭窄、主动脉瓣狭窄等,可因形成湍流而产生杂音,后者可用于临床心血管异常的诊断。

(二) 血流阻力

血流阻力(resistance of blood flow)是指血液在血管内流动时所遇到的阻力,主要来自血液成分之间的摩擦力以及血液与管壁之间的摩擦力。血流阻力一般不能直接测量,但通过前述的血流量(Q)、血流阻力(R)和血压(ΔP)之间的关系式,以及泊肃叶定律建立起联立方程即可获得以下可计算出血流阻力的公式

$$R = \frac{8\eta L}{\pi r^4}$$

这一公式表明,血流阻力(R)与血管的长度(L)和血黏度(η)呈正比,而与血管半径(r)的4次方呈反比。由于泊肃叶定律仅适用于层流,故此计算血流阻力的公式也只适应于层流。当发生湍流时,由于摩擦阻力加大,血流阻力将明显增大。

在生理条件下,血管长度和血黏度的变化很小,所以血流阻力主要取决于血管口径的大小。如果血管半径减半,血流阻力将增至原来的16倍。正常时小动脉和微动脉的口径很小,产生的血流阻力很大,约占体循环总血流阻力的57%,因而被认为是产生阻力的主要部位。由于心脏、大血管常被视作循环系统的中心部位,因此把小动脉和微动脉的血流阻力称为外周阻力(peripheral resistance)。机体对不同器官血流量的分配调节,就是通过控制各器官阻力血管的口径而实现的。

(三) 血压

血压(blood pressure)是指血管内流动的血液对单位面积血管壁的侧压力,即压强。压强的国际标准计量单位是帕(Pa)或千帕(kPa),但习惯上常以毫米汞柱(mmHg)为单位(1 mmHg = 0.1333 kPa, 1 kPa = 7.5 mmHg)。血压是以高过大气压的数值来表示的,如果测得动脉血压为100 mmHg,即表示动脉内血压比大气压高100 mmHg。

体内所有血管中都存在血压,分别称为动脉血压、毛细血管血压和静脉血压。在体循环中,血液从主动脉流向右心房,由于不断克服血流阻力而造成能量的消耗,各段血管中的血压逐渐下降(图4-11)。当血液由大静脉回流到右心房时,压力已接近于0。为了便于观察大静脉血压和心房内压的细微变化,常以厘米水柱(cmH_2O)为其计量单位($1cmH_2O = 0.098\,kPa$)。

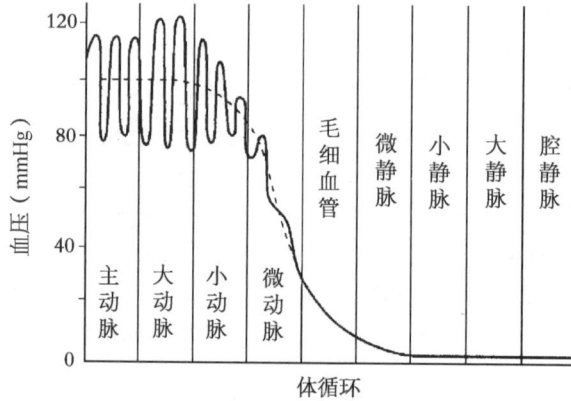

图4-11　正常人(平卧时)体循环不同部位的血压示意图

三、动脉血压与动脉脉搏

(一)动脉血压的形成

动脉血压一般是指主动脉血压。由于大、中动脉中血压降落很小,故通常将上臂测得的肱动脉血压代表主动脉血压。动脉血压的形成主要有以下4个因素。

1. 心血管系统内的血液充盈　心血管系统是一个相对封闭的管道系统,足够的血液充盈其中是形成动脉血压的前提条件。实验中若用电刺激造成心室颤动,使动物心脏暂停射血,血流停止,此时循环系统各处的压力达到平衡,数值相同,约7 mmHg。这一压力可反映血管的充盈度,称为**循环系统平均充盈压**(mean circulatory filling pressure)。人的循环系统平均充盈压估计接近这一数值。循环系统平均充盈压的高低取决于循环血量与循环系统的血管容量之间的相对关系,若血量增多或血管容量减小,充盈压升高;相反,若血量减少或血管容量增大,则充盈压降低。

2. 心室射血　心室收缩射血所释放的能量是形成动脉血压的必要条件。心室收缩释放的能量可分为两部分:一部分转化为推动血液流动的动能;另一部分则形成对血管壁的侧压力,使血管扩张,以势能的形式暂时储存于主动脉和大动脉管壁中。在心室舒张时,被扩张的大血管依其弹性回缩,将这部分势能又转化为推动血流的动能,使血液继续向前流动。由于心室射血是间断的,因此在心动周期中动脉血压将出现周期性变化。

3. 外周阻力　外周阻力的协同作用是形成动脉血压的充分条件。由于小动脉和微动脉对血流有较大阻力,将使心室每次搏动排出的血液量只有约1/3在心缩期流向外周,其余2/3血液暂时储存在主动脉和大动脉内,使动脉血压升高。若仅有心室收缩射血而无外周阻力,则心室收缩所释放的能量将全部转变为血流动能,在心缩期射入大动脉的血液将全部迅速流到外周,因而动脉血压将不能维持在正常水平。此外,心舒期血管内血流也将中断。

4. 主动脉和大动脉的弹性储器作用　主动脉和大动脉的可扩张性和弹性对动脉血压的

波动具有缓冲作用。心室收缩射血时,主动脉和大动脉被动扩张,可容纳更多的血液,这使心缩期的动脉血压虽有升高但不致过高;心室舒张停止射血时,处于扩张状态的主动脉和大动脉依其弹性回缩,将心缩期暂时储存的血液继续推向外周,并使心舒期的动脉血压仍能维持一定高度,不至于降得太低(图4-12)。可见,大动脉的弹性储器作用有两方面的意义:①缓冲动脉血压的波动,使心动周期中动脉血压的波动幅度远小于心室内压的波动幅度;②使心室的间断射血变为动脉内的持续血流。

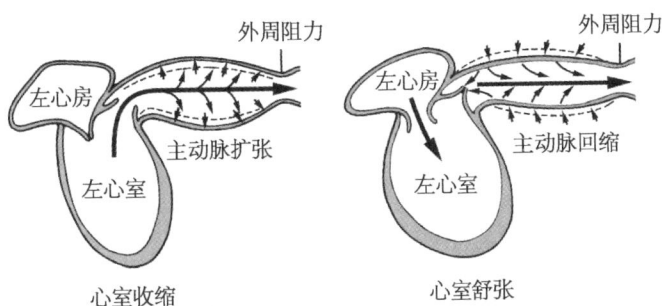

图 4-12　主动脉的弹性储器作用示意图

(二)动脉血压的正常值及生理变动

在心动周期中,动脉血压随心脏的收缩和舒张而发生规律性波动。心室收缩时,主动脉压升高所达到的最高值,称为**收缩压**(systolic pressure);心室舒张时,主动脉压下降所达到的最低值,则称为**舒张压**(diastolic pressure);收缩压与舒张压之间的差值,称为**脉搏压**(pulse pressure),简称脉压。动脉血压在心动周期中每一瞬时的平均值,称为**平均动脉压**(mean arterial pressure),约等于舒张压加1/3脉压(图4-13)。

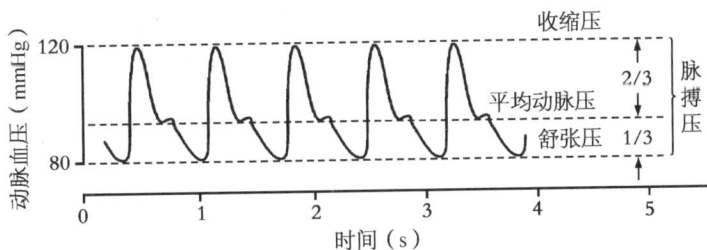

图 4-13　动脉血压示意图

我国健康青年人在安静状态时的收缩压为 100~120 mmHg(13.3~16.0 kPa),舒张压为60~80 mmHg(8.0~10.6 kPa),脉压为30~40 mmHg(4.0~5.3 kPa),平均动脉压约100 mmHg(13.3 kPa)。如果成年人安静时的收缩压持续>140 mmHg(18.6 kPa),舒张压持续>90 mmHg(12.0 kPa),即可诊断为高血压;如果收缩压持续<90 mmHg(12.0 kPa),舒张压持续<60 mmHg(8.0 kPa),则可诊断为低血压。健康人在安静状态下的动脉血压是比较稳定的,但也存在生理变动。动脉血压可随年龄和性别的不同而有改变,也受体重、能量代谢、情绪等诸多因素的影响。不论是男性或女性,动脉血压都随着年龄的增长而逐渐升高,收缩压的升高比舒张压更为显著。动脉血压在同年龄人群中,一般为男性略高于女性,但在更年期后则女性的动脉血压较高。此外,血压呈明显的昼夜波动,表现为夜间血压最低,清晨起床活动后血压迅速升高。肥胖者血压略高于中等体型者,肌肉运动或情绪激动时,血压可暂时升高。

（三）动脉血压的测量

测量动脉血压的方法可分为直接测量法和间接测量法。直接测量法一般用于动物实验，而在临床上常用 Korotkoff 听诊法间接测量人的肱动脉血压。测量动脉血压时，让受试者放松手臂肌肉，使测量部位与心脏保持在同一水平。将可充气的袖带以适当松紧度缠绕于上臂，将听诊器的胸件置于肘部肱动脉搏动处。给袖带充气加压，当压力高于收缩压时，肱动脉血流完全被阻断，听诊器里将听不到脉搏声。继续充气使血压计读数再上升 20～30 mmHg，然后以 2～3 mmHg/s 的速度缓慢放气，使袖带内压力逐渐降低。当袖带压力刚低于收缩压的瞬间，少量血液突入肱动脉被压迫阻塞的血管段，形成湍流而产生声音。在听诊器中听到的第一声脉搏声时，血压计水银柱所指示的压力读数即为收缩压。当袖带压力继续降至等于或稍低于舒张压时，血管完全恢复畅通，脉搏声突然变小并最后消失。听诊器中的脉搏声突然变弱或消失的瞬间，血压计水银柱的所指示的压力读数即为舒张压（图 4-14）。

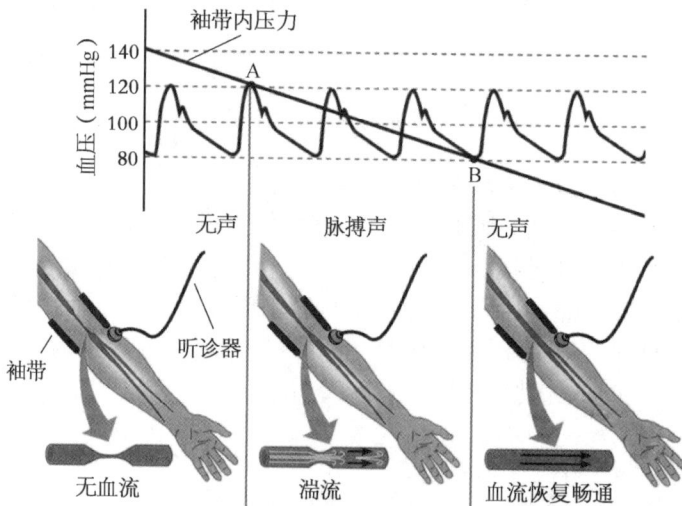

图 4-14　动脉血压间接测量法示意图
A 表示收缩压（第一声脉搏声），B 表示舒张压（脉搏声突然消失）。

（四）影响动脉血压的因素

在完整机体，动脉血压的改变是多种因素相互作用的综合结果，凡参与形成动脉血压的因素发生改变均可影响动脉血压。因此，分析动脉血压的影响因素，应根据不同情况进行综合考虑。以下为了方便讨论，在假定其他因素不变的情况下，就单个因素的变化对动脉血压可能产生的影响加以分析。

1. 搏出量　搏出量增加时，心缩期射入主动脉的血量增加，动脉管壁所承受的压强增大，故收缩压明显升高。由于动脉血压升高，血流速度随之加快，流向外周血管的血量增多，心舒期末存留在大动脉内的血量增加不多，舒张压升高相对较小，因此脉压增大。相反，搏出量减少时，则收缩压明显降低，舒张压降低不多，故脉压减小。可见，收缩压的高低主要反映搏出量的多少。因此，在心肌炎、心肌梗死时，由于心肌收缩力减弱，可导致搏出量减少，收缩压降低。

2. 心率　心率加快时，心缩期和心舒期都缩短，但后者比前者缩短更明显，心舒期内从大动脉流向外周血管的血量减少，因此心舒期末存留于大动脉内的血量增加，致使舒张压明显升高。由于动脉血压升高可使血流速度加快，因而下一心动周期的心缩期内有较多的血液流向外周血管,结果使收缩压升高不显著,故脉压减小。如果心率过快,则心舒期过短,心室充盈不足,心排血量减少,结果反使动脉血压下降。相反,心率减慢时,舒张压降低比收缩压降低更明显,因而脉压增大。

3. 外周阻力 外周阻力增大时,血液从大动脉流向外周血管的速度减慢,心舒期末存留在大动脉内的血量增多,舒张压明显升高。由于动脉血压升高可使血流速度加快,结果使下一心动周期的心缩期内较多的血液流向外周血管,留在大动脉内的血量增加不多,收缩压虽有升高,却不如舒张压升高明显,故脉压减小。相反,外周阻力减小时,舒张压和收缩压都降低,但舒张压降低更明显,故脉压增大。一般情况下,舒张压的高低主要反映外周阻力的大小。

外周阻力的大小与阻力血管口径有密切关系。原发性高血压的发生往往是由于阻力血管口径变小,外周阻力增加所致,因而常以舒张压升高为主。很多治疗高血压的药物,就是通过增加血管口径来达到降压的目的。此外,血黏度的增大也可增加外周阻力,使舒张压升高。红细胞增多症患者由于血黏度的增大,也可伴有高血压症状。

4. 主动脉和大动脉的弹性储器作用 主动脉和大动脉的弹性储器作用可缓冲动脉血压的波动幅度,减小脉压。老年人由于大动脉硬化,管壁弹性纤维减少而胶原纤维增多,其弹性储器作用明显下降,对动脉血压的缓冲作用显著减弱,结果导致收缩压升高,舒张压降低,脉压明显加大。

5. 循环血量与血管容量的关系 正常情况下,循环血量和血管容量是相适应的,因而循环系统内保持一定的充盈度,这是形成血压的前提。大失血时,循环血量减少而血管容量不变,则循环系统平均充盈压降低,动脉血压下降;在药物过敏、细菌毒素中毒时,可因血管扩张使血管容量增大,但循环血量不变,结果也将导致动脉血压下降。

(五) 动脉脉搏

每个心动周期中,随着心脏的舒缩活动,动脉内压力发生周期性变化而导致动脉的周期性搏动,称为**动脉脉搏**(arterial pulse)。动脉脉搏可以波的形式从动脉起始部向末梢血管传播,因此用手指可在某些体表部位触摸到动脉脉搏,如桡动脉脉搏。脉搏波的传导速度要比血流速度快得多,传导速度的快慢与动脉管壁的可扩张性有关。动脉管壁可扩张性越好,脉搏波传导速度越慢;老年人的动脉硬化,可扩张性减退,其传导速度可加快。

用脉搏描记仪可记录到浅表动脉的脉搏图,典型的脉搏图由上升支和下降支组成。上升支的形成与心室快速射血、动脉血压升高和血管壁被扩张有关。下降支的前段是由于心室射血后期,射血速度减慢,动脉血压逐渐降低而形成;随后心室舒张,动脉血压进一步下降,构成下降支的后段。在下降支的中间,因为主动脉瓣关闭,主动脉内的血液向心室方向反流时受到阻挡,因而构成一个向上的小波,称为降中波;降中波前有一个切迹,称为降中峡。

脉搏图的波形与心排血量、主动脉瓣状况、动脉的可扩张性和外周阻力等因素密切相关,故可反映心血管系统功能活动的改变。如主动脉粥样硬化时,可扩张性减退,动脉血压的波幅增大,脉搏图上升支的斜率和幅度也加大。主动脉瓣狭窄时,射血阻力大,上升支的斜率和幅度均减小。主动脉瓣关闭不全时,心舒期主动脉内血液向心室反流,主动脉内压急剧下降,而在心缩期,搏出量明显增加,所以脉搏波幅度明显增大,下降支中降中峡和降中波阙如。

四、静脉血压和静脉回心血量

静脉是血液回流到心脏的通道。在安静状态下,体循环中 60% ~ 70% 的血液量容纳在静脉部分,故静脉又有容量血管之称,起着储血库的作用。静脉的舒缩活动可有效调节静脉回心血量和心排血量,使循环功能适应机体在各种生理状态下的需要。

（一）静脉血压

静脉血压远低于动脉血压。体循环的血液经动脉、毛细血管汇集到微静脉时,血压已降至15 ~ 20 mmHg,当血液最后流入右心房时,血压已接近 0。

1. 外周静脉压和中心静脉压　　通常将各器官静脉的血压称为**外周静脉压**(peripheral venous pressure),其特点是血压低,血流阻力小,易受重力和体位的影响。而右心房和胸腔内大静脉的血压则称为**中心静脉压**(central venous pressure, CVP),其正常变动范围为 4 ~ 12cmH$_2$O(0.4 ~ 1.2 kPa)。中心静脉压的高低取决于心脏射血能力和静脉回心血量之间的相互关系。若心脏射血能力强,由静脉回流入心的血液能被及时射入动脉,因而中心静脉压较低;若心脏射血能力弱(如右心衰竭),血液淤滞于右心房和腔静脉,故中心静脉压较高。另一方面,若静脉回流量增加,回流速度加快,中心静脉压也将升高;如果静脉回流量减少,回流速度减慢,则中心静脉压将降低。由于中心静脉压能反映静脉回心血量和心脏的射血功能状态,因而临床上在治疗休克患者时常用作控制输液速度和输液量的重要指标。如果在输液过程中,中心静脉压偏低或有下降趋势,常提示输液量不足;如果中心静脉压高于正常或有进行性升高趋势,则表明输液过多过快或心功能不全;当中心静脉压 > 16 cmH$_2$O 时,输液要慎重或暂停。

2. 重力对静脉血压的影响　　血管内血液本身的重力作用于血管壁上,可产生一定的静水压。各部分血管静水压的高低取决于人体所处的体位。平卧时由于各部位血管的位置大致与心脏在同一水平,静水压也就大致相同。然而当人体由平卧位转为直立位时,因重力作用使足部血管内的血压比卧位时高,增高部分相当于从足部至心脏的高度所形成的静水压,约为 90 mmHg(图 4-15)。而高于心脏水平部位血管内的压力却较平卧位时低,如脑膜矢状窦内的压力可降至 – 10 mmHg 左右。重力形成的静水压对同一水平的静脉压和动脉压的影响是相同的,但由于静脉管壁比动脉管壁薄而柔软,其跨壁压(即血管内外的压力差)较小,因而在相同的静水压下,静脉的充盈度远大于动脉的充盈度,即静脉可较动脉容纳更多的血液,所以久站不动时常可见足背浅表静脉怒张。

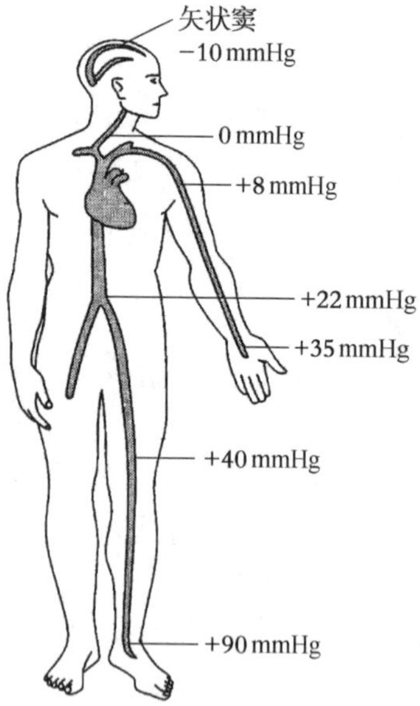

图 4-15　直立体位对不同部位静脉血压的影响

矢状窦
– 10 mmHg
0 mmHg
+8 mmHg
+22 mmHg
+35 mmHg
+40 mmHg
+90 mmHg

（二）静脉回心血量

1. 静脉对血流的阻力　　正常情况下,血液从微静脉回流到右心房,压力仅降低约 15 mmHg,可见静脉对血流的阻力很小,这与保证静脉回心血量的功能是相适应的。

微静脉在功能上属于毛细血管后阻力血管,可调节毛细血管血压。如果毛细血管前阻力不变,微静脉收缩,毛细血管后阻力增大,于是毛细血管血压升高,使组织液的生成增多(见后文)。反之,微静脉舒张,则有利于组织液进入毛细血管。因此,微静脉的舒缩状态可调控毛细血管血压和体液在血管和组织间隙的分布情况,从而间接调节循环血量。

2. 影响静脉回心血量的因素　　单位时间内**静脉回心血量**(venous return)的多少取决于外

周静脉压与中心静脉压之差,以及静脉对血流的阻力。凡能影响外周静脉压、中心静脉压和静脉血流阻力的因素都能影响静脉回心血量。

(1)循环系统平均充盈压:这是反映血管系统充盈程度的指标,血管内血液的充盈程度对静脉回心血量有直接的影响。当血量增加或容量血管收缩时,循环系统平均充盈压升高,静脉回心血量就增加;反之,则静脉回心血量减少。

(2)心脏收缩力:心脏收缩为推动血液在血管内流动提供动力,因此静脉回心血量与心脏收缩力呈正变关系。如果心脏收缩力强,则射血分数高,心室舒张末期容积和压力较低,对心房和大静脉内血液的"抽吸"力较大,静脉回心血量就较多。反之,若心脏收缩力弱,则回心血量就较少。右心衰竭时,心脏收缩力减弱,心舒期右心室内压增高,血液淤积于右心房和大静脉内,回心血量明显减少,患者可出现颈静脉怒张,肝充血肿大,下肢水肿等静脉淤血的症状;左心衰竭时,左心房和肺静脉压升高可引起肺淤血和肺水肿。

(3)体位改变:当人体从卧位转变为立位时,由于重力作用,心脏水平以下的静脉扩张,可多容纳约500 ml血液,使静脉回心血量减少。正常人从蹲位突然起立,有时可出现眼前发黑甚至晕倒的现象,就是由于体位改变,导致回心血量减少,心排血量减少和血压暂时性下降所致。长期卧床的患者,其静脉管壁的紧张性较低,可扩张性较大,且其腹壁和下肢肌肉的收缩力较弱,对静脉的挤压作用减小。所以,突然下床站立时,可因大量血液淤滞于下肢,回心血量减少,使动脉血压下降,脑血供不足,引起头晕甚至昏厥。体位改变对静脉回心血量的影响,在高温环境中更明显,这是因为皮肤血管扩张而容纳的血量增多,此时若长时间站立不动,回心血量将明显减少。

(4)骨骼肌的挤压作用:人体在行走或奔跑情况下,当下肢肌肉收缩时,可对肌肉内或肌肉间的静脉产生挤压作用,使静脉回流加快;当下肢肌肉舒张时,静脉受挤压的作用减弱,有利于毛细血管内和微静脉内血液流入静脉,使静脉充盈。同时,由于下肢深静脉内有瓣膜,可使静脉血在肌肉收缩时流向心房,而在肌肉舒张时不能逆流(图4-16)。因此,骨骼肌与静脉瓣膜的配合可对静脉回流起到"肌肉泵"的作用。这种作用对于行走或奔跑时降低下肢静脉血压和减少血液在下肢静脉内潴留具有重要意义。如果久立不动,可使下肢静脉回流受阻,静脉过度扩张,导致下肢静脉曲张和下肢水肿。

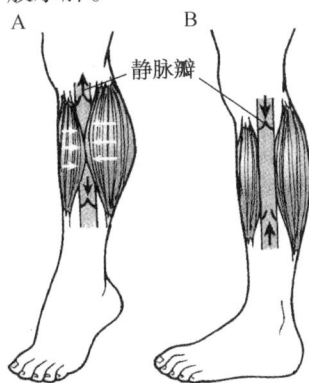

图4-16　下肢骨骼肌舒缩和静脉瓣对静脉回流的影响

A. 骨骼肌收缩,挤压静脉,促使静脉回流加速;B. 骨骼肌舒张,静脉内压力降低,利于静脉充盈。图中白色箭头表示骨骼肌收缩对静脉的挤压作用;黑色箭头表示静脉内血流方向。

（5）呼吸运动：由于胸膜腔内压为负压（见第五章），因此胸腔内大静脉经常处于扩张状态。吸气时，胸腔容积增大，胸膜腔负压进一步增大，使胸腔内大静脉和右心房更加扩张，有利于外周静脉血回流至右心房，即可使静脉回心血量增加。呼气时，胸膜腔负压减小，则静脉回心血量减少。然而，呼吸运动对肺循环和对体循环静脉回流的影响有所不同。吸气时，随着肺的扩张，肺部血管被动扩张，容积增大，能存留较多的血液，因而由肺静脉回流至左心房的血量减少；而呼气时的情况则正好相反。

五、微循环

微循环（microcirculation）是指微动脉和微静脉之间的血液循环，其基本功能是实现血液和组织之间的物质交换。

（一）微循环的组成

由于各组织器官的形态与功能不同，微循环的组成也有所不同。人手指甲皱皮肤微循环的形态较简单，微动脉和微静脉之间仅由呈袢状的毛细血管相连，骨骼肌和肠系膜微循环的形态则比较复杂。典型的微循环由微动脉、后微动脉、毛细血管前括约肌、真毛细血管、通血毛细血管、动-静脉吻合支和微静脉等部分组成（图 4-17）。

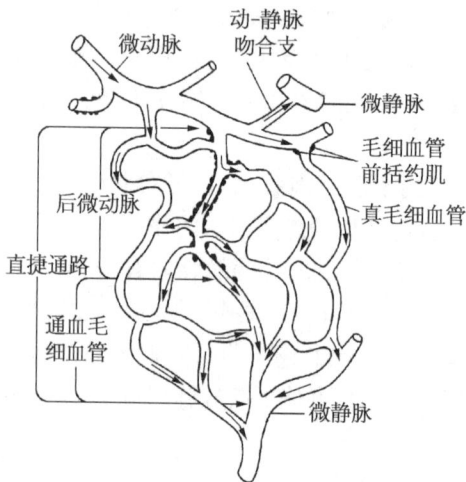

图 4-17　微循环的组成模式图

微动脉是小动脉的终末部分，管壁有 1~2 层完整的平滑肌，其收缩或舒张活动可使管径缩小或扩大，起控制微循环血流量的"总闸门"的作用；后微动脉是微动脉的分支，管壁平滑肌层已不完整，毛细血管前括约肌是由围绕在真毛细血管起始端的少量环行平滑肌组成，其舒缩活动可控制所属部分真毛细血管网的血流量，在微循环中起"分闸门"的作用；微静脉是收集来自毛细血管网血液的血管，其管壁平滑肌层也不完整，在功能上起微循环"后闸门"的作用。

（二）微循环的血流通路

微循环的血液可通过以下 3 条通路从微动脉流向微静脉。

1. **直捷通路**（thoroughfare channel）　是指血液从微动脉经后微动脉、通血毛细血管进入微静脉的血流通路。通血毛细血管是后微动脉的直接延伸，其管壁平滑肌逐渐稀少至消失。直捷通路的特点是短而直，血流阻力小，流速快，经常处于开放状态。其主要功能不是物质交换，而是使一部分血液迅速通过微循环流回心脏，保持血流量的相对稳定。直捷通路在骨骼肌组织中较多见。

2. **迂回通路**（circuitous channel）　是指血液从微动脉经后微动脉、真毛细血管，然后汇集到微静脉的血流通路。真毛细血管数量多、管壁薄、通透性大，行径迂回曲折，穿行于细胞间隙，且互相连通成网状，血流缓慢。迂回通路是血液与组织细胞之间进行物质交换的主要场所，故又称营养通路。

3. **动-静脉短路**（arteriovenous shunt）　是指血液从微动脉经动-静脉吻合支直接流向微静脉的血流通路。该通路多见于皮肤微循环，尤其是手指、足趾、耳郭等处。动-静脉吻合支有完整的平滑肌层,管壁厚,血流速度快。其功能不是进行物质交换,而是在调节体温中发挥作用。当气温升高时,动-静脉短路开放增多,皮肤血流量增加,皮肤温度升高,有利于机体散热;反之,气温下降时,动-静脉短路关闭,有利保存体热。但动-静脉短路开放会相对减少组织对氧的摄取。临床上感染性和中毒性休克时,动-静脉短路大量开放,可加重组织的缺氧状况。

(三) 微循环血流量的调节

交感神经支配微动脉和微静脉,但对微动脉的支配密度更大。交感神经兴奋时,微动脉和微静脉均收缩,微循环的"总闸门"和"后闸门"趋于关闭,微循环的血液灌注量和流出量均减少,尤以前者为甚,故毛细血管血压降低。微动脉与微静脉也受体液因素的调节。全身性体液因素如肾上腺素、去甲肾上腺素、血管紧张素Ⅱ等均可引起它们收缩,而局部组织的代谢产物,如 CO_2、乳酸、腺苷、组胺、H^+ 等却可使之舒张。后微动脉和毛细血管前括约肌主要受局部代谢产物的调节。

通常情况下,经过毛细血管的血流是不连续的,因为后微动脉和毛细血管前括约肌不断发生 5~10 次/分钟的交替性、间歇性收缩和舒张活动。这种活动可控制真毛细血管网的开放和关闭,其产生机制主要与局部组织的代谢活动有关。当某处真毛细血管网关闭一段时间后,由于局部代谢产物堆积,可引起后微动脉和毛细血管前括约肌舒张,真毛细血管网开放,血流通畅,将局部代谢产物运走。由于局部代谢产物减少,其舒张血管的作用减弱,于是后微动脉和毛细血管前括约肌收缩,真毛细血管网再次关闭。如此周而复始,使真毛细血管网关闭和开放不断交替。另一方面,一处的真毛细血管网开放时,别处的真毛细血管网关闭;反之亦然,从而使不同处真毛细血管网的轮流开放。这是一种自身调节过程。安静状态下,骨骼肌组织同一时间内只有 20%~35% 真毛细血管网处于开放状态。当组织代谢活动增强时,更多的真毛细血管开放,使血液和组织细胞之间发生交换的面积增大,交换距离缩短,从而满足组织代谢的需求。

(四) 微循环的物质交换功能

血液与组织细胞之间的物质交换是通过组织液作为中间环节进行的,而毛细血管壁具有良好的通透性,这是血液和组织液之间物质交换的重要保证。物质交换主要通过以下方式进行。

1. 扩散 是血液与组织液之间物质交换的主要方式,其动力是这些物质在毛细血管壁两侧的浓度差。例如,血液中营养物质较多、O_2 分压较高,它们可扩散入组织液;而组织液中代谢产物较多、CO_2 分压较高,它们可向血液扩散。扩散的速度与该物质的浓度差、毛细血管壁通透性、有效扩散面积呈正比,与毛细血管壁厚度(扩散距离)呈反比。

2. 滤过和重吸收 由于毛细血管壁两侧静水压和胶体渗透压存在差异,可引起液体(包括小分子溶质)由毛细血管内向组织液方向移动,称为**滤过**;而反方向的移动则称为**重吸收**。血液和组织液之间以滤过和重吸收方式进行的物质交换仅占交换总量中的很小一部分,而在组织液的生成中却起重要作用。

3. 吞饮 血浆蛋白等大分子物质跨毛细血管壁移动常以吞饮的方式进行。在毛细血管内皮细胞一侧的液态物质可被内皮细胞膜包围,被吞饮入细胞后形成吞饮小泡,继而被运至细胞的另一侧从内皮细胞排出,从而实现物质跨血管内皮细胞的转运。

六、组织液的生成与淋巴循环

组织液存在于组织细胞的间隙中,绝大部分呈胶冻状,不能自由流动,因而不会因重力作用而流到身体的低垂部分。组织液中各种离子的成分与血浆相同,但蛋白质的浓度明显低于血浆。

（一）组织液的生成

组织液是血浆中的液体经毛细血管壁滤过而生成的,同时组织液也可通过毛细血管壁被重吸收。液体通过毛细血管壁移动的方向取决于毛细血管内、外的 4 个因素,其中毛细血管血压和组织液胶体渗透压是促使液体由毛细血管内向血管外滤过的力量,血浆胶体渗透压和组织液静水压则是促使液体重吸收回毛细血管内的力量。滤过的力量与重吸收的力量之差,称为**有效滤过压**（effective filtration pressure）,可用下式表示

有效滤过压 =（毛细血管血压 + 组织液胶体渗透压）-（血浆胶体渗透压 + 组织液静水压）

若有效滤过压为正值,表示有液体自毛细血管内滤出至组织间隙,即组织液生成;若有效滤过压为负值,则说明有液体自组织间隙被重吸收回毛细血管内,即组织液回流。

正常情况下,血液由毛细血管动脉端流向静脉端时,血压逐渐降低。动脉端毛细血管血压约 32 mmHg,至静脉端约降至 14 mmHg,而血浆胶体渗透压、组织液胶体渗透压和组织液静水压一般变化不大,分别为 25、8 和 2 mmHg 左右。按此计算,毛细血管动脉端的有效滤过压为正值,约 13 mmHg,故有组织液生成;而毛细血管静脉端的有效滤过压为负值,约 - 5 mmHg,因而有组织液回流（图 4-18）。毛细血管中液体的滤过和重吸收之间是一个逐渐移行的过程,由动脉端向静脉端滤过量逐渐减少,而重吸收量逐渐增加。流经毛细血管的液体有 0.5% ~ 2% 以滤过的方式进入组织间隙,其中约 90% 的滤过液体在静脉端被重吸收回血液,余下 10% 进入毛细淋巴管,成为淋巴,再由淋巴系统回流入血。

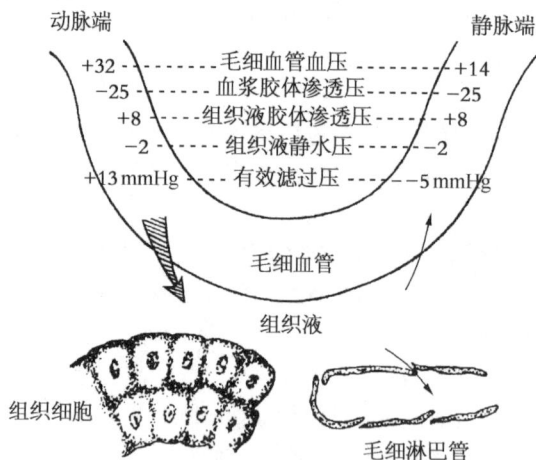

图 4-18　组织液生成与回流示意图

图中数字前的"+"表示使液体滤出毛细血管的力量;"-"表示液体重吸收回毛细血管的力量。

（二）影响组织液生成的因素

正常情况下,组织液的生成与回流是平衡的。一旦平衡遭受破坏,有过多的液体潴留于组织间隙,将引起组织水肿。凡能影响有效滤过压、毛细血管壁通透性和淋巴回流的因素均可影响组织液的生成与回流。

1. 毛细血管血压　发生炎症时,局部微动脉扩张,可使毛细血管血压升高,有效滤过压升

高,组织液生成多于回流而引起局部水肿。发生右心衰竭时,静脉回流受阻,也可使毛细血管血压逆行性升高,有效滤过压升高,组织液生成多于回流而引起全身性水肿。

2. 血浆胶体渗透压　当肝功能受损、营养不良或者患某些肾脏疾病时,由于血浆蛋白合成减少或大量丢失,可使血浆胶体渗透压降低,有效滤过压升高,组织液回流少于生成而出现全身性水肿。

3. 毛细血管壁通透性　局部烧伤或发生过敏反应时,局部组织释放大量组胺,可使毛细血管壁通透性增加,部分血浆蛋白渗出,血浆胶体渗透压降低而组织液胶体渗透压却升高,造成组织液生成增多而回流减少,从而出现局部水肿。

4. 淋巴回流　正常时约10%组织液经淋巴回流入血,从而保持组织液生成和回流平衡。若患丝虫病或肿瘤以及手术、感染等致使淋巴管阻塞,淋巴回流受阻,组织液积聚于组织间隙中,也可导致局部水肿。

（三）淋巴循环

淋巴系统是组织液回流入血的一个重要辅助系统。组织液进入淋巴管即成为淋巴(又称淋巴液),全身的淋巴液通过淋巴管收集,最后经右淋巴导管和胸导管流入静脉。毛细淋巴管的盲端起始于组织间隙,管壁由单层内皮构成,管壁外无基膜,故通透性极高。相邻的内皮细胞边缘互相覆盖,形成只向管腔内开放的单向活瓣。此外,毛细淋巴管的内皮细胞还具有吞饮功能。毛细淋巴管的这些结构特点均有利于组织液和悬浮于其中的蛋白质与微粒进入淋巴管。淋巴循环除可回收组织液中的蛋白质外,还具有运输从肠道吸收的脂肪和胆固醇等营养物质,调节血浆和组织液之间的液体平衡,以及清除组织中的红细胞、细菌及其他异物等功能。

第四节　心血管活动的调节

心血管系统的基本功能是为机体各部分提供足够的血流。不同器官组织对血液供应的需求有很大差异,而且各器官组织的血流量随其功能和代谢状况的改变也会发生很大的变化,并在整体活动中相互协调。例如,运动时骨骼肌代谢活动可比平时提高60倍,对血液的需求量大幅提高,为平时血流量的20倍。机体主要通过神经和体液调节来改变心排血量和外周阻力,从而使各器官组织的血流量能满足当时的代谢需求。

一、神经调节

心脏和血管平滑肌接受自主神经支配,包括交感神经和副交感神经。机体对心血管活动的神经调节是通过各种心血管反射实现的。

（一）心脏和血管的神经支配

1. 心脏的神经支配　心脏受**心交感神经**(cardiac sympathetic nerve)和**心迷走神经**(cardiac vagus nerve)的双重支配,前者能加强心脏的活动,后者则起抑制作用,两者相互拮抗、又相互协调,共同调节心脏的泵血活动。

（1）心交感神经及其作用:心交感神经节前纤维起自脊髓胸段第1~5节段灰质侧角的神经元,在星状神经节或颈交感神经节内更换神经元(简称换元),换元后的节后纤维支配窦房结、房室交界、房室束、心房肌和心室肌。左右两侧心交感神经对心脏的支配各有侧重,右侧主要支配窦房结,影响心率;左侧主要支配房室交界和心室肌,影响房室传导和心肌收缩能力。心交感神经兴奋时,节后纤维末梢释放去甲肾上腺素,后者与心肌细胞膜中的 β_1 受体结合,引起心率加快,心肌收缩力增强,房室交界传导加速等效应,结果使心排血量增加。心交感神经对心脏的兴奋作用可被 β_1 受体拮抗剂阿替洛尔或美托洛尔所阻断,临床上常用 β_1 受体拮抗剂治疗窦性心动过速。

（2）心迷走神经及其作用:心迷走神经节前纤维始于延髓的迷走神经背核和疑核,在心内神经节换元,换元后的节后纤维支配心脏的窦房结、心房肌、房室交界、房室束及其分支,心室肌只有少量纤维支配。左右两侧心迷走神经对心脏的支配也有所不同,右侧主要支配窦房结,左侧对房室交界的作用占优势,但差别不如两侧心交感神经显著。心迷走神经兴奋时,节后纤维末梢释放乙酰胆碱,后者与心肌细胞膜中的 M 受体结合,引起心率减慢,心房肌收缩力减弱,房室交界传导减慢等效应,结果使心排血量减少。心迷走神经对心脏的抑制作用可被 M 受体拮抗剂阿托品所阻断。

心交感神经和心迷走神经平时都有紧张性活动,所谓**紧张**（tonus）是指神经或肌肉平时保持一定程度的活动状态。对神经来说,是其纤维上经常保持发放一定频率的冲动。

2. 血管的神经支配　　血管运动依靠血管平滑肌的舒缩活动而实现,支配血管平滑肌的自主神经可分为缩血管神经和舒血管神经。与对心脏的双重支配不同,绝大多数血管受交感缩血管神经的单一支配,仅有小部分血管兼有缩血管神经和舒血管神经的双重支配。

（1）交感缩血管神经及其作用:**交感缩血管神经**（sympathetic vasoconstrictor nerve）节前纤维起自脊髓胸段和腰段灰质侧角的神经元,在椎旁或椎前交感神经节内换元,换元后的节后纤维支配几乎全身所有的血管平滑肌。但是,在不同器官组织的血管中,交感缩血管纤维的分布密度不同,在皮肤血管的分布密度最高,骨骼肌和内脏血管次之,冠状动脉和脑血管的分布密度最低。在同一器官的血管中,分布于动脉的密度高于静脉,而动脉中以微动脉的分布密度为最高,毛细血管前括约肌的分布却很少。当交感缩血管神经兴奋时,其节后纤维末梢释放去甲肾上腺素。血管平滑肌膜中有 α 和 β_2 受体,去甲肾上腺素与 α 受体结合后,可引起血管平滑肌收缩;与 β_2 受体结合后,则引起血管平滑肌舒张。但去甲肾上腺素与 α 受体结合的能力比它与 β_2 受体结合的能力强,因此交感缩血管神经兴奋时主要产生缩血管效应。α 受体拮抗剂酚妥拉明可阻断此效应。

在平时安静状态下,交感缩血管神经持续发放 1～3 Hz 的低频冲动,称为**交感缩血管紧张**（sympathetic vasoconstrictor tone）。这种紧张性活动使血管平滑肌保持一定程度的收缩状态。当交感缩血管紧张增强时,血管平滑肌进一步收缩;交感缩血管紧张减弱时,血管平滑肌收缩程度减弱,血管舒张。在不同生理状况下,交感缩血管神经的冲动发放频率在低于 1 Hz 至 8～10 Hz 的范围内变动,这一变动范围足以使血管口径发生很大变化,从而调节不同器官的血流阻力和血流量。

（2）舒血管神经及其作用:与缩血管神经不同的是,舒血管神经的分布较局限,体内仅部分器官组织的血管受其支配。这类神经主要有以下两类:①交感舒血管神经。这类神经主要支配骨骼肌的微动脉,平时无紧张性活动。只有在情绪激动和发生防御反应时,交感舒血管神经才发放冲动,其末梢释放乙酰胆碱,与血管平滑肌膜中的 M 受体结合,使骨骼肌血管舒张,血流量增加。这与发动防御反应时肌肉活动增强的需要是相适应的。②副交感舒血管神经。有少数器官如脑膜、肝脏、唾液腺和外生殖器等,其血管平滑肌既接受交感缩血管神经支配,又接受副交感舒血管神经支配。后者末梢也以乙酰胆碱为递质,通过作用于 M 受体使血管舒张,从而增加该器官的血流量。副交感舒神经的活动仅对所支配的器官组织局部血流量起调节作用,而对循环系统总外周阻力的影响不大。

(二) 心血管中枢

在中枢神经系统内,与心血管活动调节有关的神经元集中的部位称为**心血管中枢**(cardiovascular center)。心血管中枢广泛分布于自脊髓至大脑皮层的各级水平。它们在心血管活动调节中具有不同的功能,却又互相联系,使整个心血管系统的活动协调一致,并与整体功能活动相适应。

调节心血管活动的基本中枢位于延髓。许多基本的心血管反射在延髓即能完成;高位中枢的作用多通过延髓心血管中枢下传到脊髓交感节前神经元。目前认为,延髓腹外侧区是交感缩血管中枢和心交感中枢的所在部位,而心迷走中枢则可能位于延髓的疑核和迷走神经背核。这些中枢部位的传出冲动分别经交感缩血管神经、心交感神经和心迷走神经到达血管和心脏,发挥其调节作用。位于延髓背侧的孤束核则是传入神经的接替核,它接受来自压力感受器、心肺感受器和化学感受器等的传入信息,然后将信息传递至延髓及中枢神经系统的其他部位,从而影响心血管活动。

心血管中枢的神经元经常处于一定程度的兴奋状态,并通过有关传出纤维发放一定频率的冲动,即具有紧张性活动。交感缩血管中枢、心交感中枢和心迷走中枢平时都有紧张性活动。心交感中枢紧张和心迷走中枢紧张具有交互抑制作用。正常成年人在安静状态下,心迷走中枢紧张较强,而心交感中枢紧张相对较弱,故心率保持在较低水平,约为 75 次/分钟。在情绪激动或运动等情况下,心交感中枢紧张加强,心迷走中枢紧张减弱,结果使心率加快。

延髓以上的脑干、下丘脑、大脑和小脑中也都存在与心血管活动有关的神经元。高位中枢的调节功能较为复杂,往往不是单纯调节心血管活动,而将其整合于对其他活动的调节之中,使心血管活动适合于某种整体功能活动的需要。例如,边缘系统、下丘脑具有调节内脏活动、本能行为和情绪等功能,而在这些功能活动中都伴随出现相应的心血管活动变化;而小脑则参与姿势及运动调节中的心血管活动控制。

(三) 心血管反射

神经调节均以反射的方式进行,心血管活动的神经调节也不例外。当机体处于不同的状态,如运动、情绪激动、睡眠等,或者当机体的内外环境发生变化时,可通过各种心血管反射,使心排血量和各器官的血管舒缩状况发生相应的改变,动脉血压也发生相应的变化,以适应机体当时所处的状态或环境的变化。

1. 颈动脉窦和主动脉弓压力感受性反射

(1) 反射弧:**压力感受性反射**(baroreceptor reflex)的感受装置主要有颈动脉窦和主动脉弓压力感受器,它们是位于这些血管外膜下的感觉神经末梢。压力感受器的适宜刺激并非动脉血压的变化,而是血液对动脉管壁的机械牵张。当动脉血压升高时,动脉管壁被牵张的程度增加,感受器发放的传入冲动增多。颈动脉窦和主动脉弓压力感受器的传入神经分别汇合成窦神经和主动脉神经,后者常伴行于迷走神经中,但在家兔自成一束,也称为降压神经;窦神经上行时加入舌咽神经。进入延髓后,它们都到达孤束核,然后再投射到心迷走中枢、心交感中枢和交感缩血管中枢。传出神经分别为心迷走神经、心交感神经和交感缩血管神经,效应器则为心脏和血管。

（2）反射效应：当动脉血压突然升高时，压力感受器受到的牵张刺激增强，传入神经将冲动传向延髓心血管中枢，使心迷走中枢紧张加强，心交感中枢和交感缩血管中枢紧张减弱，再通过相应的传出神经，使心率减慢、心肌收缩力减弱，引起心排血量减少，阻力血管舒张，使外周阻力降低，因而动脉血压下降。这一反射又称**降压反射**。压力感受性反射具有双向调节作用，当动脉血压突然降低时，压力感受器受到的牵张刺激减弱，传入冲动减少，则发生相反的效应，即心率加快，心肌收缩力增强，心排血量增加，阻力血管收缩，外周阻力增大，动脉血压回升（图 4-19）。

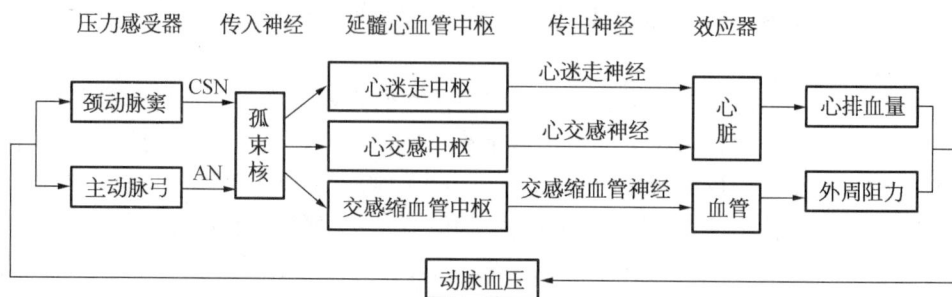

图 4-19　压力感受性反射过程示意图

CSN：颈动脉窦神经；AN：主动脉神经。

（3）反射特点：压力感受性反射有以下特点。①是一种典型的负反馈调节，且具有双向调节的能力。②反射主要对快速波动的血压变化敏感，而对缓慢发生的血压变化却不敏感。③传出效应中对心率的改变十分明显。④反射在正常血压范围内变动时最敏感，具有最大的缓冲作用。压力感受性反射功能曲线表明，当颈动脉窦内压在 70～150 mmHg 范围变动时，它与动脉血压之间呈负相关，而当窦内压过高（>150 mmHg）或过低（<70 mmHg）时，动脉血压则几乎不受窦内压变化的影响（图 4-20）。因此压力感受性反射功能曲线两端近于平坦，中间较陡，窦内压在 100 mmHg（相当于安静时的正常动脉血压水平，也是压力感受性反射的调定点）上下波动时，压力感受器最敏感，微小的窦内压变动即可引起动脉血压的明显改变，所以，压力感受性反射的作用是使动脉血压维持在调定点水平。⑤反射可发生重调定。在血压持续升高的情况下，如高血压患者，压力感受性反射的调定点可上移，即发生**重调定**（resetting），使压力感受性反射在较高的动脉血压水平上仍能发挥作用而维持血压的相对稳定。

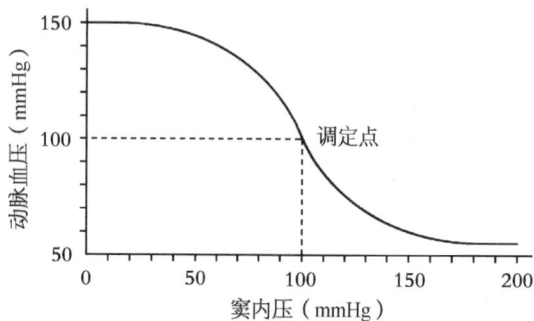

图 4-20　压力感受性反射功能曲线

（4）生理意义：压力感受性反射在动脉血压发生突然变化时，可对血压变化进行快速调节，使之维持相对稳定。这一反射对于日常生活至关重要，使人体在受到外界刺激、改变体位（如快速起立、起跑或躺下）、进食或排便时，全身血压不至于发生大幅度波动。如果压力感受性反射敏感性降低，则从平卧位快速转为直立位时将发生直立性低血压，严重时可发生晕厥。因此，在生理学中将动脉压力感受器的传入神经称为缓冲神经。但是，压力感受性反射在动脉血压的长期调节中并不起重要作用。

2. 心肺感受器引起的心血管反射　心肺感受器(cardiopulmonary receptor)存在于心房、心室和肺循环大血管壁内,能感受机械牵张刺激或某些化学物质(如前列腺素、腺苷和缓激肽等)的刺激,心房壁的牵张感受器又称**容量感受器**(volume receptor)。心肺感受器的传入纤维走行于迷走神经内。当心房、心室或肺循环大血管中的血容量增多时,心脏或血管壁受到的牵张刺激增强,大多数心肺感受器兴奋,经迷走传入后可反射性引起交感紧张减弱,心迷走紧张增强,使心率减慢、心排血量减少、外周阻力降低,血压下降;同时还可引起肾交感神经活动减弱,抑制肾素和血管升压素的释放,使肾血流量增加,尿量增多。反之,当循环血量减少时,心肺感受器受刺激减弱,则发生相反的效应。容量感受器反射的主要功能是调节循环血量和细胞外液量。

3. 颈动脉体和主动脉体化学感受性反射　人体内的**化学感受器**主要是存在于颈内、外动脉分叉处和主动脉弓下方的颈动脉体和主动脉体。当动脉血中 CO_2 分压升高、O_2 分压降低和(或)H^+ 浓度增高时,化学感受器兴奋,发出的传入冲动沿着窦神经和迷走神经传到延髓的孤束核,引起延髓内的呼吸中枢和心血管中枢的活动改变。其效应主要是呼吸加深加快(见第五章)。在保持自然呼吸的情况下,化学感受器兴奋可间接引起心率加快,心排血量增加,外周阻力增大,因而血压升高。一般认为,化学感受性反射的生理意义主要是调节呼吸运动,平时对心血管活动不起明显的调节作用,只有在低氧、窒息、失血、动脉血压过低和酸中毒等情况下才发挥作用,其意义主要是重新分配血流量,优先保证心、脑等重要器官的血液供应。但有资料表明,不能排除化学感受性传入冲动具有维持交感缩血管中枢紧张的作用,这可能对于防止睡眠时血压下降和脑缺血具有重要意义。

二、体液调节

除受神经调节外,心血管活动还接受体液调节。有些体液因素,如肾素-血管紧张素系统、儿茶酚胺、血管升压素和心房钠尿肽等,经血液循环运送至全身,可广泛作用于心血管系统,属于全身性体液调节;有些体液因素,如激肽、组胺、一氧化氮和内皮素等,由局部组织或细胞产生,仅对局部血管发挥调节作用,属于局部性体液调节。

(一)肾素-血管紧张素系统

肾素是由肾球旁细胞合成和分泌的一种蛋白酶。肾素的分泌受多种因素的调控,肾血流量不足、交感神经活动增强或血浆儿茶酚胺增加都可刺激肾素分泌(见第八章)。当肾素进入血液后,将血浆中的**血管紧张素原**分解为**血管紧张素 I**。血管紧张素 I 在血浆或组织中,尤其是经过肺循环时,被存在于血管内皮表面的**血管紧张素转换酶**水解为**血管紧张素 II**。血管紧张素 II 可在血浆和组织中氨基肽酶的作用下,转变成**血管紧张素 III**。这整个系统称为**肾素-血管紧张素系统**(renin-angiotensin system)。

血管紧张素 II 和血管紧张素 III 可作用于血管平滑肌和肾上腺皮质球状带等细胞上的血管紧张素受体,发挥调节作用。血管紧张素 II 是具有强烈收缩血管的肽类物质。它对心血管活动的调节作用有:①直接收缩全身微动脉,使动脉血压增高;也能收缩静脉,使回心血量增加;②作用于心血管中枢某些部位,加强交感缩血管中枢紧张;③促进肾上腺皮质球状带合成和释放**醛固酮**,后者的主要作用是促进肾远曲小管、集合管对 Na^+ 和水的重吸收,使循环血量增加,同时促进 K^+ 的排出;④促进交感神经末梢释放去甲肾上腺素,增强其缩血管作用。总之,血管紧张素 II 的效应与血压升高有关。血管紧张素 III 的缩血管效应仅为血管紧张素 II 的10%~20%,而其促进醛固酮合成和释放的作用却较强。

在某些情况下,如失血、脱水时,通过肾素-血管紧张素系统的活动增强,可对循环系统功能起重要的调节作用。有些心血管疾病如高血压、冠心病等的发生,与肾素-血管紧张素系统的活动异常有关。临床上使用血管紧张素转换酶抑制剂或血管紧张素 II 的受体拮抗剂,可预防和治疗这类疾病。

（二）肾上腺素和去甲肾上腺素

血液中的**肾上腺素**（adrenaline，Ad；epinephrine，E）和**去甲肾上腺素**（noradrenaline，NA；norepinephrine，NE）主要来自肾上腺髓质,它们在化学结构上都属于儿茶酚胺类。由交感神经末梢释放的去甲肾上腺素主要在局部起作用,仅有少量进入血液。肾上腺素和去甲肾上腺素对心血管的作用有许多共同点,但由于两者与肾上腺素能受体不同的结合能力及受体在组织中的不同分布,其作用也有一定差异。肾上腺素既能激活 α 受体,又能激活 β 受体,但对 α 受体的作用不如去甲肾上腺素的强;去甲肾上腺素主要激活 α 受体,对 β 受体的作用较弱。

1. 对心脏的作用 肾上腺素和去甲肾上腺素都能激活心肌细胞膜中的 β_1 受体,使心率加快、心肌收缩力增强、心排血量增加。由于肾上腺素对心脏的作用比去甲肾上腺素的作用强。所以,临床上常将肾上腺素用作强心药。在完整机体内,静脉注射去甲肾上腺素后,由于血压明显升高。可通过压力感受性反射抑制心脏的活动,这一间接的抑制效应往往超过它对心脏的直接兴奋作用,故可出现继发性心率减慢。

2. 对血管的作用 大多数血管平滑肌上富含 α 受体,去甲肾上腺素主要作用于 α 受体,因而使大多数血管发生强烈收缩,导致外周阻力增大,血压急剧升高,故临床上常将去甲肾上腺素用作升压药。

肾上腺素对血管的作用取决于受体在血管平滑肌中的分布情况,α 受体兴奋可使血管收缩,β_2 受体兴奋可使血管舒张。肾上腺素可引起 β_2 受体占优势的骨骼肌血管和肝脏血管舒张,而使 α 受体占优势的皮肤、肾、胃肠等处的血管收缩。因此肾上腺素对全身组织器官的血流量有重新分配的作用,尤其在运动时,可使内脏血管收缩,骨骼肌血管舒张,优先保证骨骼肌的供血。静脉注射肾上腺素,在小剂量时常因 β_2 受体兴奋为主而出现舒血管效应,但在大剂量时则由于 α 受体同时兴奋而出现缩血管效应。

（三）血管升压素

血管升压素（vasopressin，VP）由下丘脑视上核和室旁核的神经元合成,经下丘脑-垂体束运输到神经垂体储存,并由此释放入血。血管升压素可作用于肾远曲小管和集合管的相应受体,促进水的重吸收,减少尿量,故又称**抗利尿激素**（antidiuretic hormone）。血管升压素也可作用于血管平滑肌的相应受体,引起血管收缩,血压升高。但在生理情况下,血管升压素浓度升高时主要引起抗利尿效应,在血压调节中可能不起重要作用。在禁水、脱水和失血等病理情况下,血管升压素可明显增加,其缩血管效应对保留细胞外液量和维持动脉血压的相对稳态具有重要作用。

（四）其他体液因素

近年来发现,血管内皮细胞能合成和释放多种血管活性物质,对血管平滑肌的舒缩活动起调节作用。**内皮素**是目前已知最强烈的缩血管物质之一;**一氧化氮**（nitric oxide，NO）则可使血管舒张。**激肽**也是一类具有血管活性的多肽,由激肽原在激肽释放酶的作用下生成,最常见的激肽有**缓激肽**和**血管舒张素**两种,它们是较强烈的舒血管物质,并能增加毛细血管壁的通透性,参与对血压和部分器官局部血流量的调节。许多组织尤其是皮肤、肺和肠黏膜的肥大细胞中含有丰富的**组胺**。当组织受损、发生炎症和过敏反应时,均可释放组胺,组胺具有强烈的舒血管作用,并可增加毛细血管壁的通透性,导致局部水肿。血管内皮细胞产生的**前列环素**(PGI_2)也是一种舒血管物质,并能抑制血小板黏附和聚集。此外,**心房钠尿肽和阿片肽**也能舒张血管。

三、局部血流调节

在生理情况下,人体内各器官的血流量主要取决于其自身的代谢活动水平,代谢活动越强,耗氧量越多,血流量越多。器官血流量的调节主要是通过改变该器官阻力血管的口径而实现。除上述神经调节和体液调节外,还能通过局部血管自身的舒缩活动得到适当调节。这种调节机制存在于器官组织或血管本身,故称为自身调节。

血管活动的自身调节主要有两种机制。①肌源性自身调节机制:许多血管平滑肌自身能经常保持一定的紧张性收缩,称为**肌源性活动**。当供应某一器官血管的灌注压突然升高时,血管平滑肌因受牵张刺激而使肌源性活动加强,该器官血流阻力增大,因此器官血流量不致因灌注压升高而增多;当器官的灌注压突然降低时,则发生相反的变化,使器官血流量保持相对稳定。这种调节在肾血流量调节中尤为明显,在脑、心、肝、肠系膜及骨骼肌血管也存在,而皮肤血管一般没有这种表现。②代谢性自身调节机制:器官血流量主要依靠局部组织中的 O_2 含量和腺苷、CO_2、H^+、K^+ 等代谢产物的浓度进行自身调节,具体机制已在本章"微循环血流量的调节"中叙述,此处不再赘述。

四、动脉血压的长期调节

动脉血压的神经调节主要是在短时间内血压发生变化时起调节作用,其中最重要的是压力感受性反射,其机制已如前述。当动脉血压在较长时间(数小时、数天、数月或更长)内发生变化时,单靠神经反射不能有效地将血压调节到正常水平,此时起重要作用的是肾脏。肾脏通过调节体内的细胞外液量来调控血压,这种机制称为**肾-体液控制机制**(renal-body fluid mechanism)。当某种原因使细胞外液量增多时,血量增多,动脉血压升高,可直接引起肾排 Na^+ 和排水增加,排出体内过多的水,从而使动脉血压恢复至原来水平。当体内细胞外液量或血量减少时,则发生相反的变化。肾-体液控制机制主要是通过血管升压素、心房钠尿肽和肾素-血管紧张素-醛固酮系统等体液因素而实现。

第五节　器官循环

体内各器官的血流量一般与该器官的动、静脉压力差呈正比,与该器官的血流阻力呈反比。由于不同器官的结构和功能各异,其内部的血管分布也各有特点,因此血流量的调节也各具特色。本节主要讨论心、肺、脑的血液循环特点和调节。

一、冠脉循环

(一)解剖特点

冠脉循环(coronary circulation)是营养心脏的血液循环。左、右冠状动脉(简称冠脉)直接开口于主动脉根部,其主干行走于心脏的表面,其小分支常以垂直于心脏表面的方向穿入心肌,并在心内膜下层分支成网,这种分支方式使冠脉血管在心肌收缩时容易受到压迫。心肌的毛细血管网分布极为丰富,毛细血管数与心肌纤维数之比约1:1,有利于心肌与冠脉血液之间迅速交换物质。当心肌纤维因负荷过大而发生代偿性肥大时,毛细血管数量不能相应增加,因此肥大的心脏容易发生相对缺血。冠脉之间有侧支互相吻合,但较细小,血流量很少。当冠脉突然阻塞时,不易很快建立侧支循环,常可导致心肌梗死。如果冠脉阻塞是缓慢形成的,侧支可逐渐扩张,从而建立新的侧支循环,可起一定代偿作用。

（二）生理特点

1. 血压高、血流快　冠状动脉直接开口于主动脉根部,且血流途径短,因此在其分支较小的血管内,血压仍能维持较高水平。冠脉循环的血流速度很快,从主动脉根部起,血液流经全部冠脉血管回到右心房,仅需几秒钟即可完成。

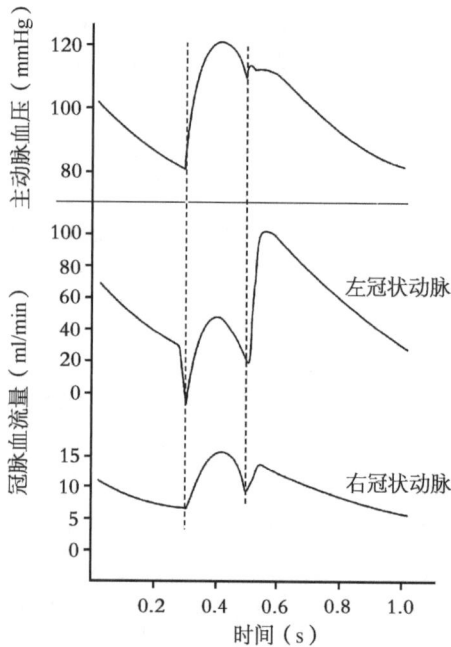

图4-21　冠脉血流量在心动周期中的变化曲线

2. 血流量大　安静时,人冠脉血流量约225 ml/min,占心排血量的4%～5%,而心脏的重量仅约体重的0.5%。体力劳动时,心肌耗氧量增加,需要较多的血液供应,冠脉血流量可达平时的5倍左右。

3. 冠脉血流呈周期性变化　由于冠脉的大部分分支深埋于心肌内,因此心肌的节律性收缩对冠脉血流量有很大影响,尤其是对左冠脉血流量的影响更为显著(图4-21)。

在左心室等容收缩期,由于心肌强烈收缩,挤压心肌纤维之间的小血管,血流阻力增大,左冠脉血流量急剧减少,甚至发生逆流;射血期开始时,主动脉压升高,冠脉血流量随之增多;进入减慢射血期,冠脉血流量又复减少。在等容舒张期,由于心肌对冠脉血管的挤压作用解除,血流阻力下降,冠脉血流量迅速增加,在舒张早期即达到最大值,随后逐渐回降。通常,左心室在收缩期的冠脉血流量仅为舒张期的20%～30%。因此,主动脉舒张压的高低和心舒期的长短是影响冠脉血流量的重要因素。当主动脉舒张压升高时,冠脉血流量增加;心率加快时,由于心舒期明显缩短,则冠脉血流量减少。

（三）冠脉血流量的调节

1. 心肌代谢水平　心肌连续不断地舒缩活动,其耗氧量较大,这是因为心肌收缩的能源几乎完全依靠于有氧代谢。在安静状态下,血液流经心脏后,其中65%～75%的O_2被心肌摄取,心肌再从血液中提高摄取O_2的潜力就很小。因此,在肌肉运动、精神紧张等情况下,心肌代谢活动增强,耗氧量随之增加,机体主要通过扩张冠脉血管,即增加冠脉血流量来满足心肌对O_2的需求。实验证明,冠脉血流量与心肌代谢水平呈正比。目前认为,心肌代谢增强引起的冠脉舒张与心肌代谢产物如**腺苷**(adenosine)、H^+、CO_2、乳酸等的增加有关,其中腺苷的舒血管作用最强。

2. 神经调节　冠状动脉受交感神经和迷走神经的支配。交感神经兴奋时,末梢释放去甲肾上腺素,与血管平滑肌上的 α 受体结合,其直接作用是使冠脉收缩;同时使心率加快,心肌收缩加强,耗氧量增加。由于心肌代谢增强,代谢产物增多,继而引起冠脉舒张,血流量增加。迷走神经兴奋时,其直接作用是使冠脉舒张,但又因心率减慢,心肌代谢减弱而抵消其直接的冠脉舒张作用。可见,在整体条件下,交感神经和迷走神经对冠脉血流量的直接影响在短时间内即可被心肌代谢变化所引起的间接效应所掩盖。

二、肺循环

肺循环(pulmonary circulation)是指由右心室射出的静脉血,经肺动脉及其分支、肺毛细血管、肺静脉回到左心房的血液循环,其功能是使血液在流经肺泡时与肺泡气之间进行气体交换,使静脉血转变成动脉血。呼吸性小支气管以上的呼吸道由体循环的支气管动脉供血,肺循环与支气管动脉末梢之间有吻合支相通,一部分支气管静脉血可经吻合支进入肺静脉和左心房,使动脉血中混入 1% ~ 2% 的静脉血。

(一)生理特点

1. 阻力小、血压低　整个肺循环途径比体循环短得多,由于肺循环的血管口径大、管壁薄,易于扩张,总横截面积大,且全部血管均位于比大气压低的胸膜腔包围之中,因此肺循环的血流阻力很小。

由于肺循环血流阻力很小,右心室的收缩力较左心室弱,所以肺循环的血压很低,仅为体循环的 1/6 ~ 1/5。正常人肺动脉的收缩压和舒张压约 22 mmHg 和 8 mmHg,平均肺动脉压约 13 mmHg,肺毛细血管平均血压约 7 mmHg,肺静脉和左心房内压为 1 ~ 4 mmHg。

肺毛细血管血压(7 mmHg)远低于血浆胶体渗透压(25 mmHg),综合肺组织液胶体渗透压和静水压后,虽然肺毛细血管有效滤过压为正值,但很小,约 1 mmHg。生成的少量组织液除极少量渗入肺泡被蒸发(同时对肺泡内表面起湿润作用)外,大部分经由淋巴回流入血液。左心衰竭时,可逆行性引起肺静脉压和肺毛细血管血压升高,使较多的血浆被滤出而进入肺组织间隙和肺泡,导致肺泡内液体积聚,形成肺水肿。

2. 肺血容量大且变化大　安静时,肺循环可容纳血液 450 ml,占全身血量的 9%。由于肺组织和肺血管的可扩张性大,肺血容量的变动范围也大。用力呼气时,肺血容量可减少至 200 ml 左右;而深吸气时则可增至 1 000 ml 左右,故肺循环可起"储血库"作用。当机体失血时,肺循环中一部分血液可被转移到体循环中,补充循环血量的不足,起到一定的代偿作用。肺循环的血容量可随呼吸运动而产生周期性的变化,并使左心室排血量和动脉血压也出现一定波动,即动脉血压的呼吸波。

(二)血流量调节

1. 肺泡气 O_2 分压　对肺血管的舒缩活动有显著影响。当部分肺泡因通气不足使 O_2 分压降低时,肺泡周围的微动脉收缩,局部血流阻力增加,血流量减少,有利于较多的血液流入通气充足的肺泡周围血管,进行有效的气体交换。此外,当肺泡气 CO_2 分压升高时,低氧引起的肺血管收缩更加显著。

2. 神经和体液因素　肺循环血管受交感和迷走神经支配。刺激交感神经对肺血管的直接效应是收缩,血流阻力增大;刺激迷走神经可引起轻度的舒血管效应,肺血管阻力稍有降低。在整体情况下,交感神经兴奋可使体循环血管收缩,将一部分血液挤入肺循环,使肺血容量增加。血液中的肾上腺素、去甲肾上腺素、血管紧张素Ⅱ、血栓烷 A_2、组胺、5-羟色胺等能使肺微动脉收缩,而前列环素、缓激肽、乙酰胆碱等可引起肺血管舒张。

三、脑循环

脑循环(cerebral circulation)的血液供应来自颈内动脉和椎动脉。它们在颅底形成 Willis 环,然后各自发出分支营养脑组织。部分毛细血管形成脉络丛伸入脑室内分泌脑脊液。脑毛细血管血液和脑脊液最后都汇入静脉系统。

（一）脑循环特点

1. 血流量大　安静时,人脑的血流量约 750 ml/min,约占心排血量的 15%,而脑的重量仅约体重的 2%,可见脑血流量远大于其他器官。脑组织的代谢率高,耗氧量大,安静时约占全身耗氧量的 20%。而且,脑组织对缺氧的耐受力很低,中断脑血供 10s 左右即可导致意识丧失,停止脑血供 >5 min 者将引起永久性的脑损伤。

2. 血流量变化小　脑位于容积固定的骨性颅腔内,其中为脑组织、脑血管和血管内血液以及脑脊液所充满,故脑血管的舒缩程度受到很大限制,脑血流量的变化范围就很小。

3. 存在血-脑屏障与血-脑脊液屏障　在血液和脑组织之间存在限制某些物质自由交换的屏障,称为**血-脑屏障**(blood-brain barrier),其结构基础是毛细血管内皮、内皮下基膜和星形胶质细胞的血管周足。脂溶性物质(如 O_2、CO_2)、某些麻醉药物及乙醇、葡萄糖和氨基酸等容易通过血-脑屏障,而甘露醇、蔗糖和许多离子则不易通过。此外,血液和脑脊液之间也存在限制某些物质自由扩散的屏障,称为**血-脑脊液屏障**(blood-cerebrospinal fluid barrier),其结构基础是脉络丛细胞之间的紧密连接和脉络丛细胞中存在运输各种物质的特殊载体系统。这两种屏障对保持脑组织内环境的相对稳定,防止血液中有害物质的侵入,保证脑细胞的正常活动具有重要意义。临床上可将不易通过血-脑屏障的药物直接注入脑脊液,使之能较快地进入脑组织。

（二）脑血流量调节

脑血流量主要通过自身调节机制和局部体液因素进行调节,神经因素对脑血管活动调节作用很小。

1. 自身调节　当平均动脉压在 60~140 mmHg 范围内变动时,脑血管能通过自身调节机制,改变脑血流阻力,使脑血流量保持相对稳定;当血压 <60 mmHg 时,脑血流量将显著减少,可引起脑功能障碍;当血压 >140 mmHg 时,则脑血流量明显增加,严重时可引起脑水肿。

2. 局部体液因素的影响　血液中 CO_2 分压升高或 O_2 分压降低时,脑血管舒张,脑血流量增多;当过度通气时,动脉血 CO_2 分压过低,脑血流量减少,可引起头晕等症状。脑的血流量与脑组织的代谢程度有关,当脑的局部代谢活动加强时,代谢产物如 H^+、K^+ 和腺苷等增多,可导致该部位脑血管舒张,血流量增多。此外,脑的代谢产物可通过一些神经元释放 NO 而引起脑血管舒张。

习　题　四

（一）**单项选择题**

1. 心动周期中,心室血液充盈的主要原因是

A. 胸膜腔内负压的作用　　　　　　　B. 骨骼肌的挤压作用

C. 心房收缩的挤压作用　　　　　　　D. 心室舒张的"抽吸"作用

2. 心动周期中,心瓣膜的启闭**无助于**

    A. 等容收缩期室内压大幅上升   B. 等容舒张期室内压大幅下降

    C. 血液向一定方向流动   D. 增强心肌收缩能力

3. 产生第二心音的主要原因是

    A. 房室瓣开放引起的振动   B. 房室瓣关闭引起的振动

    C. 动脉瓣开放引起的振动   D. 动脉瓣关闭引起的振动

4. 在心室异常扩大、功能减退情况下,能较好评定心脏泵血功能的指标是

    A. 搏出量   B. 射血分数   C. 心排血量   D. 心指数

5. 适合于分析比较不同个体心脏泵血功能的评定指标是

    A. 射血分数   B. 心排血量   C. 心指数   D. 心脏做功量

6. 下列数据中,常用来间接表示心室肌收缩前负荷的是

    A. 心室收缩早期容积或压力   B. 心室收缩末期容积或压力

    C. 心室舒张早期容积或压力   D. 心室舒张末期容积或压力

7. 正常心室功能曲线不出现明显降支的生理意义是

    A. 心室肌有较强的收缩能力   B. 心室肌有较大的初长度储备

    C. 前负荷明显增大时搏出量不减少   D. 可防止心室过度扩张而受损

8. 心肌通过等长调节来提高心脏泵血功能的机制是

    A. 增加心肌前负荷   B. 降低心肌后负荷

    C. 延长心室充盈时间   D. 增强心脏收缩能力

9. 心室肌收缩时所遇到的后负荷是

    A. 心室壁张力   B. 大动脉血压

    C. 外周阻力   D. 循环系统平均充盈压

10. 正常人心率 >180 次/分钟时,心排血量减少的主要原因是

    A. 心室充盈不充分   B. 心室射血不充分

    C. 心室肌收缩无力   D. 心室肌兴奋-收缩脱耦联

11. 形成心室肌细胞动作电位平台期的离子流基础是

    A. Na^+ 内流,Cl^- 内流   B. Na^+ 内流,K^+ 外流

    C. Ca^{2+} 内流,Cl^- 内流   D. Ca^{2+} 内流,K^+ 外流

12. 窦房结 P 细胞能自发地产生节律性兴奋的原因是

    A. 0 期去极化速度慢   B. 0 期去极化幅度小

    C. 3 期复极达最大复极电位   D. 4 期存在去极化过程

13. 心肌细胞在一次兴奋后接受一次强刺激,不能产生新的动作电位的时期是

    A. 有效不应期   B. 相对不应期

    C. 超常期   D. 超常期结束后

14. 心肌的有效不应期特别长,一直延续到整个机械反应的

    A. 收缩早期   B. 收缩晚期

    C. 舒张早期   D. 舒张晚期

15. 室性期前收缩后出现代偿间歇的原因是

    A. 窦房结兴奋落在期前兴奋的有效不应期内

B. 窦房结节律性兴奋停止发放一次

C. 窦房结节律性兴奋传出速度减慢

D. 期前兴奋的有效不应期特别长

16. 心脏节律性兴奋的正常起搏点是
    A. 窦房结　　　　B. 房室交界　　　　C. 房室束　　　　D. 浦肯野纤维

17. 影响心肌自律性高低最主要的因素是
    A. 阈电位水平　　　　　　　　B. 动作电位幅度
    C. 最大复极电位水平　　　　　D. 4 期自动去极化速率

18. 兴奋传导速度最慢的心肌组织是
    A. 心房肌　　　　B. 房室交界　　　　C. 浦肯野纤维　　　　D. 心室肌

19. 影响心肌传导速度最主要的因素是
    A. 静息电位与阈电位水平之差　　　B. 动作电位 0 期去极化速度和幅度
    C. 动作电位复极化速度和幅度　　　D. 邻旁未兴奋区心肌膜的兴奋性

20. 下列对心肌收缩特点的描述，**错误**的是
    A. "全或无"式收缩　　　　　　　B. 不发生完全强直收缩
    C. 依赖于细胞外 Ca^{2+} 的内流　　D. 超过最适前负荷时收缩力明显减弱

21. 心电图中反映左、右心室复极化过程的电变化是
    A. P 波　　　　B. QRS 波群　　　　C. ST 段　　　　D. T 波

22. 下列各血管中，血流阻力最大的是
    A. 大、中动脉　　B. 小、微动脉　　C. 毛细血管　　D. 微静脉

23. 下列各血管中，血流速度最慢的是
    A. 大、中动脉　　B. 小、微动脉　　C. 毛细血管　　D. 微静脉

24. 根据血流动力学原理，影响血流阻力最主要的因素是
    A. 血管口径　　B. 血流形式　　C. 血黏度　　D. 血管长度

25. 下列各血管中，血压波动幅度最大的是
    A. 大动脉　　B. 小动脉　　C. 毛细血管　　D. 微静脉

26. 在形成动脉血压的条件中，对动脉血压的波动具有缓冲作用的是
    A. 足够的血液充盈　　　　　B. 心室射血
    C. 外周阻力　　　　　　　　D. 大动脉可扩张性和弹性

27. 舒张压主要反映的动脉血压影响因素是
    A. 每搏输出量的多少　　　　B. 外周阻力的大小
    C. 大动脉弹性储器作用　　　D. 循环血量与血管容量关系

28. 如果其他因素不变，大动脉硬化所产生的结果是
    A. 收缩压与舒张压均升高，脉压不变　　B. 收缩压与舒张压均降低，脉压不变
    C. 收缩压升高，舒张压降低，脉压加大　　D. 收缩压降低，舒张压升高，脉压减小

29. 下列所述情况下，可引起中心静脉压升高的是
    A. 心脏射血功能减弱　　　　B. 毛细血管大量开放
    C. 静脉回心血量减少　　　　D. 由卧位转为直立位

30. 下列所述情况下，可使静脉回心血量减少的是

A. 循环系统平均充盈压升高   B. 心脏收缩力量加强

C. 由卧位转为直立时   D. 节律性慢跑

31. 从下蹲位突然站立而发生晕厥的原因是

  A. 静脉回心血量减少   B. 血液发生倒流

  C. 贫血   D. 心率突然减慢

32. 下列微循环结构中,为物质交换主要场所的是

  A. 微动脉   B. 后微动脉   C. 通血毛细血管   D. 真毛细血管

33. 控制微循环血流的总闸门是

  A. 微动脉   B. 后微动脉   C. 毛细血管前括约肌 D. 微静脉

34. 主要受局部代谢产物调节的微循环结构是

  A. 微动脉   B. 毛细血管前括约肌 C. 动-静脉吻合支   D. 微静脉

35. 下列所述情况下,能使组织液生成增多的是

  A. 毛细血管血压降低   B. 血浆胶体渗透压降低

  C. 组织液静水压升高   D. 组织液胶体渗透压降低

36. 右心衰竭时,如果发生组织水肿,其主要原因是

  A. 毛细血管血压升高   B. 血浆胶体渗透压降低

  C. 组织液静水压降低   D. 淋巴回流受阻

37. 慢性肝病时,若发生组织水肿,其主要原因是

  A. 毛细血管血压升高   B. 血浆胶体渗透压降低

  C. 组织液胶体渗透压升高   D. 静脉回流受阻

38. 心迷走神经节后纤维所释放的神经递质是

  A. 乙酰胆碱   B. 去甲肾上腺素 C. 血管升压素   D. 缓激肽

39. 下列各类血管中,交感缩血管神经分布密度最高的是

  A. 主动脉   B. 微动脉   C. 毛细血管   D. 微静脉

40. 交感舒血管纤维末梢释放的递质是

  A. 乙酰胆碱   B. 去甲肾上腺素 C. 血管升压素   D. 缓激肽

41. 动脉血压升高时,通过压力感受性反射产生的效应是

  A. 心交感紧张加强   B. 心迷走紧张加强

  C. 交感缩血管紧张加强   D. 交感舒血管紧张加强

42. 下列关于压力感受性反射特点的叙述,正确的是

  A. 平时不起作用   B. 只起降压作用而无升压效应

  C. 主要对动脉血压进行快速调节   D. 随动脉血压水平升高而敏感性增强

43. 在持久性高血压患者,压力感受性反射在调节动脉血压中的作用是

  A. 几乎为零   B. 作用加强   C. 只降压,不升压   D. 发生重调定

44. 压力感受性反射的生理意义是

  A. 减慢心率   B. 降低平均动脉压

  C. 稳定快速波动的血压   D. 重新分配各器官血流量

45. 在肾素-血管紧张素系统中,具有强烈缩血管效应的物质是

  A. 肾素   B. 血管紧张素Ⅰ   C. 血管紧张素Ⅱ   D. 血管紧张素Ⅲ

46. 静脉注射小剂量肾上腺素后,引起的生物效应是
    A. 血压降低
    B. 皮肤、胃肠血管舒张
    C. 骨骼肌、肝血管收缩
    D. 心率加快

47. 下列所述情况下,能使冠脉血流量明显增加的是
    A. 动脉血流速度加快
    B. 心率加快
    C. 射血速度加快
    D. 动脉舒张压升高

48. 当心肌代谢增强,耗氧增加时,满足心肌氧供需要的主要途径是
    A. 增加无氧酵解
    B. 提高血液摄氧量
    C. 扩张冠脉血管
    D. 升高动脉血压

49. 调节冠脉血流量最重要的因素是
    A. 交感神经   B. 迷走神经   C. 腺苷   D. CO_2

50. 下列关于肺循环特点的描述,正确的是
    A. 血流阻力低
    B. 肺血容量小
    C. 有效滤过压为零
    D. 肺血容量变化范围小

（二）填空题

1. 一个心动周期中,左心室内压上升速率最快发生在_____期,下降速率最快发生在_____期。

2. 一个心动周期中,主动脉瓣开放发生在_____期之始,关闭发生在_____期之末。

3. 第一心音发生于_____期,标志着_____,在_____线内侧_____肋间隙听诊最清楚。

4. 左心室舒张末期压力通常位于心室功能曲线的_____段内,表明心室有较大的_____。

5. 若其他影响因素不变,主动脉血压升高可使等容收缩期_____,射血速度_____,搏出量_____。

6. 心力储备中,储备能力最大的是_____,依次是_____和_____。

7. 心室肌细胞和窦房结 P 细胞动作电位 0 期的产生机制分别是_____流和_____流。

8. 心肌兴奋性的特点是_____,这个特点使得心肌不会像骨骼肌那样发生_____。

9. 在各类心肌自律细胞中,自律性由高到低的次序是_____、_____、和_____。

10. 心内兴奋传导存在房-室延搁的生理和病理意义分别是_____和_____。

11. 细胞外 Ca^{2+} 浓度增高可使心室肌细胞动作电位平台期 Ca^{2+} 内流_____,心室肌收缩力_____。

12. 心电图记录纸上纵、横方向每一小格(1 mm)分别代表_____和_____。

13. 小动脉和微动脉的口径小,对血流的_____大,因此称为_____血管。

14. 我国正常青年人安静时的动脉收缩压范围为_____mmHg,舒张压范围为_____mmHg。

15. 形成动脉血压的前提条件是_____,能量来源是_____。

16. 大动脉管壁弹性作用不仅能_____动脉血压的大幅波动,而且使心室间断射血变为动脉内_____。

17. 一般认为,收缩压的高低主要反映_____的多少,而舒张压的高低主要反映_____的大小。

18. 中心静脉压正常变动范围是_____ cmH_2O,临床上以输液治疗休克时,若中心静脉压偏低,常提示_____;若过高,则提示_____或_____;当超过_____ cmH_2O 时,输液要慎重或暂停。

19. 在微循环中,迂回通路的功能是_____,直捷通路的功能是_____,动-静脉短路的功能是_____。

20. 组织液生成的有效滤过压 = (_____ + _____) - (_____ + _____)。

21. 一般情况下,毛细血管动脉端,有效滤过压为_____值,组织液_____;毛细血管静脉端,有效滤过压为_____值,组织液_____。此外,多余的组织液可进入_____而回流。

22. 肾脏疾病导致大量蛋白尿时,可使_____降低,造成有效滤过压_____,组织液生成_____。

23. 心交感神经兴奋时,末梢释放_____,作用于心肌细胞膜中的_____受体,使心率_____,心肌收缩力_____,房室交界传导_____。

24. 在不同器官组织血管中,交感缩血管神经分布密度以_____血管为最高,_____血管和_____血管为最低。

25. 压力感受性反射最敏感的动脉血压是_____,该反射是一种_____反馈控制,其生理意义是_____。

26. 阻断动物一侧颈总动脉血流时,颈动脉窦压力感受器的传入冲动_____,可导致动脉血压_____。

27. 针对肾素-血管紧张素系统的作用,临床上可选用_____抑制剂和_____拮抗剂来治疗高血压。

28. 临床上常将肾上腺素用作_____药,而将去甲肾上腺素用作_____药。

29. 决定左冠脉血流量的重要因素是_____的高低和_____的长短。

30. 当平均动脉血压在_____ mmHg 范围内变动时,脑血流量能通过自身调节保持相对稳定。

(三)名词解释

1. 心动周期
2. 全心舒张期
3. 射血分数
4. 心排血量
5. 心室功能曲线
6. 异长自身调节
7. 心力储备
8. 有效不应期
9. 自动节律性
10. 窦性节律
11. "全或无"式收缩
12. 外周阻力
13. 收缩压
14. 舒张压
15. 脉搏压
16. 平均动脉压
17. 中心静脉压
18. 微循环
19. 直捷通路
20. 迂回通路
21. 动-静脉短路
22. 有效滤过压
23. 容量感受器
24. 肾素-血管紧张素系统

（四）简答题

1. 简述心室、心房和心瓣膜在心脏泵血中的作用。
2. 简述心室肌细胞动作电位波形及其形成机制。
3. 简要比较窦房结 P 细胞与心室肌细胞动作电位的异同。
4. 简述心室肌细胞兴奋性的周期性变化。
5. 心肌期前收缩和代偿间歇是怎样发生的？
6. 简要说明正常起搏点、潜在起搏点和异位起搏点的差异。
7. 简述心肌收缩的特点。
8. 简述临床上常用的动脉血压测量方法及注意事项。
9. 为何老年人舒张压升高不如收缩压升高明显？
10. 简述静脉回心血量的影响因素。
11. 简要分析人站立过久引起下肢水肿的主要原因。
12. 简述微循环的血流通路及其生理功能。
13. 何谓中心静脉压？正常值是多少？有何生理意义？
14. 简述心脏、血管的神经支配及其作用。
15. 心肺感受器对心血管活动有何调节作用？
16. 血管升压素在血压调节中有何作用？
17. 为何临床上将肾上腺素用作强心药？去甲肾上腺素用作升压药？
18. 冠脉循环有何特点？冠脉血流量受哪些因素的调节？
19. 简述肺循环的特点和肺血流量的调节。
20. 简述脑循环的特点和脑血流量的调节。

（五）论述题

1. 试述心动周期中左心室内压、容积、心瓣膜活动和血流变化，以及它们之间的相互关系。
2. 试述心脏泵血功能的评定指标及其应用。
3. 试分析影响心排血量的因素。
4. 试述心内兴奋传播的途径、特点及其生理和病理意义。
5. 试述动脉血压的形成原理及其影响因素。
6. 应用组织液生成和回流的原理分析某些水肿产生的可能原因。
7. 试述压力感受性反射的过程、特点及其生理意义。
8. 肾上腺素和去甲肾上腺素对心血管活动的调节有何异同？
9. 肾素-血管紧张素系统如何参与心血管活动调节？
10. 人体动脉血压是如何维持稳定的？（提示包含快速波动时的调节和长期调节）

（邵慈慧　郭　瑛）

第五章 呼 吸

学 习 纲 要

1. 了解呼吸全过程的3个环节(外呼吸、气体的血液运输、内呼吸)。
2. 掌握肺通气的动力和阻力,肺通气功能的评价。
3. 掌握气体交换的原理,肺换气和组织换气。
4. 熟悉 O_2 和 CO_2 在血液中的运输。
5. 了解呼吸中枢与呼吸节律地形成。
6. 熟悉肺牵张反射。
7. 掌握呼吸运动的化学感受性反射。
8. 了解咳嗽和喷嚏反射。

人体在生命活动过程中,需要不断地从外界环境获取 O_2,并排出 CO_2,这种机体与环境之间的气体交换称为**呼吸**(respiration)。呼吸的意义在于维持机体内环境中 O_2 和 CO_2 含量的相对稳定,以保证组织细胞新陈代谢和生理功能的正常进行。

呼吸的全过程由3个同时进行而又相互衔接的环节构成:①外呼吸,是指外界环境与机体肺部血液之间的气体交换,包括肺通气和肺换气;②气体在血液中的运输,包括 O_2 从肺部到组织和 CO_2 从组织到肺部之间的血液运输;③组织换气或内呼吸,是指组织毛细血管血液与组织细胞之间的气体交换,呼吸全过程见图5-1。

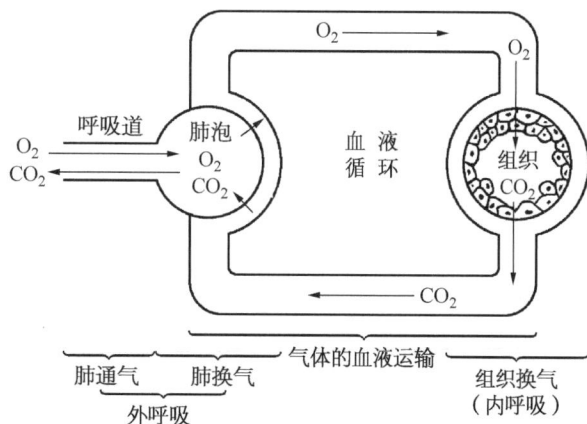

图 5-1 呼吸全过程示意图

第一节　肺　通　气

肺通气(pulmonary ventilation)是指肺泡与外界环境之间气体交换的过程。实现肺通气的结构有呼吸道、肺泡、胸廓和胸膜腔等。气体进出肺泡取决于两方面因素的相互作用,一是推动气体流动的动力;二是阻止气体流动的阻力。动力必须克服阻力才能实现肺通气。

一、肺通气的动力

(一) 肺通气的直接动力和原动力

气体进出肺泡,与大气和肺泡气之间的压力差有关。气体总是从气压高处向气压低处扩散。当肺内压低于大气压时,气体进入肺泡;反之,肺内压高于大气压时,气体从肺泡流向外界大气中。所以,气体进出肺泡的直接动力是大气压与肺内压之差。在呼吸过程中,大气压通常是相对恒定的,而肺内压可随肺容积的变化而变化。肺位于胸腔内,本身无主动舒张和收缩的能力。肺容积的变化是由胸廓的扩大和缩小引起的,而胸廓的扩大和缩小又是由呼吸肌的收缩和舒张造成的。可见,呼吸肌的舒缩活动是肺通气的原动力。

(二) 呼吸运动形式

由呼吸肌收缩和舒张引起的胸廓节律性扩大和缩小,以及腹壁的起伏称为**呼吸运动**(respiratory movement),它包括吸气运动和呼气运动。在不同生理状态下,人体的呼吸运动可以有不同的形式。

人体在安静状态下,平稳而均匀的呼吸运动称为**平静呼吸**(eupnea)。正常成年人平静呼吸时的频率为 12～18 次/分钟,主要由吸气肌节律性收缩和舒张而形成。平静吸气时,膈肌收缩,膈顶下降,可使胸廓上下径增大;而肋间外肌收缩,肋骨上举并外展,胸骨也随之上举和前移,可使胸廓前后径和左右径增大。因此,膈肌和肋间外肌的收缩能使胸廓容积扩大,肺容积也随之扩大;此时,肺内压低于大气压,于是形成吸气。平静吸气需要肌肉收缩做功,因此吸气是主动过程。平静呼气时,膈肌和肋间外肌舒张,膈顶、肋骨及胸骨复位,使胸廓及肺的容积也趋于恢复;此时,肺内压高于大气压,于是发生呼气。平静呼气无需肌肉收缩做功,因此呼气是被动过程。

人在劳动或运动时,呼吸运动加深加快,发生**用力呼吸**(labored breathing)或**深呼吸**(deep breathing)。用力吸气时,除膈肌和肋间外肌收缩外,胸锁乳突肌、胸大肌等辅助吸气肌也收缩,使胸廓和肺容积进一步扩大,因而能吸入更多的气体;用力呼气时,除吸气肌群舒张外,肋间内肌和腹肌等呼气肌也收缩,使胸廓和肺容积进一步缩小,所以能呼出更多的气体。用力呼吸时,吸气和呼气都是主动过程。

如前所述,呼吸运动包括膈运动和胸廓运动。膈运动时,由于腹腔内脏器的位移,可造成腹部起伏,以膈运动为主的呼吸称为**腹式呼吸**(abdominal breathing);胸廓运动时主要表现为胸部的起伏,以胸廓运动为主的呼吸称为**胸式呼吸**(thoracic breathing)。不论正常人体处于平静呼吸或是用力呼吸,其呼吸运动均表现为胸腹式混合呼吸。但是,婴儿因其胸廓不发达,或胸膜炎、胸腔积液的患者胸廓活动受限,故以腹式呼吸为主;妊娠后期的妇女、腹腔巨大肿块患者、腹水患者则以胸式呼吸为主。

（三）呼吸周期中肺内压和胸膜腔内压的变化

1. **肺内压**（intrapulmonary pressure） 是指肺泡内的压力。肺内压在呼吸周期中可发生规律性变化。平静吸气初，由于胸廓扩大，肺容积随之增大，因此，肺内压逐渐降低，可降至低于大气压 1~2 mmHg（0.133~0.267 kPa），于是外界空气进入肺泡。吸气末胸廓停止扩张，肺内压与大气压相等，气体暂时停止流动。平静呼气初，肺容积随胸廓缩小而缩小，肺内压逐渐升高，可升至高于大气压 1~2 mmHg，于是肺内气体被呼出。呼气末胸廓停止缩小，肺内压再次与大气压相等（图5-2）。利用上述原理，通过人工的方法建立起肺内压与大气压之间的压力差，使胸廓被动地节律性扩大和缩小，或间断规律地向肺内正压输气，以维持肺通气，称为人工呼吸，临床上常用于某些呼吸暂停的患者。

2. **胸膜腔内压** 肺与胸廓在结构上互不联结，但肺能随胸廓运动而张缩，这与胸膜腔的结构及其腔内的压力有关。胸膜腔是由胸膜脏层与胸膜壁层围成的密闭的潜在腔隙，胸膜腔内的压力称为胸膜腔内压（intrapleural pressure）。由于它通常低于大气压，故称为**胸膜腔负压**，简称**胸内负压**。正由于此胸内负压，加之胸膜腔内存在少量浆液，才使得胸膜脏层与壁层紧紧地贴在一起。所以，肺能随胸廓运动而张缩。吸气和呼气时肺内压、胸膜腔内压及呼吸气容积的变化见图5-2。

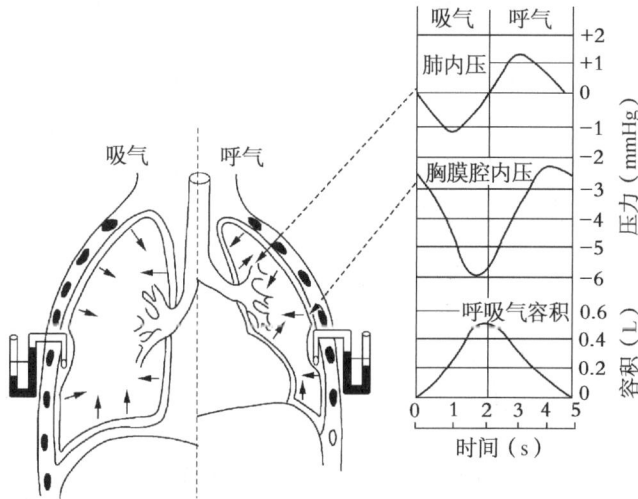

图5-2 吸气和呼气时肺内压、胸膜腔内压及呼吸气容积的变化（右）
和胸膜腔内压直接测量（左）示意图

人体在生长发育过程中，由于胸廓的生长速度比肺的生长快，因此胸廓的自然容积大于肺的自然容积；而且肺位于胸廓内，又比胸廓更容易变形，所以人出生后的肺始终处于扩张状态。处于扩张状态的肺有向其自然容积回缩的趋势，即存在肺回缩力。胸膜腔内压主要受肺回缩力的影响；同时，胸膜腔内压也受肺内压的影响。由肺回缩力引起的肺回缩压使肺缩小，而肺内压则使肺扩张，两者作用方向相反，因此

$$胸膜腔内压 = 肺内压 - 肺回缩压$$

在呼气末或吸气末，气流停止，此时肺内压等于大气压，上式可改写为

$$胸膜腔内压 = 大气压 - 肺回缩压$$

若大气压以 0 计算,则

$$胸膜腔内压 = -肺回缩压$$

因此,胸内负压主要由肺回缩压所造成。肺泡扩张程度越大,则肺回缩压越大,胸内负压也越大,即越负。平静吸气末胸膜腔内压为 $-5 \sim -10$ mmHg($-0.67 \sim -1.33$ kPa);而平静呼气末胸膜腔内压则为 $-3 \sim -5$ mmHg($-0.40 \sim -0.67$ kPa)。但在上呼吸道阻塞或剧烈咳嗽而用力呼气时,胸膜腔内压可变为正压。

胸膜腔负压的生理意义在于:①使肺保持扩张状态并使肺能随胸廓运动而张缩;②有利于扩张胸腔内的腔静脉和胸导管,促进静脉血和淋巴液回流。如果胸膜破裂,气体进入胸膜腔内,可形成气胸。发生气胸时,胸内负压减小或消失,可造成肺不张,严重时不仅影响呼吸功能,也影响循环功能,甚至危及生命。

二、肺通气的阻力

肺通气的阻力可分为弹性阻力和非弹性阻力,前者有肺弹性阻力和胸廓弹性阻力;后者包括气道阻力、惯性阻力和黏滞阻力,其中以气道阻力为主。平静呼吸时,弹性阻力约占肺通气总阻力的 70%;非弹性阻力约占 30%。用力呼吸时,非弹性阻力的比例将增高。

（一）弹性阻力

弹性组织在受外力作用发生形变时,具有对抗形变或回位的力称为**弹性阻力**(elastic resistance)。弹性阻力的大小一般用顺应性来量度。**顺应性**(compliance)是指弹性组织扩张的难易程度,容易扩张即顺应性大,不易扩张则顺应性小。弹性阻力小则容易扩张,弹性阻力大则不易扩张。顺应性与弹性阻力呈反变关系,即

$$顺应性 \propto \frac{1}{弹性阻力(R)}$$

肺或胸廓的顺应性可用单位跨肺压或跨胸壁压发生变化(ΔP)所引起的肺或胸腔容积变化(ΔV)来衡量(单位是 L/cmH_2O),顺应性可用下式表示

$$顺应性 = \frac{容积变化(\Delta V)}{压力变化(\Delta P)} L/cmH_2O$$

式中压力变化是指跨肺压或跨胸壁压变化。跨肺压是指肺内压与胸膜腔内压之差,而跨壁压则为胸壁外大气压与胸膜腔内压之差。容积变化是指肺或胸廓容积变化,可用肺量计测定。正常成年人的肺顺应性约为 0.2 L/cmH_2O(2.0 L/kPa),胸廓顺应性也为 0.2 L/cmH_2O(2.0 L/kPa)。在某些病理情况下,如肺充血、肺水肿和肺纤维化等,弹性阻力增大,肺顺应性减小,可导致吸气困难;相反,肺气肿时,因弹性组织破坏,肺顺应性增大,肺回缩力减小,可导致呼气困难。可见,顺应性增大不一定表示肺通气功能良好。

1. **肺弹性阻力** 主要来自两个方面:①肺泡表面液体层形成的肺泡表面张力,约占肺弹性阻力的 2/3;②肺弹性纤维的弹性回缩力,约占肺弹性阻力的 1/3。

（1）肺泡表面张力:肺泡内表面覆盖着一薄层液体,来自肺组织液的渗出(见第四章第五节肺循环),它与肺泡内气体形成液-气界面。由于液体分子间的引力大于液体与气体分子间的引力,因而产生使肺泡趋于缩小的力,称为肺泡表面张力。根据 Laplace 定律,肺泡回缩压

（P）与表面张力（T）呈正比,而与肺泡半径（r）呈反比,即

$$P = \frac{2T}{r}$$

由于肺泡大小不等且彼此相通,可以想象,在张力相同的情况下,小肺泡因半径小而更趋缩小,甚至萎陷关闭（图 5-3）;而大肺泡则因半径大而更趋扩张,甚至破裂。但实际情况并非如此,这是因为在肺泡内液-气界面存在肺表面活性物质,它可以降低肺泡表面张力。

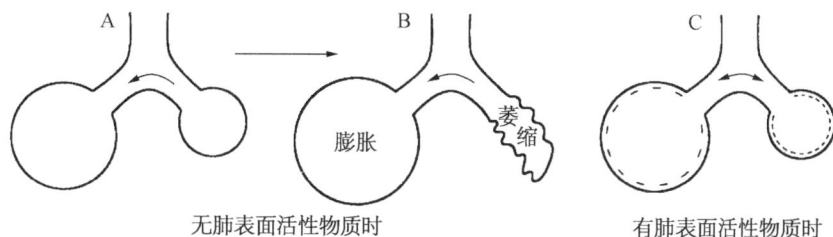

图 5-3　肺表面活性物质使连通的大、小肺泡容积维持相对稳定的示意图
A. 大、小肺泡在无肺表面活性物质时,表面张力相同; B. 为 A 的结果; C. 大肺泡肺表面活性物质分布密度小,表面张力大,小肺泡肺表面活性物质分布密度大,表面张力小,大、小肺泡容积相对稳定。

肺表面活性物质（pulmonary surfactant）是由肺泡Ⅱ型上皮细胞合成和分泌的一种复杂的脂蛋白混合物,其主要脂质成分是二棕榈酰卵磷脂。它以单分子层分布于肺泡内液-气界面,由于二棕榈酰卵磷脂分子之间的引力较小,因而可减少液体分子之间的引力,从而明显降低肺泡表面张力。肺表面活性物质的这一作用具有重要的生理意义:①减小吸气阻力,有利于肺的扩张,使吸气变得省力;②减少肺组织液生成,使渗入肺泡的液体量减少,有利于肺泡内气体交换（见第四章第五节肺循环）;③有助于维持肺泡容积和压力的稳定性。当吸气时,肺泡表面积增大,肺表面活性物质散开,密度减小,使之降低肺泡表面张力的作用减弱,肺泡回缩力增大,从而防止肺泡的过度扩张;当呼气时,肺泡表面积缩小,肺表面活性物质浓集,密度增大,使之降低肺泡表面张力的作用增强,肺泡回缩力减小,从而防止肺泡萎陷（见图 5-3）。成年人患肺炎、肺血栓等疾病时,若损害肺泡Ⅱ型上皮细胞,则肺表面活性物质分泌减少,可导致吸气阻力增大,呼吸困难,甚至发生肺不张和肺水肿。新生儿发生呼吸窘迫综合征是由于肺泡Ⅱ型上皮细胞发育不完善导致肺表面活性物质缺乏所致。

（2）肺弹性纤维的弹性回缩力:肺组织内含有弹性纤维,其弹性回缩力是形成肺弹性阻力的重要组成部分。在一定范围内,肺扩张越大,回缩力也越大,吸气阻力也越大。肺气肿时,弹性纤维大量破坏,弹性阻力减小,吸入的气体不易被呼出,使肺内残余气体量增大,也不利于肺通气。

2. 胸廓弹性阻力　胸廓的弹性阻力主要来自其弹性成分。与肺弹性阻力相比,胸廓弹性阻力有其特殊性。在平静吸气末,胸廓处于其自然位置,此时肺容量约为肺总量的 67%,胸廓回位力为零,即不表现有弹性阻力。当肺容量大于肺总容量的 67% 时,胸廓弹性阻力向内,成为吸气的阻力,呼气的动力;而当肺容量小于肺总容量的 67% 时,胸廓小于其自然位置,胸廓弹性阻力向外,成为吸气的动力,呼气的阻力。可见,判断胸廓弹性阻力究竟是肺通气的阻力还是动力,应该根据胸廓的大小或所在位置而定。

（二）非弹性阻力

非弹性阻力（non-elastic resistance）主要来源于气道阻力，**气道阻力**（airway resistance）是指气体通过呼吸道时，气体分子之间以及气体分子与气道之间产生的摩擦力。影响气道阻力的因素有呼吸道口径、长度、气流速度和气流形式等。其中，气道口径最为重要。当气流为层流时，气道阻力与气道半径的4次方呈反比。可见，气道口径变小，气道阻力将明显增大。虽然气道阻力仅占通气总阻力的1/3左右，但它是临床上发生通气障碍最见的原因之一。

健康人在平静呼吸时，口径>2 mm的大气道，特别是主支气管以上气道（鼻、咽、声门、气管和支气管），其总横截面积小，气流速度快，是产生气道阻力的主要部位。口径<2 mm的小气管由于并联管道数量多，其总横截面积约为大气道的30倍，气流速度慢，产生的阻力小，约占总气道阻力的10%。但是，当小气道平滑肌收缩时，小气道阻力可成为气道阻力的重要来源。小气道平滑肌受交感神经和副交感神经双重支配，交感神经兴奋时，平滑肌舒张，气道口径增大，气道阻力减小；而副交感神经兴奋时，平滑肌收缩，气道口径减小，气道阻力增大。一些体液因素也可影响气道平滑肌的舒缩，如儿茶酚胺能使平滑肌舒张，临床上对支气管哮喘的患者可用拟交感药物来解除支气管平滑肌痉挛而缓解症状。相反，5-羟色胺、组胺、前列腺素$F_{2\alpha}$（$PGF_{2\alpha}$）、缓激肽等则可引起气道平滑肌收缩，增加气道阻力。

三、肺通气功能的评价

肺通气是呼吸过程的第一环节，对实现肺泡与外界环境之间的气体交换，更新肺泡气体具有重要意义。呼吸时肺容量和肺通气量的变化是评价肺通气功能的基本指标。

（一）肺容量

肺容量是指肺所能容纳的气体量。肺容量可随呼吸运动而发生变化，其变化幅度与呼吸的深浅程度有关（图5-4）。

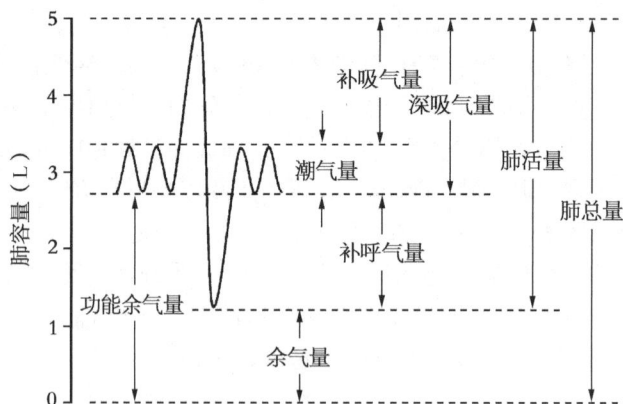

图5-4　肺容量示意图

1. 潮气量　每次吸入或呼出的气体量称为**潮气量**（tidal volume）。正常成年人平静呼吸时的潮气量为0.4~0.6 L，平均0.5 L，运动时可增大。

2. 补吸气量和深吸气量　平静吸气末再尽力吸气，所能吸入的气体量称为**补吸气量**（inspiratory reserve volume）。正常成年人的补吸气量为1.5~2.0 L，它能反映吸气储备能力的大小。补吸气量与潮气量之和称为**深吸气量**，它是衡量最大通气潜力的重要指标之一。

3. 补呼气量　平静呼气末再尽力呼气,所能呼出的气体量称为**补呼气量**(expiratory reserve volume)。正常成年人的补呼气量为 0.9 ~ 1.2 L,它可反映呼气储备能力的大小。

4. 肺活量和用力呼气量　一次最大吸气后再尽力呼气,所能呼出的最大气体量称为**肺活量**(vital capacity)。它是潮气量、补吸气量和补呼气量之和。在正常成年男性,肺活量平均约 3.5 L,在女性约 2.5 L。肺活量可反映一次呼吸所能达到的最大肺通气量,是测定静态肺通气功能的常用指标;但它有较大的个体差异,与年龄、身材、性别、体位和呼吸肌舒缩能力等因素有关,因此不适用于不同个体之间的比较。而且,更重要的是测量肺活量没有时间的限制,因此,若有气道狭窄或肺弹性下降,在延长呼气时间的情况下,肺活量仍可在正常范围。可见,肺活量虽然在一定程度上能反映肺通气功能的好坏,但存在诸多不足。

为了弥补肺活量指标的不足,有人提出测量动态肺通气功能的指标——**用力呼气量**(forced expiratory volume),它是指尽力吸气后作尽力尽快呼气的头几秒钟内呼出的气体量,通常以它们所占**用力肺活量**(即在测量用力呼气量的同时所测得的肺活量)的百分数来表示。正常成年人第 1 秒末呼出的气体量约占用力肺活量的 83% ,第 2 秒末约占 96% ,第 3 秒末约占 99% 。其中第 1 秒末的用力呼气量最有意义。用力呼气量是一项较好的肺通气功能指标,目前已为临床广泛采用。它不仅能反映最大肺通气量的大小,而且能反映呼吸阻力的变化。肺纤维化等限制性肺疾病患者用力肺活量与用力呼气量都降低,但第 1 秒用力呼气量占用力肺活量的比值仍可达到 80% 左右。支气管哮喘等阻塞性肺疾病患者第 1 秒用力呼气量的降低比用力肺活量的降低更明显,因此第 1 秒末用力呼气量占用力肺活量的比值明显降低,而且往往需要 5 ~ 6 s 或更长的时间才能呼出全部肺活量气体。

5. 余气量与功能余气量　最大呼气末尚存留于肺内不能呼出的气体量称为**余气量**(residual volume),它在正常成年人为 1.0 ~ 1.5 L。肺通气功能不良或肺弹性减弱时,余气量增大。**功能余气量**(functional residual capacity)是指平静呼气末余留在肺内的气体量,它是补呼气量与余气量之和,在正常成人约为 2.5 L。功能余气量可稀释肺泡气中新吸入的 O_2 和新排出的 CO_2,因而能缓冲肺泡内 O_2 和 CO_2 分压的大幅变化,以利于肺换气。

6. 肺总量　肺能够容纳的最大气量称为**肺总量**(total lung capacity),它是肺活量与余气量之和,正常成年男性约为 5.0 L,女性约为 3.5 L。

（二）肺通气量

1. **每分通气量**(minute ventilation volume)　是指每分钟进或出肺的气体总量,它等于潮气量和呼吸频率的乘积。正常成年人平静呼吸时,潮气量平均为 0.5 L,呼吸频率为每分钟 12 ~ 18 次,故每分通气量可达 6 ~ 9 L。每分通气量随性别、年龄、身材和活动量的不同而有差异。

最大限度地做深而快的呼吸,每分钟所能吸入或呼出的气量称为**每分最大通气量**。它是一项反映肺通气功能储备能力的指标。人进行强体力劳动或剧烈运动时,最大通气量可达到 70 ~ 120 L。

2. 无效腔和肺泡通气量　呼吸运动时,每次吸入的气体总有部分留在呼吸道内,不能参加肺泡与血液之间的气体交换,存留这部分气体的呼吸道容积称为**解剖无效腔**(anatomic dead space),其容积约为 0.15 L。此外,进入肺泡的气体,由于各种原因,也有部分未能与血液进行交换,这部分未能发生气体交换的肺泡容积称为**肺泡无效腔**。解剖无效腔和肺泡无效腔合称为**生理无效腔**。

肺泡通气量（alveolar ventilation）指的是每分钟肺的有效通气量，即吸入肺泡的新鲜空气量，可用下式计算

$$肺泡通气量 ＝（潮气量 － 无效腔气量）× 呼吸频率$$

正常成年人平静呼吸时，潮气量为 0.5 L，无效腔为 0.15 L，则每次吸入的新鲜空气为 0.35 L，如果呼吸频率为每分钟 12 次，则肺泡通气量为 4.2 L。

第二节　肺换气和组织换气

一、气体交换的原理

呼吸气体的交换包括肺换气和组织换气。不论是肺换气还是组织换气，都是以气体扩散的方式进行的。各种气体无论处于气体状态，还是溶解状态，气体分子总是从压力高处向压力低处移动，直至两处压力相等为止。气体扩散的动力是气体的分压差，分压差越大，气体扩散速率越快。气体扩散的条件是呼吸膜和细胞膜对气体分子的通透性。

（一）气体的分压差

气体的**分压**（partial pressure）是指混合气体中某种气体成分所占大气总压力中的部分压力。某种气体成分的分压等于混合气体的总压力乘以该气体成分所占的容积百分比。例如，大气的总压力为 760 mmHg（101.3 kPa），O_2 的容积百分比约为 21%，则 O_2 的分压（PO_2）为

$$760\,mmHg×21\% ＝ 159\,mmHg（21.2\,kPa）$$

气体的**分压差**是指两个相邻区域之间某种气体分压的差值，如肺泡气和肺毛细血管血液之间的 O_2 分压差和 CO_2 分压差等。

气体分子不断地溶解于液体，而液体中的气体分子不断从液体中逸出。溶解的气体分子从溶液中逸出的力，称为张力。某种气体在一定的分压下，当这种气体在溶液中溶解和逸出的速率相等时，溶解气体的张力就等于这一气体的分压。肺泡气、血液和组织中的气体分压（张力）值列于表 5-1 中，可见，各不同部位之间存在着 O_2 分压差和 CO_2 分压差。

表 5-1　肺泡气、血液和组织液中 O_2 分压和 CO_2 分压［mmHg（kPa）］

	肺泡气	静脉血	动脉血	组织
O_2 分压（PO_2）	104(13.9)	40(5.3)	100(13.3)	30(3.9)
CO_2 分压（PCO_2）	40(5.3)	46(6.1)	40(5.3)	50(6.7)

（二）气体的扩散速率

单位时间内气体扩散的容积称为**气体扩散速率**。气体扩散速率除受分压差（ΔP）影响外，还受该气体的温度（T）、溶解度（S）、分子量平方根（$\sqrt{MW}$）以及扩散的面积（A）和距离（d）的影响。其关系式如下

$$D \propto \frac{\Delta P \cdot T \cdot A \cdot S}{d \cdot \sqrt{MW}}$$

CO$_2$ 在血浆中的溶解度约为 O$_2$ 的 24 倍,CO$_2$ 的分子量为 44,O$_2$ 的分子量为 32,肺泡与血液间 O$_2$ 分压差是 CO$_2$ 分压差的 10 倍左右。根据上式计算,CO$_2$ 在肺部扩散速率约为 O$_2$ 的 2 倍。

二、肺换气

(一) 肺换气过程

肺换气(gas exchange in lungs)是指肺泡与肺泡毛细血管血液之间的气体交换过程。如表 5-1 所示,肺泡内的 PO$_2$(104 mmHg 或 13.9 kPa)大于静脉血中的 PO$_2$(40 mmHg 或 5.3 kPa),而肺泡内的 PCO$_2$(40 mmHg 或 5.3 kPa)却小于静脉血中的 PCO$_2$(46 mmHg 或 6.1 kPa)。所以,当静脉血流经肺泡毛细血管时,在分压差的推动下,O$_2$ 由肺泡扩散入血液,CO$_2$ 则由静脉血液扩散入肺泡,从而完成肺换气过程(图 5-5)。O$_2$ 和 CO$_2$ 的扩散速度极快,仅需 0.3 s 即可达到平衡。通常情况下,血液流经肺毛细血管的时间约 0.7 s,所以当血液流经肺毛细血管全长的 1/3 时,肺换气过程已基本完成。肺换气的结果使静脉血变成动脉血。

(二) 影响肺换气的主要因素

1. **气体自身的因素**　如气体扩散速率公式所表明的,气体的分压差、溶解度和分子量平方根等都能影响肺换气。由于 CO$_2$ 的扩散速率较 O$_2$ 高,所以临床上缺 O$_2$ 比 CO$_2$ 潴留更为常见。

2. **呼吸膜的因素**　气体扩散速率除气体自身因素外,还与呼吸膜的因素有关,如公式所示,气体扩散速率与呼吸膜的厚度呈反比,与呼吸膜的面积呈正比。正常呼吸膜总厚度不到 1 μm,气体分子极易透过此膜而进行扩散(图 5-6)。但在病理情况下,如肺纤维化、肺水肿等,由于呼吸膜增厚,即扩散距离加大,因而气体扩散速率减慢。正常成年人肺的总扩散面积约有 70 m^2;在安静状态下,仅需动用

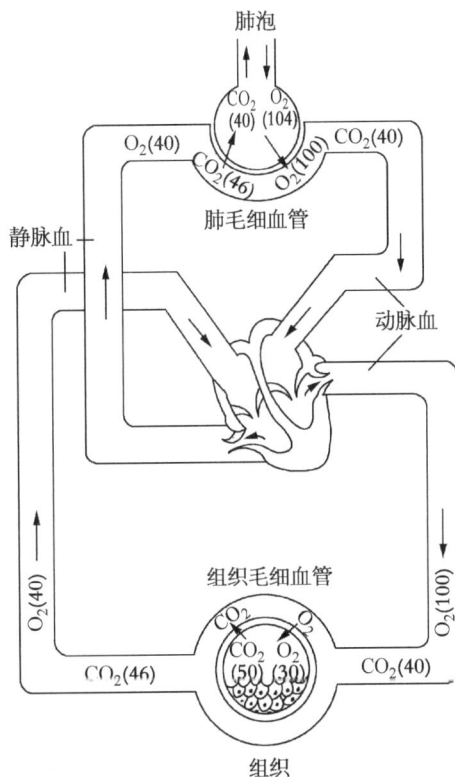

图 5-5　肺换气和组织换气过程示意图
图中数字代表气体分压,单位为 mmHg。

其中的 40 m^2 便足以维持正常的肺换气,因此呼吸膜有相当大的储备面积。当运动时,肺毛细血管开放数量和开放程度增加,扩散面积也明显增大。肺不张、肺实变、肺气肿或肺毛细血管阻塞等均可使呼吸膜面积减小,肺换气减少。

3. **通气/血流比值**(ventilation/perfusion ratio, $\dot{V}/\dot{Q}$)　是指肺泡通气量与肺血流量的比值。正常成年人安静时,肺泡通气量约为 4.2 L,而肺血流量相当于心排血量,约为 5 L,因此

$$\dot{V}/\dot{Q} \approx 4.2/5.0 = 0.84$$

只有当肺泡通气量与肺血流量相匹配时,即 $\dot{V}/\dot{Q}$ 合适时才能实现高效率的肺换气。正常人安静时的 $\dot{V}/\dot{Q} \approx 0.84$ 时,通气量和血流量相匹配最合适,肺换气的效率最高。如果 $\dot{V}/\dot{Q}$ 增

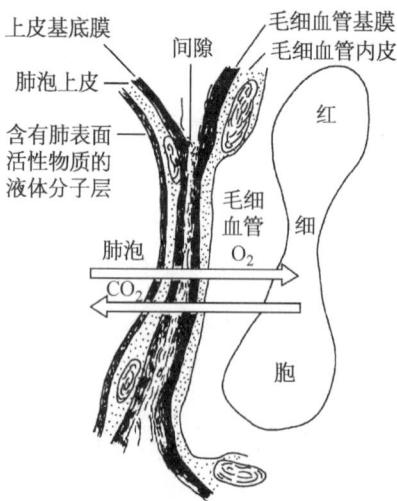

图5-6 呼吸膜结构示意图

大，意味着肺泡通气过度或肺血流量不足，此时有部分肺泡气未能与血液实现换气，致使肺泡无效腔增大，如部分肺血管栓塞者。反之，如果 $\dot{V}/\dot{Q}$ 减小，则意味着通气不足或血流过剩，结果使部分静脉血得不到充分的气体交换，犹如发生了功能性动-静脉短路，可见于哮喘发作者。因此，$\dot{V}/\dot{Q}$ 增大或减小都将降低肺换气效率，导致机体缺 O_2 和（或）CO_2 潴留。

三、组织换气

组织换气是指细胞与组织毛细血管血液之间的气体交换过程。在组织内，细胞因新陈代谢而不断消耗 O_2 并产生 CO_2，造成组织内 PO_2（30 mmHg 或 3.9 kPa）明显低于动脉血 PO_2（100 mmHg或13.3 kPa），而 PCO_2（50 mmHg 或 6.7 kPa）高于动脉血 PCO_2（40 mmHg 或5.3 kPa）。因此，当动脉血流经组织毛细血管时，O_2 顺着分压差由血液向组织细胞扩散，而 CO_2 则由细胞向血液扩散。组织换气的结果使动脉血变成静脉血（见图5-5）。

影响组织换气的因素主要有组织细胞代谢及血液供应情况两个方面。当组织细胞代谢活动增强时，一方面由于耗 O_2 量和 CO_2 产生量增多，组织细胞与血液之间的 O_2 及 CO_2 分压差增大，因而气体交换增多；另一方面局部代谢产物增多能使毛细血管大量开放，血流量增多，也将有利于气体交换。

第三节　气体在血液中的运输

气体在血液中的运输是实现肺换气和组织换气的中间环节。O_2 和 CO_2 在血液中都以物理溶解和化学结合两种形式运输。血液中以物理溶解形式存在的 O_2 和 CO_2 量都很少，但很重要，因为气体交换时，进入血液的 O_2 和 CO_2 都必须先溶解于血液中以提高其分压，而后才与血红蛋白结合；O_2 和 CO_2 从血液释放时，与血红蛋白解离的气体也必须先溶解于血液中，然后才逸出血液。

一、氧的运输

在动脉血中，溶解状态的 O_2 约占血液 O_2 总含量的 1.5%，而进入红细胞与血红蛋白结合运输的 O_2 约占98.5%。因此，O_2 的运输以化学结合为主。

（一）O_2 与血红蛋白的结合

O_2 能与血红蛋白中的 Fe^{2+} 结合，形成氧合血红蛋白（HbO_2），这是一种不需要酶催化的可逆结合，称为氧合。氧合与解离都很快，其速率取决于 PO_2 的高低。当血液流经 PO_2 较高的肺部时，O_2 从肺泡扩散入血液，使血液 PO_2 升高，HbO_2 生成增多；而当血液流经 PO_2 较低的组织时，HbO_2 解离成 Hb 和 O_2，释放出 O_2 并扩散入组织细胞。脱氧后的血红蛋白，称去氧血红

蛋白(Hb)。Hb 和 O_2 的可逆结合可表示为

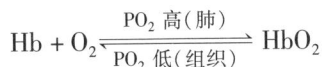

$$Hb + O_2 \underset{PO_2 \text{低(组织)}}{\overset{PO_2 \text{高(肺)}}{\rightleftharpoons}} HbO_2$$

健康成年人血液中 Hb 的含量约为 150 g/L,每克 Hb 最多可结合的 O_2 量一般以 1.34 ml 计算,因此 1 L 血液最多能结合的 O_2 量约为 0.2 L。在 1 L 血液中 Hb 能结合的最大 O_2 量称为 **Hb 氧容量**(oxygen capacity of Hb)。但在实际上,血液的含 O_2 量并非都达到最大值。1 L 血液中 Hb 实际结合的 O_2 量称为 **Hb 氧含量**(oxygen content of Hb)。Hb 氧含量占 Hb 氧容量的百分比,称为 **Hb 氧饱和度**(saturation of oxygen of Hb)。由于血液中以物理溶解形式存在的 O_2 很少,所以 Hb 氧容量、Hb 氧含量和 Hb 氧饱和度可分别视为血氧容量、血氧含量和血氧饱和度。

氧合血红蛋白结构较疏松,呈鲜红色,而去氧血红蛋白结构较紧密,呈紫蓝色。如果血液中含氧合血红蛋白多,则血液呈鲜红色,如动脉血。如果血液中含去氧血红蛋白多,则血液呈暗红色,如静脉血。如果毛细血管床血液含去氧 Hb 达 50 g/L 以上,则口唇、甲床出现青紫色,称为**发绀**。通常,出现发绀表示机体缺氧。但是,在严重贫血患者缺氧时,因为 Hb 总量太少,以至于毛细血管床血液中去氧 Hb < 50 g/L,患者并不出现发绀。反之,某些红细胞增多的患者,虽然不缺氧,但因为 Hb 总量增多,毛细血管床血液中去氧 Hb 量可超过 50 g/L,此时也会表现出发绀。此外,CO 能与 O_2 竞争结合 Hb,而且 CO 与 Hb 的结合能力是 O_2 的 250 倍,因此 CO 中毒时,也会发生缺氧,但此时去氧 Hb 并不增多,因此不出现发绀,而是口唇呈樱桃红色。

(二)氧解离曲线

氧解离曲线(oxygen dissociation curve)是表示血 PO_2 和 Hb 氧饱和度关系的曲线。曲线表示在不同血 PO_2 下 O_2 和 Hb 结合或解离的情况。在一定范围内,Hb 氧饱和度与血 PO_2 呈正相关,即 Hb 的氧饱和度随血 PO_2 增减而增减。但两者关系并非完全呈线性,而是呈近似"S"形的曲线关系(图 5-7)。

这种 S 型曲线具有重要生理意义:①曲线上段,即血 PO_2 在 60~100 mmHg(8.0~13.3 kPa)范围内变化的曲线。这段曲线较平坦,表明血 PO_2 变化对 Hb 氧饱和度影响不大。血 PO_2 在 100 mmHg(13.3 kPa)时,Hb 氧饱和度为 97.4%,Hb 氧含量约为 19.4 ml/100 ml(血液);而血 PO_2 在 60 mmHg(8.0 kPa)时,Hb 氧饱和度仍能保持在 90% 以上。这表明机体在肺泡 PO_2 适当降低的情况下,如在高空、高原活动时,不至于发生明显的低氧血症。这段曲线表明正常动脉血 PO_2 与 Hb 氧饱和度的关系。②曲线中段,即 PO_2 在 40~60 mmHg(5.3~8.0 kPa)范围内变化的曲线。这段曲线较陡,表明随血 PO_2 的低降,可有较多 O_2 被释出供组织利用。③曲线下段,即血 PO_2 在 15~40 mmHg

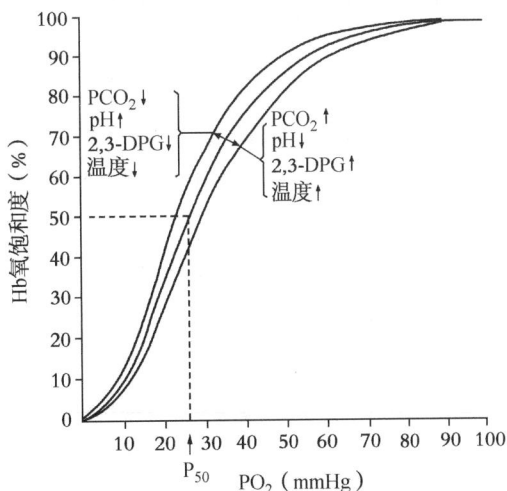

图 5-7　氧解离曲线及其主要影响因素示意图

2,3-DPG:2,3-二磷酸甘油酸;P_{50}:Hb 氧饱和度为 50% 时的血氧分压。

（2.0～5.3 kPa）范围内变化的曲线。这段曲线最陡，表示血 PO_2 略有下降，HbO_2 就能释出大量 O_2。当组织细胞活动加强时，耗氧量增多，血 PO_2 的改变即进入曲线的这一段，因而组织细胞可获得比安静时更多的 O_2，表明 HbO_2 具有较强的释放 O_2 储备能力。

影响氧解离曲线的主要因素有血中 PCO_2、pH 和温度。当 PO_2 升高、pH 降低、温度升高时，曲线右下移，此时 Hb 与 O_2 的结合力降低，促使 HbO_2 解离并释放 O_2；反之，当血液中 PCO_2 降低、pH 升高、温度降低时，曲线左上移，Hb 与 O_2 的结合力增高，HbO_2 形成增多而 O_2 释放减少。此外，红细胞内的 2,3-二磷酸甘油酸（2,3-DPG）也能使氧解离曲线右下移，促使 HbO_2 解离并释放 O_2（见图 5-7）。

二、二氧化碳的运输

血液中物理溶解的 CO_2 约占 CO_2 总运输量的 5%，化学结合的 CO_2 约占 95%。化学结合的形式主要有碳酸氢盐和氨基甲酰血红蛋白两种，前者约占 CO_2 总运输量的 88%，后者约占 7%。

（一）碳酸氢盐

组织代谢产生的 CO_2 进入血液后，很快扩散到红细胞内，在红细胞内的碳酸酐酶催化下，与水反应生成 H_2CO_3，H_2CO_3 又迅速解离成 HCO_3^- 和 H^+。因为血浆中碳酸酐酶量含量极少，故该反应主要在红细胞内进行，反应速度比在血浆中快约 5 000 倍。此外，红细胞膜对负离子的通透性极高，随着红细胞内解离的 HCO_3^- 不断增加，大部分 HCO_3^- 顺浓度差向红细胞外扩散，与血浆中的 Na^+ 结合成 $NaHCO_3$ 被运输，它是体内 CO_2 运输的主要形式，也是血液中重要的碱储备形式。在 HCO_3^- 由红细胞向血浆扩散的同时，血浆中的 Cl^- 扩散入红细胞内，这种现象称氯转移，从而维持红细胞内外的电位平衡。红细胞内还有少量 HCO_3^- 与 K^+ 结合成 $KHCO_3$ 被运输。由于红细胞膜对正离子通透性极小，因此红细胞内解离的 H^+ 与 HbO_2 结合，生成 HHb，同时促使 HbO_2 释放 O_2 供组织利用（图 5-8）。血液中 HCO_3^- 的形成和分解是可逆的，其反应方向取决于 PCO_2 的高低。在肺部，由于 PCO_2 较低，反应过程与上述方向相反，促使血浆中 HCO_3^- 进入红细胞转变成 CO_2，后者再透过呼吸膜由肺呼出体外。

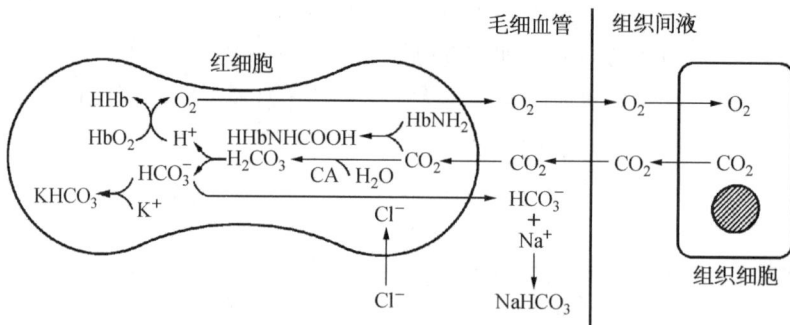

图 5-8　CO_2 从组织进入血液以及在血中运输的示意图

CA：碳酸酐酶。

（二）氨基甲酰血红蛋白

CO_2 能直接与 Hb 上的自由氨基（$-NH_2$）结合，形成氨基甲酰血红蛋白（HHbNHCOOH），其反应式如下

$$HbNH_2O_2 + H^+ + CO_2 \underset{\text{肺}}{\overset{\text{组织}}{\rightleftharpoons}} HHbNHCOOH + O_2$$

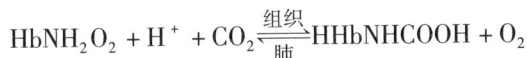

此反应无需酶的催化,结合和解离均可迅速完成。调节这一反应的主要因素是氧合作用。在组织毛细血管处,O_2 的解离可促进 Hb 与 CO_2 的结合(见图 5-8);而在肺泡毛细血管中,O_2 与 Hb 的结合,可促进 CO_2 与氨基甲酰血红蛋白的解离。

第四节　呼吸运动的调节

呼吸运动是一种自主节律活动,其深度和频率可随体内、外环境的改变而发生变化,以适应机体代谢水平变化的需要。此外,呼吸运动也受大脑意识控制,在某些特殊情况下,如吞咽、说话、排便、潜水时,可暂时屏住呼吸,以保证这些活动的正常进行。根据机体调节方式的不同,呼吸运动有自主呼吸和随意呼吸两种,本节主要介绍的是自主呼吸调节。

一、呼吸中枢与呼吸节律的形成

(一) 呼吸中枢

呼吸中枢(respiratory center)是指中枢神经系统内产生和调节呼吸运动的神经元群。正常的呼吸运动是在各级呼吸中枢的相互配合、相互制约和各种外周传入冲动的调节下完成的。动物实验表明,在脊髓与延髓之间离断(图 5-9A 水平)时,呼吸运动立即停止,说明产生节律性呼吸运动的中枢不在脊髓,脊髓只是联系脊髓以上脑区与呼吸肌之间的中继站和整合某些呼吸反射的初级中枢。

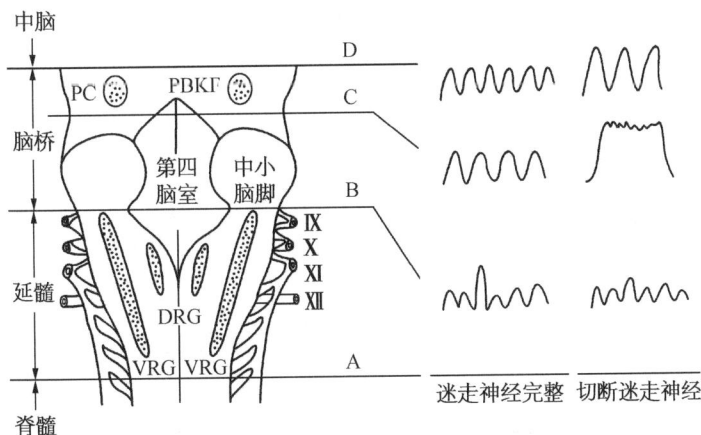

图 5-9　脑干内有关呼吸核团(左)和在不同平面横切脑干后呼吸的变化(右)示意图

A、B、C、D 分别为不同的切脑水平(见正文);PBKF:脑桥臂旁内侧核和 KF 核的合称;PC:脑桥呼吸调整中枢;DRG:延髓背侧呼吸组;VRG:延髓腹侧呼吸组;IX、X、XI、XII 分别为第 9、10、11、12 对脑神经。

1. 延髓　利用微电极记录神经元放电的方法,发现延髓内存在与呼吸运动同步放电的神经元,称为呼吸神经元。它们大体分成两组,即延髓的背侧呼吸组和腹侧呼吸组。背侧呼吸组主要集中在孤束核的腹外侧,大多数属于吸气神经元。它们具有自发放电的特性,并接受来自肺、咽喉和外周化学感受器传入纤维的投射。腹侧呼吸组含有吸气神经元和呼气神经元,后者主要集中在后疑核和面神经后核,其功能可能是在呼气期间,使吸气神经元抑制和引起用力呼气。

　　若在动物的延髓与脑桥之间横断,虽然动物有呼吸,但是呼吸节律变得不规则(图5-9B水平)。说明延髓是调节呼吸运动的基本中枢,而正常的节律性呼吸运动尚需高级中枢的参与和调节。

　　2. 脑桥　在脑桥的上 1/3 处,呼吸神经元相对集中于臂旁内侧核(NPBM)与相邻的Kölliker-Fuse(KF)核,两者合称为 PBKF 核群。若刺激该区,可使动物的呼吸由吸气向呼气转变,同时呼吸频率增快;相反,若在脑桥上、中 1/3 处切断脑桥(图5-9C水平),同时切断双侧迷走神经(以消除肺牵张感受器传入冲动,详见后文),可见实验动物吸气延长、呼吸频率变慢。表明在此区(指 PBKF 核群)有抑制吸气,使吸气向呼气转变的功能,该区域称为脑桥呼吸调整中枢。在动物的中脑与脑桥之间横断脑干(图5-9D水平),则呼吸节律正常,这说明正常呼吸节律的产生是由延髓和脑桥共同完成的。

　　3. 高位脑　呼吸运动还受下丘脑、边缘系统、大脑皮层等部位的调节。大脑皮层可随意控制呼吸,在一定限度内可随意屏气或加强加快呼吸,如潜水、咳嗽、唱歌时,因而属于随意呼吸调节系统;而低位脑干则属于不随意的自主呼吸节律调节系统,两个系统各有其不同的下行通路。临床上有时可观察到自主呼吸和随意呼吸分离的现象,当自主呼吸通路受损而使自主节律呼吸功能丧失时,患者觉醒时可依靠随意呼吸维持肺通气,如果未进行人工呼吸,一旦入睡,即可发生呼吸停止。而当大脑皮层受损时,随意呼吸调节功能障碍,但是自主呼吸运动仍能进行。

　　(二) 呼吸节律的形成

　　自主呼吸节律的形成机制至今尚未完全阐明,目前被多数学者接受的是神经元网络学说中的**吸气切断机制**。这一学说认为在延髓背外侧呼吸组有中枢吸气活动发生器,它能自发地兴奋,产生吸气;延髓中还存在由多种神经元组成的网络,称为吸气切断机制,后者兴奋时能反过来切断吸气而发生呼气。吸气活动发生器主要通过以下 3 条途径来兴奋吸气切断机制的活动:①兴奋脊髓吸气运动神经元而引起吸气,吸气时肺扩张,再通过肺牵张反射而兴奋吸气切断机制;②兴奋脑桥呼吸调整中枢,转而加强吸气切断机制的活动;③直接兴奋吸气切断机制的神经元。当吸气切断机制被激活后,它能负反馈抑制中枢吸气活动发生器,抑制吸气,使吸气转为呼气,从而产生吸气和呼气活动的交替,形成呼吸节律。

二、呼吸的反射性调节

　　凡来自呼吸器官本身活动改变和血液中化学成分改变的刺激都能反射性影响呼吸运动。

　　(一) 肺牵张反射

　　由肺的扩张或缩小引起的反射性呼吸变化,称为**肺牵张反射**(pulmonary stretch reflex)。它包括肺扩张反射和肺缩小反射两种成分。

　　肺牵张反射的感受器分布在支气管和细支气管的平滑肌层中,称为肺牵张感受器。当吸气使肺扩张到一定程度时,肺牵张感受器兴奋,发放冲动频率增高,冲动沿迷走神经传入延髓,兴奋吸气切断机制,抑制吸气神经元,使吸气转为呼气,此过程为**肺扩张反射**。肺扩张反射是肺牵张反射的主要成分,该反射的生理意义在于防止吸气过深及加快呼吸节律。切断迷走神经后,该反射途径被破坏,使吸气延长,呼吸变深变慢。肺扩张反射存在明显的种属差异,家兔的这一反射最明显,而在人则最不明显。正常成年人在平静呼吸时,肺扩张反射不参与呼吸调节,仅在深呼吸(潮气量 >0.8 L)时,或在病理情况下,如肺充血、肺水肿和肺炎等,该反射才起作用,使呼吸变浅变快。当呼气使肺缩小到一定程度时,对肺牵张感受器的刺激减弱,传入冲动减少,对吸气的抑制被解除,于是吸气再次发生,此过程为**肺缩小反射**,其生理意义在于阻止呼气过深和肺不张,但它对平静呼吸调节的意义不大。

(二) 化学感受性呼吸反射

1. 化学感受器　血液中某些化学物质通过刺激化学感受器可反射性调节呼吸运动。根据感受器分布的部位不同,分为外周化学感受器和中枢化学感受器。

(1) 外周化学感受器:人体内的**外周化学感受器**包括颈动脉体和主动脉体。它们对动脉血中 PO_2 降低、PCO_2 或 H^+ 浓度升高十分敏感,这些刺激可使其传入冲动增加,冲动沿窦神经和迷走神经传入呼吸中枢,结果使呼吸加深加快。

(2) 中枢化学感受器:**中枢化学感受器**位于延髓腹外侧表面,左右两侧对称,分为头区、中区和尾区。头区和尾区具有化学感受性,脑脊液和局部细胞外液中的 H^+ 是其有效刺激物,能反射性地兴奋呼吸中枢,调节呼吸运动。

2. PCO_2、PO_2 和 H^+ 对呼吸运动的调节　动脉血或脑脊液中的 PCO_2、PO_2 和 H^+ 浓度的改变可刺激化学感受器,反射性地引起呼吸活动改变;而呼吸活动的改变则对维持血液中各种化学成分的相对稳定具有重要的生理意义。

(1) CO_2 对呼吸的影响:动脉血中 PCO_2 升高能有效地加强呼吸运动,使呼吸加深加快,肺通气量增加;而动脉血中的 PCO_2 则受吸入气中 CO_2 浓度的影响。空气中 CO_2 的正常浓度约为 0.04%。当吸入气体中 CO_2 的浓度增加到 1% 时,肺通气量即已增加,若吸入气体中 CO_2 达 4% 时,肺通气量可成倍增加;但当吸入 CO_2 >7% 时,则会出现头昏、头痛等症状,>15% ~ 20% 时,将会引起呼吸中枢麻痹,导致呼吸抑制,肺通气量减少,甚至出现惊厥、昏迷。相反,当动脉血中 PCO_2 过低时,呼吸活动也将减弱。例如,人在过度通气时,由于血中 PCO_2 降低,可出现呼吸暂停。所以,CO_2 是维持正常呼吸的有效生理性刺激。

CO_2 兴奋呼吸主要是通过刺激中枢化学感受器而实现的。血液中 CO_2 能迅速透过血-脑屏障,在脑内碳酸酐酶的作用下,与水结合成 H_2CO_3,H_2CO_3 再解离出 H^+,H^+ 对中枢化学感受器有很强的兴奋作用,中枢化学感受器兴奋后,再经一定的纤维投射,兴奋呼吸中枢,使呼吸运动增强。CO_2 也可刺激外周化学感受器,兴奋经窦神经和主动脉神经传入延髓呼吸中枢,反射性引起呼吸运动加深加快。

(2) H^+ 对呼吸的影响:当动脉血中 H^+ 浓度增高时,呼吸加深加快,肺通气量增加;而 H^+ 浓度降低时,呼吸则受到抑制。由于动脉血中 H^+ 不易透过血-脑屏障,所以对中枢化学感受器的刺激作用很弱,而主要通过刺激外周化学感受器引起呼吸中枢兴奋,使呼吸加强。临床上可观察到糖尿病、肾衰竭或代谢性酸中毒患者因血中 H^+ 浓度增高而出现深大呼吸的现象。

(3) 缺 O_2 对呼吸的影响:吸入气中的 PO_2 略有下降时,呼吸并不发生明显改变,只有当吸入气中的 O_2 含量降低 10% 以上,血液 $PO_2 \leq 60\ mmHg(8.0\ kPa)$ 时,才能反射性加强呼吸,使肺通气量增大。低 O_2 兴奋呼吸主要通过刺激外周化学感受器而引起。若摘除外周化学感受器,低 O_2 对呼吸的兴奋作用消失,呼吸反而抑制,这是因为低 O_2 可直接抑制呼吸中枢,通常在轻中度低 O_2 情况下,来自外周化学感受器的传入冲动可对抗低 O_2 对中枢的抑制作用,使呼吸中枢兴奋,反射性增强呼吸运动;但在严重缺 O_2 时,则不能对抗低 O_2 对呼吸中枢的抑制作用,使呼吸运动减弱,甚至引起呼吸暂停。临床上,严重肺气肿、肺心病患者,由于长期肺换气障碍而导致低 O_2 和 CO_2 潴留,此时中枢化学感受器对 CO_2 的刺激将发生适应,而外周化学感受器则对低 O_2 刺激的适应很慢,故此时低 O_2 对外周化学感受器的刺激已成为驱动呼吸的主要刺激。维持这种患者一定程度的低 O_2 十分重要,若给予纯 O_2 吸入,则可因突然取消低 O_2 对外周化学感受器的有效刺激而导致呼吸暂停。

以上逐一分析了 CO_2、低氧、H^+ 单个因素对呼吸运动的影响。从图5-10A中可见,三者引起的肺通气反应程度相近。但在自然呼吸情况下,不可能发生单因素的改变,而通常是多种因素同时发挥作用,各因素可相互影响。例如,动脉血中 PCO_2 升高时,血液 H^+ 浓度也增高,可加大对呼吸的刺激作用;H^+ 浓度增加时,由于肺通气量增大,使 CO_2 排出增多,可使动脉血 PCO_2 下降,因而可部分抵消 H^+ 对呼吸的兴奋效应;动脉血 PO_2 下降时,可因通气量增加,排出 CO_2 增多,动脉血的 PCO_2 和 H^+ 浓度均下降,结果使低氧对呼吸的刺激效应大为减弱(图5-10B)。因此,临床上须注意具体问题具体分析,全面考虑,恰当处理。

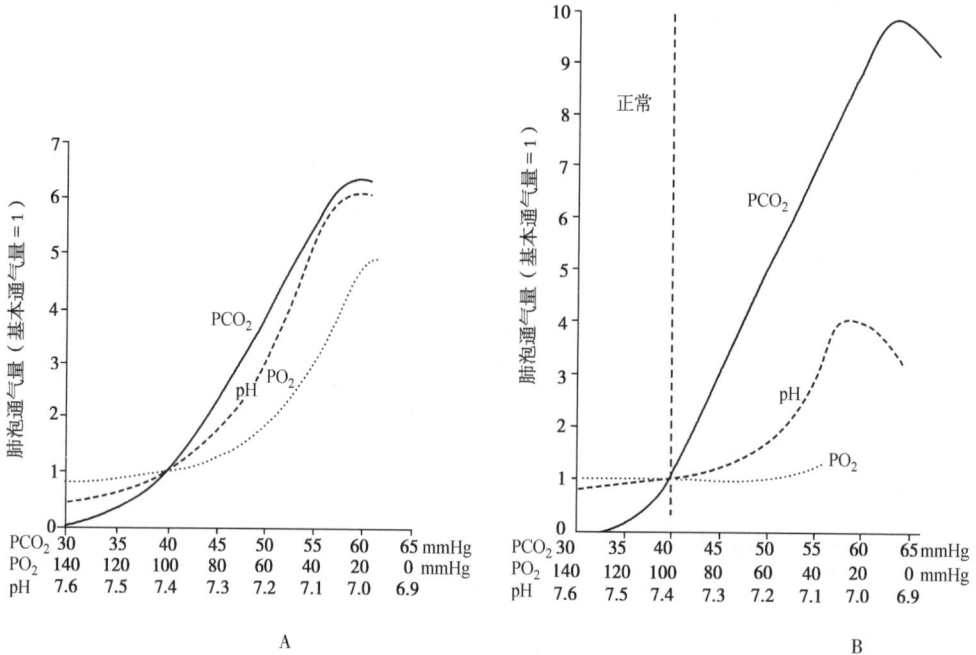

图5-10 动脉血中 PCO_2、PO_2 和 pH 改变对肺泡通气量的影响

A. 只改变其中一种因素而维持其他因素于正常情况下；B. 改变其中一种因素而不控制其他因素改变的情况下。

（三）咳嗽和喷嚏反射

1. **咳嗽反射**（cough reflex） 是一种将呼吸道内异物或分泌物排出体外的防御性反射。该反射的感受器是位于咽、喉、气管、大支气管黏膜下层的感觉神经末梢,当受到刺激时,冲动沿迷走神经传入延髓,然后经传出神经到达声门和呼吸肌,先是短促或较深的吸气,接着声门紧闭,呼吸肌强烈收缩,肺内压急剧上升,然后声门突然打开,气体以极快的速度从肺内冲出,将呼吸道内的刺激物排出体外。咳嗽的意义在于清洁和维持呼吸道通畅；但剧烈、频繁而持久的咳嗽则对健康不利,可引起肺气肿等疾病。

2. 喷嚏反射(sneeze reflex)　是指鼻腔黏膜受到刺激时引起的一种防御性反射。反射过程类似于咳嗽反射,但其感受器位于鼻黏膜下,传入神经为三叉神经,反射效应是腭垂下降,舌压向软腭,气流急速从鼻腔喷出,以清除鼻腔内的异物。

习　题　五

(一) 单项选择题

1. 肺通气的直接动力是
   A. 呼吸肌的舒缩运动
   B. 胸廓的扩大与缩小
   C. 肺内压与大气压之差
   D. 胸膜腔内压与大气压之差

2. 肺通气的原动力是
   A. 呼吸肌的舒缩运动
   B. 肺内压与大气压之差
   C. 胸膜腔内压的变化
   D. 肺泡的扩张和回缩

3. 下列符合呼吸运动概念的描述是
   A. 肺泡节律性扩大和缩小
   B. 胸廓节律性扩大和缩小
   C. 肺内压节律性升高和下降
   D. 胸膜腔内压节律性升高和下降

4. 正常成年人安静时的呼吸频率是
   A. 5～10 次/分钟
   B. 12～18 次/分钟
   C. 20～30 次/分钟
   D. ＞35 次/分钟

5. 正常成年人的呼吸运动形式通常是
   A. 胸式呼吸
   B. 腹式呼吸
   C. 随意运动式呼吸
   D. 胸腹式混合呼吸

6. 肺内压大于大气压通常发生在
   A. 呼气末　　　　B. 吸气末
   C. 呼气时　　　　　　D. 吸气时

7. 与用力呼吸相比,平静呼吸的特点是
   A. 吸气是主动的,呼气是被动的
   B. 吸气和呼气都是主动的
   C. 吸气是被动的,呼气是主动的
   D. 吸气和呼气都是被动的

8. 形成胸膜腔负压的主要因素是
   A. 大气压　　　　B. 肺内压
   C. 肺回缩压　　　　　D. 胸廓回位压

9. 肺通气阻力的主要来源是
   A. 肺弹性纤维回缩力
   B. 气道阻力
   C. 胸廓弹性阻力
   D. 肺泡表面张力

10. 下列关于肺顺应性的叙述,正确的是
    A. 顺应性与弹性阻力成正变
    B. 顺应性大则吸气容易
    C. 顺应性大则呼气容易
    D. 肺气肿时顺应性减小

11. 下列关于肺表面活性物质的叙述,正确的是
    A. 由肺泡 I 型上皮细胞分泌
    B. 均匀分布于肺泡腔内
    C. 能降低肺泡表面张力
    D. 能降低气道阻力

12. 影响气道阻力的主要因素是

    A. 气体黏度   B. 气流形式   C. 气流速度   D. 气道口径

13. 支气管哮喘患者明显改变的肺通气功能指标是

    A. 潮气量减少   B. 肺活量减少

    C. 第 1 秒用力呼气量减少   D. 功能余气量减少

14. 平静呼气末肺内的气体量是

    A. 潮气量   B. 余气量   C. 肺活量   D. 功能余气量

15. 最大呼气末存留在肺内的气体量是

    A. 余气量   B. 无效腔气量   C. 补呼气量   D. 功能余气量

16. 真正吸入肺内的新鲜气体量是

    A. 潮气量   B. 肺活量   C. 深吸气量   D. 肺泡通气量

17. 肺换气的动力是

    A. 呼吸肌的收缩运动   B. 呼吸膜两侧的气体分压差

    C. 呼吸膜的转运机制   D. 肺泡通气/血流比值

18. 肺换气的结果是

    A. 动脉血变成静脉血   B. 静脉血变成动脉血

    C. 肺泡毛细血管中 O_2 分压下降   D. 肺泡中 O_2 分压升高

19. 肺气肿患者肺换气功能下降的主要原因是

    A. 肺泡无效腔增大   B. 肺血流量减少

    C. 呼吸膜厚度增加   D. 呼吸膜面积减少

20. 可使通气/血流比值 > 0.84 的是

    A. 肺泡无效腔增大   B. 呼吸膜通透性增大

    C. 解剖无效腔增大   D. 功能性动-静脉短路

21. 人体内 CO_2 分压最高的部位是

    A. 肺泡气   B. 组织细胞内

    C. 动脉血   D. 静脉血

22. 如果在高原吸入气体 $PO_2 > 60\ \text{mmHg}$,Hb 氧饱和度水平可为

    A. 60% ~70%   B. 70% ~80%   C. 80% ~90%   D. >90%

23. 血液中运输 CO_2 最主要的形式是

    A. 物理溶解   B. 磷酸氢盐

    C. 碳酸氢盐   D. 氨基甲酰血红蛋白

24. 呼吸运动调节的基本中枢所在部位是

    A. 大脑皮层   B. 下丘脑   C. 延髓   D. 脊髓

25. 切断动物两侧迷走神经后,呼吸运动的改变是

    A. 深而慢   B. 深而快   C. 浅而慢   D. 浅而快

26. 直接刺激中枢化学感受器引起呼吸运动增强的因素是

    A. 血液中的 O_2 分压下降   B. 脑脊液中的 H^+ 浓度升高

    C. 血液中的 CO_2 分压下降   D. 血液中的 H^+ 浓度升高

27. 临床上对严重肺气肿患者不宜以吸入纯氧来改善缺氧的原因是

    A. 避免高氧对呼吸中枢的直接抑制作用

B. 高氧对中枢化学感受器无刺激作用

C. 反使 CO_2 对中枢化学感受器的刺激减弱

D. 维持低氧对外周化学感受器的刺激作用

（二）填空题

1. 呼吸全过程的 3 个同时进行而又相互衔接的环节是_____、_____和_____。

2. 呼吸的意义在于维持血液中_____和_____含量的相对恒定,以满足组织代谢的需要。

3. 胸膜腔内压的变化主要取决于_____,在平静呼吸时_____大气压。

4. 肺表面活性物质是由_____细胞分泌的,其主要作用是_____。

5. 深吸气量等于_____与_____之和;功能余气量等于_____与_____之和。

6. 肺泡通气量等于_____和_____之差与_____的乘积,正常值约为_____升/分钟。

7. 组织换气时,O_2 由_____向_____扩散;CO_2 则由_____向_____扩散。

8. 血液中 PCO_2_____或红细胞内 2,3-DPG 浓度_____时,氧解离曲线将右下移。

9. 肺牵张反射的感受器位于_____,肺牵张反射的生理意义是_____。

10. 血液中 PCO_2_____或 PO_2_____时,呼吸运动将增强。

（三）名词解释

1. 呼吸　　　　2. 肺通气　　　　3. 胸膜腔负压

4. 肺顺应性　　5. 肺表面活性物质　6. 潮气量

7. 用力呼气量　8. 肺泡通气量　　9. 肺换气

10. 通气/血流比值　11. 血氧饱和度　12. 肺牵张反射

（四）简答题

1. 简述肺通气的原动力和直接动力。

2. 简述肺通气阻力分类及其来源。

3. 简述肺表面活性物质的来源、主要成分、分布、作用和意义。

4. 简述影响肺换气的主要因素。

5. 简述 O_2 和 CO_2 在血液中的运输形式。

6. 出现发绀是否意味缺氧? 缺氧是否一定出现发绀?

7. 简述咳嗽反射和喷嚏反射及其意义。

（五）论述题

1. 试述呼吸运动时肺内压和胸膜腔内压的变化规律。

2. 何谓氧解离曲线? 曲线各段有何特点和生理意义? 受哪些因素的影响?

3. 试述血液中 PO_2、PO_2、H^+ 浓度变化对呼吸运动的影响。

（孙国铨）

第六章 消化和吸收

消化系统由消化道和消化腺两部分组成,消化道包括口腔、咽、食管、胃、小肠和大肠等结构;主要的消化腺有唾液腺、胃肠腺、肝脏及胰的外分泌腺。消化系统的主要功能是消化和吸收食物,从而使机体能从外界环境中获取营养和能量物质,以满足机体代谢活动的需要、构筑组织细胞的组分和维持正常的生命活动,消化和吸收功能障碍将严重影响机体健康,甚至危及生命。**消化**(digestion)是指食物中所含的大分子营养物质,如糖、蛋白质和脂肪等,在消化道内被分解成可被吸收的小分子物质的过程。消化可分为**机械性消化**和**化学性消化**两种方式。前者通过消化道的运动,将食物磨碎和与消化液充分混合,并不断将食物推向消化道远端;后者则通过消化液中所含的各种消化酶,将食物中的大分子营养物质分解成小分子物质。**吸收**(absorption)是指食物经过消化后形成的可被吸收的小分子物质通过消化道黏膜进入血液和淋巴循环的过程。消化与吸收是两个紧密联系的生理活动过程。

第一节 食物的机械性消化

一、消化道平滑肌的生理特性

消化道中除口腔、咽、食管上端的肌组织和肛门外括约肌为骨骼肌外,其余部分的肌组织均为平滑肌。所以,食物的机械性消化,除少数依靠骨骼肌活动外,主要依赖于平滑肌的舒缩活动。

(一) 一般生理特性

与骨骼肌相比,消化道平滑肌的兴奋性较低,收缩较缓慢,富有伸展性,平时经常处于一定的收缩状态,即具有紧张性活动,并在离体情况下能进行节律性舒缩活动,但其自动节律性活动远不如心肌细胞那么规则。此外,消化道平滑肌对机械牵张、温度和化学性刺激较为敏感,而对电刺激相对不敏感。消化道平滑肌的这些生理特性是与其中空容纳性器官的功能特性相适应的。

(二) 电生理特性

消化道平滑肌的舒缩活动与其细胞生物电密切相关。消化道平滑肌细胞的静息电位不稳定,常波动于 $-50 \sim -60$ mV 范围内,这种自发的节律性电位波动称为**慢波**(slow wave),又称为**基本电节律**(basic electrical rhythm, BER)。慢波的幅度为 $5 \sim 15$ mV,持续时间自数秒至十数秒不等。消化道各段的慢波频率不同:人的胃平滑肌慢波频率约 3 次/分钟,十二指肠为 11 ~ 12 次/分钟,回肠末端为 $8 \sim 9$ 次/分钟。慢波的节律起源于位于消化道壁内纵行肌和环行肌之间的 **Cajal 间质细胞**(interstitial Cajal cell, ICC)。ICC 是一种具有平滑肌样特性的星形间质细胞,具有起搏活动。ICC 通过发出多个较长的突起与消化道平滑肌接触,形成缝隙连接,通过缝隙连接将其节律性电活动传给消化道平滑肌。慢波的产生虽不依赖于神经,但接受自主神经的调节,副交感神经活动增强时,慢波幅度加大,而交感神经活动加强时,慢波幅度则减小。

慢波一般不引起消化道平滑肌收缩;但在慢波的基础上,消化道平滑肌若受到适当的刺激可使慢波进一步去极化而爆发动作电位,收缩将随之发生。爆发动作电位所需达到的阈电位约为 -40 mV。有时在没有任何刺激的情况下,动作电位也能在慢波去极化达阈电位时自发产生。动作电位叠加在慢波的去极化平台之上,幅度为 $60 \sim 70$ mV,时程为 $10 \sim 20$ ms,常成簇产生,频率为 $1 \sim 10$ Hz。动作电位频率越高,平滑肌收缩强度就越大。

慢波、动作电位和平滑肌收缩之间的关系可简要归纳为:动作电位在慢波去极化的基础上产生,而平滑肌收缩又在动作电位基础上产生。因此,慢波是消化道平滑肌收缩节律的控制波(图6-1)。

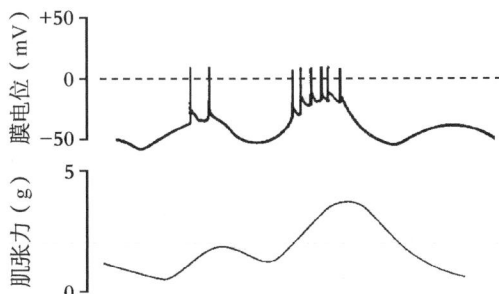

图 6-1 消化道平滑肌的电活动(上)与收缩(下)之间的关系

二、咀嚼和吞咽

食物在入胃前，首先在口腔内被咀嚼研磨并与唾液混合，形成食团，然后被吞咽，食团在食管内受蠕动波的推进作用进入胃内，被进一步消化。

咀嚼（mastication；chewing）是咀嚼肌群顺序收缩而完成的节律性动作。咀嚼需要牙齿的配合，可将大块食物切碎和磨细，加上舌的搅拌，使食物与唾液充分混合，形成食团，以便吞咽。此外，咀嚼还能加强食物对口腔内各种感受器的刺激，反射性地引起消化道、胰、肝和胆囊等消化器官的活动，为下一步的消化和吸收做好准备。

吞咽（deglutition；swallowing）是指食团从口腔经咽和食管进入胃的过程。这一过程需要口腔、咽、喉和食管的密切配合，并由一系列按顺序进行的复杂动作来完成。根据食团在此过程中经过的部位，可将吞咽过程分为3个时期：第一期为食团由口腔到咽，这是由大脑皮层控制的随意运动，主要依靠舌的运动将食团由舌背推向咽部。第二期为食团由咽到食管上端，这是由食团刺激软腭和咽部触觉感受器而引起的一系列急速进行的反射动作：包括软腭上举，咽后壁前突，使鼻咽通路被封闭；同时声带内收，舌向后和喉头上移并向前紧贴会厌，使喉与气管通路封闭；由于喉头上移，食管上口张开，食团便从咽部进入食管。第三期为食团沿食管下行至胃，这是由食管肌肉的顺序收缩而完成的。食管肌肉

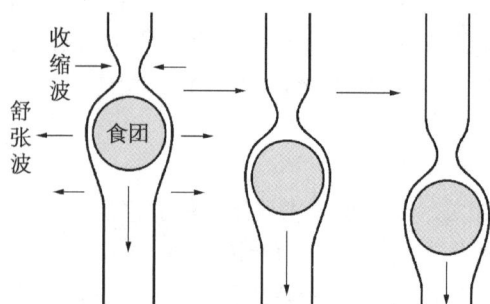

图6-2　食管蠕动示意图

在神经介导下的顺序收缩表现为食团已通过部位的环行肌收缩，未到达部位的环行肌舒张，从而产生一种向前推进的波形运动，这种运动形式称为**蠕动**（peristalsis）（图6-2）。蠕动的意义在于将消化道内容物向远端推进。

正常情况下，胃液和进入胃内的食物不会逆流入食管。虽然在食管下端和胃的连接处并不存在解剖上的括约肌，但实际上在食管下端的管腔内存在一个宽1~3 cm的高压区，高压区内的压力较胃内压高5~10 mmHg，可阻止胃内容物逆流入食管，起到类似生理性括约肌的作用，称为**食管下括约肌**（lower esophageal sphincter，LES）。当食管蠕动开始时，食管下括约肌张力降低，以便食物通过；而当食物入胃后则食管下括约肌张力增加，以防止胃内容物逆流入食管。

三、胃的运动

胃是消化道中最膨大的部分，食物入胃后可暂时储存于此。根据胃壁平滑肌的结构和功能特点，胃底和上1/3胃体（即胃的头区）的运动较弱，适合于暂时储存食物；下2/3胃体和胃窦（即胃的尾区）的运动较强，主要与食物的机械性消化及胃排空有关。

（一）胃的运动形式

1. 紧张性收缩　胃平滑肌经常保持一定的收缩状态，使胃保持一定的形状和位置，也使胃腔内保持一定的压力，这种运动形式称为**紧张性收缩**（tonic contraction），是消化道平滑肌的共同运动形式，也是其他各种运动的基础。胃的紧张性收缩可防止胃下垂的发生，也有助于胃液渗入食物内部，促进化学性消化，并协助食糜向十二指肠的推进。

2. 容受性舒张　进食时,由于咀嚼和吞咽,食物对咽、食管等处感受器的刺激可反射性地引起胃头区的舒张和胃容量的增加,称为胃的**容受性舒张**(receptive relaxation)。胃的容受性舒张可使胃容量从空腹时的 50 ml 左右增至进食后的 1.5 L 左右,适应于大量食物的涌入,但胃内压力变化却不大。

3. 蠕动　胃的蠕动于食物入胃后约 5 min 出现,从胃的中部开始,有节律地向幽门方向推进,即以尾区为主。蠕动波初起时较小,在传播的过程中逐渐增大,当接近幽门时明显增强,可将少量食糜排入十二指肠内。一次排入十二指肠的食糜量为 1 ~ 2 ml。由于蠕动波的传播速度往往快于胃内容物的向前推进,当蠕动波超前于胃内容物时,大部分胃内容物将被逆行推向胃体部。胃内容物的这种前进、后退过程反复进行,有利于食物充分被研磨、粉碎并与胃液混合,形成食糜。胃蠕动的频率约为 3 次/分钟,受胃平滑肌慢波节律的控制。每个蠕动波约需 1 min 到达幽门。因此,胃蠕动通常是一波未平,一波又起(图 6-3)。

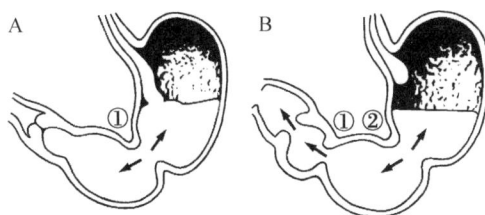

图 6-3　胃蠕动示意图

A. 胃蠕动①始于胃中部,同时将胃内容物推向幽门和胃底两个方向,但幽门关闭,无胃排空; B. 胃蠕动①向幽门方向推进,在其未消失前,又有胃蠕动②发生,此时幽门开放,有少量食糜被排入十二指肠。

(二) 胃排空

食糜由胃排入十二指肠的过程称为**胃排空**(gastric emptying)。通常在食物入胃后 5 min 左右就有部分食糜被排入十二指肠。不同食物的胃排空速度不同,稀的流体食物比稠的或固体食物排空快;颗粒小的食物比大块食物排空快。在三大类营养性食物中,糖类食物排空最快,蛋白质类食物次之,脂类食物最慢。混合食物由胃完全排空通常需要 4 ~ 6 h。

胃排空的直接动力是胃与十二指肠内的压力差。胃的运动是造成这种压力差的主要原因,因而是胃排空的原动力。食物入胃的刺激可通过一定的神经反射加强胃的运动,增加胃内压,从而促进胃排空。完成一次胃排空后,进入十二指肠的少量食糜可通过神经和体液调节,抑制胃的运动,从而抑制胃排空。但十二指肠内抑制胃排空的因素不会持久存在,随着进入十二指肠内的少量食糜被消化和吸收,抑制作用减弱、消失,胃的运动又复增强,当胃内压超过十二指肠内压时,胃排空再次发生,如此重复,直至胃内容物全部被排空为止。可见,胃排空是间断进行的,其意义在于使胃排空速度能与食物在十二指肠内消化和吸收的速度相适应。

(三) 呕吐

呕吐(vomiting)是将胃内容物经口腔被强力驱出体外的一种复杂的反射活动。剧烈呕吐时,可使十二指肠内容物倒流入胃,因此,呕吐物中常混有胆汁和小肠液。呕吐可排出胃内容物中的有害物质,因而具有保护意义。临床上抢救食物中毒时,常可采用压迫舌根和咽部的方法催吐,或使用药物催吐。但长期剧烈呕吐将影响进食和正常消化,并丢失大量消化液,造成体内水、电解质和酸碱平衡紊乱。

四、小肠的运动

（一）小肠的运动形式

1. 紧张性收缩　小肠紧张性收缩的成因和意义均与胃的紧张性收缩类似。

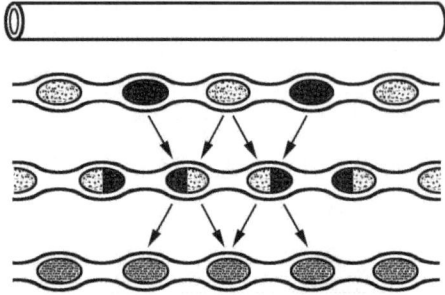

图6-4　小肠分节运动示意图

最上小图表示肠道在安静时的表面观，以下三小图为肠道纵切面观，表示在不同阶段食糜受分节运动作用被反复分割与合拢组合的情况。

2. **分节运动**（segmentation movement）　是一种以环行肌为主的节律性舒缩活动。分节运动在空腹时基本不出现，进食后逐渐加强。在有食糜的肠段，相隔一定距离的环行肌同时收缩；随后，原来收缩处舒张，原来舒张处收缩；如此反复（图6-4），使食糜与消化液充分混合，以利于食物的化学性消化；还使食糜与肠壁紧密接触，并挤压肠壁，促进血液和淋巴的回流，有助于小肠的吸收。分节运动本身很少有推进作用，但小肠各段分节运动的频率不同，上段频率较高，下段较低，这种活动梯度有助于食糜向前推进。小肠分节运动的梯度现象受控于肠平滑肌的慢波节律。

3. 蠕动　小肠蠕动的行进速度一般为0.5～2.0 cm/s，行进速度在小肠近端大于远端。蠕动的意义是将经过分节运动的食糜向前推进约数厘米，使食糜在下一肠段进行分节运动。小肠还有一种行进很快（2～25 cm/s）、传播较远的蠕动，称为**蠕动冲**。它可将食糜从小肠始端一直推送到末端，有时甚至可推入结肠。蠕动冲常由进食时的吞咽动作或食糜刺激十二指肠而引起。在回肠末端还可见与一般蠕动方向相反的**逆蠕动**，其作用是防止食糜过早通过回盲瓣进入结肠，有利于食物在小肠内的充分消化和吸收。

（二）回盲括约肌的活动

回盲括约肌位于回肠末端与盲肠的交界处，此处的环行肌显著增厚。静息时，回肠末端内压较结肠内压高15～20 mmHg。食物入胃后引起的胃-回肠反射可使回肠蠕动加强，当蠕动波到达回肠末端时，回盲括约肌舒张，可排放3～4 ml肠内容物入结肠。盲肠的充盈刺激可使回盲括约肌收缩和回肠运动减弱，延缓肠内容物通过。因此，回盲括约肌的功能是防止回肠内容物过快进入结肠，延长食糜在小肠内的停留时间，有利于食物在小肠内的完全消化与吸收。此外，回盲括约肌还具有活瓣样作用，可阻止结肠内容物倒流入回肠。

五、大肠的运动和排便

大肠的运动少而慢，对刺激的反应也较迟缓，这些特点适合于暂时储存粪便的功能。

（一）大肠的运动形式

1. 袋状往返运动　袋状往返运动由环行肌的不规则收缩引起，可使结肠呈现一串结肠袋，结肠袋中的内容物向前、后两个方向短距离移动，对内容物仅起缓慢的搓揉作用，但并不向前推进。这种运动在空腹和安静时多见。

2. 分节或多袋推进运动　由环行肌的规则收缩引起，可使一个结肠袋或一段结肠的多个结肠袋同时收缩，将其内容物向前推进。这种运动在餐后增多。

3. 蠕动　大肠蠕动由一些稳定向前移行的收缩、舒张波组成,其意义与消化道其他部位的蠕动一样,具有将肠内容物向前推进的作用。此外,在大肠还有一种行进很快且推进很远的蠕动,称为**集团蠕动**。集团蠕动通常开始于横结肠,可将一部分大肠内容物推送至降结肠或乙状结肠。集团蠕动常见于餐后,最常见于早餐后 1 h 内,可能是胃内食糜进入十二指肠,由十二指肠-结肠反射而引起。

（二）粪便的形成和排便

1. 粪便的形成　食物经小肠消化和吸收后,余下部分称为食物残渣,被排入大肠。食物残渣在大肠内一般可停留十几个小时以上。在此过程中,食物残渣中的部分水被大肠黏膜吸收,同时,残渣中某些成分经大肠内细菌的发酵和腐败作用便形成**粪便**(feces)。发酵是指大肠细菌中所含的酶对食物残渣中糖和脂肪的分解,其产物有乳酸、乙酸、CO_2、甲烷(CH_4)等;而腐败则为细菌酶对蛋白质的分解,其产物有氨(NH_3)、硫化氢(H_2S)、组胺、吲哚等,其中有些成分经肠壁吸收后到肝中进行解毒。大肠细菌也能合成某些维生素,供机体吸收利用（见本章第三节）。除食物残渣外,粪便中还有脱落的肠上皮细胞和大量细菌。据估计,粪便中活的和死的细菌约占粪便固体总体积的 1/3。此外,机体的某些代谢产物,如胆色素等,以及血液通过肠壁排出的某些重金属,如钙、镁、汞等,也随粪便排出。

在未被消化的食物残渣中,包括多种食物纤维,如纤维素、半纤维素、木质素、树胶和果胶等。食物纤维不能被人体消化吸收,但它能与水结合而形成凝胶,从而限制大肠对水的吸收,并使粪便体积膨胀,质地变软;并能刺激肠运动,缩短粪便在大肠内的停留时间,减少粪便中有害物质对机体的影响;此外,多进食富含食物纤维的饮食可降低食物中能量的比率,减少能量的摄入,有助于纠正不正常肥胖。

2. 排便　通常情况下,人的直肠内没有粪便。当结肠蠕动将粪便推入直肠使直肠壁受到机械扩张刺激时即可产生排便欲或便意;若当时场合合适,大脑皮层便发出许可指令,结果使降结肠、乙状结肠和直肠收缩,肛门内、外括约肌舒张,使粪便排出体外,即发生**排便**(dcfccation);但若当时场合不合适,大脑皮层将发出抑制性指令,抑制排便的发生。如果经常发生这种抑制,将使直肠对粪便刺激的敏感性降低,这是引起功能性便秘的重要原因之一;如果粪便长时滞留于结肠内,由于结肠吸收水的能力很强,可使粪便变得干硬而使排便愈加困难;此外,经常便秘还可引起精神紧张而进一步加重便秘的发生。排便是一种反射活动,详见本章第四节。

第二节　食物的化学性消化

人体的消化腺除唾液腺、胰腺和肝脏外,在胃肠黏膜内还散在分布着无数大小不等的消化腺。消化腺分泌的消化液包括唾液、胃液、胰液、胆汁、小肠液和大肠液等。成年人各种消化腺每日分泌的消化液总量达 6~8 L,其主要成分有水、无机离子和有机物等,其中最重要的是多种消化酶。消化液的主要功能可概括为:①稀释食物以利于吸收;②为各种消化酶提供合适的 pH 环境以利于消化酶最大限度地发挥作用;③通过消化酶分解食物;④保护消化道黏膜,以防受多种理化因素的损伤。

一、唾液的性质、成分和作用

人的**唾液**（saliva）是由腮腺、颌下腺、舌下腺 3 对大唾液腺和许多散在分布的小唾液腺所分泌的混合液。唾液为无色、无味、近中性（pH 6.6～7.1）的低渗液，其中水约占 99%，有机物中有黏蛋白、黏多糖、**唾液淀粉酶**（salivary amylase）、免疫球蛋白和溶菌酶等，无机物有 Na^+、K^+、Ca^{2+}、HCO_3^-、Cl^- 和一些气体分子。正常成年人每日分泌唾液 1～1.5 L。

唾液的作用有以下几个方面：①湿润口腔与溶解食物，以利于吞咽和引起味觉；②清洁和保护口腔，免疫球蛋白与溶菌酶有杀灭细菌和病毒的作用；③唾液淀粉酶可初步分解淀粉为麦芽糖。

二、胃液的性质、成分和作用

纯净的**胃液**（gastric juice）是一种无色的酸性液体，pH 0.9～1.5，正常成年人每日分泌胃液 1.5～2.5 L。胃液中除大量水外，其主要成分有盐酸、胃蛋白酶原、黏液、碳酸氢盐和内因子等。

（一）盐酸

盐酸（hydrochloric acid，HCl）又称**胃酸**（gastric acid），由胃底和胃体泌酸腺的壁细胞分泌。正常成年人空腹时的盐酸排出量，即基础酸排出量为 0～5 mmol/h。在食物或某些药物刺激下，盐酸排出量可高达 20～25 mmol/h。一般认为，盐酸最大排出量主要取决于壁细胞的数量。

H^+ 的分泌是靠壁细胞顶膜中的**质子泵**（proton pump），即 H^+，K^+-ATP 酶实现的。质子泵每分解 1 分子 ATP 所释放的能量可从胞质泵出 1 个 H^+，同时泵入 1 个 K^+，呈电中性交换。H^+ 由胞质内的 H_2O 被解离而形成，H^+ 被主动泵出后，留在胞质中的 OH^- 在**碳酸酐酶**（carbonic anhydrase，CA）的催化下迅速与细胞代谢产生的 CO_2 结合而形成 HCO_3^-。生成的 HCO_3^- 在细胞的基底-侧膜与 Cl^- 交换而进入血液，而 Cl^- 则进入细胞，而后通过细胞顶膜中特异性的氯通道进入胃腔，与 H^+ 形成 HCl（图 6-5）。用质子泵的选择性抑制剂奥美拉唑（omeprazole）可有效地抑制胃酸分泌，因此，该药在临床上已被用于治疗消化性溃疡。

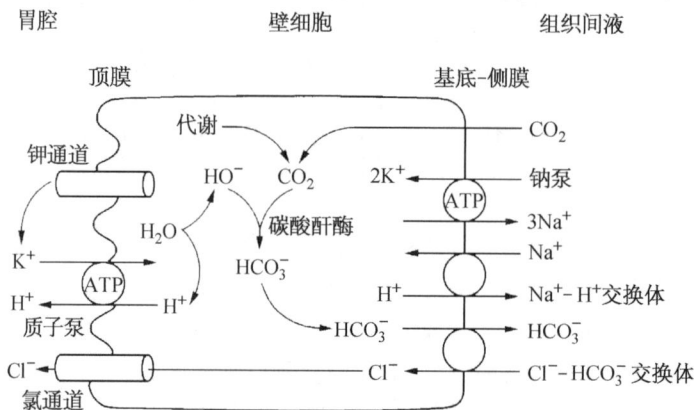

图 6-5　胃泌酸腺壁细胞分泌盐酸的机制示意图

胃酸的生理作用主要有以下几个方面：①激活胃蛋白酶原为胃蛋白酶，并为胃蛋白酶提供适合的酸性环境；②杀灭随食物入胃的细菌；③使食物蛋白质变性以利于消化；④与 Fe^{2+} 和 Ca^{2+} 结合成可溶性盐，有助于小肠对它们的吸收；⑤进入小肠后刺激促胰液素、缩胆囊素的释放，进而促进胰液、胆汁和小肠液的分泌。但胃酸过高对胃和十二指肠黏膜有侵蚀作用，是消化性溃疡发病的重要原因。

（二）胃蛋白酶原

胃蛋白酶原（pepsinogen）主要由泌酸腺的主细胞合成和分泌，黏液颈细胞、贲门腺和幽门腺的黏液细胞以及十二指肠近端的腺体也能分泌。胃蛋白酶原以无活性的酶原形式分泌，在胃腔内胃酸的作用下转变为有活性的**胃蛋白酶**（pepsin）。已激活的胃蛋白酶也能反过来激活酶原，形成正反馈。胃蛋白酶的作用是将食物蛋白质水解为䏡和䏥以及少量多肽和氨基酸。胃蛋白酶发挥作用的最适 pH 为 $2 \sim 3.5$，当 pH > 5 时便失去活性。

（三）黏液和碳酸氢盐

黏液（mucus）由表面上皮细胞、泌酸腺的黏液颈细胞、贲门腺和幽门腺共同分泌，其主要成分是糖蛋白，具有较高的黏度和形成凝胶的特性。由黏液构成的一层厚约 $500 \mu m$ 的凝胶层覆盖于胃黏膜表面，可减少粗糙食物对胃黏膜的机械性损伤。而胃内**碳酸氢盐**（ HCO_3^- ）主要由胃黏膜的非泌酸细胞所分泌，仅有少量 HCO_3^- 从组织间液渗入胃内。

黏液和碳酸氢盐共同构成**黏液-碳酸氢盐屏障**（mucus bicarbonate barrier），能有效阻挡 H^+ 的逆向弥散，保护胃黏膜免受 H^+ 的侵蚀。这是因为当胃腔内的 H^+ 向胃黏膜上皮细胞弥散时，由于要通过较厚的且为高黏度的黏液层，其弥散速度将显著减慢，同时 H^+ 在弥散过程中还将与 HCO_3^- 相遇而被中和，从而使黏液层从胃腔侧到黏膜侧之间形成一个渐变的 pH 梯度，即近胃腔侧的 pH 较低（约 2.0），而近上皮细胞侧的 pH 则较高（约 7.0），因而能有效防止胃酸和胃蛋白酶对胃黏膜的侵蚀作用（图 6-6）。

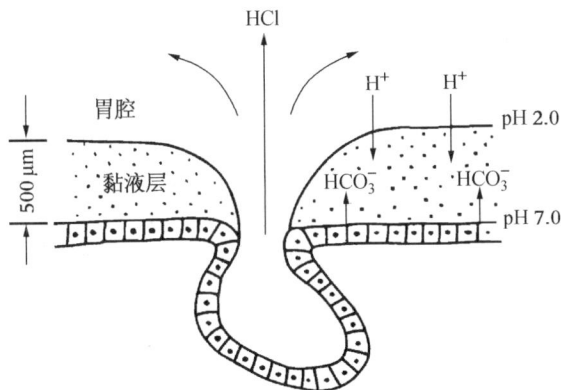

图 6-6　胃黏液-碳酸氢盐屏障示意图

正常情况下，胃黏膜不会遭受胃酸的侵蚀。除上述黏液-碳酸氢盐屏障外，胃黏膜还有许多其他的自身保护机制。胃上皮细胞的顶膜和相邻细胞之间存在紧密连接，这一结构可防止胃液中的 H^+ 向黏膜内扩散，因而构成了**胃黏膜屏障**（gastric mucosal barrier）。此外，胃黏膜还能合成和分泌某些**前列腺素**（prostaglandins, PG），如 PGE_2、PGI_2，它们能抑制胃酸和胃蛋白酶原的分泌，刺激黏液和碳酸氢盐的分泌，还能扩张胃黏膜的微血管，有助于胃黏膜的修复和维持其功能完整性。许多因素,如酒精、胆盐、阿司匹林、幽门螺杆菌感染等,均可削弱或破坏胃黏膜的自身保护作用,造成胃黏膜损伤,产生胃炎或溃疡。

（四）内因子

内因子(intrinsic factor)是由壁细胞分泌的一种糖蛋白。内因子能与食物中的维生素 B_{12} 结合,形成复合物,保护维生素 B_{12} 不被小肠内水解酶的破坏,并能促进远端回肠对其吸收。因胃或回肠的原因,如行胃大部切除术引起的内因子缺乏或远端回肠被切除引起维生素 B_{12} 吸收障碍,均可造成机体缺乏维生素 B_{12} 而影响红细胞生成,引起巨幼红细胞性贫血。

三、胰液的性质、成分和作用

食物在小肠内消化(尤其是化学性消化)是整个消化过程中最重要的阶段。糖类、脂类和蛋白质三类主要营养物质被消化为可吸收的小分子物质,主要是在小肠内完成的。

胰液(pancreatic juice)是无色无臭的弱碱性液体,pH 7.8 ~ 8.4,正常成年人每日分泌胰液 1 ~ 2 L。胰液中除大量水外,含有丰富的 HCO_3^- 和多种消化酶。

（一）无机盐类

胰液中的 HCO_3^- 含量较高,是胰液呈碱性的主要原因。HCO_3^- 由胰腺小导管上皮细胞分泌,其主要作用是中和进入十二指肠内的胃酸,使肠黏膜免受强酸的侵蚀,同时也为小肠内多种消化酶充分发挥作用提供适宜的 pH 环境。胰液中的无机离子还有 Cl^-、Na^+ 和 Ca^{2+} 等。

（二）胰消化酶

胰液中的消化酶由腺泡细胞分泌。由于胰液中含有消化糖、脂肪和蛋白质三类主要营养物质的消化酶,因而胰液是所有消化液中消化功能最全面,也是消化力最强的消化液。当胰液分泌不足时,即使其他消化液分泌均正常,食物中的脂类和蛋白质仍不能完全被消化和吸收,常可引起脂肪泻;同时,对脂溶性维生素 A、维生素 D、维生素 E、维生素 K 等的吸收也将受影响,但对糖的消化和吸收则影响不大。

1. 胰淀粉酶　**胰淀粉酶**(pancreatic amylase)不需激活就具有活性,其最适 pH 为 6.7 ~ 7.0,对淀粉的水解效率很高,消化产物为糊精、麦芽糖及麦芽寡糖。

2. 脂类水解酶　**胰脂肪酶**(pancreatic lipase)可分解三酰甘油(甘油三酯)为脂肪酸、一酰甘油(甘油一酯)和甘油,其最适 pH 为 7.5 ~ 8.5。但胰脂肪酶发挥其作用需要**辅脂酶**(colipase)的帮助。因为肠液中的胆盐(胆汁中的重要成分,详见后文)能将胰脂肪酶从脂滴表面除去,使胰脂肪酶不能与其底物接触而影响脂肪的消化;辅脂酶对胆盐具有较高的亲和力,能使胰脂肪酶、辅脂酶和胆盐形成三元络合物,有助于胰脂肪酶吸附于脂滴表面,从而使胰脂肪酶充分发挥其分解脂肪的作用。此外,在胰液中还存在一定量的**胆固醇酯酶**(cholesterol esterase)和**磷脂酶 A_2**(phospholipase A_2, PLA_2),它们分别能水解胆固醇酯和卵磷脂。

3. 蛋白质水解酶　**胰蛋白酶**(trypsin)和**糜蛋白酶**(chymotrypsin)是胰液中最重要的蛋白质水解酶。两者均以无活性的酶原形式存在于胰液中。小肠液中的**肠激酶**(enterokinase)可激活**胰蛋白酶原**(trypsinogen),使之变为有活性的胰蛋白酶,已活化的胰蛋白酶又能反过来激活胰蛋白酶原,形成正反馈。此外,酸或组织液也能激活胰蛋白酶原。**糜蛋白酶原**(chymotrypsinogen)可在胰蛋白酶作用下转化为有活性的糜蛋白酶。胰蛋白酶和糜蛋白酶的作用相似,都能分解蛋白质为胨和胨;糜蛋白酶还具有较强的凝乳作用。除胰蛋白酶和糜蛋白酶外,胰液中还有**弹性蛋白酶**(elastase)、**羧基肽酶**(carboxypeptidase)等,它们也以酶原的形式分泌,在胰蛋白酶的作用下被激活。弹性蛋白酶与胰蛋白酶、糜蛋白酶一样,属于内切酶,而羧基肽酶则属于外切酶,当这些蛋白质水解酶共同作用于蛋白质时,可将蛋白质水解为氨基酸和一些寡肽。

4. 其他酶类　胰液中还含有**核糖核酸酶**(ribonuclease, RNase)、**脱氧核糖核酸酶**(deoxyribonuclease, DNase)和**胰蛋白酶抑制物**(trypsin inhibitor)。RNase 和 DNase 分别能水解食物中的 RNA 和 DNA 为单核苷酸。胰蛋白酶抑制物可与胰蛋白酶结合,使之失去活性,从而防止由于少量胰蛋白酶原在胰腺内激活而发生自身消化。但由于胰蛋白酶抑制物的含量太低,不能阻止病理情况下大量胰蛋白酶原活化,如发生急性胰腺炎时所致的胰腺自身消化过程。

四、胆汁的性质、成分和作用

胆汁(bile)是一种味苦且较稠的有色液体,由肝细胞分泌。分泌后直接流入小肠的胆汁为肝胆汁,呈金黄色或橘棕色,pH 约 7.4;分泌后经胆囊储存后再排入小肠的胆汁为胆囊胆汁,由于胆囊能吸收胆汁中的水和 HCO_3^-,即对胆汁具有浓缩作用,因而胆囊胆汁的颜色较深,pH 约 6.8。成年人每日分泌胆汁 800 ~ 1 000 ml。胆汁中除绝大部分是水外,无机离子有 Na^+、K^+、Ca^{2+}、HCO_3^- 等;有机成分有胆盐、胆色素、脂肪酸、胆固醇、卵磷脂和黏蛋白等,其中胆色素是决定胆汁颜色的主要成分。

在胆汁中,卵磷脂是胆固醇的有效溶剂,胆固醇的溶解量决定于胆汁中卵磷脂与胆固醇的适当比例。当胆固醇含量过多或卵磷脂含量过少时,胆固醇即可从胆汁中析出,这是形成胆固醇结石的重要原因。另外,胆色素是血红蛋白的分解产物。正常情况下,胆汁中绝大部分胆红素以溶于水的结合形式(双葡萄糖醛酸胆红素)存在,仅约 1% 以不溶于水的游离形式存在,后者能与 Ca^{2+} 结合成胆红素钙而发生沉淀,在某些情况下使游离型胆红素增多,便有可能形成胆红素结石。

胆汁中不含消化酶,其促消化作用主要依赖于胆盐。胆盐与卵磷脂均为双嗜性分子,因而可聚合成**微胶粒**(micelle),胆固醇则可溶入微胶粒中。胆汁中的胆盐、卵磷脂和胆固醇均可作为乳化剂降低脂肪颗粒的表面张力,使脂肪裂解为许多直径为 3 ~ 10 μm 的脂肪微滴分散于水溶液中,增加胰脂肪酶的作用面积,有利于脂肪的化学性消化。此外,肠液中的脂肪分解产物,如脂肪酸、一酰甘油等均可渗入到微胶粒中,形成水溶性复合物——**混合微胶粒**(mixed micelle)。混合微胶粒的形成一方面将脂肪水解产物渗入其中,降低肠液中脂肪水解产物的浓度,可提高胰脂肪酶的水解效率;另一方面能运载不溶于水的脂肪分解产物顺利通过肠上皮表面静水层而到达肠黏膜表面,从而促进脂肪的吸收(图 6-7)。由于胆汁能促进脂肪的吸收,因而也能促进脂溶性维生素 A、维生素 D、维生素 E、维生素 K 的吸收。可见,胆汁对脂肪的消化和吸收具有重要作用。

五、小肠液的性质、成分和作用

小肠液(intestinal juice)是由十二指肠的勃氏腺和分布于整个小肠的李氏腺分泌的混合液,其 pH 约 7.6,渗透压与血浆相等,成年人每日分泌 1 ~ 3 L。小肠液中除含大量水外,还有无机盐类、黏蛋白、免疫球蛋白和肠激酶等。小肠液是分泌量最多的一种消化液,可稀释消化产物,使其渗透压降低,以利于消化产物的吸收。

由小肠腺分泌入肠腔的肠激酶能激活胰蛋白酶原(见前文)。除此之外,小肠液中还能检

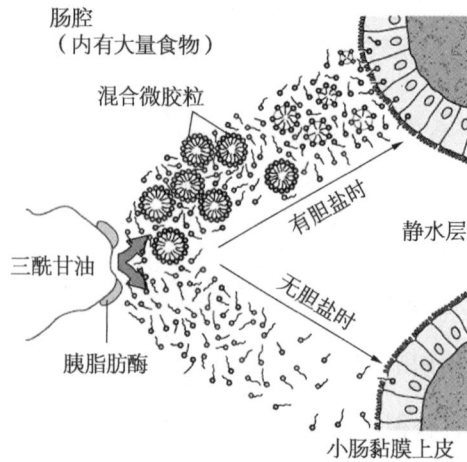

图 6-7　肠腔内脂肪消化和消化产物进入小肠黏膜上皮细胞的示意图

有胆盐时,三酰甘油的分解产物进入由胆盐组成的微胶粒中,形成混合微胶粒,它们
易透过肠黏膜上皮细胞表面静水层而被吸收;无胆盐时,三酰甘油分解产物不易透过上
皮细胞表面静水层,因而不易被吸收。

测到一些寡肽酶、二肽酶、二糖酶等,但这些酶是由脱落的肠上皮细胞释放的,并非由肠腺分泌,它们在小肠消化中不起作用。在小肠上皮细胞的刷状缘(顶膜)内存在多种寡糖酶和寡肽酶,当消化产物中的一些寡糖和寡肽被吸收入上皮细胞内时,可将这些尚未完全分解的消化产物进一步分解为可被吸收的小分子物质,以防未被完全分解的消化产物吸收入血。

六、大肠液的性质、成分和作用

大肠液由大肠黏膜表面的柱状上皮细胞及杯状细胞分泌。大肠的分泌物富含黏液和
HCO_3^-,pH 8.3～8.4。大肠液中的黏蛋白能保护肠黏膜和润滑粪便。

第三节　食物中主要成分的吸收

一、吸收的主要部位

食物在口腔和食管内一般不能被吸收,只有某些脂溶性药物,如硝酸甘油,能通过口腔黏膜进入血液。食物在胃内也很少被吸收,可在胃内被吸收的仅有乙醇和少量水以及某些药物,如阿司匹林等。

小肠是消化道中主要的吸收部位,其有利条件是:①吸收面积大。正常成年人的小肠总长度为 4～5 m,其黏膜具有许多环状皱褶,皱褶上存在大量绒毛,绒毛上的每个上皮细胞顶膜约有 1 700 条微绒毛。经过如此多级放大,小肠的吸收面积约可增大 600 倍,吸收总面积可达 200～250 m²。②绒毛内含有丰富的毛细血管和毛细淋巴管。这是营养物质被吸收的重要途径。③有多种消化液分泌入小肠,且含齐全的消化糖类、蛋白质和脂类 3 类主要营养物质的消化酶,食物在小肠内已被分解为适合于吸收的小分子物质。④食物在小肠内停留的时间较长,一般为 3～8 h,使小分子消化产物有足够的时间被充分吸收。

二、各类物质的吸收

(一) 水的吸收

正常成年人每日分泌的消化液为 6~8 L，加上每日摄水 1~2 L，每日进入消化道的水可达 7~10 L，而随粪便排出的水仅 0.1~0.2 L，因此每日由消化道吸收的水 >8 L，其中绝大部分在小肠被吸收。水的吸收是随溶质(主要是 NaCl)的主动吸收所产生渗透压梯度而被动吸收的。在十二指肠和空肠上段，水的吸收量很大，但消化液的分泌量也很大，因此该部位水的净吸收量较少；水在回肠的净吸收量较多；大肠吸收水的能力虽很强，但由于进入大肠的水已不多，所以不是吸收水的主要场所。

(二) 无机盐的吸收

1. 钠的吸收　成年人每日分泌入消化液中的 Na^+ 为 20~30 g，加上每日摄入 5~8 g，而肠道每日吸收的 Na^+ 为 25~35 g，因此肠内容物中的 Na^+ 几乎完全被吸收。小肠和大肠都能吸收 Na^+，但以空肠的吸收量为最大。小肠对 Na^+ 的吸收是依靠肠上皮细胞基底-侧膜中的钠泵活动。钠泵的活动造成上皮细胞内低 Na^+，也造成上皮细胞内电位低于其顶膜外侧，因而肠液中的 Na^+ 在电-化学驱动力作用下，借助于顶膜中多种转运体(如 Na^+-葡萄糖同向转运体等)进入上皮细胞，进入细胞内的 Na^+ 则由钠泵泵入组织间液，然后进入血液循环。

2. 铁的吸收　人每日吸收铁约 1 mg，仅为食物中铁含量的 10%。铁的吸收能力与机体对铁的需要量有关，如孕妇、儿童或发生缺铁性贫血时，机体对铁的吸收能力明显增强。食物中的铁绝大多数为高铁(Fe^{3+})，不易被吸收；维生素 C 和胃酸能将 Fe^{3+} 还原为亚铁(Fe^{2+})，从而促进铁在小肠的吸收。铁主要在小肠上段被吸收。肠黏膜上皮细胞顶膜中存在二价金属转运体，该转运体能将肠腔中的 Fe^{2+} 转运入上皮细胞内，而上皮细胞基底-侧膜中含有铁转运蛋白 1，在此膜蛋白的帮助下，进入细胞的 Fe^{2+} 可被转运出细胞，再进入血液中。Fe^{2+} 的上述跨上皮细胞转运过程需要消耗能量，因而属于主动转运。

3. 钙的吸收　人的饮食中一般并不缺 Ca^{2+}，但饮食中所含的 Ca^{2+} 通常只有少量能被吸收。这是因为钙盐只有呈水溶液状态(如 $CaCl_2$、葡萄糖酸钙溶液)且不被肠内其他物质(如草酸、植酸、磷酸等)沉淀的情况下才能被吸收。小肠对 Ca^{2+} 的吸收主要受维生素 D 和机体对钙需要量的影响。高活性的维生素 D[1,25-$(OH)_2D_3$] 能显著促进小肠吸收 Ca^{2+}。机体对 Ca^{2+} 的需要量增加时，如在生长期儿童和哺乳期妇女，Ca^{2+} 的吸收也明显增多。此外，肠内容物酸度增高时，Ca^{2+} 呈离子化状态，Ca^{2+} 能较好被吸收；高脂肪饮食时，脂肪分解释放的脂肪酸可与 Ca^{2+} 结合成钙皂，后者可与胆汁酸结合成水溶性复合物，从而促进 Ca^{2+} 的吸收。

小肠对 Ca^{2+} 的吸收有跨上皮细胞和细胞旁途径两种形式。

Ca^{2+} 跨上皮细胞的主动吸收主要发生在十二指肠。肠腔内的 Ca^{2+} 经上皮细胞顶膜中的特异钙通道顺电-化学梯度进入上皮细胞；进入胞质的 Ca^{2+} 迅速与**钙结合蛋白**(calbindin)结合，以维持胞质内游离 Ca^{2+} 的低水平，避免扰乱细胞内的信号转导和其他功能；结合 Ca^{2+} 在被运送到基底-侧膜处时，与钙结合蛋白分离，通过基底-侧膜中的钙泵和 Na^+-Ca^{2+} 交换体被转运出细胞，进入血液。1,25-$(OH)_2D_3$ 促进小肠吸收 Ca^{2+} 的作用是通过调控上述特异钙通道、钙结合蛋白、钙泵和 Na^+-Ca^{2+} 交换体等的基因表达来促进其合成而实现的。

Ca^{2+} 经细胞旁途径的被动吸收可发生于小肠各段，但以空肠和回肠更为主要。从 Ca^{2+} 的吸收量来看，可能以细胞旁途径形式吸收的 Ca^{2+} 更多。

4. 负离子的吸收 肠液中的负离子主要是 Cl^- 和 HCO_3^-，其吸收动力主要是由钠泵对 Na^+ 的主动吸收所造成的电位差，从而导致负离子进入上皮细胞。

（三）糖的吸收

糖的吸收一般以单糖的形式进行。肠上皮细胞顶膜中存在 Na^+-单糖同向转运体，它可将 Na^+ 和单糖同时转入细胞，而基底-侧膜中的钠泵可将细胞内的 Na^+ 主动转运出细胞，以保持细胞内低 Na^+，使 Na^+ 源源不断地被转运入细胞，并为单糖的转运提供动能，使之能逆浓度梯度地转运入细胞，这种转运方式称为继发性主动转运。进入细胞的单糖则通过基底-侧膜中的非 Na^+ 依赖性单糖转运体转运到细胞间隙而入血（图6-8）。各种单糖与顶膜中的转运体具有不同的亲和力，因此吸收速率不同，半乳糖和葡萄糖的吸收速率最高，果糖吸收速率次之，甘露糖吸收速率则最低。果糖的吸收机制与葡萄糖有所不同，它是通过顶膜中的非

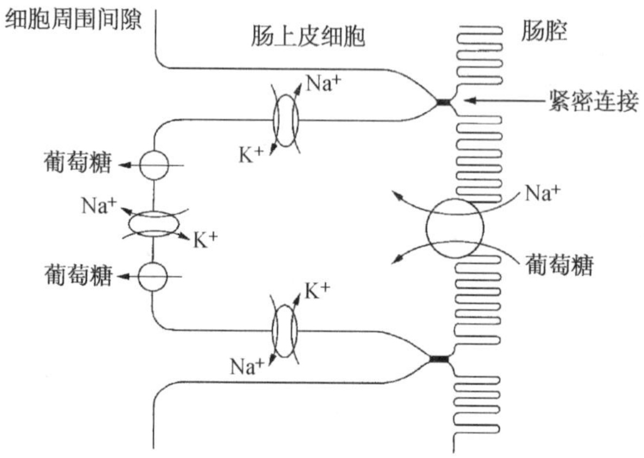

图6-8 葡萄糖跨肠上皮细胞转运的机制示意图

Na^+ 依赖性转运体转运入细胞的，是一种不耗能的被动过程。

（四）蛋白质的吸收

蛋白质的吸收一般以氨基酸的形式进行。氨基酸的吸收机制与单糖相似。小肠上皮细胞顶膜中转运氨基酸的转运体也有特异性，已知上皮细胞顶膜中至少有7种不同的氨基酸转运体，也需 Na^+、K^+ 等的参与；基底-侧膜中的转运体也与顶膜转运体不同。此外，肠上皮细胞顶膜中还存在二肽和三肽转运系统，称为 **H^+-肽同向转运体**（H^+-peptide symporter），这种转运体可顺浓度梯度向细胞内转运 H^+，同时逆浓度梯度将寡肽同向转运入细胞。进入细胞的二肽和三肽可被细胞内的二肽酶和三肽酶进一步分解为氨基酸，后者经基底-侧膜中的氨基酸载体转运出细胞而进入血液循环。这一转运过程需要钠泵活动，以维持 Na^+ 的跨膜势能，进而维持 H^+ 的浓度梯度，所以也是一种耗能过程。

（五）脂肪的吸收

在小肠内，脂类的消化产物脂肪酸、一酰甘油和胆固醇等很快与胆汁中的胆盐形成混合微胶粒，后者通过小肠上皮细胞表面的静水层到达微绒毛，脂肪酸、一酰甘油和胆固醇在此又从混合微胶粒中释出，并透过微绒毛的细胞膜进入上皮细胞，而胆盐则仍然留在肠液中继续发挥作用。

1. 脂肪酸和一酰甘油的吸收 长链（含12个碳原子以上）脂肪酸及一酰甘油被吸收后，在肠上皮细胞内滑面内质网中大部分重新合成为三酰甘油，并与由粗面内质网合成的**载脂蛋白**（apolipoprotein）形成**乳糜微粒**（chylomicron）。后者进入高尔基复合体中移行，以出胞的方式进入细胞间质，然后扩散入淋巴（图6-9）。而中、短链（含12个碳原子以下）三酰甘油水解的脂肪酸和一酰甘油可直接进入血液。由于膳食中的长链脂肪酸占多数，所以脂肪的吸收以淋巴途径为主。

2. 胆固醇的吸收 进入肠道的胆固醇来自食物的胆固醇酯和胆汁中的游离胆固醇。酯化的胆固醇须在肠腔内经胆固醇酯酶水解为游离胆固醇后才能被吸收。游离胆固醇可通过上

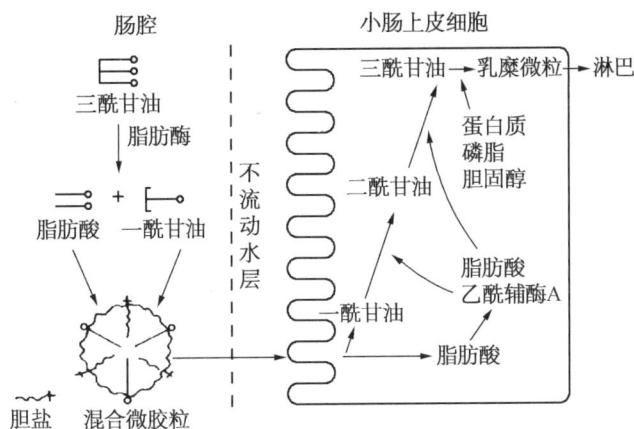

图 6-9 小肠黏膜上皮细胞吸收脂肪的示意图

述脂肪吸收的方式进入混合微胶粒,并在小肠上部被吸收;吸收后的胆固醇大部分在小肠上皮细胞中重新酯化为胆固醇酯,最后与载脂蛋白一起组成乳糜微粒经淋巴途径进入血液循环。

（六）维生素的吸收

大部分维生素在小肠上段被吸收,只有维生素 B_{12} 在远端回肠被吸收。大多数水溶性维生素(如维生素 B_1、维生素 B_2、维生素 B_6、维生素 PP)通过依赖于 Na^+ 的同向转运体被吸收。维生素 B_{12} 须先与内因子结合成复合物后,再到回肠被主动吸收。脂溶性维生素 A、维生素 D、维生素 E、维生素 K 的吸收与脂类消化产物相同。

此外,大肠内的细菌能利用肠内较为简单的物质合成维生素 B 复合物和维生素 K,这些维生素可在大肠内被吸收,并为人体所利用。

第四节 消化系统功能活动的调节

一、消化系统的神经支配

消化系统接受自主神经的支配。自主神经包括交感和副交感神经。从食管中部到结肠的绝大部分消化道壁内还存在**内在神经系统**(intrinsic nervous system)。为区分两组不同来源的神经系统,通常将外来的自主神经系统称为**外来神经系统**(extrinsic nervous system)。两组神经系统相互协调,共同调节消化道的功能性活动。

（一）外来神经系统

1. 副交感神经 支配消化系统的副交感神经主要是迷走神经和盆神经。迷走神经的节前纤维发源于延髓的迷走神经背核和疑核,而盆神经则起源于脊髓骶段($S_2 \sim S_4$)灰质相当于侧角的部位。副交感神经的节前纤维很长,发出后一直抵达效应器官的壁内。迷走神经支配右半结肠以上的大部分消化道和消化腺;盆神经则支配左半结肠很小部分的肠道和盆腔内脏器。这些节前纤维进入消化道壁内后与内在神经系统的神经元构成突触,节后纤维就由内在神经元发出,支配腺细胞、上皮细胞、血管和肠平滑肌细胞。节后纤维多为胆碱能纤维,主要引起消化道运动增强和消化腺分泌,而消化道括约肌却引起舒张。

2. 交感神经　支配消化系统的交感神经节前纤维发自脊髓胸、腰段（$T_5 \sim L_2$）灰质侧角，在腹腔神经节、肠系膜神经节和腹下神经节换元后，节后纤维主要终止于消化道内在神经系统的胆碱能神经元上，抑制其兴奋活动；少数交感节后纤维直接支配消化道平滑肌、血管平滑肌及消化腺，抑制消化道运动，减少血流量和抑制腺体分泌，而消化道括约肌却引起收缩。交感节后纤维的主要递质是去甲肾上腺素，极少数是乙酰胆碱。

在交感和副交感神经的节后纤维，除以乙酰胆碱或去甲肾上腺素为递质外，有些纤维还以某些神经肽、ATP、腺苷、一氧化氮（NO）、多巴胺等为递质。

（二）内在神经系统

消化道壁内的内在神经系统也称肠神经系统（enteric nervous system），它们由无数神经元（约10^8个）和神经纤维组成，并形成复杂的神经网络。根据分布位置的不同，可将其分为两组，即分布于黏膜层与环行肌层之间的**黏膜下神经丛**和位于环行肌与纵行肌之间的**肌间神经丛**（图6-10）。这些神经丛内包括感觉神经元、运动神经元、大量的中间神经元和神经纤维。感觉神经元可接受消化道内的化学、机械和温度等刺激，运动神经元则支配消化道平滑肌、腺体和血管等，通过由中间神经元与神经纤维组成的局部神经通路可独立完成局部反射；也可通过与外来神经系统的联系，参与整体对消化系统功能活动的调节。内在神经系统中的神经递质有乙酰胆碱、去甲肾上腺素、5-羟色胺、ATP、一氧化氮（NO）和某些肽类物质，其中有些肽还以内分泌或旁分泌（见下文）的形式发挥作用。

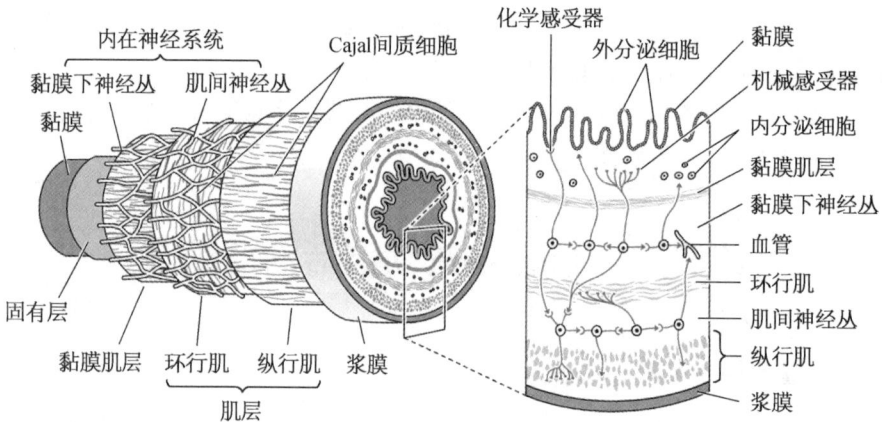

图6-10　胃肠道内在神经丛及其所在部位示意图

二、胃肠激素

在消化道从胃到大肠的黏膜层内存在40多种内分泌细胞，它们能合成和释放多种活性物质，统称为**胃肠激素**（gastrointestinal hormone）。由于消化道黏膜中内分泌细胞总数超过体内所有内分泌腺细胞的总数，因此，消化道也被视为体内最大、最复杂的内分泌器官。迄今为止，已被确定的胃肠激素均属于肽类物质。

胃肠激素发挥作用的方式有多种。其中多数激素，如**促胃液素**（gastrin）、**促胰液素**（secretin）、**缩胆囊素**（cholecystokinin, CCK）和**抑胃肽**（gastric inhibitory peptide, GIP）等都经血液循环而作用于靶细胞，称为**内分泌**或**远距分泌**；有些激素，如生长抑素可通过组织间液扩散至邻旁细胞而发挥作用，称为**旁分泌**；有些激素，如血管活性肠肽、P物质和**促胃液素释放肽**

(gastrin-releasing peptide，GRP)等可由内在神经或外来神经系统的神经元分泌,称为**神经分泌**。此外,有些激素,如促胃液素和胰多肽等可分泌入消化道腔内,再作用于靶细胞,称为**腔分泌**;还有些激素由分泌细胞分泌后,经组织间液扩散,又反过来作用于分泌这种激素的分泌细胞自身,称为**自分泌**。

胃肠激素的主要生理作用是调节消化器官的功能活动,包括:①促进或抑制消化道运动和消化腺分泌。例如,促胃液素能促进消化道运动,也能促进胃液、胰液、胆汁和小肠液的分泌;促胰液素能促进胰液、胆汁和小肠液的分泌,却抑制消化道运动和胃液分泌。②调节其他激素释放。例如,生长抑素能抑制胰岛素和胰高血糖素的分泌;抑胃肽能刺激胰岛素的分泌。研究表明口服葡萄糖刺激胰岛素分泌的作用较静脉滴注葡萄糖的效应强,表明胃肠激素可增强葡萄糖对胰岛素分泌的刺激作用,进一步的研究表明抑胃肽是餐后引起胰岛素分泌的重要生理性刺激因素,故抑胃肽又称**葡萄糖依赖的促胰岛素多肽**(glucose-dependent insulinotropic polypeptide)。③营养作用。一些胃肠激素可促进消化道组织的代谢和生长,这种作用称为**营养作用**(trophic action)。如促胃液素能刺激胃和十二指肠黏膜的 DNA、RNA 和蛋白质的合成;缩胆囊素能促进胰腺外分泌组织的生长。主要胃肠激素的主要生理作用列于表 6-1 中。此外,在消化道以外的部位,如在中枢神经系统中,胃肠激素还可产生十分广泛的调节效应。

表 6-1　主要胃肠激素的主要生理作用和引起释放的主要因素

激　素	主要生理作用	引起释放的主要因素
促胃液素	促进胃液、胰液和胆汁的分泌,使窦和幽门括约肌收缩,延缓胃排空,促进消化道运动、胆囊收缩,促进消化道上皮生长	蛋白质消化产物、迷走神经兴奋、扩张胃
促胰液素	促进胰液和胆汁中 HCO_3^- 和水的分泌,抑制胃酸分泌和消化道运动,使幽门括约肌收缩,抑制胃排空	盐酸、脂肪酸
缩胆囊素（促胰酶素）	刺激胰酶分泌和胆囊收缩,松弛 Oddi 括约肌,促使胆囊胆汁排放,增强小肠和大肠运动,增强幽门括约肌收缩,抑制胃排空,促进胰外分泌组织生长	蛋白质消化产物、脂肪酸
抑胃肽	抑制胃液分泌和胃排空,刺激胰岛素分泌	葡萄糖、脂肪酸、氨基酸

存在于消化道内的许多胃肠激素也见于中枢神经系统中,这种具有双重分布的肽类物质称为**脑-肠肽**(brain-gut peptide)。目前已知的脑-肠肽有促胃液素、缩胆囊素、P 物质、生长抑素、神经降压素、血管活性肠肽等 20 余种。

三、消化道运动的调节

（一）吞咽反射

吞咽反射发生在吞咽过程的第二期,是由食团刺激软腭和咽部的感受器所引起的一系列肌群的反射性收缩(见本章第一节)。吞咽反射的传入和传出神经均走行于第 V、IX、X 对脑神经中。支配食管的传出神经是第 X 对脑神经(迷走神经)的分支,主要调节食管上 2/3 的蠕动,食管下 1/3 的蠕动在内在神经丛的参与下即可完成。在昏迷、深度麻醉和某些神经系统疾病情况下,吞咽反射发生障碍,食物或口腔、上呼吸道的分泌物较易误入气管内。

（二）胃和小肠的运动调节

1. 调节胃和小肠运动的因素　胃和小肠的运动受神经和体液因素的双重调节。

（1）外来神经:胃的紧张性收缩主要受自主神经调控。一般情况下,副交感神经兴奋加强其紧张性收缩,而交感神经兴奋则起相反作用。小肠紧张性收缩的调节也基本相似。迷走神经兴奋可增加平滑肌慢波和动作电位的频率,使胃蠕动加快、加强;交感神经兴奋则起相反作用,使胃蠕动减弱。胃的容受性舒张是通过迷走-迷走反射而实现的。**迷走-迷走反射**是指传入和传出信息分别经迷走神经传入和传出纤维传送的胃肠反射活动。引起胃容受性舒张的迷走神经传出纤维是抑制性的,其节后纤维释放的递质是某种肽类物质。

（2）内在神经丛:对胃和小肠的运动都有调节作用,尤其对小肠的运动调节更为重要,对小肠的机械扩张和化学性刺激均可引起肠蠕动,而切断外来神经后,肠蠕动仍可进行。小肠平滑肌的肌间神经丛中主要有两类神经元,一类起抑制作用;另一类起兴奋作用。

（3）体液因素:胃蠕动除受外来神经调节外,也受胃肠激素的调节。促胃液素、胃动素可增强胃蠕动;而促胰液素、抑胃肽则减弱胃蠕动。能使小肠运动增强的体液因素有促胃液素、缩胆囊素和5-羟色胺等;而起抑制作用的物质有促胰液素、胰高血糖素、肾上腺素和抑胃肽等。

2. 胃排空的调控　如前所述,胃排空决定于胃内加强胃排空的因素与十二指肠内抑制胃排空的因素的力量对比。胃内容物扩张胃的机械刺激可通过内在神经丛反射和迷走-迷走反射而加强胃的运动,增加胃内压,从而促进胃排空。食物的机械扩张和化学成分(主要是蛋白质消化产物)可引起促胃液素释放,也可加强胃的运动,增加胃内压,但促胃液素也又能加强幽门括约肌收缩,其综合效应是延缓胃排空。胃排空后,食糜中的酸、脂肪、渗透压以及机械扩张均可刺激十二指肠壁上的多种感受器,通过**肠-胃反射**(enterogastric reflex)和多种胃肠激素,如促胰液素、缩胆囊素和抑胃肽等,抑制胃的运动,从而抑制胃排空。

3. 呕吐　是一种反射活动。机械性和化学性刺激作用于舌根、咽、胃、小肠、胆总管、大肠、泌尿生殖器官等处的感受器均可引起呕吐。视、嗅和前庭位置觉发生改变时也可引起呕吐。颅内压增高(如脑水肿、肿瘤等)可直接刺激延髓呕吐中枢。应用某些中枢性催吐药(如阿扑吗啡)或摄入酒精以及使用麻醉剂等,均可刺激呕吐中枢附近特殊的化学感受区,进而兴奋呕吐中枢,引起呕吐。

（三）排便反射

如前所述,排便是由于粪便进入直肠时刺激直肠壁内的感受器而引起的。直肠壁感受器在受到刺激后,传入冲动沿盆神经和腹下神经传入脊髓腰骶段初级排便中枢,同时上传到大脑皮层,引起排便欲或便意。如果当时场合合适,即可发生排便反射。反射的传出冲动沿盆神经下传,使降结肠、乙状结肠和直肠收缩,肛门内括约肌舒张;同时,阴部神经传出冲动减少,肛门外括约肌舒张,粪便被排出体外。此外,腹肌和膈肌的收缩也有助于使腹内压增加,促进粪便的排出。如果当时场合不合适,由大脑皮层下行的抑制性冲动将使盆神经传出冲动减少,阴部神经冲动增多,结果导致排便被抑制。

四、消化腺分泌的调节

（一）唾液分泌的调节

在非消化期,经常有少量(约0.5 ml/min)唾液分泌以湿润口腔;进食时唾液分泌明显增多。唾液分泌的调节是纯神经调节,包括条件反射和非条件反射。食物的形、色、香及进食环境(条件刺激)以及食物对口腔的机械和化学性刺激(非条件刺激)均可反射性地引起唾液分泌。条件反射的传入冲动沿第Ⅰ、Ⅱ、Ⅷ对脑神经传入中枢,非条件反射的传入冲动则沿第Ⅴ、Ⅶ、Ⅸ、Ⅹ对脑神经传入中枢。控制唾液分泌的初级中枢在延髓(上涎核与下涎核),高级中枢分布于下丘脑和大脑皮层(嗅觉区和味觉区)等处。支配唾液腺的神经有交感和副交感神经,以后者为主,主要走行于第Ⅶ、Ⅸ对脑神经中,其递质是乙酰胆碱,作用于唾液腺细胞膜中的 M 受体,引起腺细胞分泌大量稀薄的唾液。支配唾液腺的交感神经末梢释放去甲肾上腺素,作用于腺细胞膜中的 β 受体,使唾液腺分泌少量黏稠的唾液。

(二)胃液分泌的调节

1. 影响胃酸分泌的主要的内源性物质

(1)**乙酰胆碱**(ACh):是迷走神经和部分内在神经丛释放的递质,可直接作用于壁细胞膜中的 M 受体而刺激胃酸分泌。

(2)**促胃液素**:是由胃窦和上段小肠黏膜中的 G 细胞合成和释放的一种胃肠激素,主要通过血液循环作用于壁细胞,引起胃酸分泌。体内促胃液素主要有大促胃液素(G-34)和小促胃液素(G-17)两种形式。胃窦黏膜内主要是 G-17,十二指肠黏膜内两者各半。G-17 的作用较 G-34 强,但其半衰期较短。

(3)**组胺**(histamine):由胃泌酸区黏膜中**肠嗜铬样细胞**(enterochromaffin-like cell, ECL cell)分泌,通过旁分泌的方式,作用于壁细胞膜中的 H₂ 受体,促进胃酸分泌。ECL 细胞膜中有促胃液素受体和 M 受体,促胃液素和乙酰胆碱可分别作用于 ECL 细胞膜中各自的相应受体引起组胺释放,进而促进胃酸分泌(图 6-11)。临床上可用 H₂ 受体拮抗剂西咪替丁(cimetidine)或雷尼替丁(ranitidine)等治疗消化性溃疡,其原理是它们不仅能阻断组胺对壁细胞的直接刺激作用,且能间接减弱促胃液素和乙酰胆碱的促泌酸作用。

(4)**生长抑素**:是由胃体和胃窦黏膜内的 δ 细胞分泌的一种胃肠激素,主要通过旁分泌的方式抑制胃窦部 G 细胞释放促胃液素、抑制 ECL 细胞释放组胺,以及直接抑制壁细胞分泌等途径来抑制胃酸的分泌。

2. 消化期胃液分泌的调节 在非消化期,基本上无胃液分泌;进食可引起胃液的大量分泌。消化期胃液分泌的机制,一般按食物刺激的部位,人为地划分为头期、胃期和肠期 3 个时期来加以分析(图 6-12)。实际上,这 3 个时期几乎同时开始、互相重叠。

(1)**头期**(cephalic phase)胃液分泌:由进食动作引起,因感受器均位于头面部而得名,包括条件反射性和非条件反射性分泌。前者由与食物有关的形、色、香、声等刺激视、嗅、听觉感受器引起,其传入神经为第Ⅰ、Ⅱ、Ⅷ对脑神经;后者则在食物入口后,经由咀嚼、吞咽和舌的搅拌,食物刺激口腔、咽喉等处化学和机械感受器引起,其传入神经为第Ⅴ、Ⅶ、Ⅸ、Ⅹ对脑神经。

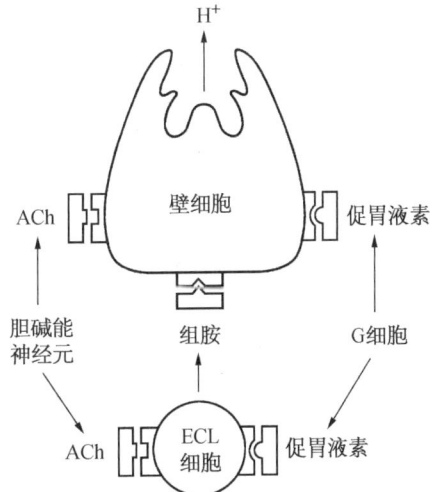

图 6-11 乙酰胆碱、促胃液素和组胺对胃酸分泌的作用示意图

ECL 细胞:肠嗜铬样细胞;ACh:乙酰胆碱。

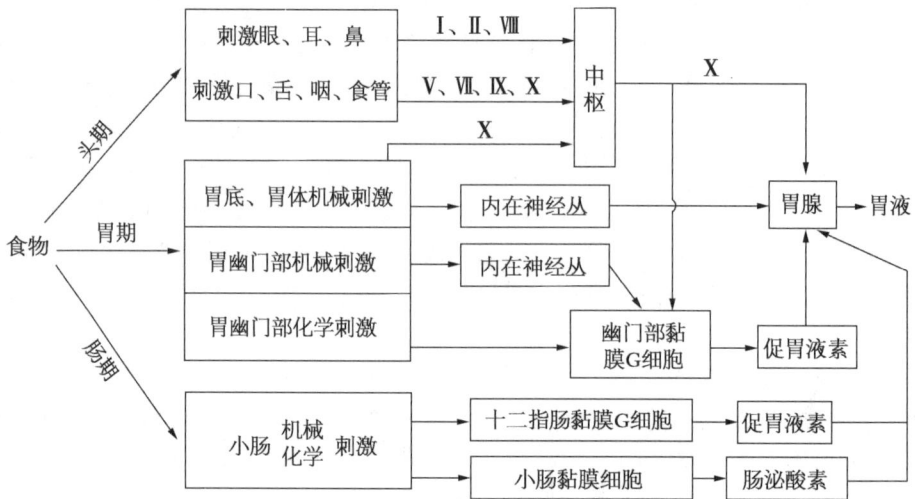

图 6-12　消化期胃液分泌调节的机制框图
Ⅰ、Ⅱ、Ⅴ、Ⅶ、Ⅷ、Ⅸ、Ⅹ 分别表示第 1、2、5、7、8、9、10 对脑神经。

反射中枢包括延髓、下丘脑、边缘叶和大脑皮层等处，迷走神经是这些反射共同的传出神经。迷走神经除直接作用于壁细胞刺激其分泌外，还可作用于胃窦部 G 细胞，通过释放促胃液素间接刺激胃腺分泌。支配 G 细胞的迷走节后末梢释放的递质是促胃液素释放肽（GRP）。头期胃液分泌的特点是分泌量较大，约占消化期胃液分泌总量的 30%，酸度（盐酸含量）很高，消化力（胃蛋白酶原含量）很强。

（2）**胃期**（gastric phase）胃液分泌：是指食物入胃后继续引起的胃液分泌。胃期胃液分泌的主要作用途径有：①机械扩张刺激胃底、胃体感受器，通过迷走-迷走反射和内在神经丛反射，直接或间接通过促胃液素释放而引起胃腺分泌；②机械扩张刺激胃幽门部，通过内在神经丛，作用于 G 细胞引起促胃液素释放；③食物的化学成分直接作用于 G 细胞，引起促胃液素释放。刺激 G 细胞释放促胃液素的主要食物化学成分是蛋白质的消化产物，其中包括肽类和氨基酸。胃期胃液分泌特点是分泌量最大，约占消化期胃液分泌总量的 60%，酸度也很高，但消化力不如头期强。

（3）**肠期**（intestinal phase）胃液分泌：是指食物进入十二指肠后继续引起的胃液分泌。该期分泌主要通过机械扩张和消化产物的化学性刺激，使小肠黏膜释放多种激素，如促胃液素、**肠泌酸素**等，以内分泌的方式引起胃液分泌。肠期胃液分泌的特点是量较小，约占消化期胃液分泌总量的 10%，且酸度和消化力均较弱。

3. **消化期抑制胃液分泌的因素**　在消化期，胃液分泌除受上述兴奋性因素调节外，还受到各种抑制性因素的调节。除精神、情绪因素外，主要的生理性抑制因素有以下几种。

（1）盐酸：当胃窦内 pH 降至 1.2 ~ 1.5 时，胃液分泌即受到抑制，其原因是盐酸能直接抑制胃窦部 G 细胞释放促胃液素，也能刺激胃黏膜释放生长抑素，后者能抑制促胃液素和胃液的分泌。当十二指肠内 pH 降至 2.5 以下时，胃液分泌也受到抑制，其原因是盐酸能刺激小肠黏膜释放促胰液素，后者可明显抑制促胃液素引起的胃液分泌；盐酸也能刺激十二指肠球部释放**球抑胃素**而抑制胃液分泌。盐酸抑制胃液分泌是一种典型的负反馈调节，因而正常情况下盐酸不会分泌过多。

（2）脂肪：进入十二指肠的脂肪及其消化产物能抑制胃液分泌，其机制是通过被称为**肠抑胃素**的体液因素而起作用的。目前认为，肠抑胃素可能不是一种独立的激素，而是含促胰液素、抑胃肽、神经降压素、胰高血糖素等多种激素的混合物。

（3）高张溶液：由胃排入十二指肠的食糜含有多种营养物质及其消化产物，以及无机盐类，因而使肠内溶液成为高张溶液。高张溶液通过激活小肠内渗透压感受器，可引起肠-胃反射抑制胃酸分泌，也可刺激小肠黏膜释放多种胃肠激素而抑制胃液分泌。

（三）胰液分泌的调节

胰液在非消化期的分泌很少；而进食时则大量分泌。胰液分泌受神经和体液因素的双重调节，但以体液调节为主。

1. 神经调节　食物的形、色、香，以及食物对口腔、食管、胃和小肠的刺激，都可通过条件反射和非条件反射引起胰液分泌。反射的传出神经主要是迷走神经。迷走神经可通过其末梢释放乙酰胆碱直接作用于胰腺，也可通过促胃液素释放，间接地引起胰腺分泌。迷走神经兴奋引起的胰液分泌以促进胰酶分泌为主，而水和 HCO_3^- 的分泌量却很少。此外，属于交感神经的内脏大神经也有一定的促胰液分泌作用，其中胆碱能纤维可增加胰液分泌，而肾上腺素能纤维则抑制胰液分泌，这是因为它的缩血管效应可减少胰液分泌的水源。

2. 体液调节

（1）促胰液素：促胰液素主要作用于胰腺小导管上皮细胞，其促进胰液分泌的特点是酶的含量很少，而水和 HCO_3^- 却大量分泌。引起促胰液素分泌的刺激物从强到弱依次为盐酸、蛋白质分解产物和脂肪酸，糖类几乎没有刺激作用。

（2）缩胆囊素（CCK）：缩胆囊素的主要作用是促进胆囊收缩，排出胆汁；对胰腺的作用是促进腺泡细胞分泌各种胰酶，而促进水和 HCO_3^- 分泌的作用却很弱，所以 CCK 又称**促胰酶素**（pancreozymin，PZ）。此外，CCK 对胰腺组织还有营养作用。引起 CCK 释放的刺激物从强到弱依次为蛋白质分解产物、脂肪酸和盐酸，糖类则无刺激作用。

（3）其他体液因素：影响胰液分泌的体液因素还有促胃液素、血管活性肠肽等，它们对胰液分泌的作用分别与 CCK 和促胰液素相似。

3. 胰液分泌的反馈性调节　进食后，在蛋白质水解产物的作用下，通过小肠黏膜产生的**缩胆囊素释放肽**（cholecystokinin-releasing peptide，CCK-RP）可促进 CCK 释放及胰酶分泌，而进食后分泌的胰蛋白酶则可使 CCK-RP 失活，反馈性抑制 CCK 和胰酶的分泌。这一反馈性调节的生理意义在于防止胰酶的过度分泌。慢性胰腺炎患者由于胰酶分泌减少，其反馈抑制作用减弱，可使 CCK 释放增加，刺激胰酶分泌，从而产生持续性腹痛症状。

（四）胆汁分泌和排放的调节

肝细胞在非消化期持续分泌胆汁，这些胆汁大部分进入胆囊，经胆囊浓缩后形成胆囊胆汁；在消化期，肝胆汁和胆囊胆汁被大量排入十二指肠内。引起胆汁分泌和排放的食物从强到弱依次为高蛋白食物、高脂肪或混合食物、糖类食物。胆汁的分泌和排放受神经和体液因素的双重调节，但以体液调节为主。

1. 神经调节　进食动作及食物对胃和小肠的刺激均可反射性引起肝胆汁分泌的少量增加，胆囊收缩也轻度加强，Oddi 括约肌轻度舒张。反射的传出神经是迷走神经。迷走神经除直接支配肝细胞外，还可引起促胃液素分泌，间接引起肝胆汁的分泌和胆囊收缩。

2. 体液调节

（1）缩胆囊素：缩胆囊素主要引起胆囊收缩和 Oddi 括约肌舒张，促进胆囊胆汁的大量排放；此外，也能刺激胆管上皮细胞，使水和 HCO_3^- 分泌轻度增加。

（2）促胰液素：主要促进胆管系统分泌大量水和 HCO_3^-，也有一定的促进肝胆汁分泌的作用。

（3）促胃液素：一方面以内分泌的方式作用于肝细胞和胆囊，引起肝胆汁分泌和胆囊收缩；另一方面促进胃酸分泌，后者作用于十二指肠黏膜，通过刺激促胰液素释放而间接促进胆汁分泌。

（4）胆盐：进入小肠后，约90%以上被末端回肠黏膜吸收，经门静脉回到肝，重新合成胆汁而分泌入肠，这一过程称为**胆盐的肠-肝循环**（enterohepatic circulation of bile salt）。胆盐经肠-肝循环进入肝脏后，可促进肝胆汁的分泌。

（五）小肠液分泌的调节

食糜对肠黏膜的局部机械刺激（为主）和化学刺激都可引起小肠液的分泌。这些刺激主要通过内在神经丛的局部反射而发挥作用。此外，促胃液素、促胰液素、缩胆囊素、血管活性肠肽和胰高血糖素等均能刺激小肠液的分泌。

（六）大肠液分泌的调节

大肠液的分泌主要由食物残渣对肠壁的机械性刺激所引起。副交感神经兴奋可使其分泌增加，交感神经兴奋则分泌抑制。

习 题 六

（一）单项选择题

1. 消化道平滑肌慢波节律起源于
   A. 纵行肌　　　　B. 环行肌　　　　C. Cajal 间质细胞　　　　D. 内在神经丛
2. 消化道平滑肌的收缩节律决定于
   A. 动作电位频率　B. 慢波频率　　　C. 蠕动频率　D. 外来神经冲动频率
3. 消化道蠕动的生理意义是
   A. 反复研磨消化道内食物　　　　　B. 使食物与消化液充分混合
   C. 向前推进消化道内容物　　　　　D. 挤压消化道壁以利于吸收
4. 下列关于食管下括约肌的叙述，正确的是
   A. 存在括约肌解剖结构　　　　　　B. 为下端食管腔的缩窄区
   C. 进食时下端食管内压增加　　　　D. 可防止胃内容物反流入食管
5. 胃发生容受性舒张的部位是
   A. 胃头区　　　　B. 胃尾区　　　　C. 胃大弯　　　　D. 胃小弯
6. 小肠特有的能直接促进消化和吸收的运动形式是
   A. 紧张性收缩　B. 分节运动　　　C. 容纳性舒张　　　D. 蠕动
7. 引起排便的始动因素是
   A. 袋状往返运动　　　　　　　　　B. 多袋推进运动
   C. 集团蠕动　　　　　　　　　　　D. 粪便进入直肠
8. 决定胃酸最大分泌量的主要因素是

  A. 壁细胞的数量　　　　　　　　　　B. 质子泵的活性

  C. 碳酸酐酶的活性　　　　　　　　　D. HCO_3^--Cl^- 交换速率

9. 能激活胃蛋白酶原为胃蛋白酶的物质是

  A. 组胺　　　　B. 胨和胩　　　　C. 盐酸　　　　D. 内因子

10. 消化功能最全面,消化力最强的消化液是

  A. 胃液　　　　B. 胰液　　　　C. 胆汁　　　　D. 小肠液

11. 能激活胰蛋白酶原为胰蛋白酶的物质是

  A. 盐酸　　　B. 碳酸氢盐　　　C. 肠激酶　　　D. 糜蛋白酶

12. 胆汁中参与脂肪消化和吸收最重要的成分是

  A. 胆色素　　　B. 胆固醇　　　C. 胆盐　　　D. 卵磷脂

13. 能运载脂肪分解产物通过肠上皮表面静水层以利脂肪吸收的物质是

  A. 混合微胶粒　　　　　　　　　　B. 载脂蛋白

  C. 乳糜微粒　　　　　　　　　　　D. 脂溶性维生素

14. 营养物质分解产物的主要吸收部位是

  A. 食管　　　　B. 胃　　　　C. 小肠　　　　D. 大肠

15. 促进小肠吸收 Ca^{2+} 最重要的物质是

  A. 植酸　　　B. 维生素 D　　　C. 胆汁酸　　　D. 内因子

16. 通过淋巴途径被吸收的营养物质分解产物是

  A. 单糖　　　B. 氨基酸　　　C. 短链脂肪酸　　　D. 胆固醇酯

17. 主动吸收维生素 B_{12} 的部位是

  A. 十二指肠　　B. 空肠　　　C. 回肠　　　D. 结肠

18. 下列可由大肠内细菌利用食物残渣合成的维生素是

  A. 维生素 A　　B. 维生素 C　　C. 维生素 E　　D. 维生素 K

19. 支配消化系统绝大部分器官和组织的副交感神经是

  A. 第 Ⅶ 对脑神经　　　　　　　　B. 第 Ⅸ 对脑神经

  C. 第 Ⅹ 对脑神经　　　　　　　　D. 盆神经

20. 动物离体肠段在人工生理溶液中仍能保持节律性舒缩,起主要调节作用的是

  A. 外来交感神经　　　　　　　　　B. 外来副交感神经

  C. 肠神经系统　　　　　　　　　　D. 胃肠激素

21. 下列胃肠激素中,能促进胃液分泌和胃运动的是

  A. 促胃液素　　B. 促胰液素　　C. 缩胆囊素　　D. 抑胃肽

22. 完全属于神经调节的消化液分泌是

  A. 唾液分泌　　B. 胃液分泌　　C. 胰液分泌　　D. 胆汁分泌

23. 迷走神经兴奋引起 G 细胞分泌促胃液素的神经递质是

  A. 乙酰胆碱　　　　　　　　　　　B. 去甲肾上腺素

  C. 肽类递质　　　　　　　　　　　D. 组胺

24. 肠-胃反射的生理作用是

  A. 促进胃运动,抑制胃酸分泌　　　B. 抑制胃运动,促进胃酸分泌

  C. 抑制胃运动,抑制胃酸分泌　　　D. 促进胃运动,促进胃酸分泌

25. 缩胆囊素引起胰液分泌的特点是
    A. 水多，HCO_3^- 和酶含量低
    B. 水和 HCO_3^- 少，酶含量高
    C. 水和 HCO_3^- 多，酶含量低
    D. HCO_3^- 多，水和酶含量高
26. 刺激胆汁分泌和排放作用从强到弱的食物顺序是
    A. 高脂肪、高蛋白、高糖食物
    B. 高蛋白、高脂肪、高糖食物
    C. 高糖、高脂肪、高蛋白食物
    D. 高脂肪、高糖、高蛋白食物

（二）填空题

1. 消化有两种方式，_____性消化由_____完成，_____性消化由_____完成。
2. 消化道各段共有的运动形式有_____和_____。
3. 胃蠕动于_____时出现，以胃的_____区为主，其频率为_____，受_____控制。
4. 3种主要营养物质胃排空速度从快到慢的顺序是_____、_____和_____。
5. 胃完全排空混合食物一般需要_____小时，胃排空是_____进行的，其意义是和_____相适应。
6. 含淀粉酶的消化液有_____和_____，含脂肪酶的消化液有_____，含蛋白酶的消化液有_____和_____，不含消化酶的消化液有_____。
7. 消化酶由酶原形式激活后对酶原具有正反馈激活作用的是_____酶和_____酶。
8. 成年人每日吸收铁约_____mg，在_____的情况下吸收量增多，铁易被吸收的形式是_____价铁。
9. 副交感神经兴奋引起消化道平滑肌_____，胃肠括约肌_____，消化腺分泌_____。
10. 肠神经系统内存在_____神经元、_____神经元和大量_____神经元和神经纤维，可完成_____。
11. 总体上讲，胃肠激素的主要生理作用有_____、_____和_____。
12. 发生排便反射时，冲动有盆神经传出，可使_____肌、_____肌和_____肌收缩，_____肌舒张，同时，阴部神经传出冲动减少，可使_____肌舒张。
13. 胰液分泌的调节以_____调节为主，促进胰液分泌的体液因素主要有_____和_____，前者主要促进_____分泌，后者主要促进_____分泌。

（三）名词解释

1. 消化
2. 吸收
3. 慢波
4. 蠕动
5. 胃容受性舒张
6. 小肠分节运动
7. 黏液-碳酸氢盐屏障
8. 胆盐的肠-肝循环
9. 肠神经系统
10. 迷走-迷走反射
11. 肠-胃反射
12. 胃肠激素

（四）简答题

1. 简述消化道平滑肌的一般生理特性。
2. 简述消化道平滑肌慢波、动作电位和平滑肌收缩的关系。
3. 何谓胃的紧张性收缩？有何生理意义？

4. 简述胃排空的神经体液调控。

5. 简述胃液的主要成分及其生理作用。

6. 胆汁是如何发挥其促进脂类食物消化和吸收作用的?

7. 为什么说小肠是营养物质的主要吸收部位?

8. 简述促胃液素、促胰液素、缩胆囊素和抑胃肽的主要生理作用。

(五) 论述题

1. 为什么胃液成分在正常情况下不会消化自身的胃黏膜?

2. 为什么说胰液是最重要的消化液? 假如胰液分泌不足将产生什么后果?

3. 人们在进食时及进食后的一段时间内胃液是如何分泌的?

（杜东书）

第七章 能量代谢和体温

学 习 纲 要

1. 熟悉能量代谢的定义。
2. 了解机体能量的来源和去路,能量平衡,能量代谢测定的原理和方法。
3. 熟悉食物的热价、氧热价和呼吸商,能量代谢的计算方法。
4. 掌握影响能量代谢的主要因素,基础代谢和基础代谢率。
5. 掌握正常体温及其生理变动。
6. 熟悉机体的产热和散热,体温调节及其调定点学说。

第 一 节 能 量 代 谢

　　新陈代谢是机体生命活动的基本特征之一,包括物质代谢和能量代谢,两者是紧密联系的。在人的一生中,机体需要不断地从外界获取各种营养物质来构筑和更新自身,也需要不断地通过物质代谢为人体多种生理活动提供能量。通常把物质代谢过程中所伴随发生的能量储存、释放、转移和利用称为**能量代谢**(energy metabolism)。

一、机体能量的来源和去路

(一) 能量的来源

　　机体所需的能量来源于食物中的糖、脂肪和蛋白质。这些营养物质在氧化分解时可将其分子中蕴含的化学能释放出来,供机体利用。

　　1. 糖　糖的主要功能是供给机体生命活动所需的能量,是主要的能源物质。按照我国人的饮食习惯,人体所需的能量约70%由糖类物质提供,且主要由葡萄糖代谢提供。在氧供应充足的情况下,1 mol 葡萄糖通过有氧氧化所释放的能量可合成 38 mol ATP;而在氧供应不足时,葡萄糖进行无氧酵解,生成乳酸,1 mol 葡萄糖只能合成 2 mol ATP。通常大多数组织细胞能获得足够的氧供应,因而糖的有氧氧化是供能的主要方式。糖酵解过程虽然只能释放较少能量,但在人体处于缺氧状态时极为重要,是唯一不需氧的供能途径。例如,人在进行剧烈运动时,骨骼肌的氧耗量明显增加,但由于循环、呼吸活动不可能在短时内立即加强而跟上骨骼肌代谢增强的需要,使机体暂时处于相对缺氧的状态,这部分亏欠的氧量称为**氧债**。此时,机体就动用储备的高能磷酸键和进行无氧酵解来提供能量。不同组织赖以获取能量的糖代谢途径有所不同。脑组织主要依赖于葡萄糖的有氧氧化供能,因而对缺氧非常敏感,对血糖也高度依赖。当机体缺氧或血糖过低时,可发生意识不清,甚至昏迷。成熟红细胞由于缺乏有氧氧化的酶系,故只能依靠糖的无氧酵解获取能量。

2. 脂肪　脂肪的主要功能是储存和提供能量。人体内脂肪的储存量远多于糖,通常成年人储存的糖仅约150 g,而脂肪可占体重的20%左右,且每克脂肪氧化释放的能量约为糖氧化供能的2倍,因此,脂肪是体内重要的能量储存形式。一般情况下,由脂肪氧化分解提供的能量占机体耗能总量的20% ~ 30%,在饥饿时,脂肪则成为主要的供能物质。

3. 蛋白质　蛋白质的主要功能是构成细胞成分和形成某些生物活性物质。只有在长期不能进食或体力极度消耗时,机体才会依靠组织蛋白质分解所产生的氨基酸供能,以维持基本的生理功能。

（二）能量的去路

糖、脂肪和蛋白质在经生物氧化后释放的能量,50%以上直接以能量的形式散发,用以维持体温。其余部分则以化学能的形式储存于ATP等高能化合物中,供机体进行各种生理活动之用,如生物合成、物质转运、腺体分泌、神经传导和肌肉收缩等(图7-1)。ATP广泛存在于一切细胞内,由线粒体合成。1 mol ATP断裂一个高能磷酸键成为ADP时,在生理情况下可释出能量30.5 kJ。因此ATP既是体内重要的储能物质,又是直接供能物质。消耗的ATP则由营养物质在体内氧化分解释放的能量不断使ADP重新氧化磷酸化而得到补充。

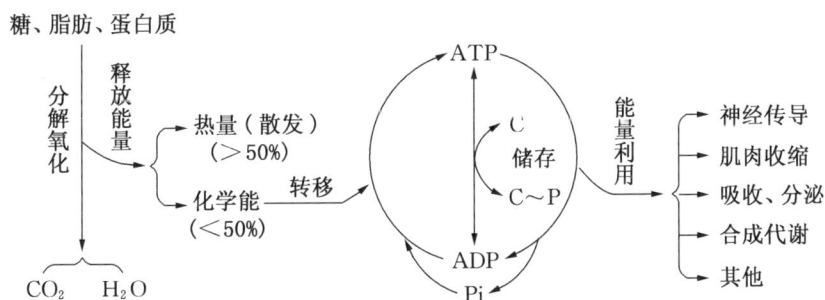

图7-1　体内能量的来源和去路示意图
C:肌酸；C ~ P:磷酸肌酸；Pi:无机磷酸。

体内另一种高能化合物是**磷酸肌酸**(creatine phosphate, CP)。CP在人体内的含量是ATP含量的3 ~ 8倍,主要存在于肌组织和脑组织中。当物质氧化释放的能量过剩时,ATP将能量转移到CP中储存;而在ATP消耗较多时,CP又可将其储存的能量转给ADP,快速生成ATP以补充其消耗(见图7-1)。因此CP虽不能直接供能,但可认为是ATP的储存库。从能量代谢的过程来看,ATP的合成和分解是体内能量转换和利用的关键环节。

（三）能量平衡

人体能量的来源和去路是平衡的。在非生长期,如果一段时间内的体重保持不变,可认为此时能量代谢达到"收支"平衡。目前,临床上常使用体重(kg)除以身高(m)的平方所得的商

(kg/m^2)，即**体质指数**（body mass index）来判断超重和肥胖,我国成年人的体质指数 24 ~ 28 为超重, >28 为肥胖。

二、能量代谢的测定

（一）能量代谢的测定原理

根据能量守恒定律,机体从食物中获得的化学能与最终转化的热能,加上骨骼肌收缩对外界物体所做的机械功（简称外功）,按能量折算应该是相等的。因此,在排除机体做外功的情况下,测定机体在一定时间内所散发的总热量,可测算出机体在单位时间内所消耗的能量,即**能量代谢率**。通常用焦耳（J）或千焦耳（kJ）,也可用卡（cal）或千卡（kcal）作为能量的计量单位（1 cal = 4.187 J）。

（二）与能量代谢测定有关的几个基本概念

1. 食物的热价　1 g 某种食物氧化时所释出的热量,称为该食物的**热价**（thermal equivalent）。食物的热价可分为生物热价和物理热价,两者分别是指食物在体内氧化和在体外燃烧时所释放的热量。3 种主要营养物质的热价见表 7-1。表中显示糖和脂肪的生物热价和物理热价相同;而蛋白质由于在体内不能被完全氧化,故其生物热价低于物理热价。

表 7-1　3 种营养物质氧化时的几种数据

| | 热价（kJ/g） | | 耗氧量
（L/g） | CO_2 产生量
（L/g） | 呼吸商 | 氧热价
（kJ/L） |
	物理热价	生物热价				
糖	17.2	17.2	0.83	0.83	1.00	21.1
脂肪	39.8	39.8	2.03	1.43	0.71	19.6
蛋白质	23.4	18.0	0.95	0.76	0.80	18.9

2. 食物的氧热价　某种食物氧化时每消耗 1 L 氧所产生的热量,称为食物的**氧热价**（thermal equivalent of oxygen）。这一概念的提出使能量代谢的测定变得可行且容易,只要知晓机体在单位时间内的耗氧量,便可计算出单位时间内的产热量,亦即能量代谢率。

3. 呼吸商　某营养物质在体内氧化时,需要消耗一定量的 O_2 和产生一定量的 CO_2,一定时间内的 CO_2 产生量与 O_2 消耗量的比值,称为**呼吸商**（respiratory quotient, RQ）,即

$$RQ = \frac{CO_2 \text{ 产生量（mol 或 ml）}}{O_2 \text{ 消耗量（mol 或 ml）}}$$

由于不同营养物质的分子结构不同,它们在体内氧化时的 CO_2 产生量与 O_2 消耗量也不同。因此,根据表 7-1 中所列 3 种营养物质的呼吸商,测定某人某时的呼吸商可推测此人在这段时间内所利用能量的主要来源。例如,测得某人的呼吸商接近 1.0,说明此人在这段时间内利用的能量主要来自糖的氧化;若测得呼吸商接近 0.7,则说明能量主要来自脂肪的氧化。但由于日常生活中,人的膳食多为混合食物,因而呼吸商一般在 0.85 左右。但在整体内,由于组织细胞物质代谢过程的复杂性、机体对代谢的控制以及其他因素的影响,根据 CO_2 产生量与 O_2 消耗量计算出的呼吸商与理论计算值并不完全一致。

一般情况下,体内能量主要来自糖和脂肪的氧化,蛋白质氧化供能可忽略不计。因此为计

算方便,把糖和脂肪氧化时的 CO_2 产生量与 O_2 消耗量的比值,称为**非蛋白呼吸商**。糖和脂肪在不同比例氧化时的非蛋白呼吸商和氧热价见表7-2。

表 7-2 糖和脂肪在不同比例氧化时的非蛋白呼吸商和氧热价

非蛋白呼吸商	糖(%)	脂肪(%)	氧热价(kJ/L)
0.71	0.00	100	19.62
0.73	8.40	91.6	19.74
0.75	15.6	84.4	19.84
0.78	26.3	73.7	19.99
0.80	33.4	66.6	20.10
0.82	40.3	59.7	20.20
0.85	50.7	49.3	20.36
0.88	60.8	39.2	20.51
0.90	67.5	32.5	20.61
0.92	74.1	25.9	20.71
0.95	84.0	16.0	20.87
0.98	93.6	6.40	21.03
1.00	100.0	0.0	21.13

(三)能量代谢的测定方法

测定整个机体在单位时间内散发的总热量,通常采用直接测热法和间接测热法两种方法。直接测热法是将受试者置于一隔热室内,收集受试者在一定时间内散发的总热量,然后换算成单位时间内的代谢量。由于装置结构复杂,应用受到很大限制。间接测热法是根据化学反应中反应物与产物的量之间呈一定的比例关系(即定比定律)而设计的。由于经典的测算程序较为繁琐,因此在劳动卫生和临床实践中,通常采用简易方法测算能量代谢率,其步骤如下:①测定机体在一定时间内的 CO_2 产生量与 O_2 消耗量,据此计算呼吸商。②将计算所得的呼吸商视为非蛋白呼吸商,查表7-2得到相对应的氧热价。③以测得的 O_2 消耗量与查表所得的氧热价相乘,可求得这段时间内的产热量,即能量代谢率。

三、影响能量代谢的主要因素

(一)肌肉活动

肌肉活动对能量代谢的影响最为显著。人体轻微的躯体活动即可提高代谢率,而且运动强度越大,耗氧量就越多,能量代谢率也越高。机体耗氧量的增加与肌肉活动的强度呈正比。所以,能量代谢率可作为评价肌肉活动强度的指标。表7-3中显示各种不同程度肌肉活动时的能量代谢率。

表7-3　劳动或运动时的能量代谢率

肌肉活动形式	平均产热量 kJ/(m² · min)	肌肉活动形式	平均产热量 kJ/(m² · min)
静卧休息	2.73	扫地	11.37
开会	3.40	打排球	17.50
擦玻璃窗	8.30	打篮球	24.22
洗衣物	9.89	踢足球	24.98

（二）精神活动

人在平静思考问题时，能量代谢受到的影响不大。但在精神处于紧张状态，如激动、恐惧或焦虑时，能量代谢可显著升高。这可能是由于随之出现的无意识的肌紧张增强或某些促进代谢的激素（如甲状腺激素、肾上腺素等）释放增多所致。

（三）食物的特殊动力效应

人在进食后1h左右开始，延续7～8h，即使处于安静状态下，其产热量也比未进食时有所增加。这种由进食引起的机体额外能量消耗的现象，称为**食物的特殊动力效应**（specific dynamic effect of food）。食物特殊动力效应的确切机制目前尚未清楚，可能与肝脏处理氨基酸或合成糖原等过程有关。实验表明，进食蛋白质引起的特殊动力效应约为30%（指摄入能提供100kJ能量的蛋白质后所产生的额外能量消耗约为30kJ）；糖和脂肪的特殊动力效应为4%～6%；混合食物约为10%。因此在为患者配餐时，应考虑这部分能量消耗而给予相应的能量补充。

（四）环境温度

人在安静状态下，环境温度在20～30℃时能量代谢水平最为稳定。当环境温度<20℃时，能量代谢率开始增加；<10℃时，则显著增加。这主要是由于寒冷刺激反射性引起肌紧张增强或寒战所致；>30℃时，代谢率也将逐渐增加，这主要是因为体内生物化学反应速度加快，还有发汗、呼吸、循环功能增强等因素的作用。

四、基础代谢

基础状态下的能量代谢称为**基础代谢**。基础状态是指：①清晨、清醒、静卧（未进行肌肉活动）、精神安定；②空腹（禁食>12h）；③室温保持在20～25℃。这种状态下，体内能量的消耗只用于维持一些基本的生命活动，能量代谢水平比较稳定。基础状态下单位时间内的能量代谢称为**基础代谢率**（basal metabolic rate，BMR）。需指出的是，BMR比一般安静时的代谢率要低，但并非最低，因为在熟睡时的代谢率更低（比安静时低8%～10%，但做梦时可增高）。

实验中，若以每千克体重的产热量进行比较，则小动物的产热量要比大动物高；而以每平方米体表面积的产热量进行比较，则各种动物的产热量就很接近。因此能量代谢率与体重不成比例关系，而与体表面积呈正比。所以基础代谢率一般以每小时每平方米体表面积的产热量为单位，即kJ/(m² · h)。对体表面积的测定，可用Stevenson公式推算

体表面积(m²) = 0.0061 × 身高(cm) + 0.0128 × 体重(kg) − 0.1529

另外，也可根据身高和体重在图7-2中直接连线读取。

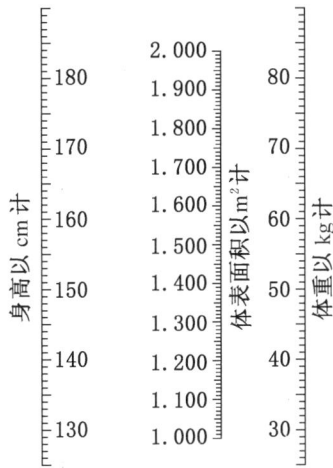

图 7-2　人体体表面积测算图

临床上,通常采用简易方法来测定和计算 BMR。根据国人的统计资料,基础状态下的呼吸商被定为 0.82,与之相对应的氧热价为 20.20 kJ/L,因此只要测出受试者一定时间内的 O_2 消耗量和体表面积,即可计算每小时每平方米体表面积的产热量,即 BMR。我国正常人 BMR 的平均值见表 7-4。

表 7-4　我国人正常的 BMR 平均值$[kJ/(m^2 \cdot h)]$

年龄(岁)	11~15	16~17	18~19	20~30	31~40	41~50	>51
男性	195.5	193.4	166.2	157.8	158.6	154.0	149.0
女性	172.5	181.7	154.0	146.5	146.9	142.4	138.6

资料显示,正常人 BMR 的平均值随年龄、性别不同而有生理变动(图 7-3)。当其他条件相同时,男性的 BMR 平均值比女性高;儿童比成年人高,且年龄越大,BMR 越低。在临床工作中,当测得某人的 BMR 后,常将测定值与同性别、同年龄组的 BMR 正常平均值进行比较,即常用 BMR 的相对值来表示测定结果,其计算公式如下

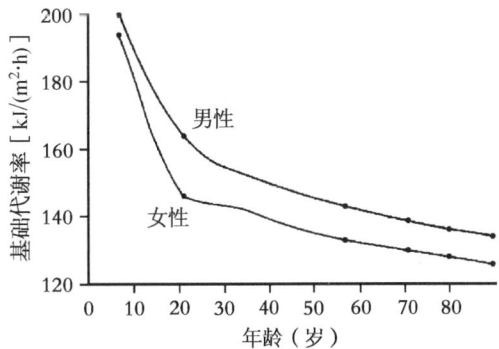

图 7-3　正常人基础代谢率随年龄增长而降低的变化规律示意图

$$基础代谢率 = \frac{(实测值 - 正常平均值)}{正常平均值} \times 100\%$$

一般认为,BMR 的实测值同正常平均值比较,相差在 ±15% 之内均属正常。若相差超过 ±20% 时,才考虑病理状态。临床上,基础代谢率相对值还可用以下公式估算

$$基础代谢率(\%) = (心率 + 脉压) - 111$$

在各种疾病中,甲状腺功能的改变对 BMR 的影响最为显著。当甲状腺功能减退时,BMR

可比正常平均值低 20% ~40% ；而甲状腺功能亢进时，BMR 可比正常平均值高 25% ~80% ，并可据此判断甲亢的程度。因此测定 BMR 可作为临床诊断甲状腺疾病的重要辅助方法。其他疾病，如糖尿病、红细胞增多症、白血病和伴有呼吸困难的心脏病等常伴有 BMR 增高；机体发热时，BMR 也增高。通常体温每升高 1℃，BMR 将增高 13% 左右。相反，肾上腺功能低下、肾病综合征、垂体性肥胖和病理性饥饿等可伴有 BMR 降低。

第二节　体温及其调节

一、正常体温及其生理变动

（一）正常体温

体温（body temperature）可分为表层和深部温度两个层次。表层温度因受环境和衣着等影响，变化范围较大；且体表各部位之间的温度差别较大。而人和高等动物为恒温动物，深部温度是相对稳定的，各部位之间的温差也很小。但由于代谢水平不同，机体深部各内脏器官的温度也略有不同。肝的温度最高，约 38℃；脑的产热也较多，温度接近 38℃；肾、胰及十二指肠等温度略低；直肠的温度更低。血液循环是体内热量传递的重要途径，可使机体深部各器官的温度趋于一致。因此，机体深部血液的温度可代表各内脏器官的平均温度。

一般所说的体温是指身体深部的平均温度。但由于血液温度不易测量，所以临床上常用直肠、口腔和腋窝等处的温度来代表体温。其中，直肠（需将温度计插入直肠 6 cm 以上）的温度最高，比较接近深部温度，正常值为 36.9 ~37.9℃；口腔（舌下）温度较低，正常值为 36.7 ~37.7℃；腋窝温度更低，正常值为 36.0 ~37.4℃。测量腋窝温度时须注意，受试者应将上臂紧贴胸廓，使腋窝紧闭，测量时间至少需要 10 min，还应保持腋窝处干燥。正常的体温是机体进行新陈代谢和生命活动的必要条件。

（二）体温的生理变动

在生理情况下，体温可随昼夜、年龄、性别等因素而有所变动。变动存在一定规律，且一般不超过 1℃。

1. 昼夜变化　正常成年人体温在一昼夜之间可发生周期性波动，通常于清晨 2：00 ~6：00 体温最低，午后 1：00 ~6：00 最高。研究表明，体温的昼夜节律与肌肉活动及耗氧量等没有因果关系，而是由机体内在的生物节律决定的。通常认为生物节律现象是由体内存在的生物钟来控制。动物实验提示，下丘脑视交叉上核可能是昼夜节律的控制中心。

2. 性别　成年女性的体温平均比男性高约 0.3℃。育龄期女性的基础体温（早晨起床前清醒状态下测定，基本符合基础状态下的体温）随月经周期而变动。自月经来潮始至排卵前体温较低，排卵日最低，排卵后升高 0.3 ~0.6℃，直至下次月经来潮（图 7-4）。每日测定基础体温有助于了解有无排卵和排卵日期。排卵后体温升高是由于排卵后由黄体分泌的孕激素作用于下丘脑体温调节中枢所致。

3. 年龄　儿童的体温高于成年人，而中、青年人的体温高于老年人。这与能量代谢水平随着年龄增长而降低有关。新生儿，特别是早产儿，由于体温调节机构发育尚不完善，体温调节能力较差，因此体温易受环境温度变化的影响。老年人因基础代谢率较低，对环境变化的适

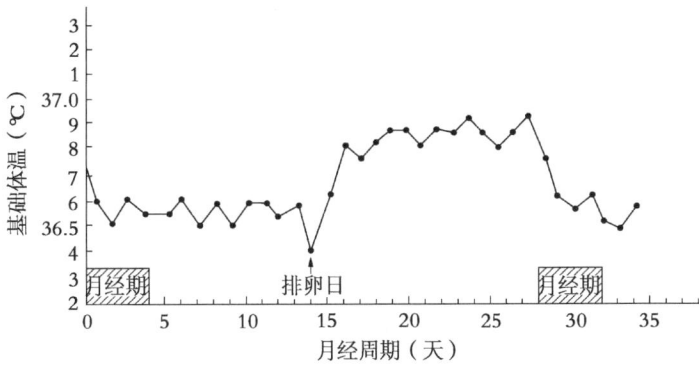

图7-4　女性月经周期中基础体温的变化曲线

应能力差,故体温偏低,即使发热时,体温升高也可能不明显。所以在医护工作中,要根据新生儿和老年人的体温特点,做出正确的判断和处理。

4. 其他因素　剧烈运动、情绪激动、精神紧张和进食等情况,均可导致体温升高。因此,在测量体温时,要让受试者在安静状态下进行。尤其是小儿在哭闹时,测得的体温往往偏高。此外,麻醉类药物可抑制体温调节中枢,且能扩张皮肤血管,增加散热。因此,对于麻醉手术的患者,在术中、术后都应注意保温护理。

二、机体的产热和散热

机体在代谢过程中不断产热,又不断将体热散发出去。人和恒温动物之所以能维持体温相对恒定,就是因为机体在体温调节机构的控制下,**产热**(thermogenesis)和**散热**(thermolysis)两个方面能保持动态平衡的结果(图7-5)。

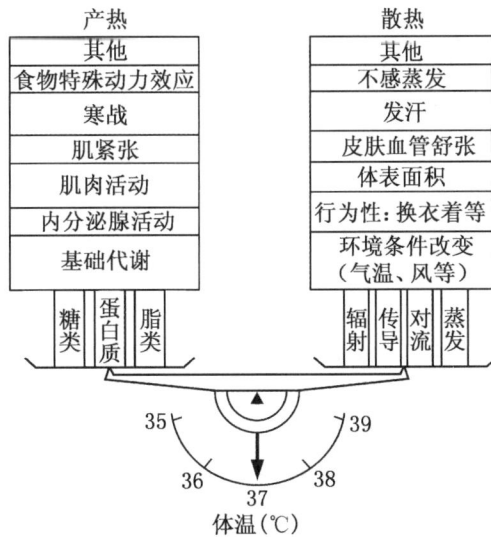

图7-5　体热平衡示意图

(一) 产热

1. 主要产热器官　体内的热量来源于三大营养物质在组织细胞中的分解代谢。由于各组织器官的功能状态和代谢水平不同,所产生的热量也不同。从影响整体体温的角度看,人体主要的产热器官是内脏和骨骼肌。安静时,主要由内脏器官产热。其中,肝脏是人体内代谢最旺盛的器官,产热量最大。运动和劳动时,骨骼肌是主要的产热器官。骨骼肌约占体重40%,因此肌紧张稍有增强,产热量即可明显提高;剧烈运动时,其产热量约可增加 3 倍(表7-5)。

表7-5　几种主要器官产热的百分比

器官	占体重百分比(%)	安静状态产热量(%)	运动或劳动时产热量(%)
脑	2.5	16	3
内脏	34.0	56	22
骨骼肌	40.0	18	73
其他	23.5	10	2

2. 产热的形式　当机体处于寒冷环境中时,散热量明显增加,为维持正常体温,机体可通过以下两种形式来增加产热量。

(1) 寒战产热:寒战是指在寒冷环境中骨骼肌发生不随意的节律性收缩,其特点为屈肌和伸肌同时收缩,肢体不出现明显动作,所以不做外功,产生的能量全部转化为热能,故**寒战产热**(shivering thermogenesis)的产热率很高,此时机体的代谢率可增加 4 ~ 5 倍。实际上,在寒冷环境中,机体发生寒战前先出现寒冷性肌紧张,此时代谢率就已经有所增加。

(2) **非寒战产热**:**非寒战产热**又称代谢产热,是机体在寒冷环境中代谢普遍增强的结果。其中以褐色脂肪组织的产热量最大,约占非寒战产热总量的70%。在成年人,体内褐色脂肪组织较少,但在新生儿体内则较多,分布于腹股沟、腋窝、颈后部和肩胛间等处。由于新生儿不能发生寒战,故非寒战产热在新生儿显得尤为重要。

3. 产热的调节　甲状腺激素是参与产热活动调节最重要的体液因素。寒冷刺激可引起甲状腺激素分泌明显增多,使代谢率增加20% ~ 30%。甲状腺激素的调节特点是作用缓慢但持续时间长。肾上腺素、去甲肾上腺素和生长激素等也可刺激产热,其特点是作用迅速,但持续时间短。寒冷刺激可兴奋交感神经系统,继而促使肾上腺髓质分泌肾上腺素和去甲肾上腺素,使产热量增加。

(二) 散热

体热除小部分随呼出气和尿、粪等排泄物散发外,大部分通过皮肤散发。因此人体的主要散热部位是皮肤。

1. 皮肤散热的方式

(1) **辐射散热**(thermal radiation):是指人体以红外线的形式直接将体热向外界散发的方式。辐射散热量的多少主要取决于皮肤与周围环境间的温度差和机体的有效辐射面积。皮肤与环境之间的温度差越大或有效辐射面积越大,则散热量越多。当环境温度低于皮肤温度时,辐射散热是机体散热的主要方式。

(2) **传导散热**(thermal conduction):是指体热直接传给与机体接触且温度较低的物体的散热方式。其散热的效率取决于皮肤与所接触物体的温度差、接触面积以及物体的导热性能。衣物和人体脂肪的导热性能较差,故衣物可保暖,而肥胖者的热量也不易散发,在高温环境中易出汗。水和冰的比热较大,导热性能较好,因此临床上常利用冰帽、冰袋给高热患者降温。

(3) **对流散热**(thermal convection):是指通过气体流动进行热量交换的散热方式。机体先将体热传给与皮肤接触的一薄层相对较冷的空气,使之温度升高,这部分空气又与周围较冷的空气交换,从而使体热不断地散发。因此,对流散热是传导散热的一种特殊形式,通过这种方式散热的量取决于皮肤与周围环境之间的温度差和风速。衣服覆盖皮肤表层,可减少对流散热。

以上3种直接散热方式都只有在环境温度低于皮肤温度时才能有效进行。当环境温度升高到接近或高于皮肤温度时,蒸发便成为唯一有效的散热方式。

(4) **蒸发散热**(evaporation):是通过水在体表蒸发而散发体热的方式。体表每蒸发1g水可散发体热2.43 kJ,故蒸发是一种有效的散热方式。临床上常据此采用酒精擦浴为高热患者降温。蒸发散热的量受环境温度和湿度的影响。环境温度升高可加快蒸发速度;而环境湿度增高则可减慢蒸发速度。因此,在高温且湿度较大的环境中,由于辐射、传导、对流散热不能有效进行,而且蒸发散热也受影响,此时便会感到闷热,容易造成体热郁积,发生中暑。蒸发散热可分为不感蒸发和发汗两种形式。

1) **不感蒸发**(insensible evaporation):是指体液中的水不断渗透到体表而被蒸发的现象。这种蒸发不易被察觉,且与汗腺活动无关。在环境温度 <30℃时,人体通过不感蒸发所丢失的水基本恒定,每日约1 000 ml,其中经皮肤蒸发600～800 ml,经呼吸道黏膜蒸发200～400 ml。在体温升高时,不感蒸发的量可增加;婴幼儿不感蒸发的速率比成年人高,故在缺水的情况下,婴幼儿更易发生严重脱水。临床上给患者补液时,应注意补充由不感蒸发而丢失的这部分液体量。

2) **发汗**(sweating):是指汗腺主动分泌汗液的过程。通过汗液的蒸发,可有效带走大量体热。发汗是可以被意识到的,又称**可感蒸发**(sensible evaporation)。

汗液中的水约占99%,固体成分不到1%。固体成分主要是NaCl,也有少量乳酸、KCl和尿素等。汗液中的NaCl浓度一般低于血浆,为低渗液。这是因为汗腺导管上皮对Na$^+$和Cl$^-$的重吸收有关,Na$^+$的重吸收受醛固酮的调节。因此,当人体大量发汗而造成脱水时,常表现为高渗性脱水,这在临床上纠正脱水时应加以注意和正确处理。

2. 皮肤散热的调节

(1) 皮肤血流量的调节:当皮肤温度低于环境温度时,机体主要通过辐射、传导和对流的方式散热。散热量主要取决于皮肤与环境之间的温度差,而皮肤温度的高低则取决于皮肤血流量。机体可通过改变皮肤血管的舒缩状态来改变皮肤血流量,从而改变从机体深部带到体表的热量,进而调节散热量。皮肤血管受交感神经支配,交感神经通过改变其紧张性活动来调节血管口径,从而起到调节皮肤血流量的作用,皮肤血流量最少时可少至不足心排血量的1%,最多时则可达到心排血量的12%。在寒冷环境中,交感神经紧张增强,皮肤血管收缩,血流量减少,皮肤温度降低,散热量减少;在炎热环境中,交感神经紧张降低,皮肤血管舒张,动-静脉短路开放,血流量增加,皮肤温度升高,散热量增多。当人体处于气温适中(20～30℃)的环境中,且产热量没有大幅度变化时,机体既不发汗,也无寒战,仅通过调节皮肤血管舒缩,就能保持体温相对恒定,这是一种节能的调节方式。

(2) 发汗的调节:人体内有两种汗腺,即顶泌汗腺和小汗腺。顶泌汗腺局限分布于腋窝和会阴等处,其分泌活动与体温调节无关。与体温调节有关的是小汗腺,它们广泛分布于全身皮肤。汗腺受交感神经支配,其节后纤维末梢主要释放乙酰胆碱,作用于汗腺细胞膜中的M受体而引起汗液分泌,故高温环境或发热时应慎用M受体拮抗剂(如阿托品类药物),以免引起闭汗。发汗是一种反射活动。发汗中枢存在于从脊髓到大脑皮层的各级中枢，但主要存在于下丘脑。当环境温度达30℃以上或运动时，汗腺开始活动。这种由温热性刺激引起的汗腺分泌称为**温热性发汗**。

另外，手掌、足跖及前额等处的一些汗腺受交感肾上腺素能纤维的支配。当精神紧张时，可引起此处的汗腺分泌，称为**精神性发汗**，这与体温调节关系不大。

三、体温调节

人和其他恒温动物的体温是相对稳定的。维持体温的相对稳定依赖于**自主性体温调节**和**行为性体温调节**两种机制。前者通过温度感受器感受体内、外温度变化，体温调节中枢对各种温度传入信息进行处理，并发出指令，通过改变机体的产热或散热来维持体热平衡；后者则通过大脑皮层的意识控制，通过改变姿势、增减衣着等行为来获得保温或降温的效果，以适应环境温度的改变。两者不能截然分开，行为性体温调节以自主性体温调节为基础，又是对自主性体温调节的补充。以下主要讨论自主性体温调节。

自主性体温调节属于典型的负反馈控制。当体温受到内、外环境因素的干扰而发生变化时，这些刺激可作用于机体的温度感受器，将信息传到体温调节中枢；通过中枢整合后，发出传出指令来调节机体的产热和（或）散热活动，而产热和（或）散热活动在受到调节后的结果，一方面对当时的体热平衡发挥作用，另一方面产生反馈信息，通过温度感受器又回到控制部分（体温调节中枢），调整控制部分的活动和纠正先前发出的传出指令的偏差，这种纠正偏差的反馈活动重复进行，从而使体温能够保持相对稳定（图7-6）。

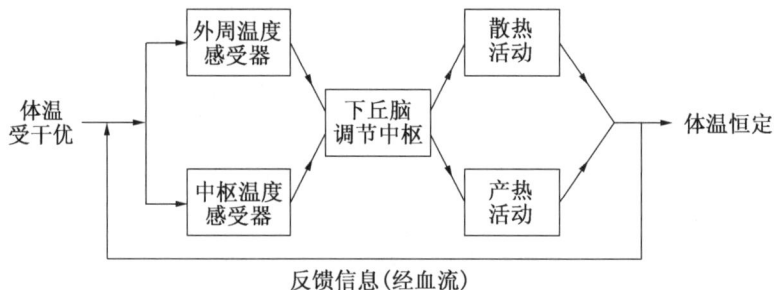

图7-6 自主性体温调节示意图

（一）温度感受器

1. 外周温度感受器 是存在于皮肤、黏膜、内脏和肌肉等组织中的游离神经末梢。根据对不同温度的不同敏感性，可将它们分为**热感受器**和**冷感受器**。当局部温度升高到一定水平（32~45℃）时，热感受器兴奋，其放电频率随皮肤温度升高而逐渐增加；而当皮肤温度在一定范围内（10~40℃）逐渐降低时，冷感受器兴奋，其放电频率随皮肤温度降低而逐渐增加。外周温度感受器的传入信息除到达大脑皮层引起温度觉外，还到达体温调节中枢影响体温调节。

2. 中枢温度感受器 是指存在于中枢神经系统内对温度变化敏感的神经元。这些温度敏感神经元可分为**热敏神经元**和**冷敏神经元**两类。前者在局部组织温度升高时冲动发放频率增加；而后者则在局部组织温度降低时冲动发放频率增加。在脊髓、脑干网状结构和下丘脑等处都含有这两类温度敏感神经元。其中，在脑干网状结构和下丘脑弓状核以冷敏神经元居多；而在**视前区-下丘脑前部**（preoptic-anterior hypothalamus，PO/AH）则以热敏神经元较多。实验表明,局部脑组织温度变动0.1℃,这两类神经元的放电频率就会发生变化,且无适应现象。

(二) 体温调节中枢

虽然从脊髓到大脑皮层的整个中枢神经系统内都存在与体温调节有关的神经元,但在多种恒温动物进行脑干横断的实验表明,只要保持下丘脑及其以下结构完整,动物体温就能保持相对稳定;若破坏下丘脑或在下丘脑以下横断脑干,则动物体温便不能保持相对稳定。因此,下丘脑被认为是体温调节的基本中枢。

进一步的研究表明,视前区-下丘脑前部(PO/AH)不仅能感受局部脑温的变化,还接受来自外周和中枢温度感受器传来的温度变化信息。此外,PO/AH的温度敏感神经元对内源性致热源和其他影响体温的化学物质也能发生反应。并且,PO/AH能对这些传入信息和化学性信息进行整合处理,再由此发出传出指令,影响机体的产热和散热活动。因此,下丘脑PO/AH是体内最重要的体温调节中枢。

目前认为,PO/AH发出的传出指令可经多条传出途径来调节机体的产热和散热,以维持体温的相对稳定。这些传出途径主要包括:①通过自主神经系统调节皮肤血管的舒缩活动及汗腺的分泌活动;②通过躯体运动神经调节骨骼肌紧张或引起寒战反应;③通过调节内分泌系统分泌激素,如甲状腺激素、儿茶酚胺类激素和生长激素等调节代谢水平,而褐色脂肪组织受交感神经和甲状腺激素、儿茶酚胺类激素等的调节。

(三) 体温调节的调定点学说

如前所述,正常人体温能保持在37℃左右,这可用**体温调定点学说**加以解释。该学说认为,体温能相对稳定地保持在37℃的机制类似恒温箱的工作原理。PO/AH冷敏神经元和热敏神经元对温度的感受有一定的兴奋阈值,即两者的平衡点,一般在37℃左右,这个温度即为调定点温度值(图7-7)。当体温与调定点的水平一致时,机体的产热与散热保持平衡。当体温高于调定点水平时,热敏神经元活动增强,产热减少而散热加强,使升高的体温开始降低;而当体温低于调定点水平时,冷敏神经元活动增强,产热明显大于散热,使降低的体温开始升高,直至回到调定点为止。

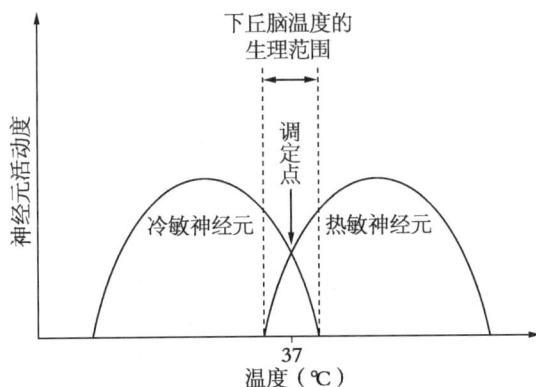

图7-7　体温调定点学说示意图

发热是临床常见症状。依据调定点学说,发热可解释为调定点上移。由病原微生物感染后导致机体产生内源性致热源,后者可作用于下丘脑体温调节中枢,使PO/AH热敏神经元的温度反应阈值升高,冷敏神经元的温度反应阈值降低,结果使调定点重新设置(称为重调定)。假如调定点由37℃上移至39℃,开始时患者体温尚低于新的调定点,于是冷敏神经元兴奋,产热加强,散热减弱,结果使体温逐渐升高,直至 39℃ 止。因此,发热前患者有畏寒、寒战、肤色苍白等。当体温上升到新的调定点后,只要致热因素继续存在,产热和散热就在这一新水平上保持平衡。而当致热因素被清除后,或依靠药物使调定点恢复到正常水平(37℃),又使此时的体温高于调定点,于是刺激热敏神经元兴奋,使产热减少而散热增强,体温随之下降,直到恢复到正常调定点为止。因此,退热过程中常伴有皮肤血管扩张和明显的发汗反应。

习 题 七

(一) 单项选择题

1. 在我国成年人中,被认为超重的体质指数范围是
   A. 20～23　　B. 24～28　　C. 29～32　　D. 33～35

2. 体内既可储存能量又能直接供能的物质是
   A. 糖原　　B. 脂肪酸　　C. 磷酸肌酸　　D. 三磷酸腺苷

3. 如果测得某人的呼吸商接近于 0.7,提示此人在这段时间内所消耗的主要能量物质是
   A. 糖类　　B. 脂肪　　C. 蛋白质　　D. 混合食物

4. 下列情况下,能量代谢率增高最显著的是
   A. 百米速跑　　B. 专心听课　　C. 进食米饭　　D. 室温升高至 25℃

5. 特殊动力效应最显著的食物是
   A. 糖类　　B. 脂肪　　C. 蛋白质　　D. 食物纤维素

6. 下列情况下,符合测定基础代谢率要求的是
   A. 睡眠　　B. 静坐　　C. 思考问题　　D. 禁食 12 小时

7. 下列器官中,为能反映其功能状态,最适合进行基础代谢率测定的是
   A. 脑　　B. 甲状腺　　C. 肝　　D. 肾上腺

8. 临床上测得某人的基础状态下心率为 98 次/分钟,脉压为 50 mmHg,其基础代谢率可估算为
   A. 10%　　B. 20%　　C. 37%　　D. 50%

9. 正常人在一昼夜中体温最高的时间段是
   A. 上午 2:00～6:00　　B. 正午 11:00～12:00
   C. 下午 13:00～18:00　　D. 晚上 19:00～21:00

10. 正常人在安静状态下,温度最高的器官是
    A. 脑　　B. 心　　C. 肝　　D. 胰

11. 在新生儿体内,代谢产热功能最强的组织是
    A. 脑组织　　B. 心肌　　C. 褐色脂肪　　D. 骨骼肌

12. 临床上利用冰帽、冰袋给予高热患者降温,这种散热方式属于
    A. 辐射散热　　B. 传导散热　　C. 对流散热　　D. 蒸发散热

13. 临床上利用酒精擦浴给予高热患者降温,这种散热方式属于
    A. 辐射散热　　B. 传导散热　　C. 对流散热　　D. 蒸发散热

14. 循环系统实现其对体温的调节,主要通过改变
    A. 皮肤血流量　　B. 心排血量　　C. 血流速度　　D. 血液温度

15. 支配温热性汗腺的神经纤维属于
    A. 交感肾上腺素能纤维
    B. 交感胆碱能纤维
    C. 副交感胆碱能纤维
    D. 副交感肽能纤维
16. 具有对温度信息感受和整合作用的体温调中枢所在部位是
    A. 脑干网状结构
    B. 视前区-下丘脑前部
    C. 纹状体
    D. 大脑皮层

（二）填空题

1. 能量代谢是指生物体内物质代谢过程中伴随发生的能量的_____、_____、_____和_____。
2. 人体所需能量的主要食物来源是_____和_____,人体内能量储存的主要形式是_____。
3. 磷酸肌酸与 ATP 相同的是具有_____作用,而与 ATP 不同的是_____。
4. 用间接测热法测定能量代谢的理论依据是化学反应中_____与_____之间的_____关系。
5. 基础代谢率的正常范围在_____% 以内,临床上测定基础代谢率主要反映_____的功能。
6. 机体安静时的主要产热器官是_____,运动时的主要产热器官是_____;机体的散热器官是_____。
7. 当环境温度低于皮肤温度时的主要散热方式是_____,而当环境温度高于皮肤温度时的有效散热方式是_____。
8. 正常体温维持在 37℃ 上下可用_____学说来解释,发热前出现畏寒可解释为_____,退热中出现发汗可解释为_____。

（三）名词解释

1. 体质指数
2. 氧热价
3. 呼吸商
4. 食物的特殊动力效应
5. 基础代谢率
6. 体温
7. 非寒战产热
8. 辐射散热

（四）简答题

1. 简述氧热价和呼吸商在能量代谢测定中的应用。
2. 简述影响能量代谢的主要因素。
3. 简述体温的生理变动。
4. 简述常用的体温测量方法及其正常值范围。
5. 简述机体的产热方式和产热调节。
6. 简述机体散热的方式和散热调节。

（五）论述题

1. 测定基础代谢率应在什么条件下进行? 为什么? 测定基础代谢率有何临床意义?
2. 机体在寒冷和炎热环境中如何保持体温的相对稳定?

（杜广才）

第八章　尿的生成和排出

学习纲要

1. 了解排泄的定义和途径,肾的结构和血液循环特点,肾血流量的调节。
2. 掌握肾小球的滤过功能及其影响因素,肾小球滤过率与滤过分数。
3. 掌握肾小管和集合管的转运功能及其影响因素。
4. 熟悉尿液的浓缩与稀释。
5. 掌握尿生成的神经和体液调节。
6. 熟悉肾泌尿功能在维持内环境稳态中的作用。
7. 了解血浆清除率及其应用。
8. 熟悉尿量和尿液的理化性质。
9. 了解膀胱和尿道的神经支配及排尿反射。

机体将物质代谢过程中不断产生的终产物、多余的物质、不能被利用或有害的物质,如进入体内的异物和药物的代谢产物,经血液循环从某些器官排出体外的过程,称为**排泄**(excretion)。

人体排泄的途径有 4 条:①由呼吸器官排出 CO_2 和少量水;②由消化器官排出经肝代谢产生的胆色素和经肠黏膜排出一些无机盐,如钙、镁、铁等;③由皮肤以不感蒸发和发汗的形式排出部分水和随汗液排出少量 NaCl 和尿素等代谢产物;④由肾以尿的形式排出水和代谢终产物等。

4 条排泄途径中,以肾的泌尿最为重要。首先是排泄物种类最多,包括尿素、尿酸、肌酐、氨、K^+、Na^+、Cl^-、SO_4^{2-}、PO_4^{3-} 等;其次是排泄量最大,正常成年人每日排出的尿量约 1 500 ml,其中含尿素 30 g;最关键的是,尿生成和排出的质和量可随机体内环境改变而变化。例如,全身体液量不足时,肾通过对尿的浓缩,既完成代谢终产物的排泄,又在一定范围内尽可能维持机体的水和渗透压平衡;体内缺钠时,尿钠可降为零,尽可能保持体内电解质的平衡;血液 pH 降低时,尿中 H^+ 浓度增加。因此,由于肾的结构特点和机体对尿生成过程的调节,不仅能完成排泄功能,而且对机体内环境稳态的维持起十分重要的作用。

尿的生成包括肾小球的滤过、肾小管和集合管的重吸收和分泌 3 个基本过程。

除尿生成功能外,肾还有内分泌功能,由肾产生的生物活性物质主要有肾素、促红细胞生成素和前列腺素,还能使肝内生成的 25-羟维生素 D_3 进一步转变为 1, 25-二羟维生素 D_3。

本章主要阐述肾的尿生成过程及其调节,以及输尿管和膀胱的排尿活动。

第一节　肾的结构和血液循环特点

一、肾的结构特点

(一) 皮质肾单位和近髓肾单位

肾单位(nephron)是尿生成的结构和功能单位(图 8-1),按其所在部位的不同可分为皮质肾单位和近髓肾单位,两者结构有一定的差异,因而其功能侧重有所不同(图8-2)。

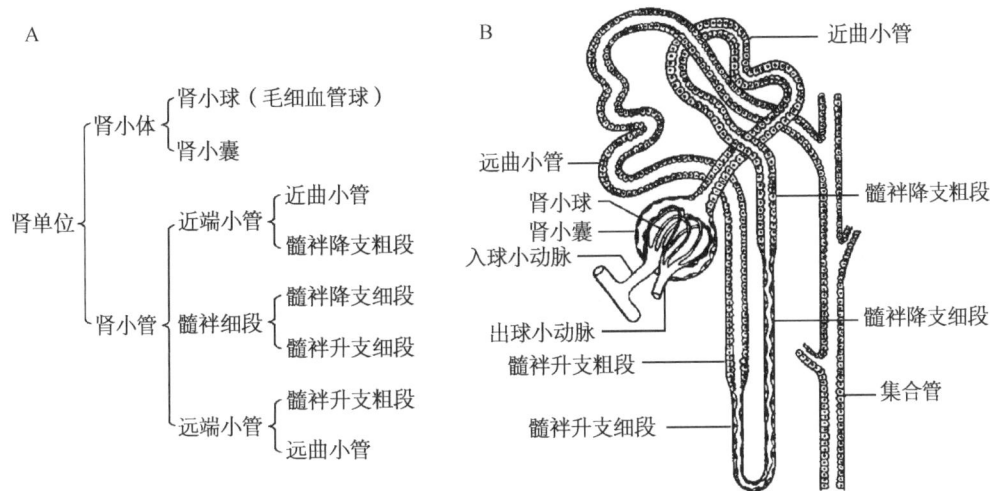

图 8-1　肾单位示意图

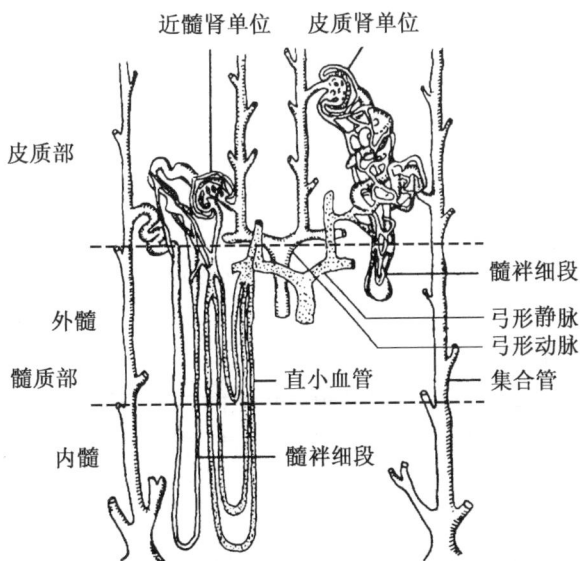

图 8-2　皮质肾单位和近髓肾单位示意图

皮质肾单位分布于外皮质层和中皮质层。在人类，皮质肾单位约占肾单位总数的 85% ~ 90%，其肾小体体积较小，入球小动脉口径比出球小动脉粗，两者之比约为 2:1。出球小动脉出球后形成的毛细血管网几乎全部包绕在皮质部分的肾小管周围，此类肾单位的髓袢甚短，只达外髓质层或不进入髓质。

近髓肾单位分布于靠近髓质的内皮质层，在人类占肾单位总数的 10% ~ 15%，其肾小体体积较大，出、入球小动脉口径无明显差异。出球小动脉出球后可分为两种小血管，一种为网状毛细血管，包绕在邻近的近曲小管或远曲小管周围；另一种是细长的"U"形直小血管，深入内髓质层，管与管之间有吻合支，血流可相通。近髓肾单位髓袢甚长，深入内髓质层甚至可抵达乳头部，长髓袢和伴行的直小血管在尿的浓缩和稀释机制中具有重要作用。

（二）球旁器

球旁器（juxtaglomerular apparatus）又称近球小体，由 3 种特殊的细胞群组成，它们是球旁细胞（又称近球细胞、颗粒细胞）、致密斑和球外系膜细胞（图 8-3）。

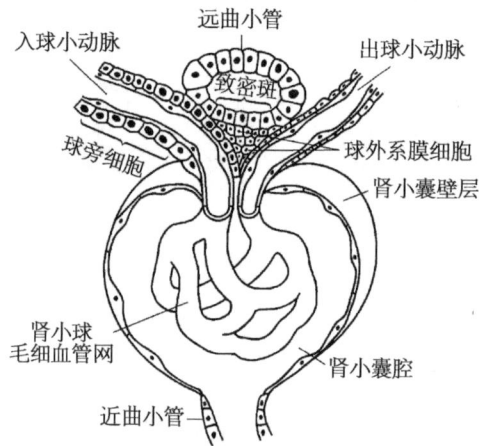

图 8-3 肾小球、肾小囊和球旁器示意图
球旁器包括球旁细胞、致密斑和球外系膜细胞。

球旁细胞是一种入球小动脉血管壁平滑肌细胞衍变而来的肌上皮细胞，内含类似于平滑肌肌原纤维的原纤维束和分泌颗粒，分泌颗粒内含肾素；同时，这种细胞也是一种牵张感受器，对扩张血管壁的刺激（血管灌注压）很敏感。球旁细胞受交感神经末梢支配，肾交感神经兴奋时可引起肾素释放增加。

致密斑位于髓袢升支粗段远端与远曲小管的起始部。此处的上皮细胞变为高柱状，排列紧密，在小管壁局部呈斑状隆起。致密斑可感受小管液中 NaCl 含量的变化，并可将信息传递给与之相接触的球旁细胞，调节肾素的释放。

球外系膜细胞是位于出、入球小动脉和致密斑之间的一群细胞，具有吞噬和收缩等功能。

球旁器主要分布在皮质肾单位，故皮质肾单位含肾素较多，而近髓肾单位几乎不含肾素。

二、肾的血液循环特点

（一）肾血流量及其分布

两肾重量仅占约体重的 0.5%，但正常成年人安静时两肾总血流量约 1 200 ml/min，相当于 1/5 ~ 1/4 的心排血量。肾血流量在肾内的分配并不均匀,其中约 94% 流经肾皮质层,5% ~ 6% 流经外髓质层,流到内髓质层的血液不足 1%。通常所说的肾血流量主要是指肾皮质的血流量。肾的血流量比其他任何器官的血流量都多,但这并非肾代谢活动之所需,而是通过肾的泌尿活动来维持内环境的相对稳定。

（二）两次形成毛细血管网

肾内血管两次形成毛细血管网。先是入球小动脉分成 5 ~ 8 支,进一步再分支成 20 ~ 40 个毛细血管祥,形成第一次毛细血管网,即肾小球毛细血管网。而后,毛细血管祥汇合成出球小动脉,后者在肾小管周围再次分支而形成第二次毛细血管网,即管周毛细血管网,缠绕在近曲小管和远曲小管周围,而在近髓肾单位,出球小动脉尚可形成与髓祥伴行的"U"形直小血管。

皮质肾单位的入球小动脉粗而短,阻力较小;出球小动脉细而长,阻力较大,从而导致肾小球毛细血管内高压状态。以大鼠为例,当平均动脉压为 100 mmHg(13.3 kPa)时,肾小球毛细血管血压约为 45 mmHg(6.0 kPa)。当血液经过出球小动脉后,由于大量滤液滤入肾小囊腔,血压明显下降,至管周毛细血管时血压仅 8 ~ 4 mmHg(1.07 ~ 0.53 kPa)。肾小球毛细血管血压较高,有利于肾小球滤过;而管周毛细血管血压较低,则有利于肾小管重吸收。

（三）肾血流量的调节

1. 肾血流量的自身调节　在离体肾灌流的实验中可观察到,在肾动脉灌注压由 20 mmHg(2.7 kPa)逐步增加至 80 mmHg(10.7 kPa)的过程中,肾血流量随灌注压的升高而成比例地增加;而灌注压在 80 ~ 160 mmHg(10.7 ~ 21.4 kPa)范围内变动时,毛细血管前阻力相应增大,而肾血流量基本保持不变;当灌注压 >160 mmHg(21.4 kPa)时,肾血流量又随灌注压的升高而增加。这种不依赖于肾外神经支配,在一定血压变动范围内(80 ~ 160 mmHg)肾血流量能保持相对稳定的现象,称为肾血流量的自身调节。研究发现,肾血流量的自身调节实际上仅限于肾皮质,肾髓质血流量可随血压变化而变化,无自身调节作用。

2. 肾血流量的神经、体液调节　肾交感神经兴奋时肾血管收缩,血流量减少;至于肾迷走神经,一般认为,仅有少量迷走神经纤维进入肾,但其作用尚不明确。肾上腺素、去甲肾上腺素、血管升压素和血管紧张素 Ⅱ 也能使肾血管收缩,肾血流量减少;而前列腺素可使肾血管舒张。然而,神经和体液对肾血流量的调节也主要涉及肾皮质部分。

一般情况下,肾交感神经紧张较低,肾上腺素等分泌也较少,所以肾主要依靠自身调节维持肾血流量的相对稳定,以及正常的泌尿功能。在紧急情况下,肾交感神经兴奋,肾上腺素分泌增加,可使肾血流量减少,全身血液重新分配,以保证心、脑等重要器官的血液供应,从而起到移缓济急的作用。

第二节　肾小球的滤过功能

肾小球滤过是尿生成过程的第一个环节。据测定,体表面积为 1.73m² 的个体,其肾血流量为 1 200 ml/min。如果血细胞比容为 45%,则肾血浆流量为 660 ml/min。每分钟流过肾的 660 ml 血浆中,约有 125 ml 血浆(除大分子蛋白质外)滤入肾小囊腔。这种经肾小球滤过而形成的超滤液称为**原尿**(initial urine)。

每分钟两肾生成的超滤液量或原尿量，称为**肾小球滤过率**（glomerular filtration rate，GFR）。如上所述，$1.73 m^2$ 体表面积的成年人，其肾小球滤过率为 125 ml/min，即一昼夜从肾小球滤出的血浆总量高达 180 L，为体重的 3 倍。肾小球滤过率和肾血浆流量的比值，称为**滤过分数**（filtration fraction，FF），$1.73 m^2$ 体表面积的成年人，其滤过分数约为 19%。

一、滤过膜及其通透性

肾小球滤过膜由肾小球毛细血管内皮细胞、基膜和肾小囊脏层上皮细胞 3 层结构组成（图 8-4）。

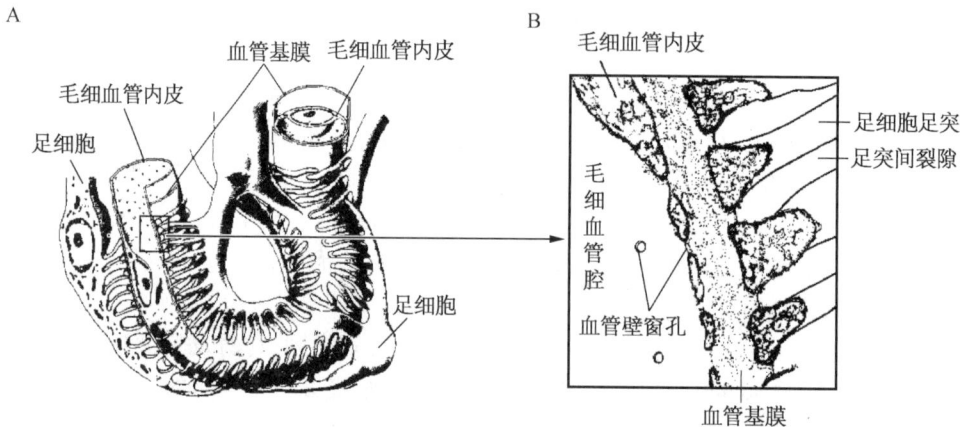

图 8-4 肾小球滤过膜示意图
A. 为肾小球毛细血管网中的一小段；B. 为 A 中一小块矩形图的细部放大。

肾小球毛细血管内皮细胞上有大量孔径为 70~90 nm 的无隔膜小孔，称为窗孔，它可阻止血细胞通过，但对血浆蛋白不起阻挡作用。基膜是 3 层结构中最厚的一层，是由水合凝胶构成的微纤维网，多角形的网孔直径为 2~8 nm，这些网孔的大小是决定血浆溶质分子是否可被滤过和滤过能力大小的主要因素。肾小囊脏层上皮细胞由足细胞组成，其相互交错的足突之间形成裂隙，裂隙内有一层滤过裂隙膜，膜上有直径 4~11 nm 的微孔，它是滤过的最后一道屏障。

滤过膜各层，尤其是滤过裂隙膜，含有许多带负电的物质，主要为糖蛋白。这些带负电的物质能排斥带负电荷的血浆蛋白，限止它们被滤过。

综上所述，肾小球滤过膜在超滤过程中起两种屏障作用，即机械屏障作用和电学屏障作用。前者由基膜和滤过裂隙膜上的孔径大小决定，后者则由滤过膜所带的负电荷量决定。

凡是分子有效半径 >4.2 nm，分子量 >70 000 的物质，几乎完全不能滤过，这就是滤过膜的机械屏障作用。有效半径 <2.0 nm，分子量 <6 000 的物质，如葡萄糖（分子有效半径仅 0.36 nm，分子量 180）则可被全部滤过；而有效半径介于 2.0~4.2 nm 的各种物质，则随有效半径的增加，被滤过量逐渐减少。

有效半径介于 2.0~4.2 nm 的各种物质的滤过量，除与机械屏障作用有关外，还与电学屏障作用有关。用带不同电荷的右旋糖酐进行实验，可观察到分子有效半径相同的右旋糖酐，带正电荷的滤过能力大；带负电荷的滤过能力小；不带电荷的中性右旋糖酐滤过能力介于两者之间。血浆白蛋白的有效半径为 3.55 nm，分子量近 69 000，但由于它带负电荷，因此仍难以通过滤过膜。这一现象充分说明电学屏障作用的存在。

肾小球滤过的原理与组织液生成的原理基本一致,但在滤过膜方面肾小球滤过膜有其特点:①通透性高。据估计,肾小球滤过膜的通透性约为四肢肌肉毛细血管壁的 100 倍。②有效滤过面积很大。两肾肾小球滤过膜的有效滤过面积估计 $>1.5\ \mathrm{m}^2$。

二、有效滤过压

肾小球滤过作用的动力是有效滤过压(图 8-5)。参照其他器官组织液的生成原理,关于肾小球有效滤过压的公式可写成

肾小球有效滤过压 =(肾小球毛细血管血压 + 囊内原尿胶体渗透压)
− (血浆胶体渗透压 + 肾小囊内压)

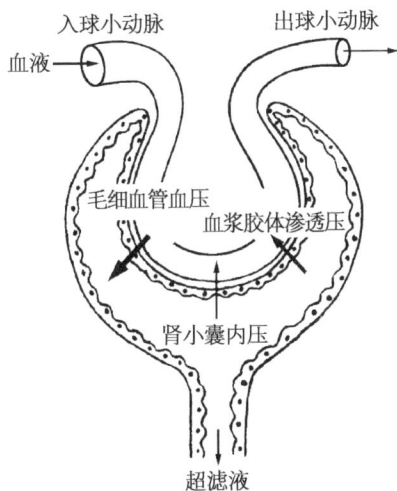

图 8-5　构成肾小球有效滤过压的各因素示意图

但由于原尿是超滤液,其中蛋白质浓度极低,其胶体渗透压可忽略不计。因此,上式可改写成

肾小球有效滤过压 = 肾小球毛细血管血压 − (血浆胶体渗透压 + 肾小囊内压)

在正常情况下,肾小球毛细血管血压平均值为 45 mmHg(6.0 kPa),囊内压为 10 mmHg(1.33 kPa),而肾小球毛细血管入球端的血浆胶体渗透压为 25 mmHg(3.33 kPa)左右,因此

入球端的有效滤过压 = 45 − (25 + 10) = 10 mmHg(1.33 kPa)

但是,肾小球毛细血管内的血浆胶体渗透压不是固定不变的,随着原尿的不断生成,肾小球毛细血管中血浆蛋白浓度逐渐增加,血浆胶体渗透压造成的滤过阻力随之升高,肾小球有效滤过压逐渐减小,当总滤过阻力(血浆胶体渗透压与肾小囊内压之和)逐渐增大到等于滤过动力(肾小球毛细血管血压)时,有效滤过压降为零,此时达到**滤过平衡**(filtration equilibrium)(图 8-6),滤过便随即停止。可见,肾小球毛细血管并不一定全长均有原尿形成,有效滤过的毛细血管长度越长,则滤过面积越大,肾小球滤过率也越高。

三、影响肾小球滤过的因素

凡能影响滤过膜、有效滤过压和肾血浆流量的因素均可影响肾小球滤过。

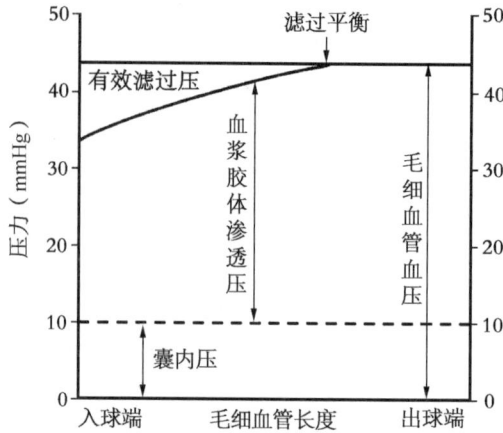

图 8-6　肾小球滤过平衡示意图

（一）滤过膜的通透性和面积

正常情况下,滤过膜的通透性是稳定的。当肾发生某些病理变化时,滤过膜的通透性可发生较大的改变,其中包括机械屏障作用和电学屏障作用的异常。如滤过膜上带负电的糖蛋白减少或消失时,带负电荷的血浆白蛋白可被滤过而出现蛋白尿;如果部分肾小球滤过膜结构严重破坏,红细胞通过滤过膜进入原尿,便可出现血尿。

正常情况下,两侧肾的全部肾单位都处于活动状态,故滤过面积保持稳定。当肾发生某些病理变化时,肾小球毛细血管内径变窄或完全阻塞,甚至大量肾小球被破坏,肾小球有效滤过面积显著减小,滤过率降低,可引起**少尿**（oliguria）或**无尿**（anuria）。

（二）有效滤过压

1. 肾小球毛细血管血压　在一般情况下,当动脉血压在肾血流量自身调节范围内变动时,肾小球毛细血管血压保持相对稳定,肾小球滤过率基本不变。当动脉血压 < 80 mmHg（10.7 kPa）时,肾小球毛细血管血压相应降低,滤过率减少,尿量将减少;如果动脉血压进一步降低,当 <40 ~ 50 mmHg（5.3 ~ 6.7 kPa）时,肾小球滤过率将降为零,尿液将不能生成。高血压病晚期,入球小动脉因发生器质性病变而狭窄,肾小球毛细血管血压可明显降低,滤过率减小,从而导致少尿。

2. 血浆胶体渗透压　正常情况下,血浆胶体渗透压变化不大。当短期内血浆蛋白浓度明显下降,如静脉快速注入大量生理盐水,血浆蛋白被稀释,血浆胶体渗透压降低,有效滤过压升高,肾小球滤过率即随之增高,尿量因而增加。但实际上由疾病（肾病或肝病）引起的血浆蛋白极度降低,患者的尿量并不明显改变,这是因为血浆蛋白长期降低时,肾小球滤过膜的通透性也降低。另一方面,体循环毛细血管床可因有效滤过压升高而使组织液生成增多,因而在严重的低蛋白血症患者,常可出现组织水肿（肾病）和腹水（肝硬化）。

3. 囊内压　正常情况下,囊内压变化不大。当肾盂或输尿管结石,或肿瘤压迫等原因引起尿路梗阻时,患侧肾小囊内压升高;此外,如异型输血,溶血过多,血红蛋白堵塞肾小管,或磺胺类药物浓度过高,在酸性环境中析出结晶,堵塞肾小管,也可使囊内压升高,有效滤过压降低,肾小球滤过率减少,甚至尿生成停止。

（三）肾血浆流量

肾血浆流量（renal plasma flow）对肾小球滤过率的影响主要是影响肾小球毛细血管滤过

长度。肾血浆流量越大,滤过平衡移向出球小动脉端,甚至肾小球毛细血管全长均有滤液形成,有效滤过面积显著增加,肾小球滤过率增加。当肾血浆流量减少时,则滤过平衡移向入球小动脉端,肾小球滤过率减小(见图8-6)。在严重缺氧、中毒性休克等情况下,由于交感神经兴奋和体液因素的影响,肾血浆流量显著减少,因而肾小球滤过率明显降低。

第三节　肾小管和集合管的转运功能

原尿由肾小囊腔进入肾小管后改称为小管液。小管液在流经肾小管和集合管全程并经一系列处理(主要是重吸收和分泌)后形成**终尿**(final urine)。**重吸收**(reabsorption)是指某些物质从小管液被转运到血液中的过程;**分泌**(secretion)则为肾小管或集合管上皮细胞产生的物质或血液中的某些物质被转运至小管液中的过程。小管液流经肾小管和集合管时,其质和量均发生了较大的变化,这是肾小管和集合管"选择性"重吸收和分泌的结果。

一、肾小管和集合管的物质转运

(一)近端小管

肾小管和集合管各段的上皮细胞形态不同,反映在功能上有相当大的差异。人的肾小管和集合管总长为50~60 mm,近端小管约占总长的1/4,而且近端小管上皮细胞管腔膜上有大量密集的微绒毛,称为刷状缘,可显著增加重吸收的面积。据估计,两肾刷状缘展开的总面积可达50~60 m^2。所以近端小管以重吸收功能为主,兼有分泌功能。

小管液流经近端小管后,其中全部的葡萄糖、氨基酸和小分子蛋白质,67%(65%~70%)的 Na^+、Cl^-、K^+ 和水,约85%的 HCO_3^- 被重吸收入血;H^+ 则被分泌入小管液。近端小管重吸收的原动力是钠泵的活动。

1. Na^+、Cl^- 和水的重吸收　近端小管对 Na^+ 的重吸收(图8-7A)依靠于基底-侧膜中的钠泵活动,钠泵活动造成细胞内低 Na^+,小管液中的 Na^+ 便顺浓度差经管腔膜(即小管上皮细胞顶膜)进入细胞。与此同时,葡萄糖或氨基酸与 Na^+ 一起被同向转运入细胞,进入细胞的葡萄糖或氨基酸在基底-侧膜通过易化扩散的方式进入组织间液。随着细胞间液中 Na^+ 等溶质浓度的升高,细胞间液渗透压升高,水在渗透压作用下进入细胞间液,故水是等渗性重吸收的。Na^+ 和水重吸收的结果使细胞间液的静水压升高,促使 Na^+ 等溶质和水进入血液。此外,小管液中的 Na^+ 和细胞内的 H^+ 可通过反向转运体进行 Na^+-H^+ 交换,而分泌到小管液中的 H^+ 又有利于小管液中 HCO_3^- 的重吸收。

由于近端小管前半段重吸收大量 Na^+ 和水,又由于近端小管泌 H^+ 有利于小管液中 HCO_3^- 的重吸收,致使近端小管前半段重吸收 HCO_3^- 的速率明显高于重吸收 Cl^-(见后文),造成近端小管后半段小管液中 Cl^- 浓度高于管周组织间液。因此,近端小管后半段小管液中的 Cl^- 经细胞旁途径重吸收,由于 Cl^- 被大量重吸收,管内外出现内正外负的电位差,因而 Na^+ 跟随着 Cl^- 也被动地经细胞旁途径进入管周细胞间隙,然后扩散入血(图8-7B)。

2. HCO_3^- 的重吸收　小管液中的 HCO_3^- 不易直接透过管腔膜,但能与近端小管上皮细胞分泌的 H^+ 结合生成 H_2CO_3,再分解为 CO_2 和水(图8-8),CO_2 是脂溶性物质,能迅速透过管腔膜进入小管上皮细胞。进入细胞的 CO_2 与水在碳酸酐酶作用下又生成 H_2CO_3,并重新解离

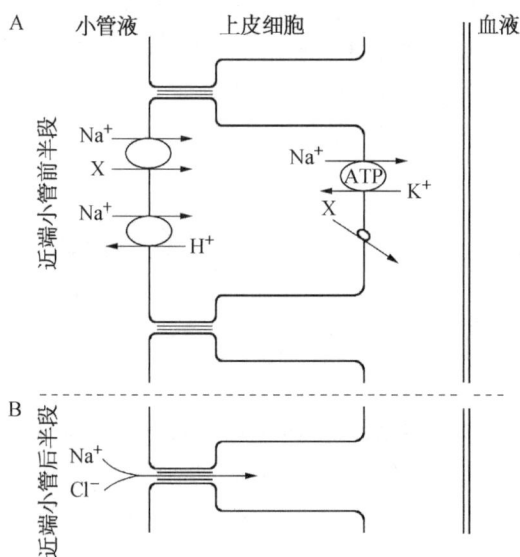

图 8-7 近端小管重吸收 NaCl 和分泌 H⁺ 的示意图

A. 近端小管的前半段，X 代表葡萄糖、氨基酸、磷酸盐或 Cl⁻ 等；B. 近端小管的后半段。

成 H^+ 和 HCO_3^-。可见，小管液中的 HCO_3^- 是以 CO_2 形式被重吸收的，所以在近端小管前半段 HCO_3^- 的重吸收速率明显高于 Cl^-。由此而生成的 H^+ 可通过 Na^+-H^+ 交换再分泌到小管液中，HCO_3^- 则随 Na^+ 的主动转运而被动重吸收回血液。临床上应用碳酸酐酶抑制剂（如乙酰唑胺）可抑制 CO_2 和水生成 H_2CO_3，因而可减少 H^+ 的分泌和 HCO_3^- 的重吸收，同时也减少 Na^+ 和水的重吸收，从而引起利尿。

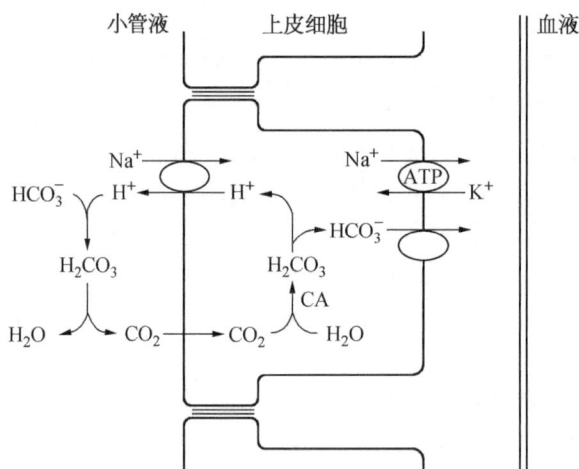

图 8-8 近端小管上皮细胞重吸收 HCO_3^- 的示意图

CA：碳酸酐酶。

3. K⁺ 的重吸收 小管液中约 67%（65% ～ 70%）的 K^+ 在近端小管被重吸收。终尿中的 K^+ 主要是由远曲小管和集合管分泌的。近端小管对 K^+ 的重吸收是一个主动转运过程，机制尚不明确。

4. 葡萄糖的重吸收　原尿中的葡萄糖浓度与血糖浓度相等,但终尿中则几乎不含葡萄糖,说明小管液在流经肾小管时葡萄糖全部被重吸收。微穿刺实验表明,重吸收葡萄糖的部位仅限于近端小管,尤其是近端小管前半段,其他各段肾小管均无重吸收葡萄糖的能力。

葡萄糖的重吸收属于继发性主动转运,因此,除需近端小管基底-侧膜中的钠泵外,还需靠管腔膜中的同向转运体和管周膜中的载体。由于载体介导的易化扩散具有饱和现象,所以当血糖浓度 $>160 \sim 180 \, mg/100 \, ml(1.6 \sim 1.8 \, g/L)$ 时,有一部分重吸收能力较低的近端小管对葡萄糖的重吸收已达到极限,终尿中开始出现葡萄糖,此时的血糖浓度($1.6 \sim 1.8 \, g/L$)称为**肾糖阈**(renal glucose threshold)。

5. 其他物质的重吸收　小管液中的氨基酸、HPO_4^{2-}、SO_4^{2-} 的重吸收与葡萄糖的重吸收机制相同,但由不同的转运体介导。此外,正常小管液中的微量蛋白质可通过近端小管上皮细胞的吞饮作用重吸收。

其他物质,如青霉素、酚红和大部分利尿药,由于它们与血浆蛋白结合在一起,所以不能被肾小球滤过,但可由近端小管上皮细胞主动分泌入小管液中。

(二) 髓袢

小管液在流经髓袢时约有 20% 的 Na^+、Cl^- 和 K^+ 被进一步重吸收。但降支细段、升支细段和升支粗段的重吸收各有其特点:①降支细段能重吸收水,而 Na^+ 则不易通透;②升支细段能重吸收 NaCl,而水则不易通透;③升支粗段与升支细段一样,也能重吸收 NaCl,而水也不易通透。升支粗段上皮细胞重吸收 NaCl 是以 Na^+-K^+-$2Cl^-$ 同向转运的方式进行的,即 1 个 Na^+、1 个 K^+ 和 2 个 Cl^- 同时被管腔膜转运体转入细胞。进入细胞的 Na^+ 为钠泵主动重吸收, K^+ 顺浓度差又返回管腔,使小管液内呈正电位;而 2 个 Cl^- 则依靠浓度差扩散入管周细胞间液(图 8-9)。管腔膜中的 Na^+-K^+-2 个 Cl^- 同向转运体对呋塞米(速尿)、依他尼酸(利尿酸)等袢利尿剂很敏感,这些袢利尿剂一旦与同向转运体结合,便能抑制其转运功能,干扰肾髓质渗透压梯度的形成,阻止尿的浓缩,产生利尿作用。

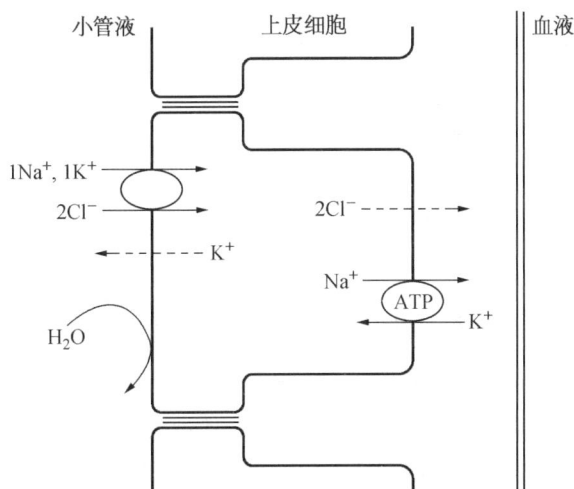

图 8-9　髓袢升支粗段同向转运 Na^+、K^+ 和 $2Cl^-$ 但不通透水的示意图

（三）远曲小管和集合管

远曲小管和集合管可根据体内水、电解质和酸碱平衡的动态变化,重吸收小管液中 12% 左右的水、Na^+ 和 Cl^-,分泌不同量的 K^+、H^+ 和 NH_3。它们对水、盐的转运分别受血管升压素、醛固酮等激素的调控。

远曲小管始段对水通透性仍很低,Na^+ 和 Cl^- 同向转运入细胞,Na^+ 由钠泵主动重吸收（图 8-10A）,Na^+ 和 Cl^- 同向转运体可被噻嗪类利尿剂（如氢氯噻嗪）所抑制。

远曲小管后段和集合管有主细胞和闰细胞两种上皮细胞。前者能重吸收 Na^+ 和水,分泌 K^+;后者则主要分泌 H^+。

主细胞主要通过管腔膜中的钠通道重吸收 Na^+,进入细胞的 Na^+ 再由基底-侧膜中的钠泵泵至细胞间液而入血。钠泵将 Na^+ 泵出细胞的同时,组织间液中的 K^+ 被泵入细胞,提高细胞内的 K^+ 浓度,从而促进 K^+ 的分泌,因此主细胞分泌 K^+ 与重吸收 Na^+ 密切关联（图 8-10B）。

闰细胞主动分泌 H^+ 入小管液的机制与近端小管通过 Na^+-H^+ 交换泌 H^+ 的机制有所不同。闰细胞内存在的碳酸酐酶,催化 CO_2 与水生成 H_2CO_3,再解离成 H^+ 和 HCO_3^-,H^+ 被闰细胞管腔膜中的质子泵主动泵入小管腔,而 HCO_3^- 则通过基底-侧膜重吸收（见图 8-10B）。

远曲小管和集合管上皮细胞在代谢过程中,不断由谷氨酰胺脱氨而生成 NH_3。NH_3 是脂溶性物质,极易透过细胞膜向小管液扩散,它与小管液中的 H^+ 结合成 NH_4^+,NH_4^+ 再与小管液中强酸盐（如 NaCl）的负离子结合,生成酸性铵盐（NH_4Cl）随尿排出。铵盐的形成不仅能带走 H^+,而且可促进 $NaHCO_3$ 的重吸收（图 8-11）。

二、影响肾小管和集合管重吸收的因素

（一）小管液溶质浓度

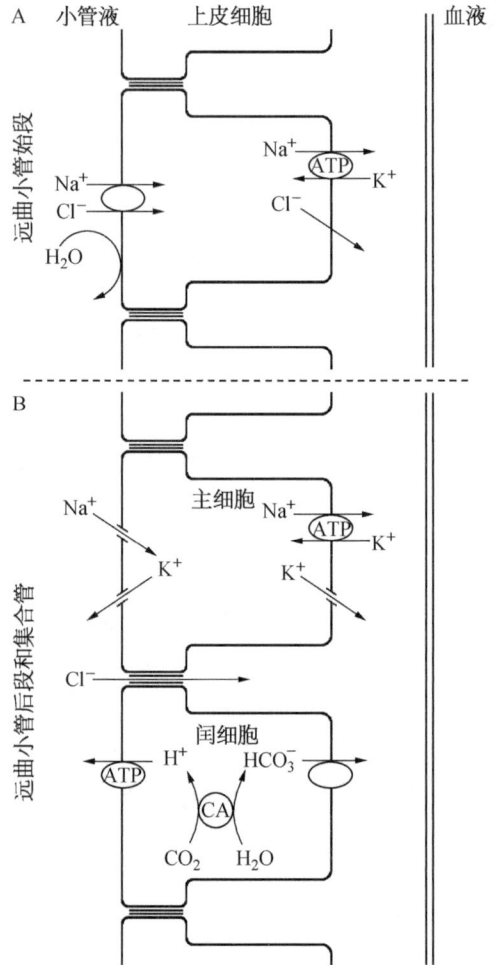

图 8-10 远曲小管和集合管重吸收 NaCl 及分泌 K^+ 和 H^+ 的示意图

A. 远曲小管始段,此段能重吸收 NaCl,但不易通透水;B. 远曲小管后段和集合管,包括主细胞和闰细胞两种细胞,前者主要重吸收 Na^+ 和分泌 K^+,后者主要分泌 H^+。

小管内葡萄糖、Na^+ 等溶质的重吸收是促进水被动重吸收的力量。如果小管液中溶质浓度很高,渗透压很大,可妨碍肾小管特别是近端小管对水的重吸收,从而引起尿量增多。例如,糖尿病患者由于血糖浓度过高,近端小管不能全部重吸收葡萄糖,造成小管液渗透压升高,可导致多尿。根据这个道理,临床上使用一些可被肾小球滤过,却不能被肾小管重吸收的物质,如快速静脉滴注 20% 甘露醇,以提高小管液中溶质浓度和渗透压,便可达到利尿目的。这种

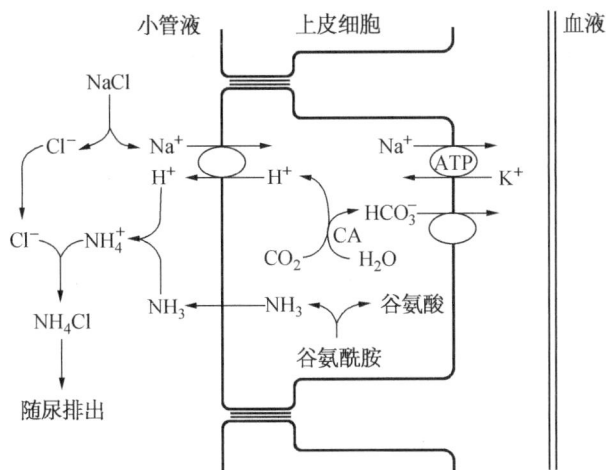

图 8-11　远曲小管和集合管分泌 NH_3 的示意图

CA:碳酸酐酶。

利尿机制称为**渗透性利尿**(osmotic diuresis)。

（二）球-管平衡

近端小管对溶质和水的重吸收率与肾小球滤过率两者之间存在一种相互影响的平衡关系,称为**球-管平衡**(glomerulotubular balance)。

1. 肾小球滤过率　肾小球滤过率如有变动,近端小管重吸收率也发生相应变化。正常情况下,肾小球滤过率为 125 ml/min,近端小管重吸收率为 87.5 ml/min(约占肾小球滤过率的 70%),流到远端小管的量为 37.5 ml/min;如果滤过率增加到 150 ml/min,则近端小管的重吸收率为 105 ml/min(仍约占 70%),而流到远端小管的量为 45 ml/min。也就是说,肾小球滤过率虽然增加 25 ml/min,但流到远端小管的量仅增加 7.5 ml/min,而且由于远端小管的重吸收也有所增加,因此尿量变化不大。反之,肾小球滤过率减少至 100 ml/min,远端小管重吸收率降为 70 ml/min,流到远端小管的量为 30 ml/min。此时滤过率虽减少 25 ml/min,但流到远端小管的量仅减少 7.5 ml/min,而且由于远侧部的重吸收也会有所减少,因此尿量变化仍然不大。可见近端小管对 Na^+ 和水是**定比重吸收**(constant traction reabsorption),即近端小管重吸收率始终占肾小球滤过率的 65% ~ 70%。这种定比重吸收的主要原因是:在肾血流量不变的前提下,肾小球滤过率增加,流经近端小管周围毛细血管网的血量减少,因而毛细血管血压下降,同时伴有血浆胶体渗透压升高,于是组织间液中的 Na^+ 和水的重吸收便增加,所以近端小管重吸收率仍占肾小球滤过率的 65% ~ 70%;反之亦然。

2. 肾小管重吸收率　肾小管重吸收率如有变动,肾小球滤过率也发生相应变化。如果近端小管重吸收率降低,则小管内压的提高,由此可逆向升高肾小囊内压,囊内压升高可使有效滤过压降低,肾小球滤过率便随之减小。

第四节　尿液的浓缩和稀释

尿液的浓缩和稀释是以血浆渗透压为标准的。尿液的渗透压等于血浆,称为等渗尿;高于血浆称为高渗尿,表示尿液被浓缩;而低于血浆则称为低渗尿,表示尿液被稀释。

正常人在不同情况下,终尿被浓缩和稀释的程度可相差很大。当机体缺水时,排出高渗尿,渗透压最高可达 1 200～1 400 mOsm/（kg·H_2O）,是血浆渗透压的 4～5 倍;当体内水过剩时,如大量饮水,则排出低渗尿,渗透压最低可降至 30～40 mOsm/（kg·H_2O）,是血浆渗透压的 1/10～1/7。说明肾能通过浓缩和稀释尿液来调节机体的水平衡。如果肾浓缩和稀释尿液的能力受损,则不论体内缺水或水过剩,排出的尿液将始终是等渗尿。

尿的浓缩和稀释与肾小管和集合管对水的重吸收,尤其是集合管对水的重吸收有关。近端小管对水的重吸收虽达总滤过量的 65%～70%,但因水完全是随 Na^+ 的重吸收而等渗性地重吸收的,所以近端小管中的小管液始终是等渗的。

哺乳动物的肾分为皮质和髓质。研究发现,动物不同种属的髓质发达程度不一,髓质越发达,髓袢越长,对尿液的浓缩能力越强。例如,沙鼠的肾髓质特别厚,可产生 20 倍于血浆**渗透浓度**（osmolality）的高渗尿;猪的肾髓质较薄,只能产生 1.5 倍于血浆渗透浓度的尿液;而人的肾髓质中等厚度,能产生 4～5 倍于血浆渗透浓度的高渗尿。可见,尿液浓缩的程度与髓质厚度及髓袢长度呈正变关系。

早在 20 世纪 50 年代初,就有人用冰点下降法测定鼠肾皮质和髓质连续分层切片的渗透浓度,冰点越低,表示渗透浓度越高。实验将分层切片中组织液体（包括细胞内液和细胞外液）的渗透浓度与血浆渗透浓度相比,发现肾皮质组织液体与血浆渗透浓度之比为 1.0,说明肾皮质组织液体与血浆等渗;但髓质部组织液体与血浆渗透浓度之比则 >1.0,且越靠近肾乳头部越高,分别为 2.0、3.0、4.0（图 8-12）,表明肾髓质的渗透浓度从外髓向内髓逐渐升高,具有明显的渗透梯度。肾髓质渗透梯度的形成和维持是尿浓缩和稀释的基础。

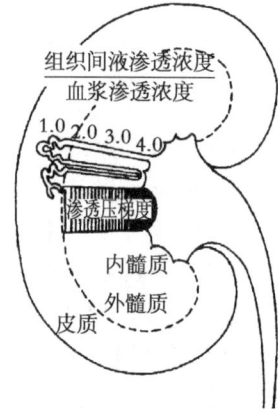

图 8-12　肾髓质渗透梯度示意图

1.0、2.0、3.0、4.0 表示组织间液与血浆渗透浓度之比,肾髓质由外向内线条密度增大表示渗透压梯度增高。

一、肾髓质渗透梯度的形成机制

（一）外髓高渗梯度的形成

外髓高渗梯度是由髓袢升支粗段主动重吸收 NaCl 而形成的。实验证明,肾髓质渗透梯度的形成始于外髓部的髓袢升支粗段。髓袢升支粗段能主动重吸收 Na^+ 和 Cl^-（图 8-13A）,但对水不通透,故小管液渗透浓度逐渐下降,而其周围外髓组织间液成为高渗,而且越靠近内髓部,渗透浓度越高,越靠近皮质部,则越接近等渗。

（二）内髓高渗梯度的形成

内髓高渗梯度是由内髓部集合管扩散出来的**尿素**（urea）及其再循环,以及髓袢升支细段重吸收的 NaCl 共同形成的。

1. 尿素的再循环　由于髓袢升支粗段、远曲小管、集合管的皮质部和外髓部对尿素不易通透,而在血管升压素的作用下,远曲小管和集合管对水通透,所以小管液流经远曲小管和集

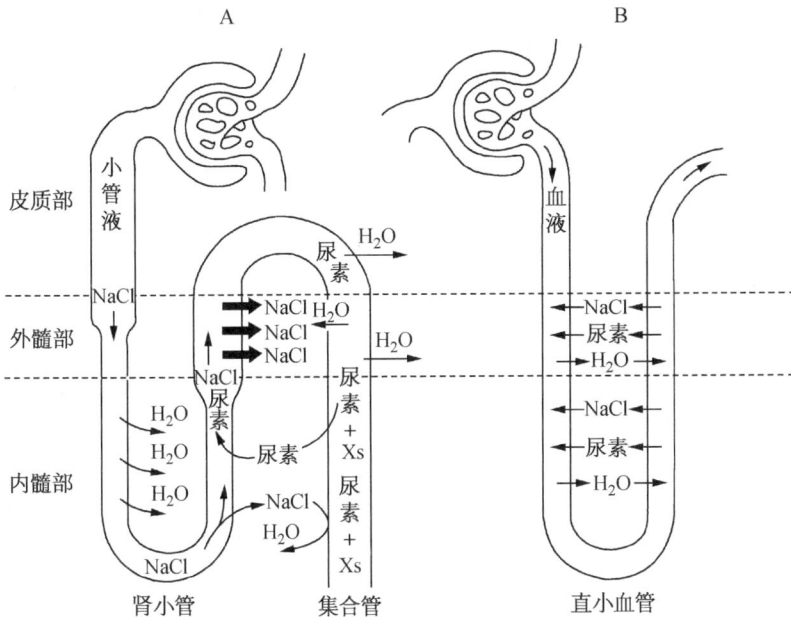

图 8-13 尿浓缩机制示意图

粗箭头示髓袢升支粗段重吸收 NaCl 在尿浓缩机制中起重要作用；Xs 表示未被重吸收的溶质。

合管时,随着水的重吸收,尿素浓度逐渐升高。当小管液继续向前,进入内髓部的集合管时,由于其管壁对尿素通透性较高,尿素不断通过管壁向组织间液扩散,使内髓组织间液成为高渗。髓袢升支细段对尿素有中度通透性,因此内髓组织间液中的尿素可通过髓袢升支细段管壁返回小管液,从而形成尿素的再循环(见图 8-13A)。

2. 髓袢升支细段对 NaCl 的重吸收 由于髓袢降支细段对 Na^+ 和尿素通透性都很低,而对水的通透性较高,小管液在流经髓袢降支细段时,其中的水因内髓高渗而不断渗出,所以小管液渗透浓度不断升高,在髓袢转折处升至最高。当小管液通过髓袢转折处流入升支细段后,由于其管壁对水相对不通透,而对 Na^+ 通透性较高,所以小管液在髓袢升支细段内向皮质方向流动时,NaCl 不断扩散到内髓部组织间液,进一步提高其渗透浓度,与尿素共同形成内髓高渗(见图 8-13A)。由于髓袢细段转折处 NaCl 浓度最高,扩散至内髓深部组织间液的 NaCl 最多,因而内髓深部组织间液的渗透浓度最高。

综上所述,髓袢升支粗段对 NaCl 的主动重吸收是外髓高渗梯度形成的主要原因,而尿素和 NaCl 是形成内髓高渗梯度的主要溶质。从整个髓质渗透梯度形成的全过程来看,外髓高渗梯度的形成更为重要。

二、直小血管在保持肾髓质高渗中的作用

直小血管降支在向内髓方向行进过程中,由于周围组织间液中的 NaCl 和尿素浓度逐渐升高,故 NaCl 和尿素不断扩散入直小血管降支;而降支内的水则不断渗透入组织间液。因此,越向内髓部深处,直小血管降支中的 NaCl 和尿素浓度越高。当血流折返进入直小血管升支后,随着血管升支向外髓方向行进,NaCl 和尿素又不断扩散入组织间液,并可再次进入降支。可见,NaCl 和尿素可从组织间液进入直小血管降支,然后又从直小血管升支进入组织间液,从而

形成一个 NaCl 和尿素的短路循环（图 8-13B）。由于这一短路循环，以及肾髓质血流量少，尤其是内髓血流量更少，溶质 NaCl 和尿素很少被带走，因而直小血管可在肾髓质渗透梯度的维持中起重要作用。

直小血管血流速度的快慢可对肾髓质渗透梯度的维持产生影响。血流速度过快时，短路循环不充分，组织间液中有较多的 NaCl 和尿素被带走；而血流速度过慢时，则组织间液中被带走的水较少，两者均可使肾髓质渗透梯度降低，从而影响肾髓质渗透梯度的维持。

三、尿的浓缩和稀释过程

尿被浓缩还是被稀释，以及浓缩或稀释到什么程度主要取决于以下两个因素：①肾髓质的渗透梯度；②神经垂体释放到血中的血管升压素浓度。在正常情况下，肾髓质渗透梯度变化不大，因而尿液的浓缩和稀释主要受血管升压素的调节。

（一）尿的浓缩

小管液从髓袢升支粗段进入远曲小管时已成为低渗或等渗液，如果肾髓质高渗梯度无异常，血中存在血管升压素，远曲小管和集合管对水就有一定的通透性，小管液中的一部分水在肾髓质渗透梯度的作用下被重吸收，尿液可被浓缩到一定程度。血液中的血管升压素浓度越高，远曲小管和集合管对水的通透性越大，水被重吸收越多，尿被浓缩程度也越大。

（二）尿的稀释

大量饮清水时，血管升压素分泌和释放量减少，血中血管升压素浓度降低，远曲小管和集合管对水的通透性降低；如果醛固酮分泌无异常，远曲小管和集合管对 Na^+ 的重吸收不受影响。进入远曲小管的小管液在原先已为等渗或低渗液的基础上，Na^+ 继续被重吸收，而水则很少被重吸收，小管液的渗透浓度越来越低，于是尿液被稀释。

第五节   肾泌尿功能的调节

肾泌尿功能的调节包括对肾小球滤过、肾小管和集合管的重吸收和分泌作用的调节。关于肾小球滤过作用的调节已在"肾血流量的调节"中介绍；本节主要讨论肾小管和集合管重吸收和分泌的神经调节及体液调节。

一、神经调节

肾受交感神经支配，肾交感神经不仅支配肾血管，还支配球旁器和肾小管上皮细胞。交感神经兴奋时，末梢释放去甲肾上腺素，后者可作用于不同受体产生不同效应，从而影响尿生成：①使入球小动脉和出球小动脉收缩，前者收缩比后者明显，因此肾小球毛细血管血压下降和肾小球毛细血管血浆流量减少，肾小球滤过率降低；②刺激球旁细胞释放肾素，通过肾素-血管紧张素-醛固酮系统促进远曲小管和集合管对 Na^+、水的重吸收和 K^+ 的分泌；③促进近端小管和髓袢上皮细胞重吸收 Na^+、Cl^- 和水。

二、体液调节

(一) 血管升压素

血管升压素(vasopressin，VP)又称**抗利尿激素**(antidiuretic hormone，ADH)，是一种由下丘脑视上核(为主)和室旁核神经元合成的九肽激素，经下丘脑-垂体束运输到神经垂体储存，需要时释放入血，随血液循环到肾，提高远曲小管和集合管上皮细胞管腔膜对水的通透性，从而促进水的重吸收，使尿液浓缩，尿量减少，即产生抗利尿作用。

血管升压素的分泌调节主要受以下因素的影响。

1. 血浆晶体渗透压　血浆晶体渗透压的升高，特别是 Na^+ 等电解质和蔗糖引起的晶体渗透压升高可刺激视上核及其周围的**渗透压感受器**(osmoreceptor)，促进视上核神经元合成和神经垂体释放血管升压素，继而使远曲小管和集合管对水重吸收增加，导致尿液浓缩，尿量减少；血浆晶体渗透压下降时产生相反的结果。例如，正常人一次饮用清水 1 000 ml，约 0.5 h 后，尿量逐渐增加，饮水后 1 h 末尿量达最高值，然后逐渐减少，2~3 h 后恢复到原先水平(图 8-14)。这种大量饮清水后引起尿量明显增多的现象，称为**水利尿**(water diuresis)。临床上常利用水利尿来检测肾的稀释能力。水利尿的产生是由于短时内大量水吸收入血，血浆晶体渗透压降低，血管升压素合成和释放减少所致。

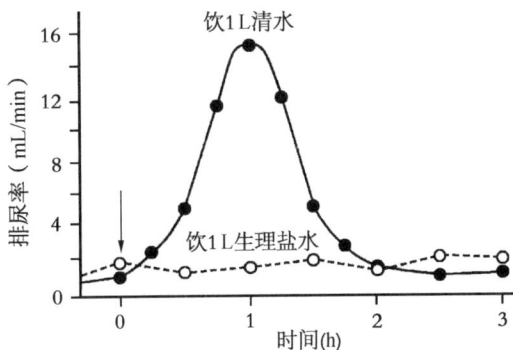

图 8-14　水利尿现象图解

一次饮一升清水(实线)和饮一升 0.85% NaCl 溶液(虚线)后的排尿率；箭头表示饮水时间。

2. 循环血量　当循环血量增多时，可刺激心房和胸腔大静脉的容量感受器，冲动沿迷走神经传入中枢，可反射性抑制血管升压素的合成和释放，引起利尿，排出过剩的水，使循环血量逐渐恢复正常。当循环血量减少(如大失血)时，则通过血管升压素合成和释放增多而引起尿量减少，同样有助于恢复循环血量。

3. 动脉血压　动脉血压升高时，可刺激颈动脉窦和主动脉弓压力感受器，冲动传入中枢后，也可反射性抑制血管升压素的合成和释放；相反，动脉血压降低时，则引起血管升压素合成和释放增多。

4. 其他影响因素　疼痛和情绪紧张时，血管升压素合成和释放增加，尿量减少；轻度寒冷刺激即可使血管升压素合成和释放减少，尿量增加；下丘脑视上核、室旁核或下丘脑-垂体束病变时血管升压素合成和释放发生障碍，尿量显著增多，每日 >10 L，称为**尿崩症**。

(二) 肾素-血管紧张素-醛固酮系统

肾素-血管紧张素系统已在第四章中介绍，由于**醛固酮**(aldosterone)的合成与分泌受血管紧张素Ⅱ和血管紧张素Ⅲ(尤其是后者)的调节，因此也常将醛固酮加入该系统而称为肾素-血管紧张素-醛固酮系统。

肾素的分泌受多种因素的调节。肾内有两种感受器与肾素分泌调节有关：①入球小动脉处的牵张感受器；②致密斑感受器。当动脉血压下降，循环血量减少时，肾入球小动脉血压下降,血流量减少,对小动脉壁牵张刺激减弱,可激活入球小动脉牵张感受器,使球旁细胞分泌肾素增加。同时,由于入球小动脉血压下降,血流量减少,还可使肾小球滤过率降低,每分钟流过致密斑的NaCl量减少,又可激活致密斑感受器,使球旁细胞分泌肾素进一步增加。此外,交感神经兴奋或肾上腺素、去甲肾上腺素均可直接刺激球旁细胞释放肾素。

血管紧张素Ⅱ和血管紧张素Ⅲ均可刺激肾上腺皮质球状带合成和释放醛固酮,因而可通过醛固酮间接发挥对尿生成的调节作用。血管紧张素Ⅱ还能直接刺激近端小管重吸收NaCl;以及刺激神经垂体释放血管升压素,通过血管升压素间接发挥其调节作用。

醛固酮是肾上腺皮质球状带分泌的一种激素。它可促进肾远曲小管和集合管对Na^+的主动重吸收,同时促进其分泌K^+,起到保Na^+排K^+的作用。由于Na^+的重吸收增加,Cl^-和水的重吸收也增加,因而可引起细胞外液量增加。醛固酮是维持血中Na^+、K^+浓度相对恒定和正常细胞外液量的重要激素。

醛固酮的分泌除受血管紧张素Ⅱ和血管紧张素Ⅲ的调节外,还受血K^+和血Na^+浓度的负反馈调节。血K^+浓度升高或血Na^+浓度降低均可直接刺激肾上腺皮质球状带,使醛固酮分泌增加;反之,血K^+浓度降低或血Na^+浓度升高,则醛固酮分泌减少。肾上腺皮质球状带对血K^+浓度的改变比对血Na^+浓度的改变更为敏感,血K^+浓度升高$0.5 \sim 1.0$ mmol/L就能引起醛固酮分泌,而血Na^+浓度必须降低很多才能引起同样的反应。

（三）心房钠尿肽

心房钠尿肽（artial natriuretic peptide，ANP）是心房肌合成和分泌的激素。循环血液中的心房钠尿肽由28个氨基酸残基组成。它有明显的排钠和利尿作用,其作用机制包括:①抑制集合管对NaCl的重吸收;②舒张入球小动脉和出球小动脉,尤其是入球小动脉,增加肾血浆流量,提高肾小球滤过率;③抑制肾素、醛固酮和血管升压素的分泌。

（四）其他体液因素

除以上主要调节水盐的体液因素外,肾小管和集合管对Ca^{2+}、Pi的重吸收主要受甲状旁腺激素、降钙素和1,25-二羟维生素D_3（钙三醇）的调节（见第十一章）,肾自身合成的多种激素,如缓激肽、前列腺素等,均可对肾的泌尿功能产生一定影响。

三、肾泌尿功能及其调节的生理意义

（一）通过泌尿起排泄作用

肾通过尿生成排泄代谢终产物、多余的物质或不能被机体利用的物质,而保留对机体有用的成分。总之,肾对清除血浆中的各种物质是有选择性的。

终尿中的任何排泄物都来自血浆,肾在单位时间内被清除的物质,按该物质的血浆浓度换算,相当于来自多少毫升血浆的毫升数,这个血浆毫升数就称为该物质的**血浆清除率**（plasma clearance）。

菊粉（inulin）又称菊糖,能自由滤入肾小囊,且它既不被重吸收也不被分泌,所以菊粉的清除率（125 ml/min）等于肾小球滤过率。葡萄糖的清除率为0,说明葡萄糖滤过后全部被重吸收;尿素的清除率为70 ml/min,说明尿素被滤过后有部分被重吸收;**肌酐**（creatinine）的清除率稍高于125 ml/min,说明肌酐除能滤过外,还能被分泌,因此肌酐的清除率大于菊粉的清除率;**碘锐特**（diodrast）或**对氨基马尿酸**（para-aminohippuric acid，PAH）钠盐的平均清除率为594 ml/min,静脉注射碘锐特或对氨基马尿酸钠盐后,经肾循环一次即有90%左右被清除,将

碘锐特或对氨基马尿酸钠盐的平均清除率除以90%所得的商(660 ml/min),可反映每分钟流过肾泌尿部分的全部血浆流量,再根据血细胞比容,可算得肾血流量约为1 200 ml/min。

（二）维持机体的水平衡和渗透压平衡

水和渗透压平衡与机体对水的摄取和排出的调节有关,机体主要通过血管升压素的合成和释放量控制肾对水的排出。如饮水多时全身体液量有所增加,肾能通过尿的稀释,排出过多的水;饮水少时全身体液量有所减少,肾能通过尿的浓缩,不仅完成其排泄代谢终产物的任务,而且在一定范围内尽可能维持机体的水和渗透压平衡。

（三）维持机体电解质的平衡

肾通过醛固酮维持机体血 Na^+ 和血 K^+ 的相对恒定以及正常的细胞外液量;肾还通过甲状旁腺激素、降钙素和1,25-二羟维生素 D_3 维持机体血 Ca^{2+} 和血 Pi 的相对恒定。

（四）维持机体的酸碱平衡

血液 pH 降低时,肾分泌入小管液的 H^+、NH_3 增加,$NaHCO_3$ 的重吸收增加,有利于血液 $NaHCO_3/H_2CO_3$ 比值的相对恒定。因而肾在维持机体的酸碱平衡中起重要作用。

总之,肾泌尿功能及其调节对保持内环境的相对稳定具有极为重要的作用。

第六节　尿液及其排放

肾不断生成尿,由于压力差和肾盂的收缩,尿液被送入输尿管,经输尿管周期性单向蠕动运送至膀胱。尿液在膀胱内储存达一定量时,通过排尿反射经尿道排出体外。

一、尿液

（一）尿量

正常人24 h尿量为1 000～2 000 ml,平均1 500 ml。尿量的多少与液体的摄入量及经其他途径的排出量有关。例如,大量饮水后尿量增多,大量出汗后尿量减少。24 h尿量持续>2 500 ml,称为多尿;24 h尿量<400 ml,称为少尿;而24 h尿量<100 ml,则称为无尿。正常成年人每日至少要排出500 ml尿,才能溶解和排出固体代谢产物。

（二）尿液的理化性质

正常人的新鲜尿液呈淡黄色、透明,久置后因磷酸盐或尿酸盐沉淀可变混浊,其颜色深浅与尿量呈反变关系(尿多色淡,尿少则色深),也常受药物影响,如服用呋喃唑酮(痢特灵)、核黄素或大量胡萝卜后,尿色呈深黄色。在病理情况下可出现血尿(呈洗肉水色)、血红蛋白尿(呈浓茶色)、胆红素尿(呈黄褐色)和乳糜尿(呈乳白色)等。

正常人的新鲜尿液的气味来自尿液中的挥发性酸;久置后因尿素分解而出现氨味;糖尿病酮症酸中毒时,因尿液中含丙酮,所以有烂苹果味。

正常人尿液呈弱酸性,pH 约6.5,有时呈中性或弱碱性,最大变动范围为4.5～8.0。尿的pH 主要取决于食物的成分,饮食富含蔬菜、水果者,尿液偏碱性;荤素杂食者,尿液偏酸性;大量摄入富含蛋白质的食物,则尿呈酸性。

正常成年人在普通膳食情况下,尿液比重为1.010～1.025,最大变动范围为1.001～1.035。如果尿液比重经常维持在1.010左右,提示肾浓缩和稀释尿液的功能严重受损。

二、尿的排放

（一）膀胱和尿道的神经支配

膀胱逼尿肌和括约肌由3组神经支配。①盆神经：属于副交感神经，起自第2~4骶段脊髓相当于侧角的部位。盆神经兴奋，可使逼尿肌收缩，内括约肌松弛，促进排尿；除传出纤维外，盆神经的传入纤维传导膀胱充胀感觉。②腹下神经：属于交感神经，由第11胸段脊髓至第2腰段脊髓侧角发出其节前纤维，经腹下神经节换元后，节后纤维支配逼尿肌和尿道内括约肌。腹下神经兴奋，可使逼尿肌松弛，尿道内括约肌收缩，抑制排尿，但在排尿活动中交感神经的作用比较次要；腹下神经的传入纤维传导膀胱痛觉。③阴部神经：属于躯体神经，起自第2~4骶段脊髓前角。阴部神经兴奋，可使尿道外括约肌收缩（图8-15）。由于阴部神经属躯体神经，所以外括约肌的活动完全受意识控制。

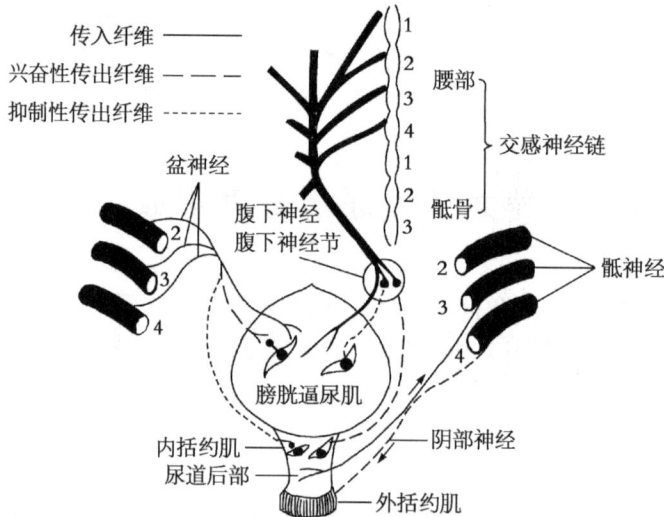

图8-15　膀胱和尿道的神经支配示意图

（二）排尿反射

平时盆神经有持续少量冲动传出，因而逼尿肌经常处于轻度收缩状态。随着膀胱内尿量增加，膀胱内压轻度升高，由于有完整神经支配的膀胱平滑肌具有良好的伸展性，膀胱内压在稍升高后又迅速回降。所以，当膀胱内尿量 <400~500 ml 时，膀胱内压可维持在 10 cmH$_2$O（0.98 kPa）以下水平。当膀胱内尿量增加到 400~500 ml，膀胱内压 >10 cmH$_2$O（0.98 kPa）时，便产生排尿欲并可发动**排尿反射**（micturition reflex）。但是，此时如果场合不合适，排尿反射可受大脑意识控制，抑制反射的发动。随着尿量的继续增加，膀胱内压将明显升高（图8-16），排尿欲也明显增

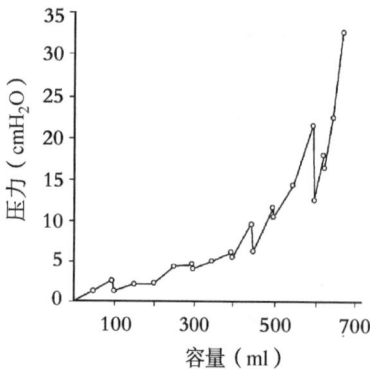

图8-16　人膀胱充盈过程中膀胱容量和压力的关系
图中压力垂直下降表示容量恒定时膀胱的适应过程。

强。当膀胱内压增高到 70 cmH$_2$O(6.86 kPa)时,将产生明显痛觉而使排尿难以被抑制。

　　在场合合适的情况下,一般在膀胱内尿量充盈到 400~500 ml 时即产生排尿反射。此时膀胱壁牵张感受器受刺激而兴奋,冲动沿盆神经传入骶段脊髓的排尿反射初级中枢;同时冲动经脊髓上传至脑干和大脑皮层的排尿反射高级中枢,产生排尿欲。高级中枢发出兴奋性传出冲动沿盆神经下传,引起逼尿肌收缩,内括约肌松弛,尿液进入后尿道。进入后尿道的尿液可刺激后尿道感受器,冲动沿传入神经再次传入骶段脊髓排尿初级中枢,进一步加强其活动,使逼尿肌进一步收缩,外括约肌舒张,尿液受强大的压力驱出。尿液刺激后尿道引起排尿反射加强是一种正反馈,可使排尿反射不断加强直至尿液排完为止。排尿末期尿道海绵体肌收缩,可将残留在尿道内的尿液排出。此外,排尿时腹肌和膈肌也强烈收缩,可提高腹内压,以协助膀胱排尿。

　　临床上常见的排尿异常有尿频、尿痛、尿潴留和尿失禁等。尿频和尿痛主要由膀胱炎症或机械性刺激(如膀胱结石)所致。尿潴留多由尿路阻塞(如前列腺肥大)、骶段脊髓损伤或麻醉等引起。如果胸、腰段脊髓损伤,造成初级排尿中枢和大脑皮层之间的联系中断,在脊休克过去后可出现尿失禁。小儿大脑皮层等部位的排尿反射高级中枢发育不完善,对脊髓排尿反射初级中枢的控制能力较弱,所以小儿排尿次数多,可有夜间遗尿现象。

习　题　八

(一) 单项选择题

1. 人体最重要的排泄器官是
　　A. 肺　　　　　　　B. 消化道　　　　　C. 肾　　　　　　　D. 皮肤
2. 下列关于皮质肾单位的叙述,正确的是
　　A. 约占肾单位总数的 50%　　　　　　B. 肾小体体积较大
　　C. 含有较多肾素　　　　　　　　　　D. 髓袢可深入内髓质部
3. 能分泌肾素的细胞是
　　A. 球旁细胞　　　　　　　　　　　　B. 致密斑细胞
　　C. 球内系膜细胞　　　　　　　　　　D. 球外系膜细胞
4. 可感受小管液中 NaCl 量变化的结构是
　　A. 球旁细胞　　　B. 间质细胞　　　　C. 近端小管　　　　D. 致密斑
5. 在肾小球滤过膜中主要起机械屏障作用的结构是
　　A. 毛细血管内皮　B. 基膜　　　　　　C. 足细胞裂隙膜　　D. 球外系膜细胞
6. 与血浆相比,原尿中明显减少的成分是
　　A. 葡萄糖　　　　B. 蛋白质　　　　　C. Na$^+$　　　　　　D. HCO$_3^-$
7. 通过影响滤过平衡而影响肾小球滤过率的主要因素是
　　A. 肾小球毛细血管血压　　　　　　　B. 肾小囊内压
　　C. 血浆胶体渗透压　　　　　　　　　D. 肾血浆流量
8. 下列关于近端小管重吸收水的叙述,正确的是
　　A. 重吸收率约为 99%　　　　　　　　B. 属于等渗性重吸收
　　C. 受血管升压素的调节　　　　　　　D. 不受钠泵活动的影响

9. 肾糖阈的正常值是
   A. 80~120 mg/100 ml   B. 120~160 mg/100 ml
   C. 160~180 mg/100 ml   D. 180~200 mg/100 ml

10. 在近端小管,与葡萄糖的重吸收相耦联的离子是
    A. K^+ B. Ca^{2+} C. Na^+ D. Cl^-

11. 肾维持体内水平衡的功能,主要通过
    A. 改变肾小球滤过率   B. 改变近端小管对水的重吸收量
    C. 改变髓袢对水的重吸收量   D. 改变远曲小管和集合管对水的重吸收量

12. 下列属于渗透性利尿的是
    A. 大量饮清水后尿量增多   B. 垂体病变引起尿崩症
    C. 糖尿病患者尿量增多   D. 醛固酮分泌减少引起尿量增多

13. 呋塞米引起利尿的作用部位是
    A. 髓袢降支   B. 髓袢升支粗段   C. 远曲小管   D. 集合管

14. 尿液发生浓缩的主要部位是
    A. 近端小管   B. 髓袢降支   C. 髓袢升支粗段   D. 集合管

15. 构成肾外髓渗透压梯度的主要溶质是
    A. 葡萄糖   B. 尿素   C. KCl   D. NaCl

16. 大失血时,反射性引起血管升压素释放增加的感受器是
    A. 压力感受器   B. 容量感受器
    C. 渗透压感受器   D. 化学感受器

17. 引起血管升压素分泌最敏感的因素是
    A. 循环血量减少   B. 血浆晶体渗透压升高
    C. 血浆胶体渗透压升高   D. 寒冷刺激

18. 下丘脑-垂体束病变时,可发生的尿量和尿渗透压改变是
    A. 尿量增多,尿渗透压降低   B. 尿量增多,尿渗透压升高
    C. 尿量减少,尿渗透压降低   D. 尿量减少,尿渗透压升高

19. 醛固酮作用的部位是
    A. 近曲小管   B. 髓袢降支   C. 髓袢升支   D. 远曲小管和集合管

20. 肾素-血管紧张素系统中,促进醛固酮合成和分泌作用最强的物质是
    A. 肾素   B. 血管紧张素 I   C. 血管紧张素 II   D. 血管紧张素 III

21. 能用于准确测定肾小球滤过率的物质是
    A. 菊粉   B. 肌酐   C. 碘瑞特   D. 对氨基马尿酸

22. 能用于测定肾血浆流量的物质是
    A. 菊粉   B. 肌酐   C. 尿素   D. 对氨基马尿酸

23. 为了不影响机体的代谢功能,正常成年人每日至少要排出的尿量是
    A. 约 100 ml   B. 约 300 ml   C. 约 500 ml   D. 约 1500 ml

24. 正常人尿比重的最大变动范围是
    A. 1.001~1.010   B. 1.010~1.015   C. 1.015~1.025   D. 1.001~1.035

25. 胸段或腰段脊髓受损在脊休克过去后可产生的排尿异常是

A. 尿频 B. 尿痛 C. 尿失禁 D. 尿潴留

(二) 填空题

1. 尿生成包括_____、_____和_____3个基本过程。

2. 尿生成的结构和功能单位是_____,可分为_____和_____,球旁器主要分布在_____。

3. 肾小球毛细血管血压较高,有利于_____;肾小管周围毛细血管血压较低,有利于_____。

4. 肾小球滤过的动力是_____,等于_____ - _____ - _____。

5. 肾小管和集合管上皮细胞泌 H^+ 需要_____酶的催化,泌 H^+ 过程中总是伴随着_____和_____的重吸收,临床上使用乙酰唑胺可产生_____作用。

6. 若尿液的渗透压比血浆高,称_____尿。尿浓缩和稀释功能丧失时,饮水量虽有变化,但排出的始终是_____尿。

7. 血管升压素作用于肾的_____,促进_____,其释放主要受_____和_____的调节。

8. 醛固酮作用于肾的效应是促进_____和_____的重吸收,促进_____的排出,血液中_____浓度升高和_____浓度降低可刺激醛固酮的分泌。

9. 尿的生成和排出对机体保持_____平衡、_____平衡、_____平衡和_____平衡具有重要意义。

10. 正常成年人尿量约为_____ ml/24 h,持续 > _____ ml/24 h 为多尿,< _____ ml/24 h 为无尿。

(三) 名词解释

1. 排泄　　　　　2. 肾血流量自身调节　　　3. 滤过膜屏障作用
4. 肾小球滤过率　5. 滤过分数　　　　　　　6. Na^+-H^+ 交换
7. 肾糖阈　　　　8. Na^+-K^+-$2Cl^-$ 同向转运　9. 渗透性利尿
10. 水利尿　　　　11. 血浆清除率

(四) 简答题

1. 机体有哪些排泄途径? 哪一途径最重要? 为什么?

2. 简述影响原尿生成(或肾小球滤过)的因素。

3. 正常人尿液中为什么没有蛋白质和葡萄糖?

4. 肾小管分泌 H^+ 和 NH_3 有何生理意义?

5. 简述血管升压素的主要生理作用及其分泌调节。

6. 下列情况下,尿量有何变化? 为什么(简要叙述)?

(1) 给家兔静脉注射 0.85% 氯化钠溶液 20 ml。

(2) 给家兔静脉注射 20% 葡萄糖 5 ml。

(3) 人一次(很短时间内)饮清水 1 L。

(4) 给予家兔静脉注射 1:10 000 去甲肾上腺素 0.4 ml。

(5) 给予家兔静脉注射呋塞米 1 mg。

7. 简述尿生成的基本过程。

（五）论述题

1. 试比较近端小管与远曲小管、集合管对钠、水重吸收的异同。
2. 大失血时尿量有何变化？为什么？
3. 肾的泌尿功能在维持机体内环境相对稳定中有何生理意义？

（马正行）

第九章 感觉器官的功能

学 习 纲 要

1. 了解感受器与感觉器官的定义,感受器的分类。
2. 掌握感受器的一般生理特性。
3. 掌握眼的折光功能。
4. 熟悉眼的感光换能功能,颜色感觉。
5. 掌握视力、视野、暗适应和明适应等视觉生理现象。
6. 了解双眼视觉和立体视觉等视觉生理现象。
7. 掌握听阈和听域,外耳和中耳的传音功能,声波传入内耳的途径。
8. 熟悉耳蜗的感音换能功能,耳蜗及听神经生物电现象。
9. 熟悉前庭器官的生理功能,前庭反应。
10. 了解嗅觉器官和味觉器官的功能。

人对客观事物的认识是从感觉开始的。**感觉**(sensation)是客观事物在人脑中的主观反映。人的感觉有多种,如视觉、听觉、嗅觉、味觉、平衡觉、本体感觉、触觉、温度觉和痛觉等。感觉的产生极其复杂。首先是机体内、外环境中的各种刺激作用于不同的感受器或感觉器官,它们接受刺激后将刺激的信息转变成神经冲动,经特定的传入通路传到相应的大脑皮层特定部位,经过复杂的信息处理后才产生特定的感觉。可见,感觉的产生是感受器或感觉器官、感觉传导通路和大脑皮层共同活动的结果。本章将重点介绍感觉器官的功能。

第一节 概 述

一、感受器、感觉器官的定义和感受器的分类

感受器(receptor)是指生物体专门感受体内、外环境变化的结构或装置。感受器的结构有多种形式,有些感受器是游离神经末梢,如痛觉感受器和温度感受器;有些是在裸露的神经末

梢外面包绕一些结缔组织被膜,如肌梭和环层小体等;还有些感受器是在结构和功能上高度分化的感受细胞,如视网膜中的感光细胞、内耳的毛细胞等。这些感受细胞连同它们的附属结构构成了复杂的**感觉器官**(sense organ)。人的主要感觉器官有眼、耳(包括耳蜗和前庭)、鼻、舌等,这些感觉器官分布于头面部,称为特殊感觉器官。

感受器有多种分类方法。根据感受器所感受刺激性质的不同,可将感受器分为机械感受器、光感受器、温度感受器、化学感受器和渗透压感受器等。根据感受器所受刺激来源的不同,又可将感受器分为外感受器和内感受器。外感受器多分布在体表,能感受外环境因素的变化,通常可引起清晰的主观感觉,对人类适应外环境的变化具有重要意义。内感受器分布在身体内部,能感受内环境因素的变化,如压力感受器、化学感受器、渗透压感受器等,可引起各种反射性调节,但一般在主观上不产生特定感觉。

二、感受器的一般生理特性

在动物的长期进化过程中,尽管各种感受器因其分布部位、结构及所接受刺激的不同而有所分化,但感受器在生理功能上仍有许多共同的特性。

(一)感受器的适宜刺激

一种感受器通常只对某种特定形式的刺激最为敏感,这种形式的刺激称为该感受器的**适宜刺激**(adequate stimulus)。例如,可见光是视网膜感光细胞的适宜刺激;声波是耳蜗毛细胞的适宜刺激。其实,感受器也能感受非适宜刺激,如压迫眼球也能产生一定光感,但所需的刺激强度要大得多。换句话说,适宜刺激在引起相应的感受器兴奋时,所需的刺激强度最小。因此,各种刺激总是首先被那些适合于这种刺激形式的感受器所接受,从而产生特定的感觉。例如,可见光总是首先被视网膜感光细胞接受而产生视觉,声波也总是首先被耳蜗毛细胞接受而产生听觉,绝不会首先被其他感受器接受而产生其他感觉。

(二)感受器的换能作用

感受器接受刺激时,能将各种形式的刺激能量最终转变成相应传入神经纤维上的动作电位,这一作用称为感受器的**换能作用**(transducer function)。在换能过程中,感受器并不能将刺激能量直接转化为动作电位,而是先在感受细胞或感觉神经末梢产生一种过渡性电位变化,这种电位变化称为**感受器电位**(receptor potential)。它具有局部电位性质,其电位大小在一定范围内随刺激强度的增加而增大,即非"全或无"的,可进行电紧张传播,没有不应期,因而可发生总和,最终触发相应的传入神经纤维产生动作电位,完成换能作用。

(三)感受器的编码功能

感受器在将刺激信号转换成动作电位的过程中,不仅发生能量的转换,还将刺激所含的环境变化信息也转移到动作电位的序列中,起到信息的转移作用,这一作用称为感受器的**编码**(coding)功能。编码的机制尚不十分清楚,目前认为,感受器对不同性质刺激的编码可能与不同的刺激作用于不同的感受器、冲动沿不同的神经通路传入,以及到达大脑皮层不同的部位等因素有关。感受器对刺激强度的编码可能是通过改变感受器电位的幅度,继而改变单根神经纤维上动作电位的频率,以及增减参与传输这一信息的神经纤维数目而实现的。

(四)感受器的适应现象

当以一个恒定强度的刺激持续作用于感受器时,相应的传入神经纤维上的动作电位频率将逐渐下降,这一现象称为感受器的**适应**(adaptation)。发生适应的快慢可因感受器种类的不同而异。嗅觉感受器、环层小体等的适应较快,称为快适应感受器;肌梭、颈动脉窦压力感受器、痛觉感受器等的适应很慢或不完全适应,称为慢适应感受器。感受器适应快或慢各有其生理意义。快适应感受器对刺激的变化十分灵敏,适合于传递快速变化的信息,有利于接受新异刺激;慢适应感受器则对持续性刺激保持警觉,有利于机体对某些功能状态如姿势、血压等进行长期监测,或向中枢持续传送有害刺激的信息,以达到保护机体的目的。

　　目前关于感受器发生适应的机制仍不很清楚。适应可发生在感觉产生的不同阶段,如感受器的换能过程、传入通路或中枢的突触传递等过程;但它并非疲劳,因为感受器对某一强度的刺激适应之后,如果增加同种刺激的强度,又可引起传入冲动的增加。

第二节　视　觉　器　官

　　人的视觉器官是眼(图9-1)。眼的折光系统和感光换能系统是形成视觉的重要结构基础。由外界物体发出或反射的可见光,即370~740 nm的电磁波,经过眼折光系统的折射后可在视网膜上形成清晰的物像。视网膜中的感光换能系统能感受可见光的刺激,并将光能转变为视神经上的动作电位,经视觉通路传到大脑视觉中枢,形成**视觉**(vision)。人脑获得的外界信息中至少70%来自视觉器官,因此,眼是人体最重要的感觉器官。

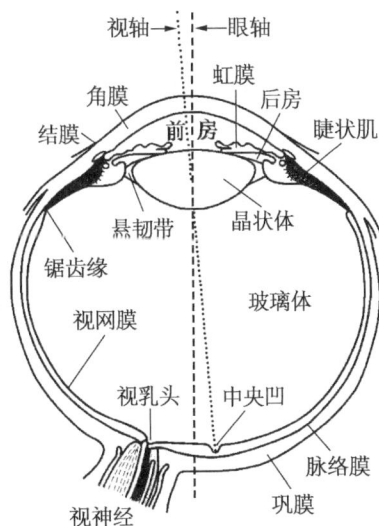

图9-1　人右眼的水平切面示意图

一、眼的折光功能

(一) 眼的折光成像与简化眼

　　人眼的折光系统是一个复杂的光学系统,由多种折光率不等的折光体和多个曲率不等的折光界面所组成。折光体包括角膜、房水、晶状体和玻璃体。入眼光线在角膜前表面的折射程度最大。此外,晶状体的表面曲率是可调的,因而眼的折光能力也是可调的。

　　外界物体光线在视网膜上成像与物理学中凸透镜成像的原理相似,但眼的折光成像情况要比单个凸透镜的折光成像复杂得多。为了便于研究和实际应用,通常采用简化眼来描述眼的折光成像情况。**简化眼**(reduced eye)是根据眼的光学特征而设计的一个与正常人眼折光成像等效的但计算极为简便的光学模型。简化眼模型由一个前后径为 20 mm 的单球面折光体构成,眼内容物为均匀的折光体,折光率为 1.333,外界光线进入折光体时只在球形界面折射一次,该球形界面的曲率半径为 5 mm,即节点在球形界面后方 5 mm 处,节点距视网膜 15 mm。简化眼模型和正常人眼在安静而不作调节时一样,正好使物体平行光线聚焦在视网膜上而形成清晰的物像(图 9-2)。

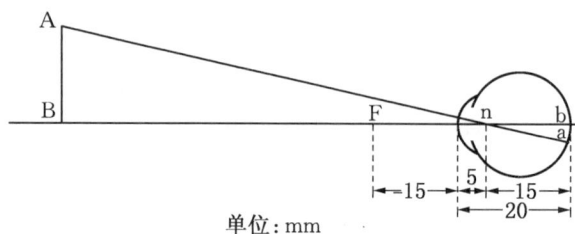

单位:mm

图 9-2　简化眼及其成像示意图

n 为节点,AnB 和 anb 是两个相似三角形,如果物距为已知,可由物体的大小(AB)计算出物像大小(ab)。

根据凸透镜成像原理,利用简化眼可简便计算出不同远近、不同大小的物体在视网膜上成像的大小。如图 9-2 所示,式中 n 为节点,F 为前主焦点,AB 为物体,ab 为物体 AB 在视网膜上形成的物像,AnB 和 anb 是两个相似三角形。若已知物距 Bn,就可以根据物体 AB 的大小计算出视网膜上物像 ab 的大小。计算公式如下。

$$\frac{AB(物体的大小)}{Bn(物体至节点距离)} = \frac{ab(物象的大小)}{nb(节点至视网膜的距离)}$$

正常人眼在光照良好的情况下,如果物体在视网膜上的成像 <4.5 μm,一般不能产生清晰的视觉,这表明正常人的视力有一个限度。人眼所能看清楚的最小视网膜像的大小相当于视网膜中央凹处一个视锥细胞的平均直径。

（二）眼的调节

人眼视远物(>6 m)时,物体上任意一点发出的进入眼内的光线近似于平行光线,经未做调节的眼折射后可在视网膜上形成清晰的物像,所以能看清远物。通常将人眼不作任何调节,所能看清楚的最远物体所在之处称为**远点**。从理论上讲,人眼的远点可在无限远处,但事实是,如果远处物体发出的光线过弱,或在空间和眼内传播时被散射或吸收,那么它们在到达视网膜时就可能减弱到不足以引起感光细胞兴奋的程度,因而就不能被感知;或者由于物体过小、距离太远,以致视网膜上形成的物像太小,不能被感光细胞分辨,因而也不能被感知。

当人眼视近物(<6 m)时,物体上任意一点发出的进入眼内的光线都将发生不同程度的辐散,光线经眼折射后将成像于视网膜之后,因此,只能产生一个模糊的视觉;但实际上,正常人眼能看清一定距离的近物,这是因为视近物时,眼的折光系统进行了相应的调节,使物体能清晰成像于视网膜上。眼的调节包括晶状体变凸、瞳孔缩小和双眼球会聚,其中晶状体变凸最为重要。

1. 晶状体变凸　晶状体呈双凸形,富有弹性,其四周借悬韧带附着于睫状体上,睫状体内有平滑肌,称为睫状肌。视远物时,睫状肌松弛,悬韧带拉紧,使晶状体呈相对扁平状态。而视近物时,视网膜上模糊物像的信息传到大脑皮层视觉中枢,反射性引起动眼神经中的副交感纤维兴奋,使睫状肌收缩,悬韧带松弛,晶状体便因其自身的弹性而向前、向后变凸,尤以前凸更明显,使其前表面曲率增加,折光能力增强,从而使近物光线聚焦前移,清晰成像于视网膜上(图9-3)。物体距离眼睛越近,入眼光线的辐散程度越大,需要晶状体更大程度变凸,睫状肌就需要更大程度地收缩。所以,长时间地注视近处物体,将会使眼睛感到疲劳,甚至疼痛。

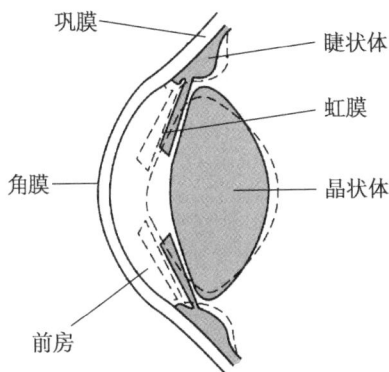

图 9-3　晶状体和瞳孔的调节示意图
　　表示晶状体、虹膜和睫状体的实线是眼未进行调节时的位置,虚线则为眼视近物由于睫状肌收缩,使晶状体变凸(尤以前凸为著)和相应结构位置的改变,同时瞳孔也缩小。

　　人眼视近物时的调节能力主要取决于晶状体变凸的最大限度,即取决于晶状体弹性的大小。晶状体的调节能力一般用近点来表示。**近点**(near point)是指眼作最大限度地调节时所能看清楚的最近处物体的所在之处。近点越近,说明晶状体的弹性越好。随着年龄的增长,晶状体的弹性逐渐减退,近点远移。例如,10岁左右儿童的近点平均在离眼约8.3 cm处;20岁左右青年人的近点在离眼约11.8 cm处;老年人晶状体的弹性显著减退,表现为近点变远,60岁左右时的近点延至在离眼约83.3 cm处。随着年龄的增长,近点远移,称为**老视**(presbyopia),即一般所说的老花眼。老视眼视远物与正常眼无异,但视近物时调节能力减弱,需要配戴适度的凸透镜加以补偿。

　　2. 瞳孔缩小　正常人眼瞳孔的直径可在1.5~8.0 mm之间变动。当视近物时,可反射性引起双眼瞳孔缩小,称为**瞳孔近反射**(near reflex of the pupil),又称**瞳孔调节反射**(pupillary accommodation reflex)。这一反射的意义是减小折光系统的球面像差和色像差,使视网膜成像更为清晰。

　　3. 双眼球会聚　当双眼注视由远移近的物体时,双眼视轴向鼻侧靠拢的现象,称为双眼球会聚,又称**辐辏反射**(convergence reflex)。其意义是使双眼同时视近物时,物像仍可落在双眼视网膜相对称的位置上,产生清晰的单一视觉。

　　以上眼的调节(即晶状体变凸、瞳孔缩小和双眼球会聚)是发生在眼视近物时的协同性调节,合称为眼的**近反射**(near reflex)。另外,在外界光线强弱发生改变时,瞳孔也能相应地改变其大小,即在强光照射时瞳孔反射性缩小,而当光线变弱时瞳孔则反射性扩大,这一反射称为**瞳孔对光反射**(pupillary light reflex)。其意义在于调节进入眼内的光量,使强光照射时不至于损伤视网膜,弱光照射时也不会影响视觉。但这一反射与眼视近物并没有任何关系。瞳孔对光反射的效应是双侧性的,即强光照射一侧眼时,双眼瞳孔同时缩小。瞳孔对光反射的中枢在中脑,临床上常通过检查瞳孔对光反射来判断中枢神经系统病变的部位、病情危重的程度以及麻醉的深度等。

（三）眼的折光异常

正常人眼对来自远物的平行光线无需调节就能聚焦在视网膜上,因而能看清楚远物;视近物时,只要物距不小于眼与近点之距,通过眼的调节,也能在视网膜上形成清晰的物像,称为**正视眼**(emmetropia)(图 9-4A)。如果眼球形态异常或眼的折光能力异常,使外来光线不能在视网膜上聚焦成像,导致视物模糊不清或变形,统称为**非正视眼**(ametropia),又称为**屈光不正**(error of refraction),包括近视、远视和散光 3 种情况。

1. **近视**(myopia) 是由于眼球前后径过长(轴性近视)或折光系统的折光能力过强(屈光性近视),使物体发出的平行光线聚焦于视网膜前(图 9-4B),而在视网膜上只能形成模糊的物像,故视物不清。但近视眼视近物时,由于近物发出的光线是辐散的,故无需调节或只需做较小程度的调节,就能使光线聚焦于视网膜上。与正视眼相比,近视眼的近点移近。有部分近视是由先天遗传引起的,也有部分近视是由于后天用眼不当造成的,如照明不足、阅读距离过近、阅读时间过久、字体不清或过小以及看书时身体姿势不正等都与近视的形成有关。因此纠正不良的用眼习惯,是预防近视的有效方法。近视可通过配戴适度的凹透镜进行矫正(见图 9-4B)。

2. **远视**(hyperopia) 是由于眼球前后径过短(轴性远视)或折光系统的折光能力过弱(屈光性远视),使物体发出的平行光线聚焦于视网膜后(图 9-4C),而在视网膜上也只能形成模糊的物像。远视眼的特点是视远物时需要调节才能使物像形成于视网膜上,视近物时则需要更大程度的调节才能看清物体。因此与正视眼相比,远视眼的近点远移。由于远视眼不论是视远物还是视近物都需要调节,故较易发生调节疲劳甚至产生头痛。远视可通过配戴适度的凸透镜进行矫正(见图 9-4C)。人出生时的眼球较小,眼球前后径较成年人短很多,故多呈远视。儿童在发育的过程中远视程度逐渐下降,一般在 13 岁前为远视眼当属正常现象,不需要进行任何矫正。因此,对儿童远视不可轻易配戴眼镜,必须查清病因后方可给予适当治疗。

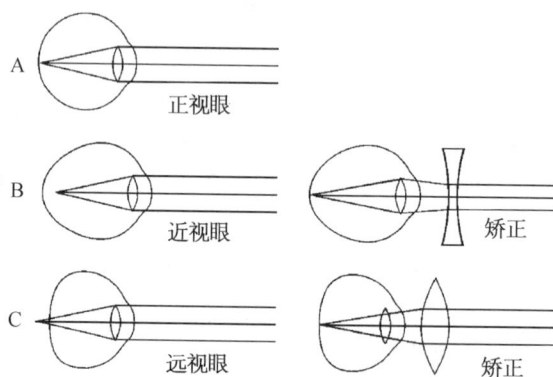

图 9-4 眼的折光异常及矫正示意图

3. **散光** 正视眼的各个折光界面都呈正球面,球面各经线上的曲率都相等,物体发出的平行光线都能聚焦于视网膜而形成清晰物像。**散光**(astigmatism)大多是由于角膜表面呈非正球面,表面各经线上的曲率不等,使平行光线不能聚焦于视网膜,造成视物不清或物像变形。除角膜外,晶状体表面曲率异常也可引起散光。散光可通过配戴柱面镜进行矫正。

（四）房水和眼内压

房水(aqueous humor)是充盈于眼房内的透明液体,含少量蛋白质。房水由睫状体脉络膜丛血浆渗透和上皮细胞分泌而成。房水从后房穿过瞳孔至前房,在前房角经小梁网间隙入巩膜静脉窦,回流入血,形成房水循环。房水的生成与回流保持动态平衡。

房水循环的平衡能使**眼内压**(ocular tension)维持正常,并有营养角膜和晶状体等的作用。如果房水回流受阻,眼内压升高,将产生**青光眼**(glaucoma)。青光眼除导致眼的折光异常之外,还可引起头痛、恶心等全身症状,严重时可致角膜混浊、视力丧失。如果因外伤眼球被刺破,房水流失、眼内压下降,可使眼球变形,角膜曲度改变。

二、眼的感光换能功能

来自外界物体的光线,通过眼的折光系统在视网膜上成像,是一种物理现象。物像必须通过感光换能系统,转变成生物电信号传入视觉中枢,经视觉中枢分析后才能形成主观意识上的"像"。眼的感光系统由视网膜构成,其基本功能是感受光的刺激,并将光能转变成生物电信号,最终转变为视神经纤维上的动作电位。

(一)视网膜的结构特征

视网膜是位于眼球壁最内层的神经组织膜,其总厚度仅 0.1~0.5 mm,但所含细胞种类多,结构复杂,按主要细胞层次可将视网膜大致分为 4 层,自外向内依次为色素上皮细胞层、感光细胞层、双极细胞层和神经节细胞层(图9-5)。

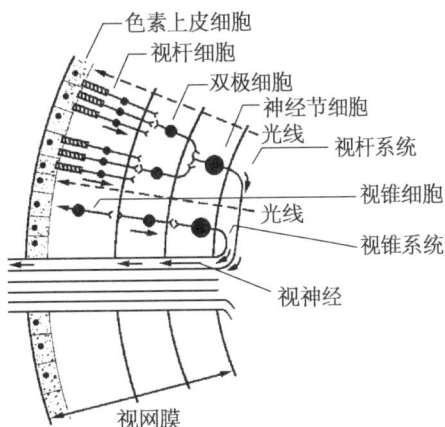

图9-5 视网膜结构示意图
图中主要显示视杆系统和视锥系统。

色素上皮细胞层靠近脉络膜,不属于神经组织。色素上皮细胞内含有黑色素颗粒和维生素 A,对感光细胞起遮光、保护和营养作用。当强光照射视网膜时,色素上皮细胞伸出伪足样突起,包被视杆细胞外段,使之相互隔离。血液中的营养物质需通过色素上皮细胞层传输给感光细胞。视网膜剥离即发生在此层与其他层之间。

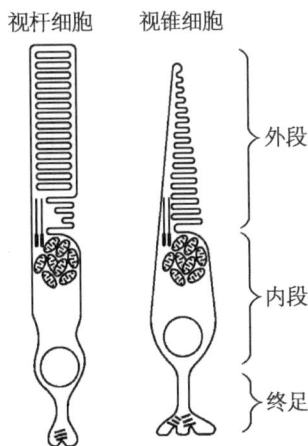

图9-6 视杆细胞和视锥细胞模式图

感光细胞层内有两种感光细胞,即**视杆细胞**(rod cell)和**视锥细胞**(cone cell)。视杆细胞主要分布于视网膜周边部,以中央凹外侧 6 mm 处分布密度最高;视锥细胞主要集中于视网膜中央凹,越往周边则分布越少。两种感光细胞在形态上均可分为 3 个部分,由外向内依次为外段、内段和终足(图9-6)。视杆细胞外段呈杆状,视锥细胞外段呈圆锥状。两种感光细胞的外段都含有特殊的感光色素,在感光换能中起重要作用。内段有大量线粒体,生成 ATP 为感光细胞的活动提供能量。

两种感光细胞都以终足与双极细胞发生突触联系,双极细胞再与神经节细胞联系,神经节细胞的轴突构成视神经。视神经在穿出视网膜的部位形成视盘,此处无感光细胞,因而无感光功能,成为视野中的**生理盲点**(blind spot)。但正常人为双眼视物,一侧视野中的盲点可被另一侧视野所弥补,所以,人们并不感觉到视野中盲点的存在。

（二）视网膜的感光换能系统

1. **视杆系统** 是由视杆细胞和与之相联系的双极细胞及神经节细胞等组成的感光换能系统。视杆系统对光的敏感度较高,能在昏暗的环境中感受弱光刺激而产生暗视觉,但无色觉,对被视物细节的分辨能力较低,故又称**暗视觉**(scotopic vision)**系统**或**晚光觉系统**。该系统不能产生色觉是因为视杆细胞外段中只含视紫红质一种感光色素;对光敏感度较高,一方面决定于视杆细胞本身的特性;另一方面是视杆细胞与双极细胞、神经节细胞之间的联系会聚程度较高,使一个神经节细胞可获得来自许多视杆细胞的信息传递,因而有助于提高该系统对光的敏感度;但这种联系方式可降低该系统对被视物细节的分辨能力。因此,该系统只能区别明暗和物体的大致轮廓。以夜间活动为主的动物,如猫头鹰、蝙蝠等,视网膜中只有视杆细胞。

2. **视锥系统** 是由视锥细胞和与之相联系的双极细胞及神经节细胞等组成的感光换能系统。视锥系统对光的敏感度较低,能在白昼感受强光刺激,有色觉,且对被视物细节具有较高的分辨能力,故又称**明视觉**(photopic vision)**系统**或**昼光觉系统**。该系统能产生色觉是因为视网膜中存在3种含不同感光色素的视锥细胞(见后文);对光敏感度较低,一方面决定于视锥细胞本身的特性;另一方面是视锥细胞与双极细胞、神经节细胞之间的联系汇聚程度较低,甚至被认为是一对一的单线式联系。这种联系方式使该系统对光的敏感度较低,但对被视物的细节却有较高的分辨能力。有些只在白昼活动的动物,如鸡、鸽、松鼠等,其视网膜中的感光细胞几乎全是视锥细胞。

（三）感光细胞的感光换能机制

研究表明,外界光线经眼折射成像于视网膜上可激发感光细胞内部发生光化学反应,这是触发感光细胞产生感受器电位,实现感光换能的必由之路。迄今为止,人们对视杆细胞的感光换能机制已有较多了解,但对视锥细胞的感光换能机制仍知之甚少。

1. **视杆细胞的光化学反应** 视杆细胞中所含的感光色素是**视紫红质**(rhodopsin),它由视蛋白和生色基团视黄醛结合而成,对波长在 500 nm 的光谱吸收能力最强。在暗处,视紫红质呈紫红色,其中的视黄醛分子构型为弯曲的11-顺型。光照时11-顺型视黄醛发生异构反应,变为分子构型较直的全反型视黄醛,此时,视紫红质迅速分解为视蛋白和视黄醛(图9-7),视黄醛的颜色由紫红色变为黄色,最后变为白色。视黄醛分子构型的改变可引起视蛋白分子构象的改变,由此激活细胞内一系列信号转导系统,最终诱导视杆细胞产生感受器电位。以这种电位变化为基础,经过复杂的电信号传递过程,最终在神经节细胞上诱发动作电位,从而完成视杆细胞的感光换能作用。

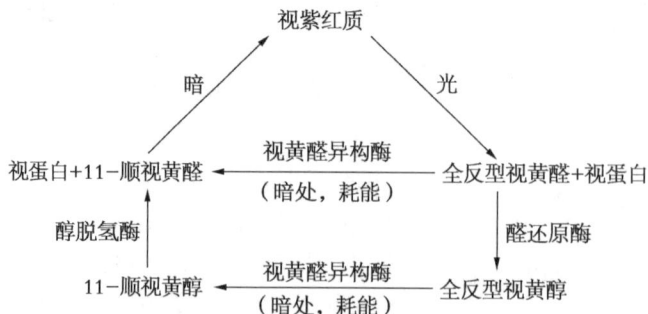

图9-7 视紫红质的光化学反应示意图

视紫红质的光化学反应是可逆的。光照时分解,在暗处又可重新合成,其反应的平衡点取决于光照的强度。在暗处,视紫红质的合成相对较快,视杆细胞内视紫红质储备较多,对弱光也较敏感;在亮处,视紫红质的分解相对较快,视杆细胞内视紫红质储备很少,使视杆细胞几乎失去感光能力。在视紫红质的合成过程中,首先是全反型视黄醛转变成11-顺型视黄醛,再与视蛋白结合而成视紫红质。11-顺型视黄醛也可由体内的维生素 A 转变而成。在视紫红质的合成与分解过程中,总有一部分视黄醛被消耗掉,需要由维生素 A 来补充。因此,长期维生素 A 摄入不足将影响人在暗处的视力,导致**夜盲症**的发生。

2. 感受器电位的产生机制 视杆细胞在暗处的静息电位为 $-40 \sim -30$ mV。此时外段细胞膜中有相当数量的钠通道处于开放状态,Na^+ 的持续内流可使膜去极化。另外,在内段膜中存在钾通道,K^+ 的不断外流可使膜超极化。同时,膜中的钠泵活动可保持细胞内 Na^+ 和 K^+ 浓度相对稳定,从而维持静息电位。上述钠通道的开放受细胞内 cGMP 的控制,保持钠通道在暗处时的开放。当视杆细胞受到光照时,视紫红质分解,引起光化学反应,使视紫红质分解和视蛋白分子构象发生改变,通过视紫红质所在的膜盘膜中的 G 蛋白激活与之耦联的磷酸二酯酶,使外段胞质内的 cGMP 降解而浓度下降,于是钠通道关闭,Na^+ 内流减少或消失,而此时钾通道仍继续开放,K^+ 继续外流,结果使膜电位向 K^+ 平衡电位方向变化,使膜电位变为 -70 mV 左右。这种超极化电位改变就是视杆细胞的感受器电位。

视杆细胞没有产生动作电位的能力,但外段膜上的超极化型感受器电位能以电紧张传播的方式传到终足而影响递质释放,将视觉信号传递给双极细胞。双极细胞也只能产生等级性电位,只有当这种等级性电位传到神经节细胞时,才能使神经节细胞去极化达阈电位而爆发动作电位。视网膜的输入信息最终以动作电位的形式传向视觉中枢,引起视觉。

视锥细胞内也含感光色素,但有 3 种吸收光谱特性不同于视紫红质的感光色素,分别存在于 3 种对红、绿、蓝色敏感的视锥细胞中。这些感光色素由 3 种不同的视蛋白与 11-顺型视黄醛结合而成。正是由于视蛋白分子结构略有差异,决定了这 3 种感光色素分别对某种波长的光线最为敏感。当光线作用于视锥细胞时,也首先引起光化学反应,继而产生与视杆细胞相似的感受器电位,最终在相应神经节细胞上产生动作电位。

（四）颜色视觉及其形成机制

颜色视觉(color vision)简称**色觉**,是视锥细胞重要功能之一。色觉的产生是由于不同波长的光线作用于视网膜后,在人脑中引起的主观感觉,是一种复杂的物理和心理现象。正常人眼可区分波长为 370 ~ 740 nm,约 150 种颜色。

关于色觉的形成机制,目前主要用**三原色学说**加以解释。该学说认为,人视网膜中 3 种不同的视锥细胞所含的感光色素分别对波长为 560、530 和 420 nm 的红、绿和蓝光最为敏感,分别称为红敏色素、绿敏色素和蓝敏色素。当某一波长的光线作用于视网膜时,可使 3 种不同的视锥细胞以一定的比例产生不同程度的兴奋,当这种组合式信息传到大脑皮层视觉中枢后便产生某种颜色的感觉。例如,红、绿、蓝 3 种视锥细胞以 4:1:0 比例兴奋时将产生红色感觉;以 2:8:1 比例兴奋时即产生绿色感觉;以 1:1:1 比例兴奋时则产生白色感觉。因此,视网膜中某种或某些视锥细胞病变就不能辨别某种或某些颜色,这种色觉障碍称为**色盲**。色盲可分全色盲和部分色盲。全色盲不能辨别所有颜色,只能分辨光线的明暗,全色盲极少见;部分色盲中较常见的是红绿色盲,即不能分辨红色与绿色。色盲绝大多数由遗传因素引起,仅少数由视网膜病变引起。有些人视网膜中视锥细胞并无病变,只是由于健康因素或营养不良,导致颜色辨别能力降低,称为**色弱**。

三、与视觉有关的若干生理现象

(一) 视力

视力也称**视敏度**(visual acuity),是指人眼对物体细微结构的分辨能力,即分辨物体任意两点间最小距离的能力,通常以视角的大小作为衡量指标。视角是指物体上两点发出的光线入眼后,在节点交叉时形成的夹角(图 9-8)。眼能分辨的夹角越小,表示视力越好。

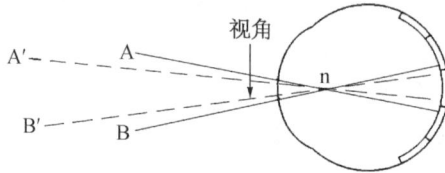

图 9-8　视角示意图

A 和 B 两点光源分别成像于视网膜上两个被隔开的视锥细胞,人眼能分辨为两点;A 和 B 为远移了的两点光源,形成的物像集中在一个视锥细胞上,人眼将不能分辨为两点。

当视角为 1 分角(1/60 度)时,视网膜上的物像大小约为 4.5 μm,相当于一个视锥细胞的平均直径。如果在视网膜中有 3 个相邻的视锥细胞一字排开,其两端的 2 个视锥细胞受到光照,中间的 1 个视锥细胞未受到光照,眼就能分辨出是两个点。国际视力表就是根据这一原理设计的。视力表由 12 行大小和方向不同的"E"字或"C"字组成,视力表上第 10 行"E"字笔画间距或"C"字缺口长 1.5 mm。如果受检者站在距离视力表 5 m 远处,该行"E"字笔画间距或"C"字缺口两侧的光线所形成的视角正好为 1 分角,而视力表上标识的视力为 1.0,是 1 分角的倒数,因而能看清楚第 10 行"E"字或"C"字方向的视力(1.0)为正常视力。视力表上的字体随行数的增加而逐步变小,表示视角逐渐变小,视力却逐渐增高。第 10 行以下各行的"E"字笔画间距或"C"字缺口都 <1.5 mm,即视角 <1 分角。在这种情况下,视网膜上的物像已小于一个视锥细胞的平均直径,即已超过正常视力的限度;但正常人眼仍能分辨出"E"字或"C"字的方向,使视力 >1.0,达 1.5 或更高。这是因为视网膜中央凹处的视锥细胞直径常 <4.5 μm,有的视锥细胞直径甚至可 <2.0 μm。

(二) 暗适应与明适应

1. 暗适应　当人从亮处突然进入暗处时,最初看不清任何物体,需经过一定时间后才逐渐恢复在暗处的视力,这种现象称为**暗适应**(dark adaptation)。暗适应的产生,是由于在强光下视杆细胞内的视紫红质几乎完全分解,视杆细胞不能感受弱光刺激,所以在进入暗处后的一段时间内什么也看不清。由于在暗处视紫红质的合成大于分解,对暗光的感受能力增强,于是在暗处的视力又逐渐恢复。可见暗适应是在暗光下人眼对光的敏感度逐渐提高的过程。暗适应过程较慢,一般需要 25～30 min 才能完成。

2. 明适应　当人在久处暗环境后突然进入亮处时,最初感到光亮耀眼,也看不清四周物体,需稍待片刻后才能恢复在亮处的视觉,这种现象称为**明适应**(light adaptation)。明适应过程较快,一般只需数秒钟时间。原因是在暗处蓄积的视紫红质在亮处迅速分解,故先产生耀眼的光感,只有在大量视紫红质分解后,视锥系统才能承担起在亮处的视觉功能。

（三）视野

视野（visual field）是指单眼固定注视正前方一点时，该眼所能看到的空间范围。在同一光照条件下，不同颜色的视野大小不同，其中白色视野最大，蓝色和红色次之，绿色视野最小。此外，由于鼻和额对视线的阻挡，也影响视野的大小，通常颞侧和下方视野较大而鼻侧和上方视野较小。但由于人的双眼都位于面部前方，两鼻侧视野因相互重叠而不会出现单眼视野中的鼻侧视野缺失。临床上检查视野有助于视网膜和视神经传导通路疾患的诊断。

（四）双眼视觉和立体视觉

双眼视觉（binocular vision）是指双眼同时看一个物体产生的视觉。人和灵长类动物的双眼都在面部前方，双眼视野有很大的重叠。双眼视物时，双眼视网膜上各形成一个完整的物像，由于眼外肌的精细协调运动，可使来自物体同一部分的光线成像于双眼视网膜的对称点上，并可在主观上产生单一物体的视觉，称为**单视**（monocular vision）。如果眼外肌瘫痪或眼内肿瘤、异物等压迫，或手指轻压一侧眼球使该眼球发生位移，均可使物像落在双眼视网膜的非对称点上，因而在主观上产生有一定程度重叠的两个物体的感觉，这一现象称为**复视**（diplopia）。

双眼视觉可消除单眼视野中的盲点，扩大视野并产生立体视觉。**立体视觉**（stereoscopic vision）是指双眼视物时，主观上产生被视物体的厚度、空间的深度或距离等感觉。立体视觉的产生是因为同一被视物体在双眼视网膜上所形成的像不完全相同，左眼看到物体左侧面多些，右眼看到物体右侧面多些，双眼略有差异的视觉信息经视觉中枢整合后，便可产生有关物体的厚度、空间的深度及距离等主观感觉。单眼视物时也能产生一定的立体感，这主要是由于生活经验，如物体的阴影变化，近物的感觉比较鲜明而远物的感觉比较模糊等，头部的运动引起被视物体的相对移动也有助于立体感觉的产生。

第三节　听觉器官

人的听觉器官是耳。听觉器官由外耳、中耳和内耳的耳蜗所组成。耳蜗的适宜刺激是声波，即频率为 20 ~ 20 000 Hz 的空气振动疏密波。声波经过外耳道和中耳传到内耳，引起内耳淋巴的振动，再经过耳蜗的感音换能作用，将声波的机械能转变为听神经纤维上的神经冲动，传到大脑皮层听觉中枢而产生**听觉**（hearing）。听觉也是人和动物从外界环境获取信息的重要途径，有声语音更是人类进行学习交流的不可或缺的重要工具。

人耳对每一声波频率都有一个刚好能引起听觉的最小强度，称为**听阈**（hearing threshold）。随着声音强度（简称声强，有时用声压代表声强）的增大，听觉感受也相应增强，但当声强增加到某一限度时，不仅引起听觉，还将引起鼓膜不适甚至疼痛，此限度称为**最大可听阈**（maximal hearing threshold）。人耳对不同频率声波的听阈和最大可听阈都不相等，图9-9是以声波频率为横坐标，以声压为纵坐标绘制而成的听力曲线，图中下方曲线表示不同频率的听阈，上方曲线表示最大可听阈，两曲线包含的面积，称为**听域**（hearing span）。从图9-9可以看出，人耳最敏感的频率为 1 000 ~ 3 000 Hz，而日常说话的频率主要分布在 300 ~ 3 000 Hz。语音强度则在听阈与最大可听阈之间的中等强度处。

物理学中常以分贝（dB）作为声强的相对单位（声强级）。正常人说话的声强级为 30 ~

70 dB。生活中常见噪声强度一般 >60 dB，对人们生活、工作可产生不良影响。长期受到噪声刺激可使听力下降，形成噪声性耳聋，严重时还可引起神经、内分泌功能失调，因而在工作和生活中应尽量避免和减少噪声刺激。

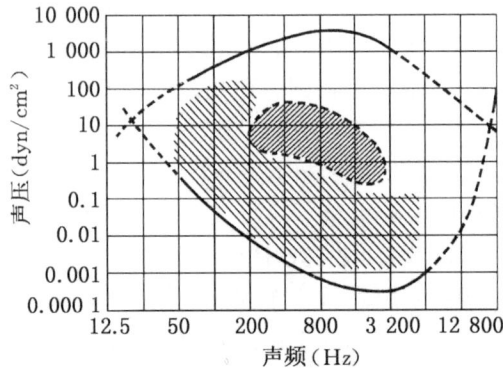

图 9-9　正常人的听阈和听域图

中心斜线区表示通常的语音区，下方斜线区表示次要语音区。

一、外耳和中耳的传音功能

（一）外耳的功能

外耳由耳郭和外耳道组成。耳郭具有收集声波的作用，还有助于辨别声源的方向。自然界中很多动物可通过转动耳郭以探测声源方向。人耳耳郭的运动能力已经退化，需要时可通过转动颈部来达到这一目的。

外耳道是声波传导的通路，其外端始于耳郭，内端终止于鼓膜。根据物理学中的共振原理，一端封闭的充气管道可与波长为其 4 倍的声波产生最大的共振，产生增压效应。正常成年人外耳道长约 2.5 cm，当频率为 3 000 ~ 5 000 Hz 的声波由外耳道传至鼓膜时，其强度可增强 10 ~ 12 倍。

（二）中耳的功能

中耳由鼓膜、鼓室、听骨链和咽鼓管等结构组成。其主要功能是将声波振动的能量高效地传到内耳，其中鼓膜和听骨链在声波传递过程中起关键作用。

1. 鼓膜　位于外耳道与鼓室之间，为一椭圆形半透明薄膜，面积 50 ~ 90 mm²，厚约 0.1 mm，其中心凸向鼓室而呈浅漏斗状。鼓膜具有频率响应较好和失真度较小的特性，能与声波振动同始同终，因而可将声波振动如实地传递给听小骨。

2. 听骨链　由 3 块听小骨即锤骨、砧骨和镫骨依次连接而成（图 9-10）。锤骨柄附着于鼓

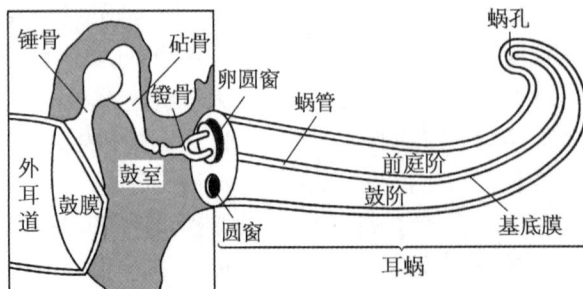

图 9-10　听骨链及其和鼓膜、耳蜗的关系示意图

膜内面,镫骨脚板与卵圆窗膜相连,砧骨居中,3块听小骨之间有关节相连,形成一个固定角度的杠杆,锤骨柄为其长臂,而砧骨长突为其短臂,杠杆的支点刚好在听骨链的重心上,因而在能量传递中惰性最小,效率最高。由于鼓膜的面积大于卵圆窗膜,以及听骨链的杠杆作用,声波由鼓膜经听骨链传到卵圆窗膜时,可使声压增大而振幅减小。因此,中耳在传音过程中既可提高传音效率,又可避免对卵圆窗膜和内耳造成损害。

　　3. 咽鼓管　是连通鼓室和鼻咽部的管道,其鼻咽部的开口常处于闭合状态,当吞咽、打哈欠或打喷嚏时开放。咽鼓管具有平衡鼓室内压和外界大气压的作用,这对维持鼓膜的正常位置、形态和振动性能具有重要意义。咽鼓管若因炎症而阻塞,鼓室内空气将被吸收而使鼓室内压降低,导致鼓膜内陷而引起耳闷、耳聋和鼓膜疼痛等症状,有时可伴有耳鸣等。人在乘坐飞机时,随着飞机的升降,大气压与鼓室内压不等,可导致鼓膜向外或向内鼓起而引起疼痛,甚至鼓膜破裂,此时,进行吞咽动作可促使咽鼓管开放而缓解症状。

　　(三)声波传入内耳的途径

　　1. 气传导　声波经外耳道、鼓膜、听骨链和卵圆窗膜传入内耳,称为**气传导**(air conduction),简称**气导**。气传导是声波传入内耳的主要途径。此外,鼓膜振动也可通过引起鼓室内空气振动,再经过圆窗膜传入内耳。这一途径在正常情况下并不重要,但当听骨链结构损伤时,可发挥一定的传音作用,使听力障碍得到部分代偿。

　　2. 骨传导　声波直接引起颅骨振动,再引起耳蜗内淋巴振动,称为**骨传导**(bone conduction),简称**骨导**。骨传导敏感性低,在正常听觉形成中几乎不起作用,但当鼓膜或中耳病变引起气传导明显受损时,骨传导却不受影响,甚至相对加强。临床上通过检查气传导和骨传导情况,可以初步判断听觉障碍的原因和部位。

二、耳蜗的感音换能功能

　　(一)耳蜗的结构特点

　　耳蜗是一条围绕一骨质蜗轴旋转 $2\frac{1}{3} \sim 2\frac{3}{4}$ 周的骨质管。在耳蜗横断面上,耳蜗被一斜行的前庭膜和一横行的基底膜分隔成3个腔,即前庭阶、蜗管和鼓阶(图9-11)。前庭阶和鼓阶内充满外淋巴,两者在蜗顶相通。在耳蜗底,前庭阶与卵圆窗膜相接,而鼓阶则与圆窗膜相接。蜗管是一个充满内淋巴的盲管。基底膜是声波感受器所在部位,声波感受器称为**螺旋器**或**柯蒂器**(organ of Corti)。螺旋器主要由内、外毛细胞和支持细胞组成。毛细胞是声波感受细胞。每个毛细胞的顶部表面都有50~150条排列整齐的听毛,有些较长的听毛,其顶端埋植在一种

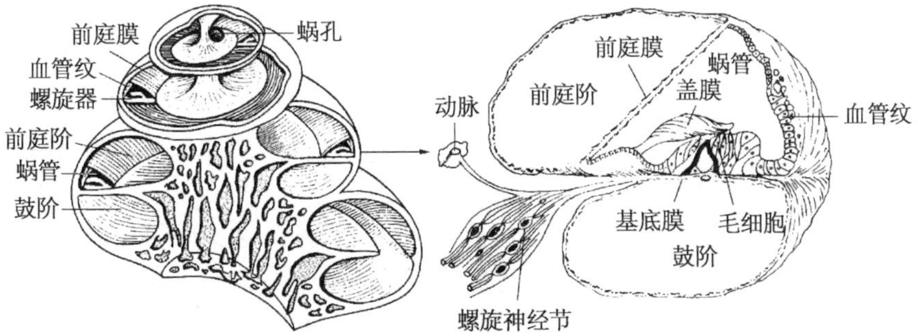

图9-11　耳蜗纵向剖面(左)和耳蜗管横断面(右)示意图

称为盖膜的胶状质中。盖膜在内侧与耳蜗轴相连,外侧则游离于内淋巴中。毛细胞顶部与蜗管内淋巴接触,底部与鼓阶内的外淋巴接触并与听神经末梢构成突触联系。

（二）基底膜的振动和行波学说

耳蜗具有感音换能作用,即可将中耳传递来的机械振动转变为听神经纤维上的动作电位,在此过程中,基底膜的振动起着关键作用。当声波振动通过听骨链传到卵圆窗膜时,如果振动使卵圆窗膜内陷,前庭阶中的外淋巴压力就升高,前庭膜下移,使蜗管内淋巴压力升高,进而使基底膜下移,鼓阶外淋巴压迫圆窗膜向外凸起。如果声波振动使卵圆窗膜向外凸起,整个耳蜗内的淋巴和膜性结构就都作反方向的移动。如此反复,便形成基底膜的振动。

基底膜的振动自耳蜗底部(即靠近卵圆窗处的基底膜)开始,按物理学中的**行波学说**(theory of travelling wave)原理向蜗顶方向传播。犹如人们在抖动一条绸带时,有波动自手持部位开始,沿绸带向其远端传播,这种向前传播的波就称为行波。行波传播的距离和出现最大振幅的部位随声波频率的不同而不同。声波频率越低,行波传播距离就越远,出现最大振幅的部位就越靠近耳蜗顶部;声波频率越高,行波传播距离就越近,出现最大振幅的部位就越靠近耳蜗底部。因此,每一个声波振动频率在基底膜上都有其特定的行波传播范围和最大振幅区,该区域的毛细胞受到的刺激就最强,与这部分毛细胞相联系的听神经纤维上的传入冲动也就最多。这样,来自基底膜不同区域的听神经纤维的冲动传到中枢的不同部位,就能引起不同音调的感觉。这就是耳蜗对声音频率进行初步分析的理论基础。动物实验和临床研究也都证实,耳蜗底部受损时主要影响高频听力,而耳蜗顶部受损时主要影响低频听力。

（三）毛细胞感受器电位的产生机制

基底膜振动时,基底膜与盖膜之间发生剪切运动,使毛细胞顶部的听毛弯曲。耳蜗毛细胞顶膜中存在机械门控通道,它们对引起听毛弯曲的机械性刺激非常敏感。当较短的听毛向较长的听毛一侧弯曲时,机械门控通道开放,K^+ 大量内流(因蜗管内淋巴中高 K^+,见后文)而产生去极化感受器电位;当较长的听毛向较短的听毛一侧弯曲时,顶膜中机械门控通道关闭,K^+ 内流终止;而基底侧膜中钾通道却始终开放,此时有大量 K^+ 外流(因鼓阶外淋巴低 K^+),从而产生超极化感受器电位。当感受器电位传播到毛细胞基底部时,促使毛细胞释放递质,通过与相应的听神经纤维之间的突触联系,将听觉信号传递给听神经。

（四）耳蜗及听神经的生物电现象

1. 耳蜗内电位　在耳蜗未受刺激时,如果以鼓阶外淋巴电位为参考 0 电位,可测得蜗管内淋巴电位约为 $+80\,mV$,称为**耳蜗内电位**(endocochlear potential),又称**内淋巴电位**(endolymphatic potential)。内淋巴呈正电位的原因是其中含高浓度的 K^+,而产生和维持内淋巴高 K^+ 则依赖于蜗管外侧壁血管纹的活动。血管纹细胞膜中存在多种离子转运体,包括钠泵、Na^+-K^+-$2Cl^-$ 同向转运体和钾通道等,若用钠泵抑制剂或长期大量使用呋塞米等袢利尿剂,可引起听力障碍。静息情况下耳蜗毛细胞内电位为 $-70 \sim -80\,mV$,由于毛细胞顶端的浸浴液为内淋巴,因此静息时该处毛细胞膜内外的电位差可达 $150 \sim 160\,mV$。

2. 微音器电位　当耳蜗受到声波刺激时,在耳蜗及其附近结构中可记录到一种与声波的幅度和频率完全一致的电位变化,称为**微音器电位**(microphonic potential)。微音器电位的特点是没有真正的阈值,没有潜伏期和不应期,不易疲劳,也不发生适应,在一定频率范围内,其幅度与声压呈正变关系。研究表明,微音器电位是耳蜗受声波刺激时,由多个毛细胞产生的感受器电位的复合。

3. 听神经动作电位　　听神经动作电位是耳蜗对声音刺激所产生的一系列反应中最后出现的电位变化,是耳蜗对声波刺激进行换能和编码的结果,其作用是将声音信息传向脑的高级中枢,最终产生听觉。

第四节　前庭器官

前庭器官包括半规管、椭圆囊和球囊,它们能感受躯体的运动状态和头部在空间的位置,形成运动觉和位置觉(合称平衡感觉),并在维持身体平衡中起重要作用。

一、前庭器官的感受细胞

与耳蜗感受细胞一样,前庭器官的感受细胞也是毛细胞。毛细胞顶部的纤毛数量也基本相同,呈阶梯状排列;不同的是有动纤毛和静纤毛之分。纤毛中一条粗而长,位于毛细胞顶端的一侧边缘,称为动纤毛;其余较短的称为静纤毛。毛细胞底部有感觉神经纤维末梢分布。当纤毛处于自然状态时,毛细胞膜内外存在约 $-80\,mV$ 的静息电位,此时,与毛细胞相连接的神经纤维上有一定频率的冲动持续发放(图 9-12A);当外力使静纤毛倒向动纤毛一侧时,毛细胞发生去极化,若去极化达到阈电位(约 $-60\,mV$),相应的传入纤维上的冲动发放频率增加(图 9-12B),表现为兴奋效应;当外力使动纤毛倒向静纤毛一侧时,毛细胞发生超极化,相应的传入纤维上的冲动发放频率减少,表现为抑制效应(图 9-12C)。在正常情况下,机体的运动状态和头部空间位置的变化都能以一定的方式改变毛细胞纤毛的倒向,使相应的神经纤维上的冲动频率发生改变,这些信息传到中枢,便可引起特定的运动觉和位置觉,并引起躯体和内脏功能的反射性变化。

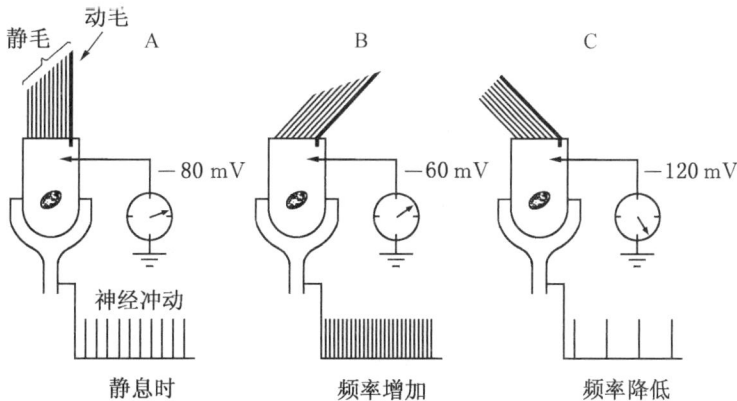

图 9-12　前庭器官中毛细胞纤毛不同倒向与相应传入神经冲动发放关系的示意图

二、前庭器官的功能

(一)半规管

人两侧内耳各有外、上、后 3 个互相垂直的半规管,分别处于三维空间的 3 个平面。半规管内充满内淋巴。每个半规管与椭圆囊连接的一端膨大,称为壶腹。壶腹部内有一隆起的结构,称为壶腹嵴,其中有一排面对管腔的毛细胞。毛细胞顶部的纤毛埋植在一种胶状的终帽中。毛细胞的底部与前庭神经末梢形成突触联系。

半规管壶腹嵴的适宜刺激是旋转变速运动。人的3个半规管分别位于三维空间的不同平面,因而综合起来就能感受空间任何方向的旋转变速运动。以外半规管为例,令受试者头前倾30°,绕身体纵轴左旋,当旋转开始时,半规管内淋巴由于惯性作用而向右流动,左侧半规管中的内淋巴将向壶腹方向流动,使毛细胞静纤毛向动纤毛一侧弯曲,毛细胞发生去极化,传入纤维发放冲动增加;而右侧外半规管中的内淋巴则背离壶腹,使毛细胞发生超极化,传入纤维发放冲动减少。两侧不同频率的冲动传入中枢,即可产生旋转感觉。当旋转进行到匀速状态时,毛细胞纤毛不再弯曲而膜电位恢复静息状态。当旋转突然停止时,内淋巴可因惯性继续向左流动,出现与旋转开始时相反的变化。其他两对半规管可分别感受它们所在平面的旋转变速运动刺激,并产生相应效应。

（二）椭圆囊和球囊

椭圆囊和球囊是膜性小囊,囊腔内充满内淋巴,囊壁上各有一个增厚隆起的囊斑。囊斑上有毛细胞,毛细胞顶部的纤毛插入位砂膜的胶质中。位砂膜内含有位砂,位砂主要由碳酸钙和蛋白质组成,其比重大于内淋巴。毛细胞的基底部有前庭神经分布。

椭圆囊和球囊囊斑的适宜刺激是直线变速运动和头部位置的改变。当人体直立且静止不动时,椭圆囊囊斑呈水平位,位砂膜位于毛细胞纤毛上方,而球囊囊斑呈垂直位,位砂膜悬于纤毛的外侧。在椭圆囊和球囊的囊斑上,由于每个毛细胞顶部纤毛的排列方向都不完全相同,因而囊斑能感受其所在平面上各个方向的直线变速运动和头部空间位置改变。以椭圆囊为例,当人体在水平方向作直线变速运动时,由于位砂的惯性作用,毛细胞顶面与位砂膜发生剪切运动,使毛细胞顶部纤毛发生弯曲。由于纤毛排列方向的上述特点,椭圆囊囊斑上总有一些毛细胞的静纤毛向动纤毛一侧弯曲,引起相应的毛细胞传入纤维发放冲动增加;也总有一些毛细胞的动纤毛向静纤毛一侧弯曲,产生抑制效应。这种信息传入中枢后,就能引起特定的直线变速运动和头部位置改变的感觉,同时引起相应的姿势反射以维持身体平衡。

三、前庭反应

来自前庭器官的传入冲动,除引起相应的运动觉和位置觉外,还可引起各种姿势调节反射和内脏功能活动的改变,这些反应统称为**前庭反应**(vestibular reaction)。

（一）前庭姿势调节反射

人体在进行直线变速运动时可刺激椭圆囊和球囊,反射性地改变颈部和四肢的肌紧张。例如,在乘车时车启动或突然加速,由于惯性,身体将后仰,但在出现后仰前可反射性引起躯干部屈肌和下肢伸肌紧张增强,使身体前倾以保持身体平衡;而车辆骤停或突然减速时则出现相反的变化。当乘电梯时,电梯突然上升可反射性地引起头前倾,四肢伸肌紧张抑制而下肢屈曲,产生两腿“发软”的感觉;当电梯突然下降时,则反射性引起抬头,伸肌紧张加强而下肢伸直,产生两腿“发硬”的感觉。同样,在做旋转变速运动时,也可刺激半规管反射性地改变颈部和四肢肌紧张,以维持身体平衡。例如,当绕纵轴向左旋转刚开始时,可反射性地引起右颈部肌紧张加强,左侧减弱,头向右偏转,左上、下肢伸肌和右屈肌紧张加强,出现左侧肢体伸张而右侧肢体屈曲,躯干向右偏移,以防摔倒;而当旋转突然停止时,可使肌紧张发生与上述情况相反方向的变化。这些姿势反射都和引起反射的刺激相对抗,其意义在于保持运动过程中的身体平衡。

（二）前庭自主神经反射

如果前庭器官受到刺激过强,刺激时间过长,或者前庭器官功能过度敏感,常可引起自主神经系统功能失调,主要表现为以迷走神经兴奋占优势的反应,如恶心、呕吐、眩晕、皮肤苍白、心率加快、血压下降等,这些反应称为**前庭自主神经反应**(vestibular autonomic reaction)。前庭器官功能较敏感的人在乘船、乘车和乘飞机时常可引起晕船、晕车和晕机,这称为**运动病**。宇航员在初次接受训练时也常出现同样的反应,称为**航空病**。

（三）眼震颤

眼震颤(nystagmus)是指躯体在旋转变速运动时出现的不自主的节律性眼球运动,它是前庭反应中最特殊的一种反应,主要由半规管受刺激而引起。眼震颤的方向可因受刺激的半规管不同而不同,可分为水平眼震颤、垂直眼震颤与旋转眼震颤。人类在地平面上的活动较多,如转身、回头等,所以水平眼震颤最为常见。当受试者头前倾30°,绕身体纵轴向左旋转时,由于外半规管受刺激而出现水平眼震颤。旋转开始时,双眼球向右缓慢移动,称为眼震颤的慢动相;当眼球移动到眼裂右端而不能再右移时,突然快速返回到眼裂正中,称为眼震颤的快动相。以后又进行新的慢动相和快动相,反复交替(图9-13)。当旋转变为匀速转动时,虽然旋转仍在继续,但由于双侧壶腹嵴受到的压力相同,于是眼震颤停止,眼球居于眼裂正中。当旋转突然减速或停止时,将出现与旋转开始时方向相反的眼震颤。临床上,眼震颤常用作判断前庭功能是否正常的检查方法,并以快动相为眼震颤的方向。如果眼震颤持续时间过长,表明前庭功能过度敏感;如果持续时间过短,则说明前庭功能减退。

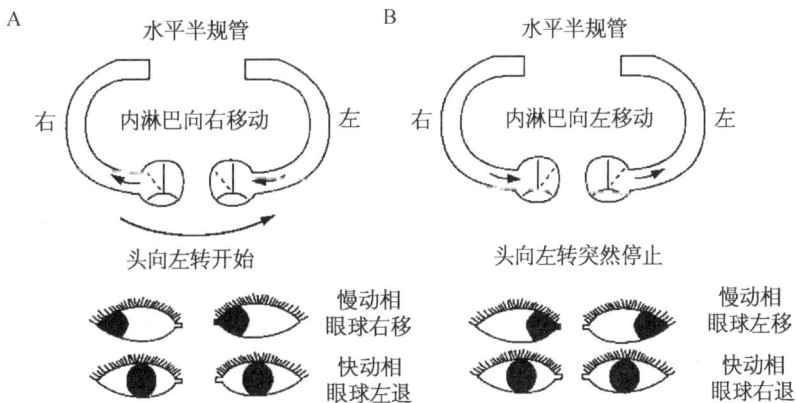

图9-13 旋转变速运动引起的眼震颤示意图
A. 旋转开始时的眼震颤方向; B. 旋转突然停止时的眼震颤方向。

第五节 嗅觉和味觉器官

一、嗅觉器官

人的嗅觉器官是鼻,嗅觉感受器是位于上鼻道及鼻中隔后上部嗅上皮中的嗅细胞。嗅细胞呈杆状,每个嗅细胞的顶部有5~6根嗅纤毛,其底部的突起形成嗅丝,属于无髓神经纤维,穿过筛孔到达嗅球,再通过中枢内纤维投射到达嗅皮层,从而引起**嗅觉**(olfaction)。

嗅觉的适宜刺激是挥发性的有气味物质,即嗅质。自然界中的嗅质达2万余种,而人类能分辨和记忆约1万种不同嗅质。人类约有1 000种能感受不同嗅质的受体,每个嗅细胞基本上只表达这些受体中的一种。每个嗅细胞与不同嗅质的结合程度不同,一个嗅细胞可对多种嗅质发生反应,而一种嗅质又可同时激活多个嗅细胞,通过不同的组合,产生各种不同的嗅觉。嗅觉发生适应较快,当某种嗅质刚出现时常引起明显的嗅觉,但它持续存在时,感觉便很快减弱,甚至消失。"入芝兰之室,久而不闻其香"就是这个道理。

不同动物的嗅觉敏感度相差很大,同一动物对不同嗅质的敏感度也有差别。随着年龄的增长,人的嗅觉敏感度将逐渐降低。感冒时,鼻黏膜肿胀可使嗅细胞敏感度显著降低。此外,温度、湿度和大气压等外在因素对嗅觉也有较大影响。

二、味觉器官

人的**味觉**(gustatory sensation;taste)器官是舌,味觉感受器是味蕾。味蕾主要分布于舌背面和舌缘,在口腔和咽部黏膜表面也有散在分布。味蕾由味细胞、支持细胞和基底细胞组成。味细胞顶端有纤毛,称为味毛,是味觉感受的关键部位。味觉感受器是一种化学感受器,适宜刺激是一些溶于水的化学物质,即味质。

人的味觉系统能区分多种味觉,但基本的味觉仅有酸、甜、苦、咸、鲜5种。舌表面不同部位对不同味觉刺激的敏感度不同。一般舌尖对甜味较敏感,舌两侧对酸味较敏感,舌两侧前部对咸味较敏感,软腭和舌根部则对苦味较敏感。味觉敏感度可受食物温度的影响,在20~30℃时,味觉敏感度最高。

味觉感受器发生适应也较快,某种味质长时间刺激时,味觉敏感度迅速降低。通过舌的运动搅动食物可使味觉适应的发生变慢。

习 题 九

(一) 单项选择题

1. 感受器电位的特点是
   A. "全或无"式　　　　　　　　　B. 不衰减传播
   C. 有不应期　　　　　　　　　　D. 可发生总和
2. 下列感受器中,对恒定强度刺激发生适应较快的是
   A. 痛觉感受器　　　　　　　　　B. 压力感受器
   C. 化学感受器　　　　　　　　　D. 环层小体
3. 下列关于简化眼的描述,正确的是
   A. 球面折光体前后径为25 mm　　B. 光线只在球形界面折射一次
   C. 球形界面的折光率为1.5　　　D. 节点距离视网膜20 mm
4. 5 m远处直径为1.5 mm的光点在人眼视网膜上的物像大小是
   A. 1.5 μm　　B. 3.0 μm　　　　C. 4.5 μm　　　　D. 6.0 μm
5. 正常人眼视6 m以内近物时,眼的近反射中重要的是
   A. 眼球突出　　B. 晶状体变凸　　C. 瞳孔缩小　　D. 双眼球会聚

6. 近点离眼的距离远近主要决定于
   A. 角膜前表面的曲率
   B. 瞳孔缩小的程度
   C. 晶状体的弹性
   D. 玻璃体的折光指数

7. 瞳孔近反射的意义在于
   A. 有利于产生立体视觉
   B. 减小球面像差和色像差
   C. 避免强光损伤视网膜
   D. 避免产生复视

8. 瞳孔对光反射的中枢位于
   A. 延髓
   B. 脑桥
   C. 中脑
   D. 大脑

9. 房水循环障碍引起眼内压升高可导致的疾病是
   A. 远视眼
   B. 近视眼
   C. 散光眼
   D. 青光眼

10. 在视网膜中,**不属于**神经组织的细胞是
    A. 色素上皮细胞
    B. 感光细胞
    C. 双极细胞
    D. 神经节细胞

11. 视锥细胞在视网膜中分布最密集的区域是
    A. 中央凹
    B. 中央凹外6 mm 处
    C. 中央凹6 mm 外
    D. 视盘

12. 视杆细胞外段所含的感光色素是
    A. 视紫红质
    B. 红敏色素
    C. 绿敏色素
    D. 蓝敏色素

13. 视锥系统具有较强分辨能力的主要原因是
    A. 视锥细胞集中分布于中央凹
    B. 视锥细胞外段尖端直径较小
    C. 视锥细胞只在白昼光下工作
    D. 视锥系统的会聚程度较低

14. 视杆细胞超极化感受器电位的产生机制是
    A. Na^+ 内流停止,K^+ 外流继续
    B. Na^+ 内流增大,K^+ 外流减小
    C. Na^+ 内流继续,K^+ 外流停止
    D. Na^+ 内流不变,K^+ 外流增大

15. 视力检测主要反映的是
    A. 视杆细胞的分辨能力
    B. 视锥细胞的分辨能力
    C. 视杆细胞对光的敏感度
    D. 视锥细胞对光的敏感度

16. 颜色视野最小的是
    A. 红色
    B. 绿色
    C. 蓝色
    D. 白色

17. 下列结构中,损伤后产生传音性耳聋的是
    A. 听骨链
    B. 螺旋器
    C. 血管纹
    D. 听神经

18. 下列结构中,损伤后产生感音性耳聋的是
    A. 鼓膜
    B. 听骨链
    C. 咽鼓管
    D. 毛细胞

19. 耳蜗毛细胞去极化感受器电位的产生机制是
   A. Na^+ 内流
   B. Na^+ 外流
   C. K^+ 内流
   D. K^+ 外流

20. 产生和维持内淋巴正电位的结构是
   A. 毛细胞
   B. 前庭膜
   C. 基底膜
   D. 血管纹

21. 下列关于耳蜗微音器电位的描述，正确的是
   A. 呈等级式反应
   B. 有一定潜伏期
   C. 易疲劳
   D. 可发生适应

22. 人在跳舞作旋转舞姿时，主要受刺激的前庭器官是
   A. 外半规管
   B. 上半规管
   C. 椭圆囊
   D. 球囊

23. 发生运动病时，占优势的神经活动反应是
   A. 运动神经兴奋
   B. 感觉神经兴奋
   C. 交感神经兴奋
   D. 迷走神经兴奋

24. 下列关于人类嗅觉的描述，错误的是
   A. 感受器是嗅细胞
   B. 约能分辨 1 万种不同嗅质
   C. 约有 1 万种不同的受体
   D. 嗅觉发生适应较快

25. 对苦味较敏感的部位是
   A. 舌尖
   B. 舌根
   C. 舌两侧前部
   D. 舌两侧后部

（二）填空题

1. 可见光对视网膜感光细胞来说是_____刺激，而对耳蜗毛细胞来说则为_____刺激。

2. 感受器受刺激发生反应时，先在感受器局部产生_____电位，这种电位具有_____电位性质。

3. 眼的折光界面中折射能力最强的是_____，表面曲率可受调节的折光体是_____。

4. 人眼视 6 m 以内近物时的调节包括_____、_____和_____。

5. 老视眼视_____物时与正视眼无异，视_____物时调节能力减弱，其产生原因是_____。

6. 眼的感光部位是_____，有_____和_____两种感光细胞。

7. 视杆细胞所含的感光色素为_____，在_____时分解，在_____时又重新合成。在此过程中，总有部分_____被消耗，需要从食物中吸收_____来补充，若长期摄入不足将发生_____症。

8. 在以声频为横坐标、声强为纵坐标的听力曲线图上，能引起听觉的最小声强是_____；除引起听觉外还引起鼓膜产生痛感的声强是_____，在这两种声强组成的曲线所包围的区间是_____。

9. 蜗管基底膜振动波的传播可用_____学说解释，声波频率越低，传播距离越

_____,出现最大振幅的部位越靠近 _____,声波频率越高,传播距离越 _____,出现最大振幅的部位越靠近_____。

10. 半规管壶腹嵴的适宜刺激是_____,椭圆囊和球囊囊斑的适宜刺激是_____ 和_____。

(三) 名词解释

1. 适宜刺激　　2. 简化眼　　3. 近点

4. 瞳孔对光反射　5. 生理盲点　　6. 视力

7. 暗适应　　　8. 视野　　　9. 气传导

10. 耳蜗微音器电位　11. 前庭反应

(四) 简答题

1. 简述感受器的一般生理特性。

2. 简述眼折光异常的主要类型、发生原因及矫正措施。

3. 试比较视杆系统和视锥系统的功能特点。

4. 试用三原色学说解释人眼分辨颜色的机制。

5. 简述中耳在声波传导中的作用及其机制。

6. 简述声波传入内耳的途径。

7. 简述前庭器官的生理作用。

(五) 论述题

1. 试述正常人视近物时眼的调节及其生理意义。

2. 试从耳蜗的功能结构分析听觉的产生机制。

3. 前庭反应有哪些表现? 为什么?

(张 敏)

第十章 神经系统的功能

学 习 纲 要

1. 了解神经元的一般结构和功能。
2. 熟悉神经纤维的功能,神经的营养性作用。
3. 掌握突触传递,有关神经递质和受体的基本概念。
4. 熟悉反射活动的基本规律。
5. 熟悉神经系统的感觉功能,神经系统对躯体运动的调控。
6. 掌握痛觉生理,自主神经系统的功能。
7. 熟悉中枢对内脏活动的调节。
8. 了解脑电活动,觉醒和睡眠,脑的高级功能。

在人体生理功能调节中,神经系统占主导地位,它对全身各系统都有支配,在它的调控下,全身各系统才能完成其正常功能活动,并相互协调,适应各种内外环境的变化。神经系统一般分为**中枢神经系统**和**周围神经系统**,前者是指脑和脊髓,后者则为脑和脊髓以外的部分。人类在长期的生物进化过程中,通过生产劳动和社会交流,使其神经系统,尤其是大脑皮层,不仅在感觉和运动调节方面更趋完善,而且形成了语言,因而能进行复杂的认知和抽象的思维活动,使人脑的功能远胜于其他动物。本章主要介绍中枢神经系统的功能。神经系统内主要有**神经元**(neuron)和**神经胶质细胞**两类细胞。虽然在数量上后者远多于前者,但在功能上却以前者为主。神经元是构成神经系统结构和功能的基本单元,而神经胶质细胞则主要对神经元起支持、保护和营养作用,并通过再生修复受损的神经组织。本章仅介绍神经元的功能活动。

第一节 神经活动的一般规律

一、神经元

(一)神经元的一般结构和功能

人类中枢神经系统中约有10^{11}个神经元,其形态和大小可相差很大(图10-1),但其共同点是都有突起。突起可分为树突和轴突两类。一个神经元可有多个树突,但通常只有一个轴突。轴突的末端分成许多分支,每个分支末梢的膨大部分称为突触小结,它与另一个神经元相接触而形成突触。轴突外面包有髓鞘便成为神经纤维。神经纤维可分为有髓神经纤维和无髓神经纤维。

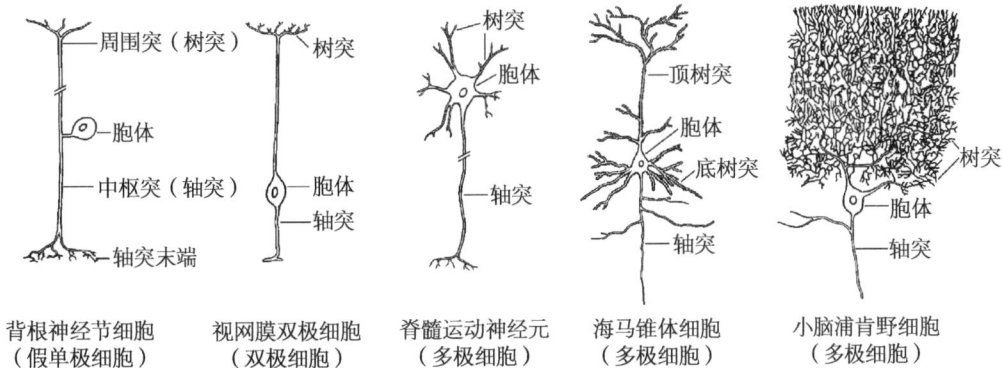

图 10-1　哺乳动物几种不同类型的神经元模式图

　　就单个神经元而言,它具有接受、整合、传导和传递信息的功能;但在神经系统中,神经元借助于神经纤维和与其他神经元之间的突触联系,形成复杂的神经网络,可完成多种不同的神经功能活动,如感觉、运动和内脏反射、学习、记忆、语言和思维等。

　　(二)神经纤维的功能

　　神经纤维具有兴奋传导和轴浆运输的双重功能。

　　1. 神经纤维的兴奋传导　兴奋传导是神经纤维的主要功能。生理学中常将兴奋或动作电位在神经纤维上的传导称为**神经冲动**(nerve impulse),简称**冲动**。

　　(1)神经纤维传导兴奋的特征:①依赖于结构和功能的完整性。这是神经纤维传导兴奋的必要条件,如果神经纤维受损或被切断或局部应用麻醉剂,即其结构和功能不完整,兴奋传导将受阻。②互不干扰。一根神经干中含有许多神经纤维,这些纤维中有传出和传入纤维,纤维的直径也大小不一,因而其传导速度快慢不等,但传导兴奋时却互不干扰。③双向传导。人为刺激神经纤维上任何一处,只要刺激足以引起兴奋,兴奋将沿神经纤维向两端传播。但在整体情况下,神经冲动总是沿轴突由胞体传向末梢,表现为传导的单向性,这是由神经元的极性所决定的。④相对不易疲劳。连续电刺激数小时至十几小时,神经纤维始终能保持其传导兴奋的能力,与突触传递相比,表现为相对不易疲劳。

　　(2)神经纤维的传导速度:神经纤维直径越大,传导速度越快;兴奋在有髓神经纤维上传导是以跳跃式传导的方式进行的,要比在无髓神经纤维上传导快得多(见第二章);髓鞘在一定范围内增厚,或温度在一定范围内升高,传导也随之增快。在 Guillain-Barré 综合征、多发性硬化症等脱髓鞘疾病,可因神经传导速度明显降低而出现一系列症状;测定神经传导速度有助于诊断神经系统疾病和估计神经损伤的预后。

　　根据神经纤维上兴奋传导速度的差异,可将哺乳动物的周围神经纤维分为 A、B、C 3 类。其中 A 类纤维又分为 α、β、γ、δ 4 个亚类;也可根据其直径和来源分为 Ⅰ、Ⅱ、Ⅲ、Ⅳ 4 种类型,它们分别相当于 A_α、A_β、A_δ 类和 C 类后根纤维,但不完全等同。目前,前一种分类法多用于传出纤维,后一种分类法则常用于传入纤维(表 10-1)。

表 10-1　哺乳动物周围神经纤维的类型

纤维类型	功　能	纤维直径（μm）	传导速度（m/s）	相当于传入纤维的类型
A(有髓鞘)				
α	本体感觉、躯体运动	13～22	70～120	I *
β	触-压觉	8～13	30～70	II
γ	支配梭内肌(使其收缩)	4～8	15～30	
δ	痛觉、温度觉、触-压觉	1～4	12～30	III
B(有髓鞘)	自主神经节前纤维	1～3	3～15	
C(无髓鞘)				
后根	痛觉、温度觉、触-压觉	0.4～1.2	0.6～2.0	IV
交感	交感节后纤维	0.3～1.3	0.7～2.3	

* :I类纤维再分I_a和I_b两个亚类，I_a类纤维直径稍粗(12～22 μm)，I_b类纤维直径略细(约 12 μm)。

2. 神经纤维的轴浆运输　**轴浆运输**(axoplasmic transport)是指借助于轴突内轴浆流动而进行的物质运输。这种运输可分为自胞体向末梢方向的顺向轴浆运输和自末梢向胞体方向的逆向轴浆运输；顺向轴浆运输可再分为快速和慢速轴浆运输，前者主要输送有膜结构的细胞器，如线粒体、突触囊泡和分泌颗粒等，在猴、猫等动物坐骨神经内的运输速度约 410 mm/d；后者主要运送一些可溶性物质，其速度为 1～12 mm/d。有些物质，如神经生长因子、辣根过氧化物酶、某些病毒(如狂犬病病毒)和毒素(如破伤风毒素)等在末梢被摄取后，可通过逆向轴浆运输而到达胞体，这类运输的速度约 205 mm/d。

轴浆运输对维持神经元结构和功能的完整性具有重要意义。如果切断轴突，不仅轴突远端部分发生变性，近端部分甚至胞体也将发生变性。因为神经元生长和存活需要神经营养因子的支持，而这些神经营养因子大都来自神经所支配的组织，如骨骼肌等，也来源于神经胶质细胞。目前已发现多种神经营养因子，主要有神经生长因子、脑源性神经营养因子、神经营养因子-3 和神经营养因子-4/5 等。

（三）神经的营养性作用

神经能使它所支配的组织在功能上发生变化。例如，引起肌肉收缩、腺体分泌等，这是神经的**功能性作用**(functional action)。此外，神经末梢还经常释放某些营养性因子，持续调整它所支配组织的内在代谢活动，影响其持久性的结构、生化和生理的变化，这一作用称为神经的**营养性作用**(trophic action)。正常情况下，神经的营养性作用不易被觉察，但在神经纤维被切断后，它所支配的肌肉将出现糖原合成减慢，蛋白质分解加速，肌肉逐渐萎缩等现象。例如脊髓灰质炎患者，其前角运动神经元一旦变性死亡，它所支配的肌肉将逐渐萎缩。这是因为肌肉失去了神经的营养性作用。这一作用也是通过轴浆运输来实现的。

二、突触传递

突触(synapse)是指神经元与神经元之间一种特化的连接。发生在突触处的信息传递称为**突触传递**(synaptic transmission)。神经元与效应细胞之间的接头，如骨骼肌神经-肌接头，也可纳入突触的范畴，因此接头处的信息传递也可认为是突触传递。大多数突触传递通过突触前神经元释放某种化学物质而实现,这类突触传递称为**化学性突触传递**;但有些突触则以局部电流直接在相邻两细胞之间传递,这类突触传递则称为**电突触传递**。

电突触传递的结构基础是**缝隙连接**(gap junction)(图10-2)。缝隙连接普遍存在于细胞之间,也存在于神经元之间。在以缝隙连接相邻接的两个神经元之间,两细胞膜相隔2~3 nm,两膜中各由6个亚单位构成的连接体蛋白端端相接而形成水相孔道。带电离子很容易通过这些孔道使局部电流从一个细胞传给另一个细胞。电突触传递具有双向性、低电阻和快速性等特点。电突触传递主要发生在同类神经元之间,具有促进神经元同步化活动的功能。

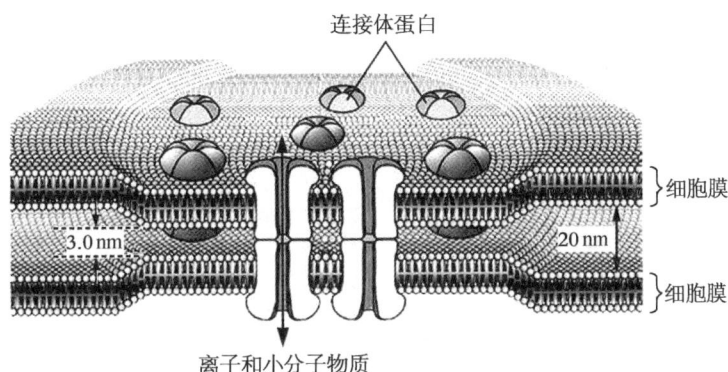

图 10-2　电突触(缝隙链接)结构模式图

大多数突触传递是化学性的,以下主要介绍化学性突触传递。

(一)化学性突触及其传递过程

化学性突触一般由突触前膜、突触后膜和突触间隙3部分组成。突触前膜通常是突触前神经元轴突末梢膜的一部分,而突触后膜可为突触后神经元树突、胞体或轴突的膜结构,因而突触常分为轴突-树突式突触、轴突-胞体式突触和轴突-轴突式突触3类(图10-3)。其中以轴突-树突式突触最多见,而轴突-轴突式突触是构成突触前抑制的重要结构基础。

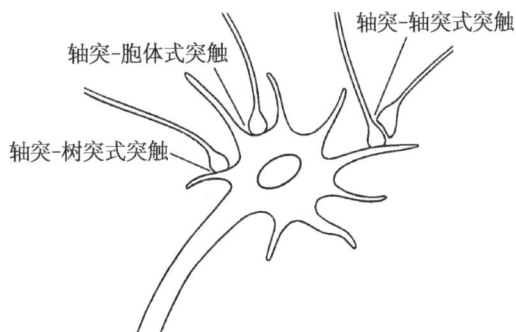

图 10-3　突触的基本类型示意图

1. 突触的微细结构　在电子显微镜下观察,突触前膜和突触后膜较一般的细胞膜稍增厚,约7.5 nm,突触间隙宽20~40 nm。在突触前膜内侧的轴浆内,含有较多线粒体和大量膜泡,后者称为**突触囊泡**(synaptic vesicle),简称**囊泡**,直径20~80 nm,内含高浓度的神经递质。不同的突触内所含突触囊泡的大小和形态不完全相同,囊泡一般分为以下3种:①小而清亮透明的囊泡,内含乙酰胆碱或氨基酸类递质;②小而具有致密中心的囊泡,内含儿茶酚胺类递质；③大而具有致密中心的囊泡,内含神经肽类递质。在其相对应的突触后膜中则存在着相应的特异性受体或化学门控通道(图 10-4)。

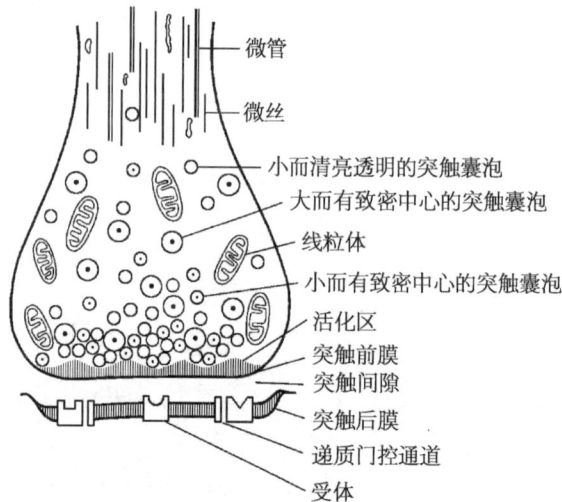

图 10-4　突触的微细结构模式图

此外,在自主神经(交感和副交感神经)与效应细胞(平滑肌和心肌)可见到另一种形态的化学性突触结构。这些神经轴突末梢有许多分支,分支上形成串珠状的膨大结构,称为曲张体。曲张体类似于突触小结,内含大量线粒体和囊泡,囊泡内含有高浓度的递质;在其所支配的效应细胞上存在相应受体,但在效应细胞未见与曲张体相对应的突触后膜结构。曲张体只是沿其分支穿行于效应细胞的组织间隙。所以,这类化学性突触的突触前后成分之间并无一一对应关系,称为**非定向突触**,而前述经典的突触则称为**定向突触**。

2. 突触传递的过程　在定向突触,当突触前神经元有冲动传来时,突触前膜发生去极化,当去极化达到一定水平时,膜中的电压门控钙通道开放,细胞外 Ca^{2+} 进入突触前末梢轴浆内,使囊泡移向前膜,并以出胞的形式将囊泡内的递质倾囊释出(量子式释放)。递质在突触间隙内经扩散到达突触后膜,作用于后膜中的特异性受体或化学门控通道,使后膜中某些离子通道开放或关闭,引起某些跨膜离子流的改变,使后膜发生一定程度的去极化或超极化,从而形成**突触后电位**(postsynaptic potential, PSP)。

在非定向突触,其传递过程基本与定向突触相同,但有其特殊之处。一个曲张体所释放的递质是否产生效应或产生效应的大小,决定于局部效应细胞膜中是否存在相应受体、受体分布密度以及与曲张体之间的距离,曲张体与效应细胞的距离一般 > 20 nm,有的可 > 400 nm,因而递质扩散距离较远,且远近不等,故突触传递较费时,且历时长短不一。这种传递方式也称**非突触性化学传递**。

3. 影响突触传递的因素　突触传递受多种因素的影响,涉及递质释放、已释放递质的消除和递质与受体结合等诸多环节。

(1) 影响递质释放的因素:递质的释放量主要决定于进入末梢的 Ca^{2+} 量,在一定范围内与细胞外 Ca^{2+} 浓度呈正比。当细胞外 Ca^{2+} 浓度增高和(或)细胞外 Mg^{2+} 浓度降低时,递质释放量增多;反之则递质释放量减少。此外,某些细菌毒素,如破伤风毒素和肉毒梭菌毒素,可抑制突触前膜释放递质。

（2）影响已释放递质消除的因素:已释放的递质通常被突触前末梢重摄取或被酶解代谢而消除其作用。有些药物可作用于这一环节而影响突触传递。如三环类抗抑郁药可抑制脑内去甲肾上腺素在突触前膜的重摄取,递质因滞留于突触间隙而持续作用于受体,使传递效率加强;利舍平(利血平)不能抑制交感末梢膜对去甲肾上腺素的重摄取,却能抑制末梢内囊泡膜对去甲肾上腺素的重摄取,使递质在末梢内滞留而被酶解,导致囊泡内递质减少以至耗竭,使突触传递受阻;新斯的明和有机磷农药等可抑制胆碱酯酶,使乙酰胆碱持续发挥作用。

（3）影响与受体结合的因素:由于突触间隙与细胞外液相通,因此凡能进入细胞外液的药物、毒素,以及其他化学物质均能到达突触后膜而影响突触传递。如临床上使用的许多受体激动剂(如异丙肾上腺素等)、拮抗剂(如阿托品等)都是根据这一原理。

4. 突触后电位　由突触传递引起的突触后电位主要有以下两种形式。

（1）**兴奋性突触后电位**(excitatory PSP, EPSP):是指突触后膜在某种神经递质作用下发生的局部去极化电位变化。与骨骼肌神经-肌接头处的终板电位一样,EPSP 具有局部兴奋的性质,它使膜电位向阈电位靠近,使突触后神经元在接受其他刺激时较易爆发动作电位。EPSP 的产生机制是:兴奋性递质作用于突触后膜中的相应受体,使后膜主要对 Na^+ 的通透性增高,引起以 Na^+ 内流为主的跨膜电流,结果发生去极化(图 10-5A)。

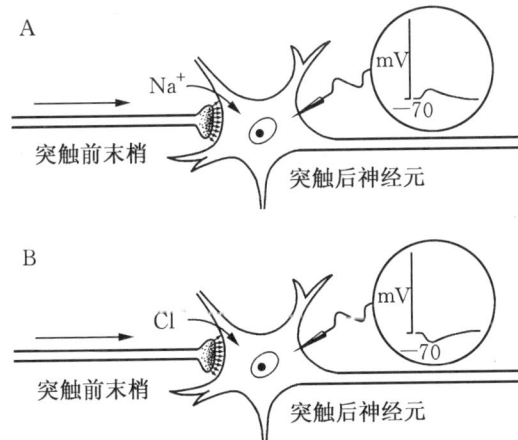

图 10-5　兴奋性突触后电位(A)和抑制性突触后电位(B)的产生机制示意图

（2）**抑制性突触后电位**(inhibitory PSP, IPSP):是指突触后膜在某种神经递质作用下产生的局部超极化电位变化。由于膜电位远离阈电位水平,不易爆发动作电位,因而表现为抑制。IPSP 的产生机制是:抑制性递质作用于突触后膜中的相应受体,使后膜中氯通道开放,引起 Cl^- 内流,结果发生超极化(图 10-5B)。

5. 突触后神经元的兴奋与抑制　由于一个神经元常与多个轴突末梢形成突触,产生的突触后电位既有 EPSP,又有 IPSP,因此突触后膜上电位改变的总趋势取决于同时产生的 EPSP 和 IPSP 的总和。如果总和的结果为超极化,则突触后神经元表现为抑制;如果总和的结果为去极化并达到阈电位,即可爆发动作电位。但动作电位并不首先发生在胞体,而是首先发生在轴突始段,然后沿细胞膜传遍整个细胞,即表现为突触后神经元的兴奋。

（二）有关神经递质和受体的一些基本概念

神经递质和受体是化学性突触传递的物质基础。神经递质一般由突触前末梢释放,受体通常位于突触后膜中,递质须作用于相应的受体,突触传递才得以完成。

1. **神经递质**（neurotransmitter）　是指突触前末梢释放,能特异性作用于突触后膜受体,并引起突触后神经元活动状态发生改变（如产生突触后电位）的信使物质。哺乳动物的神经递质种类很多,根据其化学结构,大致可分成若干大类,如表10-2所示。

表 10-2　哺乳动物神经递质的分类

分　类	主 要 成 分
胆碱类	乙酰胆碱
胺类	多巴胺、去甲肾上腺素、肾上腺素、5-羟色胺、组胺
氨基酸类	谷氨酸、门冬氨酸、γ-氨基丁酸、甘氨酸
肽类	下丘脑调节肽*、血管升压素、缩宫素、速激肽*、阿片肽*、脑-肠肽*、心房钠尿肽、降钙素基因相关肽、神经肽Y等
嘌呤类	腺苷、ATP
气体类	一氧化氮、一氧化碳、硫化氢
脂类	花生四烯酸及其衍生物（前列腺素等）*、神经活性类固醇*

*：为一类物质的总称。

在周围神经系统,躯体运动神经末梢释放的递质是乙酰胆碱,自主神经系统的递质主要是乙酰胆碱和去甲肾上腺素（见本章第四节）,也有部分是肽类和嘌呤类递质;而中枢神经系统所含的递质和受体系统极为多样复杂。

在神经系统中,某些化学物质有时并不直接在神经元之间传递信息,而是起增强或减弱递质传递效率的作用,这类物质称为**神经调质**（neuromodulator）,它们所发挥的作用称为**调制作用**（modulation）。但实际上递质和调质之间没有绝对界限,因为两者常互换其角色。

过去曾认为,一个神经元全部末梢只释放同一种递质。现已发现,可有两种或两种以上的递质（或调质）共存同一个神经元内,这种现象称为**递质共存**（neurotransmitter co-existence）,其意义在于协调某些生理功能活动。

2. **受体**　**受体**的概念已在第二章中介绍,这里不再赘述。能与神经递质特异结合的受体一般位于细胞膜中,即为膜受体,且主要分布于突触后膜中。也可分布于突触前膜中,后者称为**突触前受体**（presynaptic receptor）,多与突触前末梢递质释放的调制有关。

迄今为止,尚无系统的受体分类法,受体多按其所能特异性结合的配体来命名,如胆碱能受体、肾上腺素能受体等。许多受体有若干亚型,有些亚型还可再区分出亚型。如胆碱能受体可分为毒蕈碱受体（M受体）和烟碱受体（N受体）,N受体可再分为N_1和N_2受体亚型;受体亚型的出现表明递质-受体的生物效应具有多样性。

受体是跨膜信号转导的转换器,受体与相应递质结合后,通过一定的信号转导通路,使突触后神经元活动状态发生改变或使效应细胞产生特异的生物效应。神经递质的信号转导主要由G蛋白耦联受体和离子通道型受体介导,前者远多于后者（见第二章）。

受体蛋白的数量和与递质结合的亲和力在不同的生理或病理情况下均可发生改变。当递质分泌不足时,受体的数量将增加,亲和力也将升高,称为受体的**上调**（up regulation）;反之,当递质释放过多时,则受体的数量减少,亲和力也降低,称为受体的**下调**（down regulation）。

三、反射活动

反射是神经系统功能活动的基本方式,它依赖于反射弧在结构和功能上的完好无损。反射和反射弧的概念均已在绪论中介绍,以下主要叙述反射活动的一些基本规律。

(一)反射的分类

人和高等动物的反射可分为非条件反射和条件反射两类。**非条件反射**(unconditioned reflex)是指生来就有、数量无限、形式比较固定和较为低级的反射,如防御反射、食物反射、性反射等。非条件反射是在长期的种系发展中形成的,它的建立无需大脑皮层的参与。它使人和动物能初步适应环境,对个体和种系的生存具有重要意义。**条件反射**(conditioned reflex)则为人和动物在通过后天学习和训练后形成的反射,是反射活动的高级形式,其数量无限,可以建立,也能消退。人和高等动物形成条件反射的主要中枢部位在大脑皮层。与非条件反射相比,条件反射使人和高等动物对各种环境具有更加完善的适应能力。

(二)反射的中枢调控

反射的基本过程是刺激信号经感受器、传入神经、反射中枢、传出神经和效应器5个反射弧结构依次传递的过程(见绪论)。反射中枢是反射弧中最复杂的部位。不同反射的中枢范围可相差很大,如腱反射中枢位于脊髓,在中枢只经过一次突触传递,反射即能完成,这种反射称为**单突触反射**(monosynaptic reflex)。腱反射(见后文)是体内唯一的单突触反射。一些复杂反射的中枢,如呼吸中枢和心血管中枢,广泛分布于从脊髓到大脑皮层的各级水平(见第四章、第五章)。绝大多数反射在中枢都要经过多次突触传递才能完成,这些反射称为**多突触反射**(polysynaptic reflex)。需指出,在整体情况下,无论是简单的还是复杂的反射,冲动传入中枢后,除在同一水平与传出部分发生联系并发出传出冲动外,还有上行冲动传到更高级的中枢进一步整合,再由高级中枢发出下行冲动来调整反射的传出冲动。因此,完成一个反射往往需要通过多级水平的整合,反射活动才更具复杂性和适应性。

(三)中枢神经元的联系方式

神经元依其在反射弧中的不同地位可分为传入神经元、中间神经元和传出神经元,其中以中间神经元的数量为最多。在多突触反射中,中枢神经元连接成网,神经元之间存在多种联系方式,但归纳起来主要有以下几种。

1. 辐散和聚合式联系 **辐散式联系**(divergent connection)是指一个神经元可通过其轴突末梢分支与多个神经元形成突触联系,从而使与之相联系的许多神经元同时兴奋或抑制。这种联系方式在传入通路中较多见。**聚合式联系**(convergent connection)是指一个神经元可接受来自许多神经元的轴突末梢而建立突触联系,因而有可能使来源于不同神经元的兴奋和抑制在同一神经元上发生整合,导致后者兴奋或抑制。这种联系方式在传出通路中较为多见(图10-6A,B)。

2. 链锁式和环式联系 在神经元网络中,由于辐散与聚合式联系同时存在而形成**链锁式联系**(chain connection)或**环式联系**(recurrent connection)(图10-6C,D)。神经冲动通过链锁式联系时,可扩大兴奋效应的空间范围;神经冲动通过环式联系时,兴奋效应可因负反馈而及时终止,或因正反馈而得到增强和延续,即使原刺激已停止,传出通路仍在一段时间继续发放冲动,这种现象称为**后发放**(after discharge)。

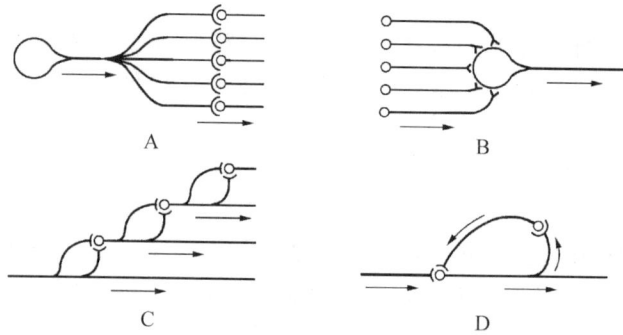

图 10-6 中枢神经元的联系方式模式图
A. 辐散式联系；B. 聚合式联系；C. 链锁式联系；D. 环式联系。

（四）中枢兴奋传播的特征

在多突触反射中，由于兴奋在中枢的传播需经多次接替，且多数突触是化学性的，故突触传递明显不同于兴奋在神经纤维上的传导。中枢兴奋传播主要有以下一些特征。

1. 单向传播　在反射活动中，兴奋经过化学性突触传递只能从突触前末梢传向突触后神经元，这一现象称为**单向传播**（one-way conduction）。化学性突触单向传播的意义在于使信息只能沿指定的路线运行。而电突触传递则不同，兴奋可双向传播。

2. 中枢延搁　兴奋通过反射中枢时往往较慢，这一现象称为**中枢延搁**（central delay）。兴奋通过一个化学性突触常需 0.3～0.5 ms，反射通路上跨越的化学性突触数目越多，兴奋传递所需的时间就越长。兴奋通过电突触传递时则几无时间延搁，因而在神经元的同步活动中起重要作用。

3. 兴奋的总和　在反射活动中，若干传入纤维引起的 EPSP 需经总和达到阈电位才能爆发动作电位。总和包括时间总和与空间总和（见第二章）。

4. 兴奋节律的改变　如果测定某一反射弧的传入神经（突触前神经元）和传出神经（突触后神经元）在兴奋传递过程中的放电频率，两者往往不同。这与突触后神经元自身的功能状态，以及它常同时接受多个突触前神经元的信息传递有关。

5. 后发放　如前述，后发放可发生在兴奋通过环式联系的反射通路中。此外，也见于各种神经反馈活动中，如当随意运动发动后，中枢将不断收到由肌梭返回的关于肌肉运动的反馈信息，用以纠正和维持原先的反射活动。

6. 对内环境变化敏感和易疲劳　由于突触间隙与细胞外液相通，因此内环境理化因素的变化易影响突触传递。另外，与神经纤维传导相比，突触传递相对易疲劳。若以高频连续刺激突触前神经元，则突触后神经元的放电频率很快减少，这可能与递质耗竭有关。

（五）中枢抑制

反射中枢的各类神经元通过在时间和空间上的多重复杂组合，可产生兴奋和抑制两种效应。在任何反射活动中，中枢总是既有兴奋又有抑制。**中枢抑制**（central inhibition）和中枢兴奋同等重要，且都是主动过程。

1. 突触后抑制　**突触后抑制**（postsynaptic inhibition）须有抑制性中间神经元参与，后者释放抑制性递质，使突触后神经元产生 IPSP。突触后抑制有以下两种形式。

（1）传入侧支性抑制:传入纤维进入中枢后,通过突触联系兴奋一个中枢神经元;另一方面,通过侧支兴奋一个抑制性中间神经元,再由后者抑制另一个中枢神经元。这种抑制称为**传入侧支性抑制**(afferent collateral inhibition),又称**交互抑制**(reciprocal inhibition)。如屈肌肌梭的传入纤维进入脊髓后,直接兴奋屈肌运动神经元,同时发出侧支兴奋一个抑制性中间神经元,转而抑制伸肌运动神经元,导致屈肌收缩而伸肌舒张(图10-7A)。这种抑制能使不同中枢之间的活动得以协调。

（2）回返性抑制:中枢神经元兴奋时,传出冲动沿轴突外传,同时又经轴突侧支兴奋一个抑制性中间神经元,后者释放抑制性递质,反过来抑制原先发出传出冲动的神经元及同一中枢的其他神经元。这种抑制称为**回返性抑制**(recurrent inhibition)。如脊髓前角运动神经元的传出冲动沿轴突到达骨骼肌发动运动,同时,冲动经轴突发出的侧支兴奋闰绍细胞;后者释放甘氨酸,回返性抑制原先发动运动的神经元和其他同类神经元(图10-7B)。回返性抑制的意义在于及时终止原先发出传出冲动的神经元活动,或使同一中枢内许多神经元的活动同步化。

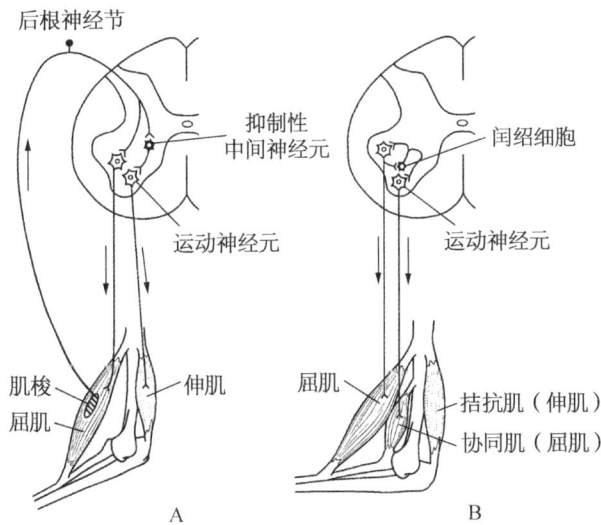

图10-7　传入侧支性抑制(A)和回返性抑制(B)示意图

2. 突触前抑制(presynaptic inhibition)　广泛存在于中枢内,尤其多见于感觉传入通路中,对调节感觉传入活动具有重要作用。如图10-8所示,轴突末梢A与突触后神经元构成轴突-胞体式突触;轴突末梢B与末梢A构成轴突-轴突式突触。若末梢B先兴奋,一定时间后末梢A兴奋,则突触后神经元产生的EPSP将明显减小。其机制是末梢B兴奋时,末梢A膜可发生去极化,而在此基础上产生的动作电位幅度将变小,因而进入末梢A的Ca^{2+}减少,进而使末梢A释放递质减少,最终导致突触后神经元的EPSP减小。

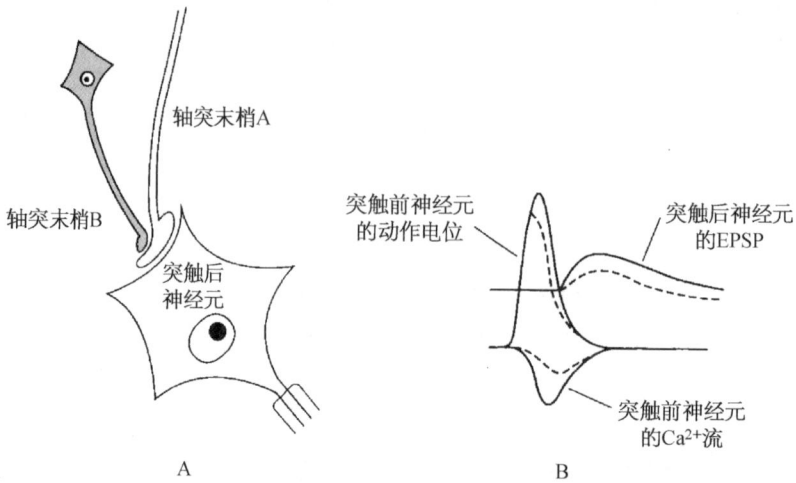

图 10-8　突触前抑制的神经元联系方式（A）和产生机制（B）示意图
EPSP：兴奋性突触后电位。

第二节　神经系统的感觉功能

感觉是神经系统的重要功能之一。体内外各种刺激首先作用于感受器和感觉器官，然后被转换成传入神经上的神经冲动，并通过特定的神经通路传到大脑皮层的特定部位，信息在此进行加工处理，最终形成感觉。

一、感觉传入通路

（一）丘脑前的传入系统

躯体感觉传导通路一般由三级神经元接替。第一级神经元胞体位于脊神经节内，其周围突与感受器相连，中枢突进入脊髓。其中，深感觉（本体感觉）的传入纤维沿后索上行，在延髓下部的薄束核和楔束核内换元，换元后的第二级神经元发出纤维交叉到对侧，组成内侧丘系，后者抵达丘脑特异感觉接替核的第三级神经元。精细触-压觉的传入纤维也走行于这条通路中。浅感觉（包括粗略触-压觉、温度觉和痛觉）的传入纤维进入脊髓后在后角换元，第二级神经元发出的纤维经白质前连合交叉到对侧上行。其中，传导温度觉和痛觉的纤维走行于外侧，形成脊髓丘脑侧束，传导粗略触-压觉的纤维走行于腹侧，大部分纤维交叉，小部分不交叉，形成脊髓丘脑前束。脊髓丘脑束的纤维也主要终止于丘脑的特异感觉接替核，但有部分纤维投射到丘脑的非特异投射核。

传导痛觉、温度觉和粗略触-压觉的纤维先交叉后上行，而传导本体感觉和精细触-压觉的纤维则先上行后交叉。所以在脊髓半离断的情况下，离断面以下的痛觉、温度觉和粗略触-压觉的障碍发生在健侧（离断的对侧），而本体感觉和精细触-压觉障碍则发生在病侧（离断的同侧）。在脊髓空洞症患者，如果中央管前交叉感觉通路的破坏较局限，可出现较特殊的感觉障碍分离现象，即发生相应节段双侧皮节的痛觉和温度觉障碍，而粗略触-压觉基本不受影响。

这是因为痛觉、温度觉传入纤维进入脊髓后,仅在进入水平的 1~2 个节段内换元并交叉到对侧,而粗略触-压觉传入纤维在进入脊髓后则分成上行和下行纤维,可在多个节段内分别换元,再交叉到对侧。

头面部的痛觉、温度觉、触-压觉和本体感觉主要由三叉神经传入,终止于丘脑后腹核的内侧部。特殊感觉的传入路径将在后文简要叙述。

内脏感觉的传入神经为自主神经,包括交感神经和副交感神经。内脏感觉的传入冲动进入中枢后,基本上与躯体感觉通路相伴上行。

（二）丘脑核团及其功能分群

丘脑是由大量神经元组成的核团集群,是除嗅觉以外各种感觉传入通路的重要中继站,并能对感觉传入进行初步的分析和综合。丘脑内核团大致可分为以下 3 类。

1. 特异感觉接替核　这类细胞群接受第二级特异感觉投射纤维,换元后投射到大脑皮层感觉区。各种特异感觉(除嗅觉外)在丘脑内的接替具有一定的空间分布。如后腹核的内侧部接受来自头面部的感觉投射纤维,其外侧部接受来自躯体的感觉投射纤维,且越往外侧则投射纤维的来源越靠近躯体尾侧。外侧膝状体和内侧膝状体分别与视觉和听觉有关,其内部空间定位也十分严格。

2. 联络核　这类细胞群接受来自丘脑特异感觉接替核和其他皮层下中枢的纤维,发出的纤维投射到大脑皮层的特定区域,其功能是协调各种感觉在大脑皮层和丘脑间的联系。联络核包括丘脑枕、外侧腹核和丘脑前核等。

3. 非特异投射核　这类细胞群接受来自脑干网状结构的纤维投射,并经多次换元,弥散性地投射到大脑皮层的广泛区域。非特异投射核主要是髓板内核群。

（三）感觉投射系统

根据丘脑各部分向大脑皮层投射特征的不同,可把**感觉投射系统**分为特异投射系统和非特异投射系统两类。

1. 特异投射系统　丘脑特异感觉接替核及其投射全大脑皮层的神经通路称为**特异投射系统**(specific projection system),它们投向大脑皮层的特定区域,与皮层具有点对点的投射关系,其功能是引起特定感觉,并激发大脑皮层发出传出冲动。联络核在结构上大部分也与大脑皮层具有特定的投射关系,因此也归入该系统。

2. 非特异投射系统　丘脑非特异投射核及其投射至大脑皮层的神经通路称为**非特异投射系统**(nonspecific projection system)。它们经反复多次换元后弥散地投射到大脑皮层的广泛区域,与皮层不具有点对点的投射关系。由于该系统失去了专一的感觉传导功能,因而不能引起各种特定的感觉,其功能是维持和改变大脑皮层的兴奋状态。

以上两个投射系统虽有不同分工,但如果没有非特异投射系统的上行唤醒作用,特异投射系统便不能很好发挥作用;而非特异投射系统的上行冲动实际上也来自特异感觉传导路的上传冲动,因为丘脑非特异投射核接受来自脑干网状结构的纤维投射,而脑干网状结构又接受特异感觉传导路第二级神经元传入纤维的侧支投射。

二、大脑皮层的感觉代表区

（一）体表感觉代表区

体表感觉代表区有第一和第二两个感觉区,以第一感觉区更为重要。

1. 第一感觉区　　位于中央后回,其感觉投射规律为:①躯干四肢部分的感觉为交叉性投射,即躯体一侧的传入冲动投向对侧皮层,但头面部的感觉投射是双侧性的。②投射区域的大小与感觉分辨的精细程度有关,分辨越精细则代表区越大。如手的代表区,尤其是拇指和示指的代表区面积很大;相反,躯干的代表区则很小。③投射区域具有一定的分野,下肢膝以上代表区在顶部,膝以下代表区在半球内侧面,上肢代表区在中间,而头面部代表区则在底部。总体安排是倒置的,而头面部代表区的内部安排却是正立的(图 10-9)。

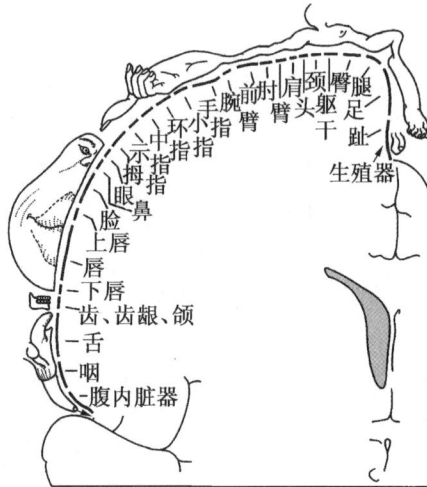

图 10-9　体表感觉在中央后回的投射规律示意图

2. 第二感觉区　　位于大脑外侧裂的上壁,由中央后回底部延伸到脑岛的区域。其面积远比第一感觉区小。身体各部分的定位不如中央后回那么完善和具体。

（二）本体感觉代表区

中央前回既是运动区,又是本体感觉代表区。在猫、兔等较低等的哺乳动物,体表感觉区与运动区基本重合在一起,称为感觉运动区。在猴、猩猩等灵长类动物,体表感觉区和运动区逐渐分离,前者位于中央后回,后者位于中央前回,但这种分化也是相对的。

（三）内脏感觉代表区

内脏感觉代表区混杂在体表第一感觉区中。人脑的第二感觉区和运动辅助区(见后文运动皮层)以及边缘系统皮层也接受内脏感觉的投射。

（四）视觉代表区

视觉代表区位于大脑半球内侧面枕叶皮层距状沟的上、下缘。左侧视皮层接受来自左眼颞侧和右眼鼻侧视网膜的传入纤维,而右侧视皮层接受来自右眼颞侧和左眼鼻侧视网膜的传入纤维;距状沟上缘接受来自视网膜上半部的投射,而距状沟下缘则接受来自视网膜下半部的投射;距状沟后部接受来自视网膜黄斑区的投射,而距状沟前部则接受来自视网膜周边区的投射(图 10-10)。视皮层内的细胞群有一定的分工,有的与形成移动的、立体的和闪光的视觉有关,有的则与产生颜色、形状、质地和细微结构的视觉有关。

（五）听觉代表区

听觉的传入通路在外侧丘系前是交叉性的,而在外侧丘系后的纤维投射则为双侧性的,故一侧传入通路在外侧丘系以上或听皮层损伤通常不产生明显的听觉障碍。人脑的听觉代表区

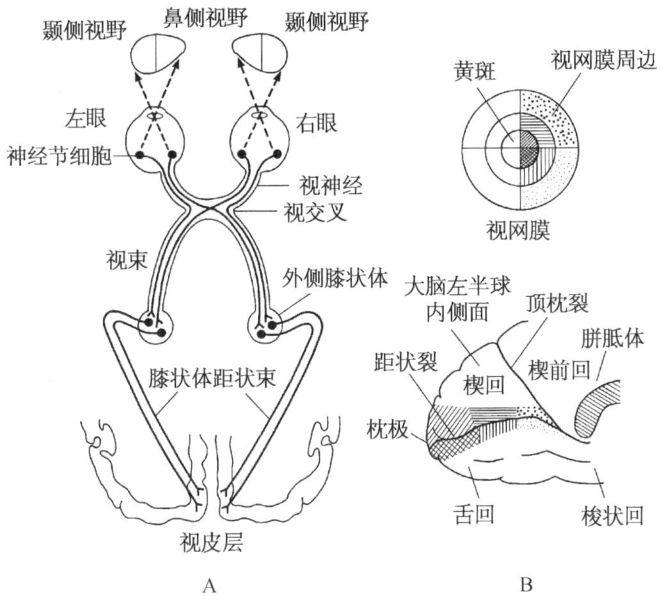

图 10-10　视觉通路(A)和视皮层投射规律(B)示意图

位于颞横回和颞上回。听皮层的前外侧感受低音成分,后内侧则感受高音成分。听皮层神经元能对听觉刺激的激发、持续时间、重复频率等参数,以及声源的方向做出反应。

（六）嗅觉和味觉代表区

嗅细胞的中枢突组成嗅丝穿过筛孔后,先后经嗅球、嗅三角和嗅结节中继,最终投射到嗅觉皮层。嗅觉投射系统是唯一不经丘脑中继的通路。嗅觉代表区随进化而渐趋缩小,在高等动物仅存在于边缘叶前底部,包括梨状区皮层的前部和杏仁的一部分。

味蕾的感觉传入纤维走行于第Ⅶ（其中的鼓索支）、Ⅸ和Ⅹ对脑神经中,经孤束核换元后终止于丘脑,再进一步投射到味觉皮层。味觉代表区位于中央后回底部。

三、痛觉

痛觉(pain)是一种与组织损伤有关的不愉快感觉和情感体验,发生时常伴有情绪和自主神经反应。痛觉感受器不存在适宜刺激,任何形式（机械、温度、化学）的刺激只要达到对机体伤害的程度均可使痛觉感受器兴奋,因而痛觉感受器又称伤害性感受器。痛觉感受器不易发生适应,属于慢适应感受器,因而痛觉可成为机体遭遇危险的报警信号,对机体具有保护意义。痛觉既是一种生理现象,又是一种常见的临床症状。

体内外能引起疼痛的化学物质统称为致痛物质。机体组织损伤或发生炎症时,由受损细胞释出的内源性致痛物质有 K^+、H^+、5-羟色胺、缓激肽、前列腺素、降钙素基因相关肽和 P 物质等。这些致痛物质不仅参与疼痛的发生,也参与疼痛的加剧,导致痛觉过敏。

（一）躯体痛

1. 体表痛　发生在体表某处的痛感称为体表痛。当伤害性刺激作用于皮肤时,可先后出现两种性质不同的痛觉,即快痛和慢痛。快痛是一种尖锐而定位清楚的刺痛,发生快,消失也快,一般不伴有明显的情绪改变;慢痛则表现为一种定位不明确的烧灼样钝痛,一般在受刺激后 0.5～1.0 s 才被感觉到,痛感常难以忍受,撤除刺激后还可持续几秒钟,常伴有情绪改变及心血管和呼吸等方面的改变。快痛和慢痛分别由 A_δ 和 C 类纤维传导。

2. **深部痛**　发生在躯体深部,如骨、关节、骨膜、肌腱、韧带和肌肉等处的痛感称为**深部痛**。深部痛一般表现为慢痛,其特点是定位不明确,可伴有恶心、出汗和血压改变等自主神经反应。出现深部痛时,可反射性引起邻近骨骼肌收缩而导致局部组织缺血,而缺血又使疼痛进一步加剧。缺血性疼痛可能是由于肌肉收缩时局部组织释放某种致痛物质（如 K^+）。当肌肉痉挛时,血流受阻而该物质在局部堆积,使痉挛进一步加重,即形成恶性循环;当血供恢复后,致痛物质被带走,疼痛便得以缓解。

（二）内脏痛

发生在内脏的疼痛称为**内脏痛**,常由机械性牵拉、痉挛、缺血或炎症等刺激所致。内脏痛具有以下特点:①定位不准确,这是最主要的特点,如腹痛时患者常说不清楚疼痛的明确位置,这是因为痛觉感受器在内脏的分布比在躯体稀疏得多;②主要表现为慢痛,常呈渐进性增强,但有时也可迅速转为剧烈疼痛;③中空内脏器官（如胃、肠、胆囊和胆管等）壁上的感受器对牵拉性刺激十分敏感,而对切割、烧灼等通常易引起体表痛的刺激不敏感;④特别能引起情绪改变,并伴有恶心、呕吐和心血管及呼吸活动的改变。此外,内脏疾患还可产生以下两种较为特殊的疼痛。

1. **体腔壁痛**（parietal pain）　是指内脏疾患引起的邻近体腔壁浆膜受刺激或骨骼肌痉挛而产生的疼痛。例如,胸膜或腹膜炎症时可发生体腔壁痛。这种疼痛与躯体痛相似,也由躯体神经,如膈神经、肋间神经和腰上部脊神经传入。

2. **牵涉痛**　某些内脏疾病往往引起远隔的体表部位发生疼痛或痛觉过敏,这种现象称为**牵涉痛**（referred pain）。由于牵涉痛的体表部位较固定,因而临床上常提示某些疾病的发生（表10-3）。

表10-3　临床常见内脏疾患的牵涉痛部位

疾　　患	体表痛部位	疾　　患	体表痛部位
心肌缺血	心前区,左臂尺侧	阑尾炎	上腹部,脐周
胃溃疡和胰腺炎	左上腹,肩胛间	肾结石	腹股沟区
肝病和胆囊炎	右肩胛	输尿管结石	睾丸

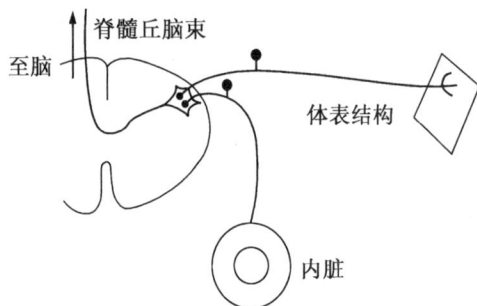

图10-11　牵涉痛的产生机制示意图

牵涉痛往往发生在与患病内脏具有相同胚胎节段和皮节来源的体表部位,这一原理称为**皮节法则**（dermatomal rule）。体表和内脏的痛觉纤维可在脊髓后角感觉传入的第二级神经元发生会聚（图10-11）。体表痛传入纤维通常并不激活脊髓后角神经元,但当来自内脏的伤害性刺激冲动持续存在时,则可易化体表传入,激活脊髓后角神经元。在这种情况下,中枢将难以判断刺激究竟来自内脏还是体表,但由于中枢更习惯于识别体表信息,因而常将内脏痛误判为体表痛。

第三节　神经系统对躯体运动的调控

躯体运动是人和动物的重要功能,它使人和动物的活动和生存空间大为增加。随着生物的进化,人和高等动物的运动功能不断得到发展和完善,特别是人类,能完成许多精巧的动作,如弹奏钢琴、书法绘画、舞蹈艺术等。躯体运动受神经系统的调控,骨骼肌一旦失去神经的支配和调控,便引起肢体瘫痪。

运动大体上可分为**随意运动**(voluntary movement)和**非随意运动**(involuntary movement)两类。前者是指有意识进行的运动,如伸出手去抓取某个物体;后者是指不受意识控制的运动,包括反射性运动(如膝反射)和节律性运动(如咀嚼、平静呼吸或行走)。不过,很难截然区分随意运动和非随意运动,两者之间通常是你中有我,我中有你,并可在一定条件下相互转换,如行走本是受意识控制的,但在平坦的广场上行走时两腿的运动基本上属于节律性运动,但当步入不平坦地形时,非随意运动就马上转变为随意运动;而当以上顺序倒过来时,运动也能从随意运动转为非随意运动。

一、中枢运动调控系统的等级

在人和脊椎动物,中枢神经系统对运动的调控是分级进行的。通常可将中枢运动调控系统粗略地分为大脑、脑干和脊髓 3 个等级,但实际情况并非如此简单。目前认为,随意运动的设想起自大脑皮层联络区(是指除感觉区、运动区外的广大新皮层),当皮层联络区将运动的设想输送到皮层主要运动区(中央前回和运动前区)后,信息需在主要运动区与基底核及皮层小脑之间不断进行沟通才能完成运动的设计;设计好的运动指令经运动传出通路到达脊髓和脑干的运动神经元。运动的执行需要脊髓小脑的参与,后者利用它与脊髓和脑干,以及与大脑皮层之间的纤维联系,将来自肌肉、肌腱、关节和皮肤等处的外周传入信息与主要运动区发出的指令反复进行比较,并修正主要运动区的活动和运动指令。外周感觉的反馈信息也可直接传入主要运动区以纠正运动的偏差,使动作变得平稳而精确(图 10-12)。

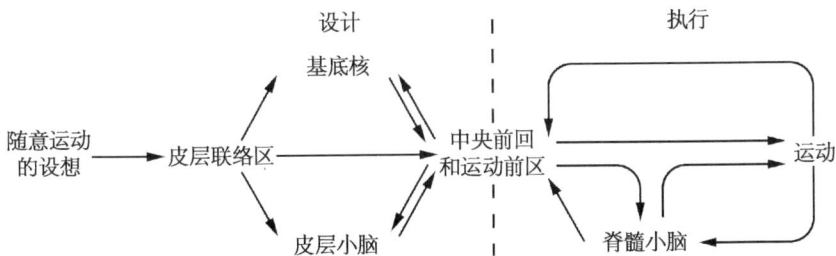

图 10-12　人体随意运动的调控示意图

可见,运动调控系统的高级中枢主要是大脑皮层联络区和主要运动区,其功能是产生运动设想并与中级中枢不断进行沟通而完成运动设计。中级中枢包括大脑皮层主要运动区、基底核、皮层小脑和脑干中某些核团,其功能是在接受高级中枢的运动设想后将其转变为若干运动程序,以决定运动实施所要求的神经活动形式,还将这些运动程序进一步细化为一些子程序,以确定每个关节的运动,并以运动指令的形式通过下行通路传给低级中枢。低级中枢为脑干和脊髓,其功能是完成运动的执行,根据中级中枢的指令,确定特定肌肉在特定时间产生一定的收缩张力和关节所成的角度等。在以上所提到的结构中,皮层主要运动区既属于高级中枢,又是中级中枢的重要成分,脑干中的核团也分属中、低级中枢,所以分级并不是简单地以大脑、脑干和脊髓为分界的。

二、低级中枢对运动的调控

低级中枢包括脑干和脊髓。脑干运动神经元位于脑神经核内,主要支配头面部和颈部(包括喉部)肌群,而躯干四肢的骨骼肌则主要受脊髓的调控。以下主要介绍脊髓的功能。

（一）运动传出的最后公路

1. 脊髓运动神经元　在人和高等动物,脊髓运动神经元位于脊髓灰质前角,有 α 和 γ 两种运动神经元。脊髓 α 运动神经元接受脑内各级运动中枢的下传信息,也接受来自支配组织的外周传入信息,并发出传出冲动直达所支配的骨骼肌,因此它们是运动传出的**最后公路**（final common path）。会聚到运动神经元的各种冲动所起的作用是引发随意运动、调控姿势和协调不同肌群的活动。γ 运动神经元的功能不同于 α 运动神经元,详见后文。

2. **运动单位**（motor unit）　是指由一个 α 运动神经元及其所支配的全部肌纤维所组成的功能单位。运动单位的大小可相差很大,如一个眼外肌运动神经元只支配 6 ~ 12 根肌纤维,而一个三角肌运动神经元可支配约 2 000 根肌纤维。前者有利于肌肉进行精细的活动,而后者则有利于产生巨大的肌张力。同一个运动单位的肌纤维可与其他运动单位的肌纤维交叉分布,因而即使只有少数运动神经元活动,在肌肉中产生的张力也是均匀的。

3. 脊髓中间神经元　中间神经元约占脊髓神经元总数的90%。大多数由脑运动中枢发出的下行指令和由外周传入的信息并不直接到达脊髓运动神经元,而是经由中间神经元接替后再传给运动神经元的。有些中间神经元位于运动神经元邻旁,可通过突触与神经元直接发生联系;有的中间神经元在脊髓内向上或向下发出短突起,连接上、下几个节段的运动神经元;有的向上或向下发出长突起贯穿整个脊髓,这些具有长突起的中间神经元在完成需要上下肢协调运动的复杂动作时具有重要作用。

（二）脊髓休克

作为运动传出最后公路的主要部位,脊髓常处于脑运动中枢的控制下,故其本身独自的功能不易表现出来。对脊髓休克的研究有助于了解脊髓本身的功能。**脊髓休克**（spinal shock）简称脊休克,是指人和动物的脊髓在与脑运动中枢离断后反射活动能力暂时丧失而进入无反应状态的现象。在动物实验中,常在第 5 颈段水平以下横断脊髓,以保留膈神经对呼吸肌的支配功能。脊髓与脑运动中枢离断的动物称为脊髓动物。

脊休克主要表现为横断面以下的脊髓所支配的躯体与内脏反射均减退以至消失,如骨骼肌紧张降低,甚至消失,外周血管扩张,血压下降,发汗反射消失,粪和尿潴留。此后,一些以脊髓为基本中枢的反射可逐渐恢复。其恢复速度与动物的进化程度有关,因为不同动物的脊髓反射对脑运动中枢的依赖程度不同。例如,两栖类在脊髓离断后数分钟内反射即可恢复;犬需数天才恢复;而人类因外伤引起脊休克时,则需数周至数月才能恢复。恢复过程中,较简单的和较原始的反射先恢复,如屈肌反射、腱反射等;较复杂的反射后恢复,如对侧伸肌反射等。血压也可逐渐回升到一定水平,并有排便与排尿功能,但反射往往不能很好适应机体生理功能的需要。离断面以下的主观感觉和随意运动能力将永久丧失。

脊休克的上述表现并非由切断损伤的刺激本身而引起,因为反射恢复后若再次切断脊髓,脊休克不会重现。脊休克的产生与恢复说明脊髓能完成某些简单反射,但因平时在脑运动中枢控制下不易表现出来。脊休克恢复后伸肌反射往往减弱而屈肌反射往往增强,说明脑运动中枢具有易化伸肌反射和抑制屈肌反射的作用。

（三）脊髓对姿势的调控

姿势（posture）是人和动物的身体所处的一种状态,是指身体各部分之间及身体与四周空间之间的相对位置关系。姿势的维持和改变是在脑运动中枢的调控下,通过反射改变骨骼肌紧张或产生相应的动作而完成的,这种反射称为**姿势反射**（postural reflex）。

神经系统对姿势的调控不仅能保持人体的直立和静态平衡,也为运动提供一个合适的背景或基础,使人体在运动过程中能够保持动态平衡。姿势的调控涉及从脊髓到大脑皮层的各级水平,可在脊髓水平完成的姿势反射有对侧伸肌反射、牵张反射和节间反射等。

1. 对侧伸肌反射　脊髓动物在受到伤害性刺激时,受刺激一侧肢体关节的屈肌收缩而伸肌弛缓,肢体屈曲,称为**屈肌反射**（flexor reflex）。该反射具有保护意义,但不属于姿势反射。若加大刺激强度,则可在同侧肢体发生屈曲的基础上出现对侧肢体伸展,以保持身体的平衡,这种反射称为**对侧伸肌反射**（crossed extensor reflex）。对侧伸肌反射是一种姿势反射,在保持身体平衡中具有重要意义。

2. **牵张反射**（stretch reflex）　是指骨骼肌受外力牵拉而使受牵拉的同一肌肉收缩的反射。

（1）牵张反射的类型:牵张反射有两种类型。①腱反射:快速牵拉肌腱时发生的牵张反射,称为**腱反射**（tendon reflex）。腱反射有固定的动作产生,如叩击膝关节下的股四头肌肌腱,其正常反应是小腿的前伸动作,称为膝反射。②肌紧张:缓慢持续牵拉肌腱时发生的牵张反射,称为**肌紧张**（muscle tonus）。肌紧张不出现明显的动作,而是表现为受牵拉肌肉的紧张性收缩,以阻止肌肉被拉长。肌紧张是维持身体姿势最基本的反射。肌紧张能持久进行而不易发生疲劳。

人类的牵张反射主要发生在伸肌,因为伸肌是人类的抗重力肌。临床上常通过检查腱反射来了解神经系统的功能状态。腱反射减弱或消退提示反射弧损害或中断;而腱反射亢进则提示脑运动中枢有病变,因为牵张反射受脑运动中枢的调控。临床上常用的腱反射见表10-4。

表 10-4　临床常用的腱反射

反　射	检查方法	中枢部位	效　应
肘反射	扣击肱二头肌肌腱	脊髓颈5～7节段	肱部屈曲
膝反射	扣击髌韧带	脊髓腰2～4节段	小腿伸直
跟腱反射	扣击跟腱	脊髓腰5～骶2节段	足部跖屈

（2）牵张反射的反射弧:腱反射和肌紧张的感受器均为**肌梭**（muscle spindle）。肌梭位于骨骼肌内,外面被以结缔组织囊,囊内含肌纤维,称为**梭内肌纤维**（intrafusal fiber）,囊外的一般肌纤维称为**梭外肌纤维**（extrafusal fiber）。肌梭和梭外肌纤维呈并联关系。梭内肌纤维（收缩成分）分布在肌梭两端,感受装置位于肌梭中央,两者呈串联关系。肌梭的传入神经纤维有 I_a 和 II 类纤维两类。两类传入纤维都终止于 α 运动神经元。后者发出 α 传出纤维支配梭外肌纤维,而 γ 运动神经元则发出 γ 传出纤维支配梭内肌纤维（图10-13）。

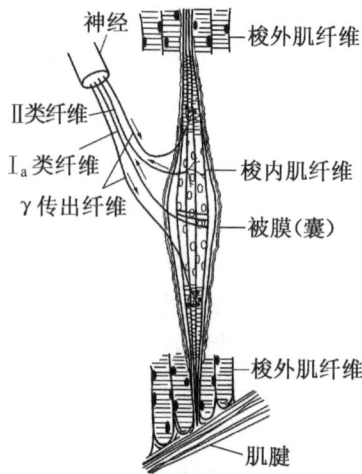

图 10-13　肌梭的主要组成部分及其传入与传出神经示意图

（3）牵张反射的反射过程：当骨骼肌受到外力牵拉被拉长时，由于梭内肌和梭外肌纤维呈并联关系，因此肌梭的感受装置受刺激，使 I_a 类纤维传入冲动增加，肌梭传入冲动增加可引起支配同一骨骼肌的 α 运动神经元活动加强和梭外肌纤维收缩，从而引起一次牵张反射；当骨骼肌收缩而缩短时，则发生相反的反应。可见，肌梭是一种长度感受器。刺激 γ 传出纤维则可使梭内肌纤维收缩，由于肌梭收缩成分和感受装置呈串联关系，因而梭内肌纤维收缩也可引起 I_a 类传入纤维放电增加（图 10-14）。γ 运动神经元通常以较高的频率持续放电，故梭内肌纤维可维持一定的紧张状态，在脑运动中枢的调控下，使肌梭与梭外肌纤维的长度相匹配，骨骼肌一旦受到牵拉刺激，即可引发牵张反射。可见，γ 传出增多可增加肌梭的敏感性。Ⅱ 类纤维的功能可能与本体感觉的传入有关。

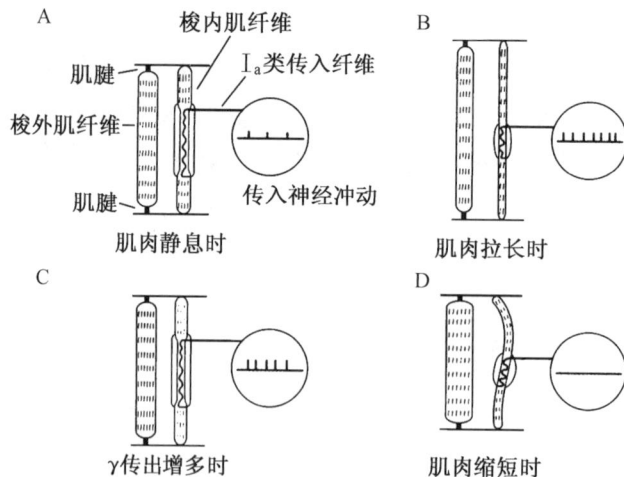

图 10-14　肌肉长度改变和 γ 传出增多对肌梭活动的影响示意图

A. 肌梭在静息时，肌梭长度和 I_a 类传入纤维放电处于一定水平；B. 当肌肉受牵拉而伸长时，I_a 类传入纤维放电频率增加；C. 肌梭长度不变而 γ 传出增多时，I_a 类传入纤维放电频率增加；D. 当梭外肌收缩而肌梭缩短时，I_a 类传入纤维放电频率减少或消失。

骨骼肌内另有一种能感受牵张刺激的感受器,称为**腱器官**(tendon organ)。它分布于肌腱的胶原纤维之间,与肌梭呈串联关系,其传入神经是 I_b 类纤维。与肌梭不同,腱器官是一种张力感受器。当骨骼肌受到牵拉时,由于肌长度发生改变,肌梭首先兴奋而产生牵张反射。若牵张刺激过强,特别是突发性的牵张刺激可使肌张力增加,此时腱器官兴奋,其传入冲动可抑制同一骨骼肌的 α 运动神经元,终止牵张反射,以免骨骼肌被拉伤。

三、脑运动中枢的调控作用

脑运动中枢包括高级中枢和中级中枢。其中,大脑皮层运动区是调控躯体运动最重要的部位,在大脑皮层下(主要是基底核)和脑干内也存在许多与运动调控有关的神经核团,此外,小脑也是运动调控的重要结构。

（一）大脑皮层运动区及其下行通路

1. 主要运动区　皮层主要运动区包括中央前回和运动前区,它接受本体感觉的传入冲动,感受身体的姿势和运动状态,并借此调控全身的运动,其功能特征有:①对躯干四肢的支配是交叉性的,即一侧皮层支配对侧躯体肌肉。但在头面部,除下部面肌和舌肌主要受对侧支配外,其余部分多为双侧性支配,故一侧内囊损伤可产生对侧下部面肌及舌肌麻痹,但头面部多数肌肉活动仍基本正常。②具有精细的功能定位,肌肉运动越精细越复杂,其代表区面积就越大。如手和五指及发声部位所占皮层面积很大,而躯干所占面积却很小。③运动区定位从上至下的安排是倒置的,即下肢膝以上肌肉的代表区在皮层顶部,膝以下肌肉的代表区在半球内侧面;上肢肌肉的代表区在中间部;而头面部肌肉的代表区在底部,但头面部内部的安排仍为正立的(图 10-15)。

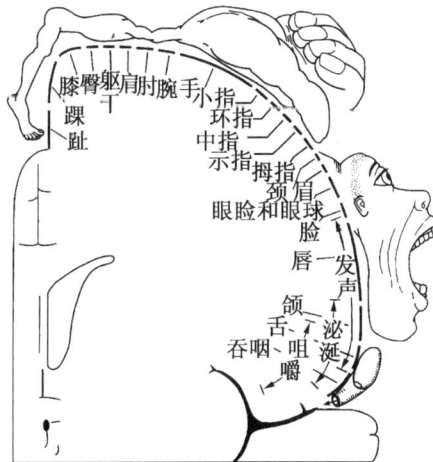

图 10-15　中央前回控制躯体运动的功能特征示意图

2. 其他运动区　人与猴的运动辅助区位于半球内侧面,扣带回沟以上,中央前回前的区域。电刺激此区引起的肢体运动一般为双侧性的;破坏此区后,双手协调性动作便难以完成,复杂动作将变得笨拙。此外,体表感觉代表区及后顶叶皮层也与运动有关。有证据表明,皮层脊髓束和皮层脑干束中约40%的纤维来自后顶叶皮层和第一感觉区;约30%的纤维来自运动前区和运动辅助区;仅约30%的纤维来自中央前回。

3. 皮层脊髓束和皮层脑干束　由大脑皮层下行至脊髓的神经通路称为**皮层脊髓束**。其中,约 80% 的纤维在下行至延髓锥体处越过中线,交叉到对侧,形成**皮层脊髓侧束**;约 20% 的纤维不交叉,形成**皮层脊髓前束**。皮层脊髓束由于其大部分纤维经过延髓锥体,故又称**锥体束**或**锥体系**。在人类,皮层脊髓前束在种系发生上较古老,一般只下降到胸部,它们直接或经中间神经元接替后与脊髓前角内侧部分的运动神经元形成突触联系。这些神经元调控躯干与四肢近端的肌肉,尤其是屈肌,与维持姿势和粗略运动有关。皮层脊髓侧束在种系发生上较新,纵贯脊髓全长,其纤维终止于脊髓前角外侧部分的运动神经元。这些神经元调控四肢远端的肌肉,与精细的技巧性的运动有关。

由大脑皮层下行至脑干的神经通路称为**皮层脑干束**,它们与皮层脊髓束伴随下行,终止于脑干中的部分脑神经核,它们直接或通过中间神经元间接调控面部和颈部肌肉以及眼、舌和喉的运动。通常,皮层脑干束也被归入锥体系中。

在临床上,运动下行通路受损常出现**柔软性瘫痪**和**痉挛性瘫痪**两种表现（表 10-5）。两者都有随意运动的丧失,但前者伴有牵张反射的减退或消失,常见于脊髓和脑运动神经元（下运动神经元）损伤,如脊髓灰质炎;而后者则伴有牵张反射的亢进,常见于脑运动中枢（上运动神经元）损伤,如内囊出血引起的脑卒中（中风）。研究表明,单纯皮层脊髓束和皮层脑干束损伤时,仅表现为运动能力和肌张力减弱,称为**不全性瘫痪**,只有在与肌紧张调控有关的脑结构（见下文）受损时,才表现为痉挛性瘫痪。可见,锥体系并不参与肌紧张的调控功能。此外,人类皮层脊髓侧束损伤时将出现**巴宾斯基征**阳性体征:以钝物划足跖外侧时,出现踇趾背屈和其他四趾外展呈扇形散开的体征;而一般正常情况下表现为阴性,即所有足趾均发生跖屈（图 10-16）。因此,临床上常用来检查皮层脊髓侧束的功能是否正常。但皮层脊髓束在婴儿发育尚不完全,或成年人在深睡或麻醉状态下,也可出现巴宾斯基征阳性体征。

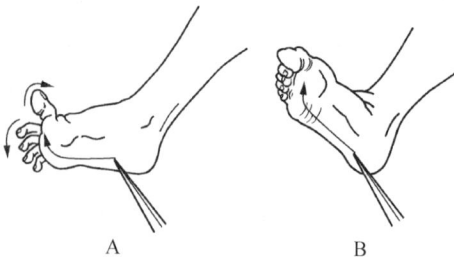

图 10-16　巴宾斯基征阳性（A）和阴性（B）体征示意图

表 10-5　柔软性瘫痪和痉挛性瘫痪的比较

临床表现	柔软性瘫痪	痉挛性瘫痪
麻痹范围	常较局限	常较广泛
随意运动	丧失	丧失
肌紧张（张力）	减退、松弛	过强、痉挛
腱反射	减弱或消失	增强
浅反射	减弱或消失	减弱或消失
巴宾斯基征	（－）	（＋）
肌萎缩	显著	不明显
产生原因	脊髓或脑运动神经元损伤	与肌紧张调控有关的脑结构损伤

（二）脑干运动核团及其下行通路

脑干内存在许多与运动调控有关的核团,如中脑的红核、顶盖核,延髓的前庭核、脑桥和延髓的网状核,它们与运动皮层及脊髓运动神经元具有广泛的纤维联系,它们发出的下行纤维到达脊髓,参与对运动的调控。红核脊髓束的功能与皮层脊髓侧束相似,参与四肢远端肌肉的精细运动调控,这条下行通路在人类已不重要,但在其他哺乳动物(灵长类除外)仍很重要。顶盖脊髓束、前庭脊髓束、脑桥网状脊髓束和延髓网状脊髓束的功能则与皮层脊髓前束相似,参与近端肌肉的粗略运动和姿势调控。另一方面,脑干运动核团还接受锥体系下行纤维侧支的投射和一些直接起源于皮层运动区的纤维投射。解剖学中将锥体系以外的运动下行通路称为**锥体外系**。

（三）脑运动中枢对肌紧张的调控

在动物中脑上、下丘之间切断脑干后,动物出现抗重力肌(伸肌)的肌紧张亢进,表现为四肢伸直、头尾昂起、脊柱挺硬的伸肌紧张亢进现象,称为**去大脑僵直**(decerebrate rigidity)(图10-17)。如果此时于某一肌肉内注入局部麻醉药或切断相应的脊髓后根以消除肌梭传入冲动,则该肌的僵直现象即消失。可见,去大脑僵直是一种增强的牵张反射。

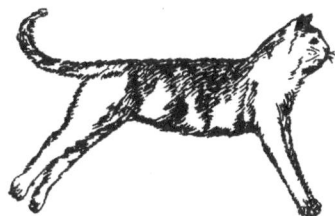

图 10-17　去大脑僵直示意图

研究表明,脑干网状结构中存在抑制或加强肌紧张及骨骼肌运动的区域,前者称为**抑制区**(inhibitory area),位于延髓网状结构的腹内侧;后者称为**易化区**(facilitatory area),包括延髓网状结构的背外侧、脑桥的被盖、中脑的中央灰质及被盖;以及脑干以外的下丘脑和丘脑中线核群等。与抑制区相比,易化区的活动较强,在肌紧张的平衡调控中略占优势。

除脑干外,大脑皮层运动区、纹状体、小脑前叶蚓部等区域也有抑制肌紧张的作用;而前庭核、小脑半球中间部等部位则有易化肌紧张的作用。这些区域的功能可能都是通过脑干网状结构内的抑制区和易化区完成的。去大脑僵直是由于切断了大脑皮层和纹状体等部位与脑干网状结构的功能联系,造成易化区活动明显占优势的结果。在人类发生某种脑内疾患时,也可出现类似去大脑僵直的现象,提示病变已严重侵犯脑干,是预后不良的信号。

此外,当患者发生颅内蝶鞍上囊肿,引起大脑皮层与皮层下失去联系时,可出现明显的下肢伸肌僵直和上肢半屈的**去皮层僵直**(decorticate rigidity)。因为人的正常体位是直立的,所以上肢的半屈状态是抗重力肌肌紧张增强的表现。在去皮层动物实验中也可观察到姿势反射损害的表现。

（四）基底核的运动调控功能

基底核又称基底神经节,是皮层下一些核团的总称,但与运动调控有关的结构主要是纹状体,包括苍白球(旧纹状体)、尾核和壳核(新纹状体)。此外,丘脑底核和中脑黑质在功能上与基底核紧密联系,因而也被归入其中。

1. 纹状体-大脑皮层回路和黑质-纹状体通路　新纹状体接受来自大脑皮层(广泛区域)的纤维投射,其传出纤维经苍白球(或苍白球和丘脑底核)、丘脑有关核团的接替,再回到大脑皮层(运动前区),构成纹状体-大脑皮层回路。此外,在黑质与新纹状体之间存在黑质-纹状体多巴胺能投射纤维。黑质-纹状体通路的活动能增强纹状体的传出活动,通过纹状体-大脑皮层回路,使运动皮层的活动增加。纹状体内还存在胆碱能和γ-氨基丁酸能抑制性中间神经元,它们的活动可抑制纹状体的传出活动,使运动皮层的活动减少(图10-18)。

2. 基底核的主要功能　基底核对运动有重要的调控作用。它对随意运动的产生和稳定、肌紧张的调控、本体感受传入信息的处理都有关系。基底核也参与运动的设计和运动程序

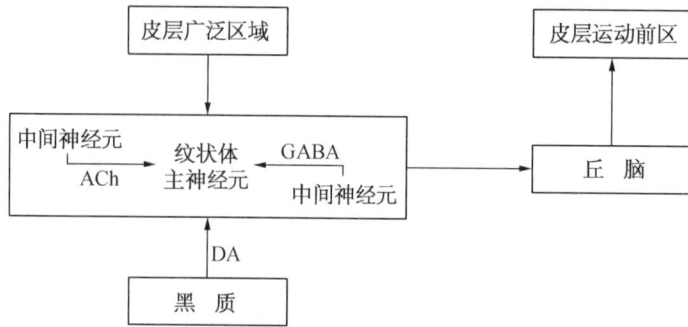

图 10-18　基底核有关运动调节的神经通路示意图

纹状体内的中间神经元是指胆碱能中间神经元和 γ-氨基丁酸能中间神经元；ACh:乙酰胆碱；DA:多巴胺；GABA:γ-氨基丁酸。

的编制,将一个抽象的设计转换为一个随意运动。除运动调控外,基底核中的有些核团还参与自主神经调节、感觉传入、心理行为和学习记忆等功能活动。

3. 与基底核受损有关的疾病　主要表现为肌紧张异常和动作过分增减。

(1)肌紧张过强而运动过少的疾病:如**帕金森病**,其症状是全身肌紧张增高、肌肉强直、随意运动减少、动作缓慢、面部表情呆板,常伴有静止性震颤。其运动症状的特点是启动迟缓,速度变慢,但动作一旦发起,便可继续进行。可见,运动障碍主要表现在运动的准备阶段。已知帕金森病是由于黑质-纹状体多巴胺通路受损,导致纹状体-大脑皮层回路活动减弱,引起运动皮层活动减少所致。所以,给予多巴胺的前体左旋多巴能明显改善肌肉强直和运动过少的症状。此外,M受体拮抗剂东莨菪碱或苯海索也有类似疗效,这是因为它们能解除纹状体内胆碱能中间神经元对传出神经元的抑制作用,因而能间接增强纹状体-大脑皮层回路的作用。但上述两类药物对静止性震颤均无明显疗效,这一症状可能与丘脑外侧腹核等处的结构和功能异常有关。

(2)肌紧张不全而运动过多的疾病:如**亨廷顿病**,又称**舞蹈病**,其主要表现为不自主的上肢和头部的舞蹈样动作,伴肌张力降低等症状。目前认为,舞蹈病的发病主要是纹状体内 γ-氨基丁酸能中间神经元变性或遗传性缺损,使纹状体内 γ-氨基丁酸能中间神经元对传出神经元的抑制作用减弱,具有间接增强纹状体-大脑皮层回路的作用,导致运动皮层活动增加,出现运动增多的症状。所以,用利舍平耗竭多巴胺可缓解其症状。

(五)小脑的运动调控功能

小脑皮层以原裂及后外侧裂可横向分为前叶、后叶和绒球小结叶;也可纵向分为蚓部和半球部,半球部再分为中间部和外侧部。生理学常根据小脑的传入、传出纤维联系,并结合上述纵、横两种分区法,将小脑划分为前庭小脑、脊髓小脑和皮层小脑 3 个部分(图 10-19)。

1. 前庭小脑　主要由绒球小结叶构成,参与身体姿势平衡的调控。这一功能与前庭器官的活动有关,当前庭器官接受刺激时,冲动传入前庭核,再传向绒球小结叶,而后又回到前庭核,经前庭脊髓束抵达脊髓前角运动神经元,从而调控身体姿势的平衡。猴在切除绒球小结叶后站立不稳,犬在切除绒球小结叶后不再出现运动病,临床上观察到患者第四脑室附近患有肿瘤并压迫绒球小结叶时也有类似症状。

2. 脊髓小脑　由蚓部和半球中间部组成。这部分小脑主要与脊髓、脑干发生双向纤维联系,也与大脑运动皮层发生纤维联系。这部分小脑的主要功能是协调由大脑皮层发动的随意

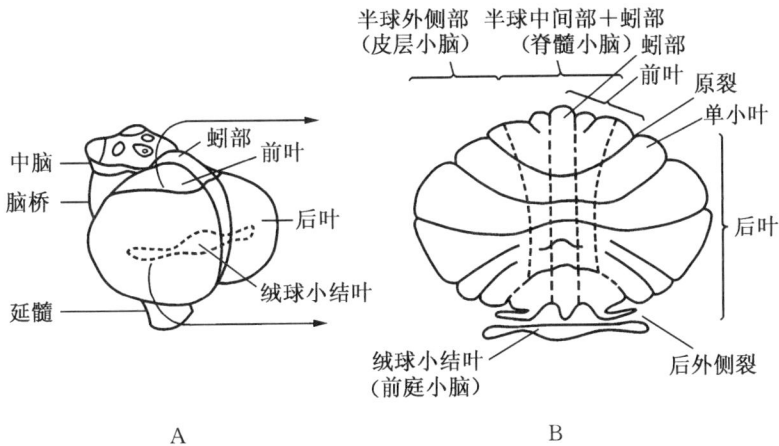

半球外侧部　半球中间部＋蚓部
（皮层小脑）　（脊髓小脑）　蚓部

前叶
原裂
单小叶

后叶

绒球小结叶
（前庭小脑）

后外侧裂

中脑
脑桥
延髓

蚓部　前叶
后叶
绒球小结叶

A　　　　　　　　　　　　B

图 10-19　小脑的位置（A）和分区（B）示意图
在小脑分区小图中,皮层被展平显示。

运动。脊髓小脑通过对来自大脑皮层的运动指令和来自外周感觉(包括本体感觉和视、听觉等)的反馈信息进行比较、分析和整合,察觉运动指令与运动执行情况之间出现的偏差,并分别发出信息到大脑皮层和脊髓及脑干运动神经元,用以纠正偏差,使运动能准确、平稳和协调地进行。当脊髓小脑受损时,可产生**小脑性共济失调**的症状,表现为随意动作的力量、方向及限度发生紊乱。例如:患者不能完成精巧动作,肌肉在完成动作时抖动而把握不住方向,即产生意向性震颤;行走时跨步过大而躯干落后,以至于易跌倒,或走路摇晃呈酩酊蹒跚状,沿直线行走时更不平稳;不能进行拮抗肌轮替快复动作(如上臂不断交替进行内旋与外旋),且动作越快,协调障碍越明显;但在静止时则无肌肉运动异常。可见,小脑协调肌肉运动的作用主要发生在动作的进行过程中。

此外,脊髓小脑对肌紧张也有调控作用。前叶蚓部具有抑制肌紧张的作用;而半球中间部则具有易化肌紧张的作用。它们分别通过脑干网状结构抑制区和易化区而发挥作用。在进化过程中,小脑抑制肌紧张的作用逐渐减退,而易化作用则逐渐增强。故脊髓小脑受损后通常表现为肌张力减退、四肢乏力等症状。

3. 皮层小脑　是指半球外侧部。它主要与大脑皮层构成回路,而不接受外周的感觉传入。在学习某种精巧运动的开始阶段,动作往往不甚协调。在学习过程中,大脑皮层与皮层小脑之间不断进行联合活动;同时,脊髓小脑不断接受感觉传入信息,逐步纠正运动过程中发生的偏差。这样,运动就变得协调、精巧和快速,如打字和演奏乐器等精巧动作的学习过程就是如此。但皮层小脑损伤后并不出现明显的运动功能障碍。因此,关于皮层小脑的功能及其机制仍有待进一步研究。

小脑和基底核对运动的调控既有共性,又有差异。共性是它们都参与运动的设计和程序编制、肌紧张的调控和对本体感觉传入信息的处理等活动。差异是基底核的调控主要在于运动的准备阶段,而小脑则主要在于运动进行的过程中。另外,基底核仅与大脑皮层构成回路,而与脊髓无直接纤维联系;小脑除与大脑皮层形成回路外,还与脑干及脊髓有大量的纤维联系。因此,基底核主要参与运动的设计,而小脑除参与运动的设计外,还参与运动的执行。

第四节   神经系统对内脏活动的调节

一、自主神经系统的功能

自主神经系统（autonomic nervous system）又称内脏神经系统，其主要功能是调节内脏活动。和躯体神经一样，自主神经系统也包括传入神经和传出神经两部分，但习惯上仅指其传出部分。自主神经系统包括**交感神经**和**副交感神经**。它们分布于内脏、心血管和腺体，并调节这些器官的功能（图 10-20），它们的活动也受中枢神经系统的调控。

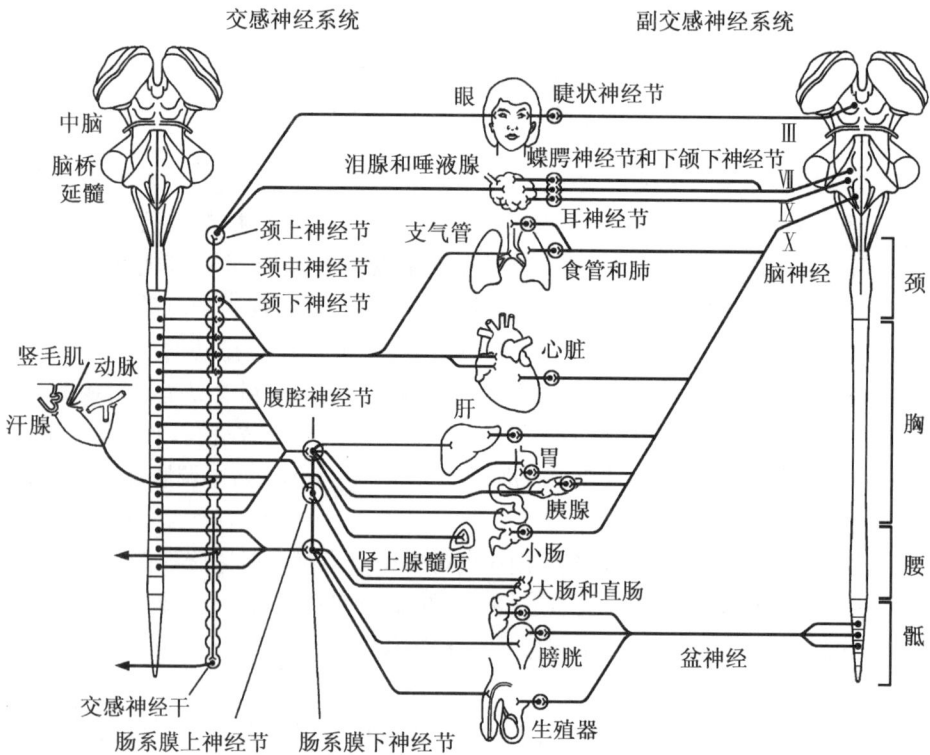

图 10-20   交感和副交感神经系统的分布示意图

（一）交感和副交感神经的递质和受体系统

交感神经和副交感神经的功能在很大程度上决定于其递质和受体系统，而其递质和受体系统主要包括乙酰胆碱和去甲肾上腺素及其相应的受体。

1. 乙酰胆碱及其受体   **乙酰胆碱**（ACh）是胆碱的乙酰酯。以 ACh 为递质的神经纤维称为**胆碱能纤维**（cholinergic fiber）。交感和副交感神经节前纤维、大多数副交感节后纤维（除少数释放肽类或嘌呤类递质的纤维外）、少数交感节后纤维，即引起温热性发汗和发生防御反应时引起骨骼肌血管舒张的纤维，都属于胆碱能纤维。

能与 ACh 特异性结合的受体称为**胆碱能受体**（cholinergic receptor）。胆碱能受体可分为**毒蕈碱受体**（muscarinic receptor，简称 M 受体）和**烟碱受体**（nicotinic receptor，简称 N 受体）两

类。M 受体分布于大多数副交感节后纤维(少数释放肽类或嘌呤类递质的纤维除外)所支配的效应组织,以及交感节后纤维所支配的汗腺和骨骼肌血管平滑肌膜中。M 受体为 G 蛋白耦联受体。当 ACh 作用于 M 受体时,可产生一系列交感和副交感神经节后胆碱能纤维兴奋的效应(表 10-6)。这些效应称为**毒蕈碱样作用**(muscarine-like action),简称 M 样作用,可被阿托品阻断。N 受体分为 N_1 和 N_2 受体两种亚型,N_1 受体分布于交感和副交感神经节的节后神经元膜中,N_2 受体存在于骨骼肌神经-肌接头的终板膜中(不属于自主神经系统)。两种 N 受体都属于化学门控通道。ACh 作用于 N 受体后能使自主神经节后神经元兴奋,也能引起骨骼肌兴奋和收缩。这些作用称为**烟碱样作用**(nicotine-like action),简称 N 样作用,不能被阿托品阻断,但能被筒箭毒碱、美卡拉明(美加明)、六烃季铵、戈拉碘铵、十烃季铵等阻断。目前,尚缺乏非常特异的 N_1 和 N_2 受体拮抗剂。美卡拉明和六烃季铵主要拮抗 N_1 受体,可用作神经节阻断剂治疗高血压;上述其他 N 受体拮抗剂则主要拮抗 N_2 受体,临床上可用作肌松药。

表 10-6　自主神经系统胆碱能受体和肾上腺素能受体的分布及其生理功能

效应器	胆碱能系统		肾上腺素能系统	
	受体	效　应	受体	效　应
自主神经节	N_1	节前-节后兴奋传递		
眼				
虹膜环行肌	M	收缩(缩瞳)		
虹膜辐射状肌			α	收缩(扩瞳)
睫状体肌	M	收缩(视近物)	β_2	舒张(视远物)
心				
窦房结	M	心率减慢	β_1	心率加快
房室传导系统	M	传导减慢	β_1	传导加快
心肌	M	收缩力减弱	β_1	收缩力增强
血管				
冠状血管	M	舒张	α	收缩
			β_2	舒张(为主)
皮肤黏膜血管	M	舒张	α	收缩
骨骼肌血管	M	舒张[①]	α	收缩
			β_2	舒张(为主)
脑血管	M	舒张	α	收缩
腹腔内脏血管			α	收缩(为主)
			β_2	舒张
肾血管			α	收缩
支气管				
平滑肌	M	收缩	β_2	舒张
腺体	M	促进分泌	α	抑制分泌
			β_2	促进分泌

（续表）

效应器	胆碱能系统		肾上腺素能系统	
	受体	效　应	受体	效　应
胃肠				
胃平滑肌	M	收缩	β_2	舒张
小肠平滑肌	M	收缩	β_2	舒张
括约肌	M	舒张	α	收缩
腺体	M	促进分泌		
胆囊和胆道	M	收缩	β_2	舒张
膀胱				
逼尿肌	M	收缩	β_2	舒张
三角区和括约肌	M	舒张	α	收缩
输尿管平滑肌	M	收缩（？）	α	收缩
子宫平滑肌	M	可变②	α	收缩（有孕）
			β_2	舒张（无孕）
皮肤				
汗腺	M	促进温热性发汗①	α	促进精神性发汗
竖毛肌			α	收缩
唾液腺	M	分泌大量、稀薄唾液	α	分泌少量、黏稠唾液
代谢				
糖酵解			β_2	加强
脂肪分解			β③	加强

　　注：①为交感节后胆碱能纤维支配；②因月经周期、循环血液中雌、孕激素水平、妊娠及其他因素而发生变化；③此处的 β 受体不同于 β_1 和 β_2 受体，现已确定为 β_3 受体。

　　2. 去甲肾上腺素及其受体　　去甲肾上腺素（NE）属于儿茶酚胺类物质，即含有邻苯二酚结构的胺类物质。以 NE 为递质的神经纤维称为**肾上腺素能纤维**（adrenergic fiber）。多数交感节后纤维（除支配汗腺和骨骼肌血管的交感胆碱能纤维外）属于肾上腺素能纤维。

　　能与 NE 结合的受体称为**肾上腺素能受体**（adrenergic receptor）。肾上腺素能受体主要分为 α 型肾上腺素能受体（简称 α 受体）和 β 型肾上腺素能受体（简称 β 受体）两种，都是 G 蛋白耦联受体。肾上腺素能受体的分布极为广泛，多数交感节后纤维末梢到达的效应器组织细胞膜中都有肾上腺素能受体，但不一定都有 α 和 β 受体，有的仅有 α 受体，有的仅有 β 受体，也有的兼有两种受体。β 受体主要有 β_1 和 β_2 两种受体亚型，β_1 受体主要分布于心脏；β_2 受体则广泛分布于多数效应细胞。各效应细胞膜中肾上腺素能受体被激活后产生的效应详见表 10-6。酚妥拉明能阻断 α 受体；普萘洛尔则能阻断 β 受体，但对 β_1 和 β_2 受体无选择性。阿替洛尔和美托洛尔能选择性阻断 β_1 受体，而丁氧胺则能选择性阻断 β_2 受体。

　　（二）交感和副交感神经系统的功能特征

　　1. 对效应器的紧张性支配　　许多自主神经对效应器的支配具有紧张性作用。如切断心迷走神经，心率便加快；切断心交感神经，则心率减慢。切断支配虹膜的副交感神经，瞳孔即散大;而切断其交感神经,则瞳孔缩小。说明以上神经平时都具有紧张性活动。体内某些器官,如大多数血管,仅受单一的交感缩血管神经的支配,该神经的紧张性活动不仅可维持血管的基础张力,而且能通过改变其紧张性活动来调节外周血管阻力和器官血流量。

2. 对同一效应器的双重支配　组织器官一般都受交感和副交感神经的双重支配,两者的作用往往相互拮抗。如心交感神经加强心脏活动,而心迷走神经则减弱心脏活动;迷走神经可促进小肠的运动和分泌,而交感神经则起抑制作用。这种交感与副交感神经的拮抗性作用对所支配的效应器官起到相反相成的调节作用。有时,交感与副交感神经对同一器官的作用也具有一致性,如两者都能促进唾液腺的分泌,但仍有一定区别,交感神经兴奋引起少量黏稠的唾液分泌;而副交感神经兴奋则产生大量稀薄的唾液分泌。

3. 受效应器所处功能状态的影响　例如,刺激交感神经可引起动物无孕子宫运动受到抑制,而对有孕子宫却可加强其运动,这是因为作用的受体不同(参见表10-6)。迷走神经兴奋能使处于收缩状态的胃幽门舒张,而使处于舒张状态的胃幽门收缩。

4. 对整体生理功能调节的不同意义　在环境急骤变化的情况下,交感神经系统的活动主要在于动员机体许多器官的潜力,以适应环境的急剧变化。例如,在肌肉剧烈活动、窒息、失血或寒冷等情况下,交感神经兴奋,此时心率加快、皮肤和内脏血管收缩、储血库排出血液以增加循环血量、红细胞计数增加、支气管扩张、肝糖原分解加速使血糖浓度升高,以及肾上腺髓质激素分泌增加。副交感神经系统的活动主要在于休整恢复、积蓄能量,以及加强排泄和生殖功能等方面。机体在安静时副交感神经活动往往加强。此时,心、肺活动抑制,消化功能增强以促进能量补充。

二、中枢对内脏活动的调节

(一) 脊髓对内脏活动的调节

脊髓对内脏活动的调节是初级的,基本的血管张力反射、发汗反射、排尿反射、排便反射等可在脊髓完成,但这些反射平时受脑内高位中枢的调控。依靠脊髓本身的活动不足以很好适应生理功能的需要。脊髓与脑高位中枢离断的患者在脊休克过去后,由平卧位转成直立位时常感头晕,因为此时体位性血压反射的调节能力很差,外周血管阻力不能及时改变。此外,患者虽有一定的排尿能力,但反射不受意识控制,即出现尿失禁,且排尿也不完全。

(二) 低位脑干对内脏活动的调节

由延髓发出的自主神经传出纤维支配头面部的所有腺体、心、支气管、喉、食管、胃、胰腺、肝和小肠等;同时,脑干网状结构中存在许多与内脏活动调节有关的神经元,其下行纤维支配脊髓,调节脊髓的自主神经功能。许多基本生命现象(如循环、呼吸等)的反射调节在延髓水平已初步完成,因此,延髓有**生命中枢**之称。此外,中脑是瞳孔对光反射的中枢部位。有关内容均已在前面各章叙述,这里不再重复。

(三) 下丘脑对内脏活动的调节

下丘脑被认为是较高级的内脏活动调节中枢,刺激下丘脑能产生自主神经反应,但又似乎并不与内脏功能调节有直接的关联,而多半是更为复杂的生理活动中的一部分。以下就下丘脑的一些主要功能作简要介绍。

1. 体温调节　第七章中已述,体温调节中枢主要位于视前区-下丘脑前部,此处存在温度敏感神经元,它们既能感受体温的变化,也能对温度信息进行整合处理,并通过调节散热和产热活动,使体温保持相对稳定。

2. 摄食行为调节　摄食行为是人和动物维持个体生存的基本活动。刺激下丘脑外侧区可引起动物出现摄食行为,而破坏该区则引起拒食;相反,刺激下丘脑腹内侧核可引起动物拒食,而破坏该区则导致食欲大增,因而将这两个区域分别称为**摄食中枢**(feeding center)和**饱中枢**(satiety center)。它们之间存在交互抑制的关系,这对保持能量摄入和消耗之间的平衡具有重要意义。

3. 水平衡调节　机体对水平衡的调节包括饮水与排水两个方面。饮水是一种行为,由渴觉引起。当血浆晶体渗透压升高时,可刺激下丘脑前部的渗透压感受器,使血管升压素分泌增多而引起渴觉;细胞外液量或循环血量减少则可通过促进肾素分泌而使血中血管紧张素 Ⅱ 含量增高,后者能刺激间脑室周器的特殊感受区而引起渴觉。肾排水主要受血管升压素调控,当血浆晶体渗透压升高或循环血量减少时,血管升压素释放增多,促进肾远曲小管和集合管对水的重吸收,使肾排水减少;血管升压素释放减少时则产生相反效应(见第八章)。

4. 腺垂体和神经垂体激素分泌调节　一方面,下丘脑促垂体区的神经分泌小细胞能合成多种肽类物质,即**下丘脑调节肽**,来调节腺垂体分泌激素(见第十一章)。另一方面,下丘脑的监察细胞能感受血中某些激素浓度的变化,反过来调节下丘脑调节肽的分泌,以维持其功能的平衡。此外,下丘脑视上核和室旁核的神经内分泌大细胞能合成血管升压素和缩宫素,然后被运抵神经垂体储存,需要时释放入血(见第十一章)。

5. 情绪调节　电刺激下丘脑腹内侧区可引起动物发生攻击行为,而电刺激下丘脑背侧区则可引发动物产生逃避行为,这些反应称为**防御反应**(defense reaction),相应区域称为**防御反应区**(defense zone)。在动物发动防御反应时,常可伴发心率加快、血压升高、皮肤和小肠血管收缩,以及骨骼肌血管舒张等交感活动的改变,以重新分配各器官的血流量,有助于动物在厮杀或逃跑时使骨骼肌获得充足的血液供应。

若将电极预先埋置于动物的某些脑区,如大鼠从中脑被盖腹侧到额叶皮层的近中线部分,动物在无意中按动按钮而接受一次脑刺激后,就会反复进行自我刺激,表明刺激这些脑区能引起愉快和满足感,故称为**奖赏中枢**(reward center);若将电极置于另一些脑区,如大鼠下丘脑后外侧部分、中脑背侧和内嗅皮层等处,只要无意中接受一次刺激,动物便出现退缩、回避等表现,且以后不再愿意接触按钮,表明刺激这些脑区可产生痛苦和嫌恶感,因而称为**惩罚中枢**(punishment center)。人类也有类似表现。研究表明,奖赏中枢和惩罚中枢在行为的激发和抑制方面具有重要意义,几乎所有的行为都在一定程度上与奖赏或惩罚有关。

6. 生物节律调控　机体的许多活动按一定的时间顺序发生周期性变化,这一现象称为**生物节律**(biorhythm)。根据周期的长短可分为短(短于 1 日,如心动周期)、中(约等于 1 日,最多见)、长(长于 1 日,如月经周期)周期。人体许多生理功能都有**日周期**(circadian rhythm)。日周期是最重要的生物节律,如血细胞数、体温和许多内分泌激素的分泌等。下丘脑视交叉上核是调控日周期的中心。视交叉上核可通过与视觉的联系,使体内日周期和外环境的昼夜节律同步起来。若人为改变每日光照和黑暗的时间,可使一些机体功能的日周期位相发生移动。

7. 其他功能　除上述功能外,下丘脑还参与性行为、觉醒和睡眠等活动的调节。刺激动物内侧视前区,雄性或雌性动物均可出现性行为的表现;破坏该部位,则出现对异性的冷漠和性行为的丧失。与觉醒和睡眠有关的下丘脑结构和功能见本章第五节。

（四）大脑皮层对内脏活动的调节

大脑半球内侧面的边缘叶、岛叶、颞极、眶回等皮层,杏仁核、隔区、下丘脑、丘脑前核等皮层下结构都属于**边缘系统**,中脑中央灰质及被盖等也可归入其中。边缘系统是人和高等动物调节内脏活动的高级中枢,其调节效应复杂而多变。如刺激扣带回前部可引起呼吸抑制或加速、血压下降或上升、心率减慢、胃运动抑制、瞳孔扩大或缩小;刺激杏仁核可出现消化活动增强、心率减慢、瞳孔扩大。此外,新皮层也有一定调节作用。

第五节　脑电活动及觉醒和睡眠

一、脑电活动

（一）自发脑电活动和脑电图

在无明显刺激的情况下,大脑皮层能经常地和自发地产生节律性的电位变化,这种电位变化称为**自发脑电活动**(spontaneous electric activity of brain)。在头皮表面记录到的自发脑电活动称为**脑电图**(electroencephalogram,EEG)(图10-21)。根据其不同的频率,脑电图主要可区分出 α、β、θ 和 δ 等波形(表10-7)。

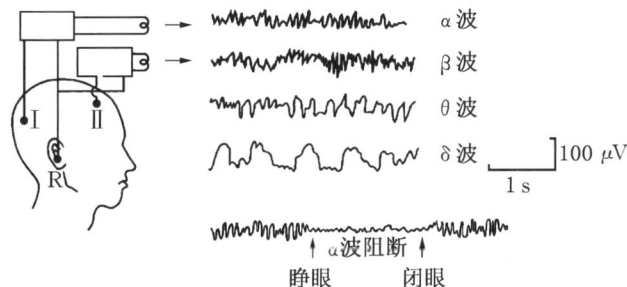

图10-21　脑电图记录方法(左)与正常脑电图波形(右)
Ⅰ和Ⅱ:为引导电极放置位置(分别为枕叶和额叶);R:为无关电极放置位置(耳郭)。

表10-7　正常脑电图各种波形的特征、常见部位和出现条件

脑电波	频率(Hz)	幅度(μV)	常见部位	出现条件
α	8 ~ 13	20 ~ 100	枕叶	成年人安静、闭眼、清醒时
β	14 ~ 30	5 ~ 20	额叶、顶叶	成年人活动时
θ	4 ~ 7	100 ~ 150	颞叶、顶叶	少年正常脑电,或成年人困倦时
δ	0.5 ~ 3	20 ~ 200	颞叶、枕叶	婴幼儿正常脑电,或成年人熟睡时

在成年人,α 波为安静时的主要脑电波,而 β 波则为活动时的脑电波;θ 波通常在困倦时出现,而 δ 波则在睡眠或极度疲劳时出现。α 波常表现为波幅由小变大、再由大变小反复变化的梭形波。α 波在清醒、安静并闭眼时出现,睁开眼睛或接受其他刺激时立即消失而呈现快波(β 波),这一现象称为 α **波阻断**。儿童的脑电波一般较慢。在婴儿的枕叶常见到 0.5 ~ 2 Hz 的慢波(δ 波),在幼儿,一般常可见到 θ 样波形。脑电波的频率在整个儿童时期逐渐增快,至

青春期才出现成人型 α 波。不同生理情况下脑电波也有变化,如血糖、体温和糖皮质激素处于低水平,以及动脉血 PCO_2 处于高水平时,α 波的频率减慢。

临床上,癫痫或皮层有占位病变(如脑瘤等)的患者,脑电波可发生改变。癫痫患者常出现异常的高频高幅脑电波或在高频高幅波后跟随一个慢波的综合波形。因此,脑电波的检测可用于辅助诊断癫痫或探索脑瘤所在的部位。

（二）皮层诱发电位

皮层诱发电位(evoked cortical potential)是指感觉传入系统任何部位受刺激时,在大脑皮层某一部位引出的电位变化,一般由主反应、次反应和后发放 3 部分组成。主反应为一先正后负的电位变化,在大脑皮层的投射有特定的中心区,与刺激有锁时关系,即经一固定的潜伏期后出现。次反应是主反应的扩散性续发反应,与刺激无锁时关系,可见于皮层广泛区域,即无中心区。后发放则为次反应后的一系列正相周期性电位波动(图 10-22)。诱发电位常出现在自发脑电活动的背景上,故较难分辨;但因主反应与刺激之间具有锁时关系,而其他成分则无此关系,因而可利用计算机对诱发电位进行叠加和平均处理,能将主反应突显出来。用这种方法记录到的电位称为平均诱发电位。记录诱发电位有助于了解各种感觉投射的定位。前文所述皮层感觉代表区的投射规律就是应用这一方法获得的。诱发电位也可在颅外头皮上记录到,临床上测定诱发电位对中枢损伤部位的诊断具有一定价值。

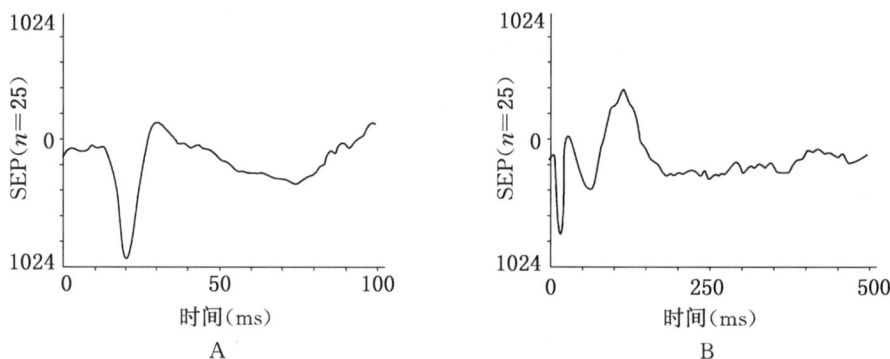

图 10-22　刺激家兔腓总神经引起的体感诱发电位
A. 刺激后 100 ms 内的体感诱发电位(SEP),为 B 中前 100 ms 的展宽;B. 刺激后 500 ms 内的 SEP;纵坐标为计算机数字量,n 数为计算机叠加次数。

二、觉醒和睡眠

觉醒(wakefulness)与**睡眠**(sleep)是人体所处的两种不同状态。觉醒与睡眠的昼夜交替是人类生存的必要条件。觉醒状态可使机体迅速适应环境变化,因而能进行各种体力和脑力活动;而睡眠则使机体的体力和精力得到恢复。一般情况下,成年人每日需要睡眠 7～9 h,儿童需要较多的睡眠时间,新生儿需睡眠 18～20 h,而老年人所需睡眠时间则较少。

（一）觉醒状态的维持

感觉传入通路第二级神经元的上行纤维在通过脑干时,发出侧支与网状结构内神经元发生突触联系。刺激动物中脑网状结构能唤醒动物,脑电波呈快波;而在中脑头端切断网状结构则出现昏睡现象,脑电波呈慢波(图 10-23)。可见,觉醒状态的维持与脑干网状结构的活动有关,称为**网状结构上行激动系统**。另一方面,大脑皮层的感觉运动区、额叶、眶回、扣带回、颞上回、海马、杏仁核和下丘脑等脑区也可通过下行纤维兴奋网状结构。由于网状结构内经多突触传递,因此易受药物影响,如巴比妥类催眠药和乙醚等麻醉药可作用于该系统而抑制大脑皮层的活动。此外,与觉醒有关的脑区和投射系统还有脑桥蓝斑上部去甲肾上腺素能系统、低位脑干中缝背核 5-羟色胺能系统、脑桥头端被盖胆碱能神经元、中脑黑质多巴胺能系统、前脑基底部胆碱能系统、下丘脑结节乳头体核组胺能神经元和下丘脑外侧区的增食因子能神经元等。

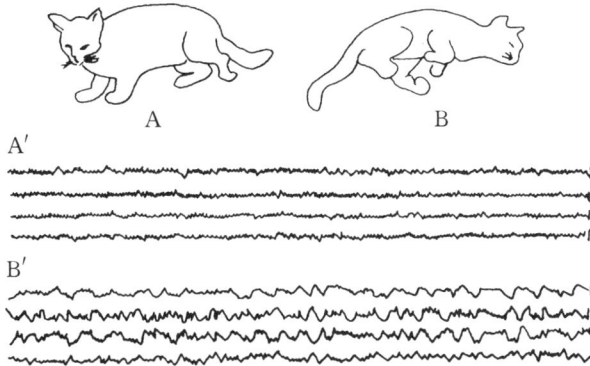

图 10-23　切断特异性传导通路和非特异性传导通路后猫的行为与脑电图变化
A. 切断特异性传导通路而不损伤非特异性传导通路的猫处于觉醒状态,A′为其脑电图;B. 切断非特异性传导通路的猫处于昏睡状态,B′为其脑电图。

　　进一步的研究表明,觉醒可分为**行为觉醒**和**脑电觉醒**两种状态,前者指行为上表现为觉醒,即对新异刺激有探究行为;后者指行为上不一定表现为觉醒,但脑电呈现快波。目前认为,行为觉醒的维持可能与黑质多巴胺递质系统的功能有关,这与帕金森病患者缺乏行为觉醒是一致的。

　　(二) 睡眠的时相和产生机制

　　1. 睡眠的时相　睡眠有**慢波睡眠**(slow wave sleep)和**快波睡眠**(fast wave sleep)两种时相,后者又称为**异相睡眠**(paradoxical sleep)或**快速眼球运动睡眠**(rapid eye movement sleep)。

　　(1) 慢波睡眠表现:①脑电波呈同步化慢波;②嗅、视、听、触等感觉功能暂时减退;③骨骼肌反射活动和肌紧张减弱;④伴有一系列自主神经功能的改变,如血压下降、心率减慢、瞳孔缩小、尿量减少、体温下降、代谢率降低、呼吸变慢、胃液分泌增多而唾液分泌减少、发汗增强等。

　　(2) 快波睡眠表现:①脑电波呈去同步化快波,与觉醒时的脑电波很难区别,但与觉醒时不同的是,眼电(表示眼球运动)明显增强和肌电(表示骨骼肌运动)显著减弱;②各种感觉功能进一步减退,以至于不易被唤醒;③骨骼肌反射和肌紧张进一步减弱,肌肉几乎完全松弛;④可有间断的阵发性表现,如眼球快速运动、部分躯体抽动、血压升高、心率加快、呼吸加快而不规则等。⑤做梦多见于快波睡眠期间。

　　睡眠过程中两个时相互相交替。成年人入睡后首先进入慢波睡眠,持续 80～120 min 后转入异相睡眠,维持 20～30 min 后又转入慢波睡眠;整个睡眠过程中有 4～5 次交替,越近睡眠的后期,快波睡眠持续时间越长。两种时相的睡眠均可直接转为觉醒,但由觉醒转为睡眠时,一般只能进入慢波睡眠,而不能直接进入快波睡眠;只有当快波睡眠被严重剥夺时才可能出现由觉醒状态直接进入快波睡眠。

慢波睡眠和快波睡眠均为正常人体所必需。觉醒时腺垂体分泌的生长激素较少,慢波睡眠中分泌明显升高,而快波睡眠时分泌又减少,但此时脑内蛋白质合成加速。因而认为,慢波睡眠有利于促进生长和体力恢复;而快波睡眠则促进学习记忆和精力恢复,特别在幼儿阶段,可能与神经系统的发育成熟、建立新的突触联系等有关。但快波睡眠时会出现阵发性表现,可能与某些疾病,如心绞痛、哮喘、阻塞性肺气肿缺氧等易于夜间发作有关。

2. 睡眠发生机制　脑内促进慢波睡眠的部位包括延髓网状结构(上行抑制系统)、下丘脑后部和丘脑髓板内核群邻旁区的间脑部位、下丘脑和前脑的视前区腹外侧部(VLPO)以及布洛卡(Broca)斜带区和前脑基底部等,其中以 VLPO 最重要。VLPO 发出的纤维投射到多个与觉醒有关的脑区并抑制它们的活动,促进觉醒向睡眠转化,产生慢波睡眠。有研究表明,视交叉上核有纤维经中间神经元中继后投射到促觉醒和促睡眠的脑区,将昼夜节律的信息传递给它们,从而调节觉醒与睡眠的相互转换。至于快波睡眠的产生和维持,目前认为与两类神经元之间的相互作用有关,位于脑桥被盖外侧区胆碱能神经元在快波睡眠的启动中起重要作用,称为快波睡眠启动神经元,而位于蓝斑的去甲肾上腺素能神经元和位于中缝背核的5-羟色胺能神经元在则终止快波睡眠和启动觉醒中起重要作用,称为快波睡眠关闭神经元。

上述与觉醒和睡眠有关的脑区及其投射纤维在脑内形成两个系统,它们之间的相互作用并相互制约,使觉醒和睡眠两个不同状态相互转换,从而形成觉醒-睡眠周期的发生,因此觉醒和睡眠都是脑的主动活动过程。

第六节　脑的高级功能

人类的大脑得到高度的发展,人脑的高级功能活动包括条件反射、学习和记忆、思维和判断、语言和其他认知功能等。

一、条件反射

（一）条件反射的形成和消退

1. 经典条件反射　在巴甫洛夫的经典动物实验中,给犬以食物可引起唾液分泌,这是非条件反射,食物是**非条件刺激**;给犬以铃声刺激则不会引起唾液分泌,因为铃声与食物无关,故称为**无关刺激**。如果每次给食前出现一次铃声,经多次反复后,只要一出现铃声,动物就会分泌唾液,这种情况下无关刺激转变为**条件刺激**。因此,条件反射是条件刺激与非条件刺激在时间上的结合而建立起来的,这个过程称为**强化**(reinforcement)。实验表明,非条件刺激若不能激动奖赏中枢或惩罚中枢,条件反射将很难建立;如果非条件刺激能通过这两个中枢引起愉快或痛苦的情绪活动,则条件反射就比较容易建立。

在上述经典条件反射建立后,如果反复应用条件刺激(铃声)而不给予非条件刺激(给食)强化,条件反射(唾液分泌)就会减弱,最后完全消失。这称为条件反射的**消退**(extinction)。条件反射的消退不是条件反射的简单丧失,而是中枢将原先引起兴奋性效应的信号转变为产生抑制性效应的信号。

2. 操作式条件反射　这种条件反射要求动物在执行一定的操作后才能建立起来。实验时,先训练动物使之学会踩动杠杆而得食的操作。然后,以灯光或其他信号为条件刺激建立条件反射,即在出现某种信号后去踩杠杆才能得到食物,称为**操作式条件反射**(operant conditioning)。得到食物是一种奖赏性刺激;如果预先在食物中注入一种不影响食物色香味而动物食用后会发生呕吐或其他不适的药物,则动物在多次强化后,便在见到信号后就不愿再去踩动杠杆,这是一种惩罚性刺激。奖赏和惩罚都将使条件反射的建立更为容易。

（二）人类的条件反射和两种信号系统学说

人类条件反射的建立除了可用现实具体的信号,如光、声、嗅、味、触等感觉直接刺激眼、耳、鼻、舌、皮肤等感受器外,还可用抽象的语词来代替具体的信号。巴甫洛夫把现实具体的信号称为第一信号,而把相应的语词称为第二信号。人类大脑皮层对第一信号发生反应的功能系统称为**第一信号系统**(first signal system),而对第二信号发生反应的功能系统称为**第二信号系统**(second signal system)。因此,人脑功能有两个信号系统,而动物只有第一信号系统,第二信号系统是人类区别于动物的主要特征。人类可借助语词来表达思维,并进行抽象的思维。

二、学习和记忆

学习和记忆是两个有联系的神经活动过程。**学习**(learning)是指人和动物依赖于经验来改变自身行为以适应环境的神经活动过程。**记忆**(memory)则是习得信息的储存和"读出"的神经活动过程。

（一）学习和记忆的形式

1. 学习的形式　学习有两种不同形式:①非联合型学习,如习惯化和敏感化等。这种学习形式无需在刺激和反应之间形成某种明确的联系。习惯化是指一种刺激反复出现,如果不引起某种奖赏或惩罚,机体对该刺激的反应将逐渐减弱以至消退。习惯化有助于免除对无意义信息的应答。敏感化与习惯化正好相反,是指对刺激的反应增强。敏感化有助于强化对有意义信息的应答。②联合型学习,如条件反射的建立。这种学习形式是两个事件在时间上很靠近地重复发生,最后在脑内逐渐形成联系。

2. 记忆的形式　记忆可大致分为两类形式:①陈述性记忆。这类记忆还可分为情景式记忆和语义式记忆。前者是记忆一件具体事物或一个场面;后者则为记忆文字、法律和语言等。②非陈述性记忆。这类记忆主要是指某些技巧性动作、习惯性行为和条件反射等。两类记忆形式可以转化,如在学习骑自行车过程中需记忆某些情景,一旦学会变为一种技巧性动作后,陈述性记忆便转变为非陈述性记忆。

（二）人类的记忆过程和遗忘

1. 人类的记忆过程　记忆过程可分为感觉性记忆、第一级记忆、第二级记忆和第三级记忆4个阶段。感觉性记忆是指通过感觉系统获得信息后,首先储存在脑的感觉区内的阶段,这个阶段一般不超过1 s,若未经处理即很快消失。如果在这阶段把那些不连续的、先后进来的信息整合成新的连续的印象,即可转入第一级记忆。这种转移一般有两条途径:①将感觉性记忆资料变成口头表达性符号,如语言符号,这是最常见的;②非口头表达性途径。信息在第一级记忆中平均约停留几秒钟。通过反复学习和运用,信息便在第一级记忆中循环,从而延长其在第一级记忆中的停留时间,这样,信息就容易转入第二级记忆之中。第二级记忆是一个大而持久的储存系统。发生在第二级记忆内的遗忘是由于先前来的或后来的信息干扰所致。有些记忆,如自己的名字和每天都在操作的手艺等,通过长年累月的运用则不易遗忘,这一类记忆储存在第三级记忆中。

2. 遗忘(loss of memory)　是指部分或完全失去回忆和再认的能力,是一种正常的生理现象。遗忘在学习后就已经开始,最初遗忘的速率很快,以后逐渐减慢。遗忘并不意味着记忆痕迹的消失,因为复习已经遗忘的内容总比学习新的内容容易。产生遗忘的原因与条件刺激久不强化所引起的消退抑制和后来信息干扰等因素有关。

临床上将疾病情况下发生的遗忘称为遗忘症,可分为**顺行性遗忘症**和**逆行性遗忘症**两类。前者表现为不能保留新近获得的信息,多见于慢性酒精中毒;后者表现为不能回忆脑功能障碍发生之前一段时间内的经历,多见于脑震荡。

三、语言和其他认知功能

（一）大脑皮层的语言活动功能

临床上发现人左侧大脑皮层一定区域受损(图10-24)可引起各种特殊的语言活动功能障碍:①流畅失语症,由颞上回后端的韦尼克(Wernicke)区受损所致,患者说话流畅,但话语中夹杂许多杂乱语和自创词,令人难以听懂,有时患者也听不懂别人的说话,看不懂文字。②运动失语症,由中央前回底部前方的 Broca 区受损引起,患者能看懂文字和听懂他人谈话,自己却不会说话,而与发音有关的肌肉并不麻痹;③失写症,由额中回后部接近中央前回手部代表区的部位受损所致,患者能听懂别人说话,看懂文字,自己也会说话,却不会书写,手部的其他运动也不受影响;④感觉失语症,由颞上回后部受损所致,患者能讲话与书写文字,也能看懂文字,但听不懂别人的话语,而患者的听觉则无障碍;⑤失读症,由顶下小叶的角回受损引起,患者看不懂文字,但其视觉和其他语言功能均健全。可见,大脑皮层具有语言活动功能,并且这种功能具有一定的分区;但各区的功能是密切相关的,因为严重的失语症可同时出现上述多种语言活动功能的障碍。

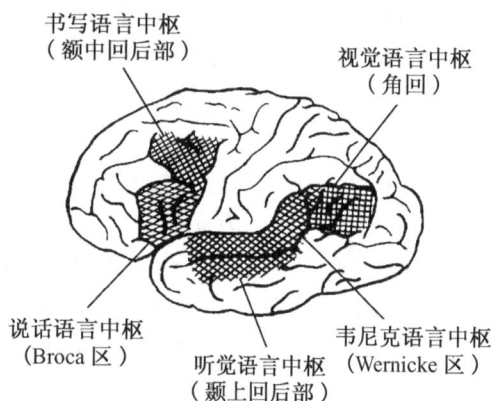

图 10-24　人类大脑皮层的语言功能区域示意图

（二）优势半球和皮层功能的互补性专门化

在主要使用右手的成年人,上述语言活动功能障碍常由左侧大脑皮层损伤所致,而与右侧皮层损伤无明显关系。左侧皮层在语言活动功能上占优势,称为**优势半球**(dominant cortical hemisphere)。这种一侧优势的现象仅出现于人类,说明人类两侧大脑半球的功能是不对等的。一侧优势现象虽与遗传有一定关系,但主要是在后天生活实践中形成的,这与人类习惯使用右手有关。人类的左侧优势自 10~12 岁起逐步建立,成年后若左侧半球损伤,就很难在右侧皮层再建语言中枢。

左侧半球为优势半球,并不意味着右侧半球不重要。研究表明,右侧半球在非语词性的认知功能上占优势,如对空间的辨认、深度知觉、触-压觉认识、图像视觉认识、音乐欣赏分辨等。但这种优势是相对的,因为左侧半球也有一定的非语词性认知功能,而右侧半球也有一定的简单的语词活动功能。

（三）两侧大脑皮层认知功能的关联

两侧大脑皮层之间有许多联合纤维。在哺乳动物中最大的联合纤维是胼胝体,进化越高等则胼胝体越发达,人类的胼胝体纤维估计可达 100 万根。有人事先将猫的视交叉切断,使一侧眼视网膜的传入冲动仅传向同侧皮层,然后将该动物一眼蒙蔽,用另一眼学会对图案的鉴别,待学会后将该眼蒙蔽,测定先前被蒙蔽眼的图案鉴别能力,发现先前被蒙蔽的眼也具有这种鉴别能力。如果事先切断该动物的胼胝体,则动物便失去习得的鉴别图案的能力。可见,两侧大脑皮层的认知功能是有关联的,胼胝体联合纤维能将一侧皮层的活动向另一侧传送。在人类,两侧大脑皮层的认知功能也是有关联的。

习 题 十

(一) 单项选择题

1. 下列有关神经纤维兴奋传导特征的描述,正确的是
   A. 电紧张传播　　B. 互不干扰　　　　C. 可发生总和　　　　D. 容易疲劳

2. 神经纤维传导兴奋的必要条件是
   A. 需有多层髓鞘包裹　　　　　　　B. 需有神经递质释放
   C. 保持其处于一定兴奋状态　　　　D. 保持其结构和功能都完整

3. 对维持神经元结构和功能完整性有重要意义的神经活动是
   A. 兴奋传导　　　　　　　　　　　B. 轴浆运输
   C. 营养性作用　　　　　　　　　　D. 突触传递

4. 当动作电位传到神经末梢时,触发末梢释放递质的主要因素是
   A. 末梢膜去极化使膜通透性增大　　B. 直接经开放的离子通道释放
   C. 钙通道开放引起 Ca^{2+} 内流　　　D. 突触前受体激活引起囊泡外排

5. 下列物质中,能抑制突触前膜释放递质的是
   A. 肉毒梭菌毒素　　　　　　　　　B. 三环类抗抑郁药
   C. 利舍平　　　　　　　　　　　　D. 新斯的明

6. 下列物质中,能阻断突触后膜受体的是
   A. 肉毒梭菌毒素　　　　　　　　　B. 三环类抗抑郁药
   C. 阿托品　　　　　　　　　　　　D. 新斯的明

7. 产生兴奋性突触后电位的主要离子基础是
   A. 少量 Na^+ 流入突触后神经元　　B. 少量 Cl^- 流出突触后神经元
   C. 少量 K^+ 流出突触后神经元　　 D. 少量 Ca^{2+} 流入突触后神经元

8. 突触传递使突触后神经元兴奋时,首先爆发动作电位的部位是
   A. 树突　　　　　B. 胞体　　　　　C. 轴突始段　　　　D. 轴突末梢

9. 神经递质在突触传递中所起的作用是
   A. 增减突触传递效率　　　　　　　B. 起输送信息的作用
   C. 给突触后细胞提供能量　　　　　D. 维持突触后细胞的成活

10. 下列生理活动中,属于条件反射的是
    A. 脚踩图钉引起屈腿动作　　　　　B. 食物入口引起唾液分泌

C. 步入运动赛场心率加快　　　　　　　D. 叩击髌韧带引起膝反射

11. 兴奋在中枢神经元之间传递时,能产生后发放效应的联系方式是

    A. 辐散式联系　　B. 聚合式联系　　C. 链锁式联系　　D. 环式联系

12. 关于中枢兴奋传播特征的正确描述是

    A. 双向传播　　　　　　　　　　　　B. 兴奋节律不变

    C. 对环境变化敏感　　　　　　　　　　D. 不易疲劳

13. 传入侧支性抑制的生理意义是

    A. 协调不同中枢之间的活动　　　　　　B. 及时终止神经元自身的传出活动

    C. 调节感觉传入信号的强度　　　　　　D. 同步化同类中枢神经元的活动

14. 实现突触前抑制的关键因素是

    A. 突触前受体受到抑制　　　　　　　　B. 减少突触前末梢释放递质

    C. 中间神经元释放抑制性递质　　　　　D. 突触后膜产生 IPSP

15. 脊髓半离断后,离断面水平以下发生障碍的感觉是

    A. 病侧浅感觉和健侧深感觉　　　　　　B. 健侧浅感觉和病侧深感觉

    C. 病侧浅感觉和深感觉　　　　　　　　D. 健侧浅感觉和深感觉

16. 不经过丘脑中继的特异性感觉是

    A. 视觉　　　　B. 听觉　　　　C. 嗅觉　　　　D. 味觉

17. 在人类,本体感觉代表区的大脑皮层定位是

    A. 中央前回　　B. 中央后回　　C. 颞叶皮层　　D. 枕叶皮层

18. 切断动物的视交叉纤维后,受影响的视觉传入信息来源部位是

    A. 左眼视网膜　　　　　　　　　　　　B. 右眼视网膜

    C. 两眼鼻侧视网膜　　　　　　　　　　D. 两眼颞侧视网膜

19. 外侧丘系以上一侧听觉传入通路受损对听觉的影响是

    A. 对侧听觉障碍　　　　　　　　　　　B. 同侧听觉障碍

    C. 双侧听觉障碍　　　　　　　　　　　D. 无明显听觉障碍

20. 关于内脏痛特点的**错误**描述是

    A. 定位明确　　　　　　　　　　　　　B. 表现为钝痛

    C. 可有体表牵涉痛　　　　　　　　　　D. 情绪反应较强烈

21. 阑尾炎发病开始时,发生牵涉痛的体表部位是

    A. 右肩胛　　　B. 下腹部　　　C. 脐周　　　　D. 右腹股沟

22. 人发生脊髓休克后将永久丧失的功能活动是

    A. 主观感觉和随意运动　　　　　　　　B. 屈肌反射和腱反射

    C. 心脏反射和血管张力反射　　　　　　D. 排尿反射和排便反射

23. 临床查体出现腱反射亢进,通常提示机体的病变是

    A. 本体感觉传入异常　　　　　　　　　B. 脊髓受损

    C. 高位中枢病变　　　　　　　　　　　D. 效应器反应过强

24. 维持人体姿势最基本的反射是

    A. 屈肌反射　　　　　　　　　　　　　B. 对侧伸肌反射

    C. 腱反射　　　　　　　　　　　　　　D. 肌紧张

25. 当肌肉被拉长时,牵张反射弧各组成部分的反应是
    A. Ⅰa类传入纤维动放电频率增加　　　　B. Ⅱ类传入纤维放电频率减少
    C. α传出纤维放电频率减少　　　　　　　D. 梭外肌纤维舒张

26. 皮层脊髓束和皮层脑干束中来自中央前回的纤维所占总数的百分比(%)是
    A. 30　　　　　　B. 40　　　　　　C. 60　　　　　　D. 100

27. 参与调控人四肢远端肌肉精细运动的传出通路是
    A. 皮层脊髓侧束　　　　　　　　　　　　B. 皮层脊髓前束
    C. 皮层脑干束　　　　　　　　　　　　　D. 网状脊髓束

28. 痉挛性瘫痪(硬瘫)患者具有的特征性临床体征是
    A. 肌紧张增强　　B. 浅反射减退　　　　C. 深反射消失　　　　D. 随意运动丧失

29. 在中脑上、下丘之间切断脑干,动物将出现的改变是
    A. 肢体瘫软　　　　　　　　　　　　　　B. 去大脑僵直
    C. 昏睡不醒　　　　　　　　　　　　　　D. 运动共济失调

30. 人类在发生颅内蝶鞍上囊肿时出现的躯体姿势改变是
    A. 去大脑僵直　　　　　　　　　　　　　B. 去皮层僵直
    C. 站立不稳　　　　　　　　　　　　　　D. 运动共济失调

31. 帕金森病发病的主要原因是
    A. 大脑皮层-纹状体回路受损　　　　　　B. 黑质-纹状体多巴胺通路受损
    C. 纹状体结构和功能异常　　　　　　　　D. 丘脑结构和功能异常

32. 舞蹈病发病的主要原因是
    A. 大脑皮层-纹状体回路受损　　　　　　B. 黑质-纹状体多巴胺通路受损
    C. 纹状体胆碱能中间神经元变性　　　　　D. 纹状体γ-氨基丁酸能中间神经元变性

33. 小脑绒球小结叶受损的患者,其主要临床表现是
    A. 随意运动丧失　　B. 站立不稳　　　　C. 肌张力减弱　　　　D. 运动共济失调

34. 脊髓小脑受损的患者,其主要临床表现是
    A. 随意运动丧失　　　　　　　　　　　　B. 站立不稳
    C. 肌张力增强　　　　　　　　　　　　　D. 运动共济失调

35. 小脑和基底核对运动功能调节的**不同点**是
    A. 参与随意运动的谋划　　　　　　　　　B. 参与随意运动的程序编制
    C. 参与随意运动的执行　　　　　　　　　D. 参与对肌紧张的调节

36. 其生物效应可被阿托品阻断的神经纤维是
    A. 所有自主神经节前纤维　　　　　　　　B. 多数副交感节后纤维
    C. 多数交感节后纤维　　　　　　　　　　D. 躯体运动神经纤维

37. 下列属于交感神经胆碱能纤维的是
    A. 全身缩血管神经纤维　　　　　　　　　B. 骨骼肌舒血管神经纤维
    C. 支配心脏的自主神经　　　　　　　　　D. 支配胃肠道的神经纤维

38. 下列功能活动中属于交感神经兴奋的表现是
    A. 瞳孔缩小　　　　　　　　　　　　　　B. 汗腺分泌增强
    C. 心肌收缩力减弱　　　　　　　　　　　D. 胃肠运动增强

39. 下列功能活动中属于副交感神经兴奋的表现是
    A. 支气管舒张   B. 肾血流量增多
    C. 消化腺分泌加强   D. 糖酵解加强

40. 具有生命中枢之称的中枢部位是
    A. 延髓   B. 下丘脑   C. 纹状体   D. 大脑皮层

41. 用埋藏电极刺激可引起摄食行为,而毁损则可引起拒食的下丘脑部位是
    A. 视前区   B. 室旁核   C. 外侧区   D. 腹内侧核

42. 用埋藏电极刺激可引发动物出现攻击行为的下丘脑部位是
    A. 外侧区   B. 背侧区   C. 视前区   D. 腹内侧区

43. 下丘脑内调控生理功能活动日周期节律的中心部位是
    A. 结节核   B. 视交叉上核   C. 室旁核   D. 乳头体核

44. 正常成年人在困倦时能记录到的特征性脑电波是
    A. α 波   B. β 波   C. θ 波   D. δ 波

45. 动物在被切断中脑头端网状结构后的表现是
    A. 觉醒,脑电呈快波   B. 觉醒,脑电呈慢波
    C. 昏睡,脑电呈快波   D. 昏睡,脑电呈慢波

46. 慢波睡眠时,血液浓度明显升高的内分泌激素是
    A. 褪黑素   B. 生长激素
    C. 促肾上腺皮质激素   D. 糖皮质激素

47. 除脑电不同外,快波睡眠区别于慢波睡眠的特征性表现是
    A. 各种感觉功能减退   B. 肌肉活动和肌力下降
    C. 有一系列内脏活动改变   D. 有快速眼动等阵发性表现

48. 患者在一次车祸后不能回忆当时的经历,但其他记忆都正常,造成这种遗忘症的原因是
    A. 局部脑损伤   B. 脑震荡   C. 脑栓塞   D. 脑血肿

49. 患者能讲话、书写和阅读文字,但听不懂别人说话的意思,听觉也无障碍,提示受损的皮层部位是
    A. 布洛卡区   B. 颞上回后部   C. 角回   D. 额中回后部

50. 人类左侧大脑半球占优势的认知功能是
    A. 语言活动   B. 空间辨认   C. 图像识别   D. 音乐欣赏

（二）填空题

1. 神经系统内有_____和_____两类细胞,构成神经系统结构和功能的基本单位是_____。

2. 线粒体和突触囊泡等通过_____向轴浆运输被输送到_____;神经生长因子、狂犬病病毒和和破伤风毒素等通过_____向轴浆运输被输送到_____。

3. 脊髓灰质炎患者预后常出现肢体肌肉_____的后遗症,这是因为受累肌肉失去了_____。

4. 电突触传递的结构基础是_____,特点有_____、_____和_____,有利于神经元活动的_____。

5. 三环类抗抑郁药可抑制_____膜重摄取去甲肾上腺素,使突触传递_____;利舍

平可抑制_____膜重摄取去甲肾上腺素,使突触传递_____。

6. 中枢神经元之间的_____式联系可产生整合效应;_____式和_____式联系能扩大作用的空间范围。

7. 突触后抑制都由中间神经元释放_____性递质,使突触后神经元产生_____而引起。

8. 突触前抑制多见于_____通路中,由于到达突触前末梢的动作电位幅度_____,进入末梢的 Ca^{2+} _____,使末梢释放递质_____,最终使突触后神经元产生的_____。

9. 在丘脑前,_____感觉和_____觉的传入纤维走行于后索-内侧丘系中,_____觉、_____觉和_____觉的传入纤维走行于脊髓丘脑束中。

10. 脊髓空洞症患者可出现局部节段性_____觉和_____觉障碍,但_____觉不受影响。

11. 痛觉感受器的特点是_____和_____,痛觉是机体对_____刺激的_____,对机体具有保护意义。

12. 牵涉痛往往发生在与患病内脏具有相同胚胎_____和_____来源的体表部位。

13. 脊髓 α 运动神经元支配_____,是运动传出的_____;γ 运动神经元支配_____,其功能是_____。

14. 牵张反射有_____和_____两种类型,它们的感受器都是_____,能感受肌纤维的_____变化。

15. 脊髓灰质炎和内囊出血引起中风的患者都有随意运动_____的表现,但前者伴有牵张反射_____,而后者则伴有牵张反射_____。

16. 人类的抗重力肌是_____,去大脑僵直表现为_____亢进,是一种增强的_____反射。

17. _____或_____能明显改善帕金森病运动过少的症状;而_____则可缓解舞蹈病运动过多的症状。

18. 前庭小脑的主要功能是_____,而脊髓小脑的主要功能则为_____和_____。

19. 乙酰胆碱可作用于_____受体和_____受体,分别产生_____样和_____样作用。

20. 去甲肾上腺素可作用于_____受体和_____受体,其效应可分别被_____和_____阻断。

21. 在整体情况下,交感神经系统在_____时活动加强,而副交感神经系统则在_____时活动加强。

22. 在下丘脑,细胞外液高渗引起的渴觉由_____介导,细胞外液量减少引起的渴觉则由_____介导。

23. 皮层诱发电位一般分为_____、_____和_____ 3 个组成部分,其中与刺激有锁时关系的是_____。

24. 慢波睡眠有利于促进_____和_____,快波睡眠则有利于_____和_____。

25. 条件反射的消退不是条件反射的_____，而是中枢将原先_____的信号转变为_____的信号。

（三）名词解释

1. 神经冲动	2. 轴浆运输	3. 神经的营养性作用
4. 突触传递	5. 非突触性化学传递	6. 突触后电位
7. 递质共存	8. 后发放	9. 中枢延搁
10. 传入侧支性抑制	11. 回返性抑制	12. 突触前抑制
13. 牵涉痛	14. 随意运动	15. 运动单位
16. 脊髓休克	17. 牵张反射	18. 去大脑僵直
19. 防御反应	20. 生物节律	21. 自发脑电活动
22. 快波睡眠	23. 操作式条件反射	24. 优势半球

（四）简答题

1. 简述影响神经纤维传导速度的因素。
2. 简述 EPSP 和 IPSP 的性质、产生机制和生理意义。
3. 试比较非条件反射和条件反射。
4. 简述中枢兴奋传播的特征。
5. 简述皮层第一感觉区的感觉投射规律。
6. 简述内脏痛的特点。
7. 简述常见内脏疾患引起的牵涉痛部位。
8. 简述牵张反射的两种类型及其意义。
9. 简述大脑皮层主要运动区的功能特征。
10. 简述交感和副交感神经系统的功能特征。
11. 为什么说延髓是生命中枢？
12. 脑电图检查有何临床意义？
13. 简述两种不同时相睡眠的表现和生理意义。
14. 简述条件反射的建立和消退，以及与奖赏或惩罚性刺激的关系。
15. 简述大脑皮层语言中枢及其损伤后出现的语言活动障碍。

（五）论述题

1. 试述化学性突触传递过程及其影响因素。
2. 中枢抑制有哪些类型？各自如何产生？各有何生理意义？
3. 感觉的特异投射系统和非特异投射系统有何区别？又有何联系？
4. 一个随意运动是如何形成和准确进行的？
5. 脊髓休克有哪些主要的临床表现？其产生与恢复说明了什么？
6. 试述去大脑僵直的主要临床表现和产生机制。
7. 胆碱能受体和肾上腺素能受体分为哪些类型和亚型？激活后可产生哪些外周效应？
8. 试述下丘脑的功能。

（白　娟　朱大年）

第十一章 内 分 泌

学 习 纲 要

1. 掌握内分泌与激素的定义。
2. 熟悉内分泌功能活动的一般原理。
3. 熟悉垂体门静脉系统及其功能,下丘脑调节肽及腺垂体促激素的生理作用。
4. 掌握生长激素的生理作用与分泌的调节。
5. 熟悉下丘脑-垂体束及其功能,血管升压素的生理作用。
6. 了解催乳素和缩宫素的生理作用与分泌的调节,松果体内分泌功能。
7. 了解甲状腺激素的合成、储存、分泌、运输与降解。
8. 掌握甲状腺激素的生理作用与分泌的调节。
9. 熟悉甲状旁腺激素、钙三醇和降钙素的生理作用与分泌的调节。
10. 掌握胰岛素的生理作用与分泌的调节。
11. 熟悉胰高血糖素的生理作用与分泌的调节。
12. 了解肾上腺皮质激素的种类,盐皮质激素的生理作用与分泌的调节。
13. 掌握糖皮质激素的生理作用与分泌的调节。
14. 了解肾上腺雄激素的生理作用。
15. 熟悉肾上腺髓质激素的生理作用与分泌的调节。
16. 了解功能器官的内分泌功能,前列腺素和瘦素等组织激素。

内分泌系统(endocrine system)由内分泌腺和散在分布于器官组织中的内分泌细胞共同组成。这一系统通过分泌激素,发布调节信息来调节机体的功能,因而是机体的一大功能调节系统。内分泌系统与神经系统、免疫系统功能互补,共同维持机体内环境稳态。神经系统是机体的主导性调节系统,能迅速应对来自内、外环境的刺激,及时改变和协调各功能系统的活动状态;内分泌系统分泌各种激素发布信息,主要调节机体的基础性活动,如新陈代谢、生长、发育和生殖等;免疫系统则针对生物性刺激,如细菌、病毒等微生物产生免疫反应,以保护机体免受病原微生物的侵害。

第一节　内分泌功能活动的一般原理

一、内分泌与内分泌系统

（一）内分泌的概念

内分泌（endocrine）是指细胞将其分泌物（激素）直接释放到体液中，并对机体产生特定调节效应的功能活动方式。"内分泌"一词原本是相对于"外分泌"而言的，原意只是区分不同于外分泌的一种细胞分泌方式。随着对内分泌功能的深入了解，人们逐步认识到内分泌实为机体的一种功能活动调节方式，是一种体液性调节。

具有内分泌功能的细胞统称为内分泌细胞，它们既可集中形成经典的内分泌腺，如腺垂体、松果体、甲状腺、甲状旁腺、肾上腺、胰岛和性腺等；也可散在分布于非内分泌腺的其他器官组织中，如下丘脑、胃肠道黏膜、胎盘等。此外，在心、肝、肺和肾等具有特定功能的器官内，也有一些细胞具有内分泌功能，能分泌某些激素，并参与机体功能的调节（图11-1）。

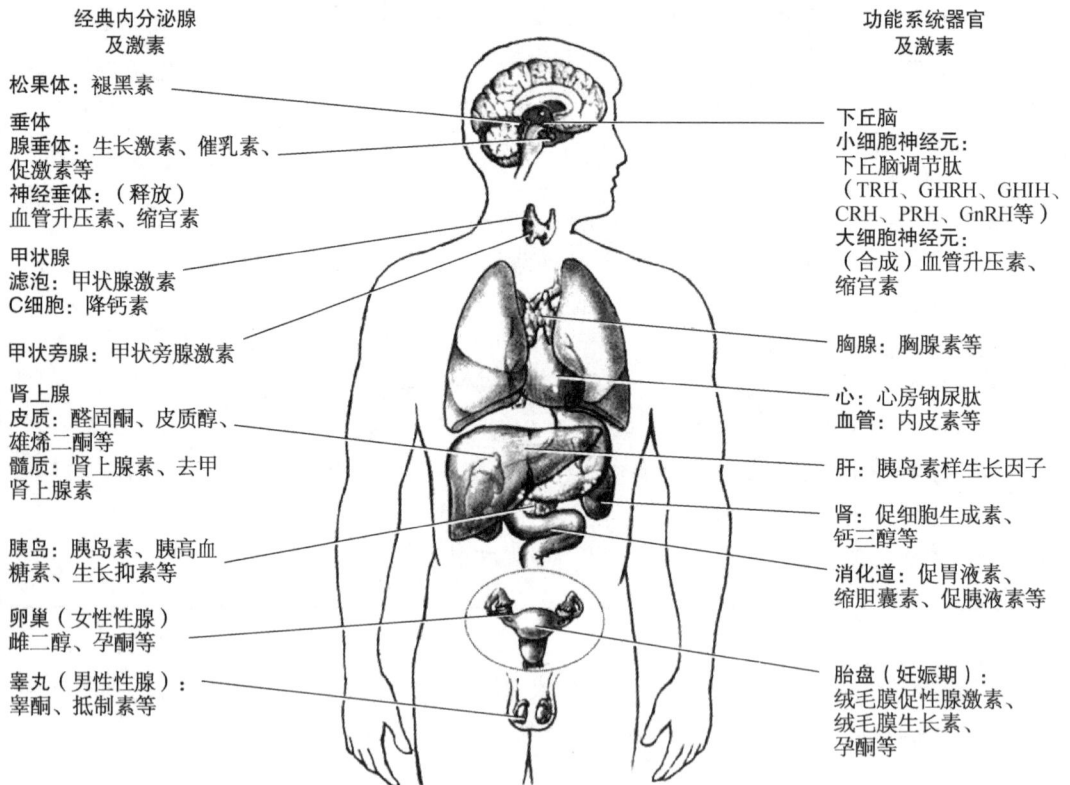

经典内分泌腺及激素

松果体：褪黑素

垂体
腺垂体：生长激素、催乳素、促激素等
神经垂体：（释放）血管升压素、缩宫素

甲状腺
滤泡：甲状腺激素
C细胞：降钙素

甲状旁腺：甲状旁腺激素

肾上腺
皮质：醛固酮、皮质醇、雄烯二酮等
髓质：肾上腺素、去甲肾上腺素

胰岛：胰岛素、胰高血糖素、生长抑素等

卵巢（女性性腺）
雌二醇、孕酮等

睾丸（男性性腺）：睾酮、抵制素等

功能系统器官及激素

下丘脑
小细胞神经元：下丘脑调节肽（TRH、GHRH、GHIH、CRH、PRH、GnRH等）
大细胞神经元：（合成）血管升压素、缩宫素

胸腺：胸腺素等

心：心房钠尿肽
血管：内皮素等

肝：胰岛素样生长因子

肾：促细胞生成素、钙三醇等

消化道：促胃液素、缩胆囊素、促胰液素等

胎盘（妊娠期）：绒毛膜促性腺激素、绒毛膜生长素、孕酮等

图11-1　内分泌系统概貌示意图

（二）内分泌系统

经典的内分泌系统由分布于全身多处的内分泌腺组成，以分泌各种激素为化学信使发布体液性调节信息。与机体的神经、心血管、呼吸、消化、泌尿等器官系统都不同，各内分泌腺之

间没有直接的结构关联,相对分散。但内分泌系统各成员之间以及与靶细胞之间却以体液为媒介相互联络,形成一体化的功能调节系统。

与神经系统一样,内分泌系统也在感受到内外环境变化后发布调节信息,实现其调节功能。不同的是神经系统以神经冲动(电活动)为主传输调节信息,调控它所支配的器官的活动;而内分泌系统则通过分泌不同的激素,主要以血液为媒介递送调节信息,调控靶细胞的活动。

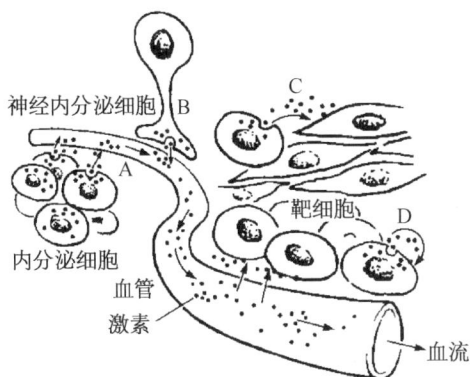

图 11-2 激素在细胞间递送信息的主要方式示意图
A. 内分泌;B. 神经内分泌;C. 旁分泌;D. 自分泌。

除了可作为循环激素发挥作用外,还可以局部激素或神经激素的形式发挥作用,主要取决于激素递送信息的方式(表 11-1,图 11-2)。其中内分泌(或远距分泌)是大多数激素递送信息的基本途径。同一激素可有多种递送方式,如胰岛素主要经内分泌方式调节全身几乎所有细胞的代谢活动;同时又以旁分泌方式直接抑制其邻旁 α 细胞分泌胰高血糖素;还能以自分泌方式反馈作用于 β 细胞,调节其自身合成与分泌胰岛素的功能。

表 11-1 激素递送调节信息的途径

	递送信息途径	示 例
内分泌	激素分泌入血液后,经血液循环运输至远处靶细胞发挥作用	多数经典内分泌腺和非内分泌器官分泌的激素
旁分泌	激素通过组织液弥散作用于邻近其他靶细胞,又称邻分泌	胰岛 α 细胞分泌的胰高血糖素刺激 β 细胞分泌胰岛素
自分泌	激素原位作用于产生该激素的细胞;甚至可以不释放,直接在合成激素的细胞内发挥作用。后者又称内在分泌或胞内分泌	胰岛素可抑制 β 细胞自身分泌胰岛素;肾上腺髓质激素抑制自身合成酶系活性
神经内分泌	神经内分泌细胞将激素释放到血液循环中发挥作用	下丘脑神经元分泌的调节肽经垂体门静脉系统调节腺垂体功能

在内分泌系统的调节体系中,内分泌细胞是兼有感受器、控制器与效应器等多重角色的结构基础。例如,胰岛 β 细胞能直接感受血糖水平等细胞代谢活动变化的刺激,经分泌胰岛素发布调节信息,分别控制肝、肌肉、脂肪等靶器官的物质代谢水平。胰岛素调节代谢过程中产生的效应,如血糖水平变化又可反馈影响 β 细胞的内分泌活动。

内分泌系统分泌多种激素,对机体的调节作用广泛而复杂,大致可归纳为以下几个方面。

1. 维护内环境稳态 内分泌系统与神经系统密切配合,参与器官系统功能活动的调节,以维持内环境稳态,使机体能更好地适应环境变化而正常生存。如肾上腺皮质分泌的激素在机体应激中发挥重要作用,血管升压素、醛固酮和心房钠尿肽调节机体的水、盐平衡等。

2. 调节新陈代谢 许多激素都具有调节细胞新陈代谢的作用,特别是胰岛素、肾上腺糖皮质激素和甲状腺激素等。它们调节营养物质,如糖、脂肪和蛋白质的合成与分解代谢,维护机体的营养与能量平衡。

3. 调节生长发育　组织细胞的分裂、增殖、分化、成熟和凋亡等过程，机体的生长、发育和衰老过程都受激素的调节。不仅在生长期，而且在成年后，生长激素、甲状腺激素等始终都在发挥调节作用。

4. 调节生殖功能　性腺分泌的性激素能直接调节生殖器官的生长、发育、成熟，维持卵子与精子的生成、受精、妊娠、泌乳和性功能等，从而保证群体生命的绵延与种系的繁衍。

二、激素

激素（hormone）通常是指由内分泌腺或器官组织的内分泌细胞合成与分泌，以体液为媒介，在细胞间递送调节信息的高效能生物活性物质。激素的作用实质上是充当细胞间通讯的"化学信使"。现代研究已明确，激素既可由内分泌腺细胞"专职"分泌，也可由原有特定功能的器官，如心、肝、肾等脏器以及组织细胞"兼职"分泌（表 11-2）。此外，某些生物分子，如淋巴因子等，也能像激素那样发挥作用。

表 11-2　人体的主要激素与基本作用

激素名称	英文缩写	化学本质	主要来源	主要靶组织与基本作用
生长激素释放激素	GHRH	肽	下丘脑	↑腺垂体分泌 GH
生长激素抑制激素(生长抑素)	GHIH(SS)	肽		↓腺垂体多种激素的分泌
催乳素释放因子(如 TRH)	PRF	肽		↑腺垂体分泌催乳素
催乳素抑制因子(多巴胺)	PIF(DA)	胺		↓腺垂体分泌催乳素
促甲状腺激素释放激素	TRH	肽		↑腺垂体分泌 TSH
促肾上腺皮质激素释放激素	CRH	肽		↑腺垂体分泌 ACTH
促性腺激素释放激素	GnRH	肽		↑促性腺激素分泌(FSH 与 LH)
血管升压素(抗利尿激素)	VP(ADH)	肽		↑肾小管和集合管重吸收水
缩宫素(催产素)	OT	肽		↑子宫平滑肌收缩;↑乳腺排乳
褪黑素	MT	胺	松果体	参与调控生物节律;↓生殖功能
促甲状腺激素	TSH	糖蛋白	腺垂体	↑甲状腺激素分泌
促肾上腺皮质激素	ACTH	肽		↑肾上腺糖皮质激素分泌
卵泡刺激素	FSH	糖蛋白		↑生殖细胞(精子与卵子)生成
黄体生成素	LH	糖蛋白		↑性激素合成与分泌
生长激素	GH	蛋白质		↑骨、软组织生长;↑蛋白质合成
催乳素	PRL	蛋白质		↑乳汁的生成与分泌
甲状腺素(四碘甲腺原氨酸)	T_4	胺	甲状腺	↑基础代谢率,调节生长和发育
三碘甲腺原氨酸	T_3	胺		(同 T_4)
降钙素	CT	肽		↑骨形成;↓血钙水平
甲状旁腺激素	PTH	蛋白质	甲状旁腺	↑骨溶解,骨代谢;↑血钙水平
胰岛素		蛋白质	胰岛	↑物质合成代谢;↓血糖水平
胰高血糖素		肽		↑物质分解代谢;↑血糖水平
肾上腺素	Ad	胺	肾上腺髓质	参与器官系统功能调节;↑血糖水平

（续表）

激素名称	英文缩写	化学本质	主要来源	主要靶组织与基本作用
去甲肾上腺素	NE	胺		（同 Ad）
糖皮质激素（皮质醇）		类固醇	肾上腺皮质	↑组织分解代谢；↑血糖水平
盐皮质激素（醛固酮）		类固醇		↑肾重吸收钠和排泄钾
睾酮	T	类固醇	睾丸	↑生精；维持男性生殖和副性征
雌二醇	E$_2$	类固醇	卵巢	↑生卵；维持女性生殖和副性征
黄体酮（孕酮）	P	类固醇		维持妊娠
心房钠尿肽	ANP	肽	心房肌	↓肾小管重吸收钠和水
内皮素	ET	肽	血管内皮	↑血管收缩
促红细胞生成素	EPO	肽	肾	↑骨髓生成与释放红细胞
钙三醇		固醇	肾	↑骨代谢；↑血钙、血磷水平
胃肠激素类		肽	胃肠黏膜	调节消化系统功能
胰岛素样生长因子-1	IGF-1	肽	肝	↑组织生长；↑蛋白质合成
前列腺素类	PG	廿烷酸	组织细胞	广泛生物作用
瘦素		肽	脂肪组织	维持能量平衡

注:↑表示促进或增强；↓表示抑制或减弱。

（一）激素的化学分类

依据激素分子的来源与化学结构,可将激素分为肽与蛋白质类、胺类和类固醇类等几个类别（图 11-3）。由于化学结构的差异,激素的储存、释放、递送方式和对靶细胞的作用机制以及临床上作为药物治疗时的给药途径均有所不同。

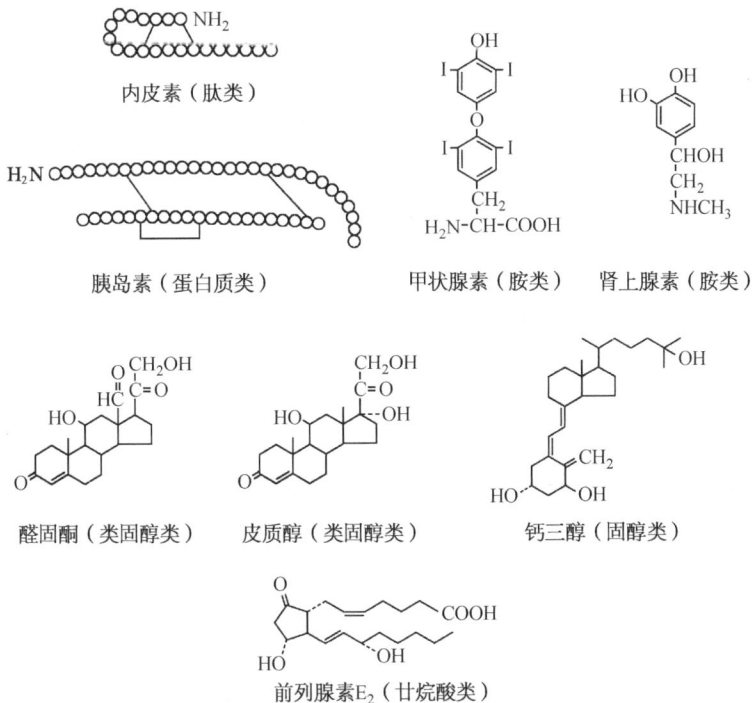

图 11-3 激素的化学结构类型模式图

1. **肽与蛋白质类激素**（peptide and protein hormone） 这类激素的分子量差异很大。其中,分子最小的促甲状腺激素释放激素(TRH)为 3 肽,分子量仅 362;而促甲状腺激素(TSH)为 211 肽(糖蛋白),分子量可达 280 000。下丘脑神经内分泌细胞分泌的神经激素、胃肠黏膜分泌的胃肠激素等多属肽类激素;腺垂体、甲状旁腺和胰岛等合成分泌的激素多属蛋白质类激素。

与一般肽与蛋白质的合成相同,以 DNA 转录的 mRNA 为模板,先翻译合成为大分子的激素前体肽,再经翻译后的修饰、处理,后经高尔基复合体包装,在细胞质的特殊囊泡中储存,当机体需要时以出胞的方式分泌。机体通过调节分泌过程改变这类激素的分泌水平。在血液中,这类激素多呈游离态存在,个别的可与运载蛋白结合,以结合的形式存在,如生长激素等。多肽激素的半衰期多为几分钟,大分子蛋白质类激素的半衰期可长些,而与特定运载蛋白结合的胰岛素样生长因子-1(IGF-1),其半衰期可长达 24 h。临床上,作为药物治疗的这类激素通常不宜口服使用,因为它们很容易被胃肠消化腺中的蛋白酶分解而失活。

肽与蛋白质类激素亲水性强,而且有的分子量很大,因此需要通过镶嵌在靶细胞膜中的激素受体介导,才能向细胞内传递信息,产生调节效应。这类激素在与靶细胞膜受体结合后可经内化机制进入细胞,被溶酶体酶所降解,失去活性。

2. **胺类激素**（amine hormone） 多为氨基酸衍生物,经特定的酶催化、修饰而合成。如酪氨酸是合成甲状腺激素、肾上腺素、去甲肾上腺素的基本原料,褪黑素由色氨酸合成。胺类激素合成后大多储存在细胞内的特殊颗粒中,在细胞受到刺激时通过出胞方式分泌。由于激素分子量较小,且多呈游离态存在于血液中,故其半衰期很短,仅数分钟。但甲状腺激素较特殊,因其脂溶性强,在血中 99% 以上与血浆运载蛋白结合,故其半衰期可长达 7 天左右。但游离的甲状腺素(T_4)半衰期也仅数分钟。

除甲状腺激素外,胺类激素中多数分子的亲水性都比较强,一般需经靶细胞膜受体介导而产生细胞调节效应。

因胺类、肽与蛋白质类激素的分子结构中都含有氮元素,曾称为含氮激素。

3. **类固醇类激素**（steroid hormone） 主要来源于肾上腺皮质、卵巢与睾丸等内分泌腺。这类激素由胆固醇合成,分子结构均以环戊烷多氢菲为基本内核。类固醇激素是在细胞线粒体和内质网一系列酶的顺序催化下生成的,生成后并不储存于细胞内,而是随着合成的增加,浓度升高,以扩散的方式分泌。不同于肽与蛋白质类和胺类激素,机体通过调节其合成过程来改变类固醇类激素的分泌水平。类固醇激素的脂溶性强,在血液中多与特定运载蛋白结合而存在并储运,以免过快被代谢和排泄而延长其半衰期。如皮质醇与皮质醇结合球蛋白结合后的半衰期约为 90 min;而没有特定结合蛋白的醛固酮,其半衰期约 15 min。与肽与蛋白质类激素不同,用作临床药物的类固醇激素可制成口服制剂。

类固醇激素是脂溶性分子,能穿越细胞膜,与靶细胞胞质中或细胞核内的激素受体相结合,但最终都进入细胞核内,通过调节基因转录而改变细胞活动水平。

此外,钙三醇,即活化的维生素 D_3,其分子结构及对细胞的作用机制与类固醇激素相似,常归于此类激素。

除以上三类激素外,也有人将前列腺素、血栓烷和白三烯等廿烷酸衍生物视为激素。

（二）激素对靶细胞作用的机制

1. **激素对细胞的作用环节** 激素通过体液抵达靶细胞后,其产生调节效应至少要经历如下几个连续的环节。①识别并结合:靶细胞的激素受体先从体液中繁多的化学物质中识别出携带特定调节信息的激素并与之发生特异结合;②信号转导:激素与靶细胞特异受体结合后即启动跨膜信号传递过程;③细胞反应:细胞内的终末信号物质形成,并改变靶细胞固有的生物效应;④效应终止:通过生物降解等多种方式清除激素所致的细胞生物效应。

2. 靶细胞激素受体　激素都要与靶细胞的相应受体特异结合后,才能实现其调节效应。

靶细胞的激素受体都是大分子蛋白质,分布在细胞膜中和细胞内,分别称膜受体和胞内受体,后者又包括胞质受体和核受体。

激素与其靶细胞特异受体之间存在结构的互补性,相互吻合、相互作用并特异结合。激素与靶细胞相应受体结合后,触发细胞内一系列信号转导程序,最终改变靶细胞固有的生物活动。亲水性强的胺类、肽和蛋白质类激素通过与膜受体结合,启动调节效应;亲脂性强的类固醇激素和甲状腺激素等与胞内受体结合产生调节效应。

3. 激素对细胞的作用机制

(1) 细胞膜受体介导的激素作用:胺类、肽与蛋白质类激素通常必须通过膜受体介导,才能将调节信息转导到细胞内,引起细胞生物效应。分布于细胞膜的激素受体大致可分 G 蛋白耦联受体和酶耦联受体等不同类型。G 蛋白耦联受体与激素结合后,还需通过 G 蛋白中介激活相关的酶而发挥作用。而酶耦联受体则本身具有某种酶的活性片段,与激素结合后即被活化而发挥作用。

下丘脑调节肽、垂体促激素等多肽和蛋白质类激素以及多数胺类激素都通过 G 蛋白耦联受体介导激素对靶细胞的调节效应。这类激素与 G 蛋白耦联型受体结合后,若 G 蛋白能激活腺苷酸环化酶或磷脂酶 C 等效应器酶,可增加细胞内"第二信使"分子的浓度,再使其下游已存在的有关功能蛋白质被顺序"活化",在细胞内依次传递调节信号,最终引起靶细胞固有的功能活动改变,实现激素的兴奋性调节效应。如果 G 蛋白抑制腺苷酸环化酶等效应器酶,则细胞内信号转导终止,产生激素的抑制性调节效应。激素的这一作用机制又称为"第二信使学说"。

胰岛素、生长激素等由酶耦联受体介导向细胞内转导调节信号。酶耦联受体可细分为多种。例如,胰岛素通过酪氨酸激酶受体介导,经靶细胞内级联反应而产生调节效应;心房钠尿肽则通过鸟苷酸环化酶受体而转导信号。

(2) 细胞内受体介导的激素作用:类固醇激素、甲状腺激素和钙三醇等亲脂性强的激素能穿越细胞膜,直接进入细胞内产生调节效应。胞内受体分别定位在细胞质中或细胞核内,即使存在于胞质,受体在与激素结合后最终也将迁移到细胞核内产生调节效应,所以均被视作核受体。

激素核受体的本质属于由激素触发或激活的基因转录调控因子。在核受体与相应激素结合后,激素-受体复合物即与细胞核内 DNA 分子的特定片段相结合,并与其他物质共同调节基因转录,形成某种功能蛋白质的 mRNA,再以此 mRNA 为模板翻译合成新的功能蛋白质,如酶等,引起细胞效应,故曾称为"基因表达学说"。由于需要新的功能蛋白合成,因此类固醇激素、甲状腺激素等产生调节效应需要较长时间,至少在数十分钟以上,甚至更长时间。而经膜受体介导的激素调节效应通常只需要数十秒到数分钟即可出现。

以上所述激素对靶细胞的作用机制并不绝对。如胰岛素与膜受体结合后,既可经膜受体引起快速调节效应,也可调控基因表达及细胞分裂等。雌激素主要是进入核内调控基因表达,但也能与某些靶细胞的膜受体结合，产生快速调节效应，后者又称为类固醇激素的"非基因组效应"。

（三）激素作用的一般特征

不同的激素具有不同的生理作用，但也具有共同的作用特征。

1. 特异作用　　靶细胞（target cell）是某种激素选择作用的目标细胞。激素只对靶细胞以及靶腺或靶器官等产生特异性调节效应，因为只有靶细胞才含有能与激素特异结合的相应受体。有些激素只专一地作用于某一靶腺，如促甲状腺激素只作用于甲状腺；有些激素的受体分布广泛，几乎遍及全身所有组织的细胞，因此相应激素发挥作用的范围也很大，如生长激素、甲状腺激素、胰岛素和肾上腺素等。

2. 信使角色　　在调节靶细胞的活动过程中，激素只是以某种"信使"的角色递送指令信息，增强或减弱细胞固有的生理、生化反应，而不作为靶细胞固有活动中的添加材料或能源物质。因此，当内分泌细胞受到刺激后，以分泌激素的方式发布调控指令，激素作为携带特定含义信号的"化学信使"，将调控指令传递给靶细胞，激发或制止靶细胞原有的功能活动，从而产生调节效应。

3. 放大效能　　血液中激素的浓度极低，多在皮摩尔（pmol）至纳摩尔（nmol）的数量级，但产生的生物效应极为显著。因为激素与靶细胞受体结合后，激发一系列生化级联反应，即高效能的生物放大效应。随着细胞内级联反应级数的增加，反应将逐级放大。例如，一分子肾上腺素作用于肝细胞，引起肝糖原分解能生成 10^8 分子葡萄糖，生物放大效能达上亿倍。与此类似，生物放大效应也可体现在内分泌系统的调节环路中。0.1 μg 促肾上腺皮质激素释放激素（CRH）作用于腺垂体，可刺激后者分泌 1 μg 促肾上腺皮质激素（ACTH），ACTH 能使肾上腺皮质分泌约 40 μg 皮质醇，而这些皮质醇又可作用于肝细胞合成 5.6 mg 糖原，生物效应放大约56 000倍。因此，体液中激素水平的轻微变化就能显著改变机体生理活动状态。

4. 相互影响　　各种激素同时存在于体液中，其生物效能可在不同环节相互影响，除受下丘脑-腺垂体-靶腺轴的等级性影响外（见后文），还可因多种相互影响而产生不同的作用。

多种激素调节同一生理过程时生物效应可显著提高，激素的这种相互作用称为**协同作用**（synergistic action），如生长激素和胰岛素均具有促生长作用，但只有同时存在时才表现出强大的促生长效应，远大于各自的单独作用。不同激素调节同一生理过程时生物效应可互抵消，称为**拮抗作用**（antagonistic effect），如胰高血糖素使血糖升高，而胰岛素却使血糖降低，二者作用相互抗衡，共同维持血糖浓度的相对稳定。

激素间的**允许作用**（permissive action）比较特殊，专指某些激素本身无直接作用，但其存在却是另一激素对特定器官、组织或细胞产生调节效应的前提条件，如糖皮质激素本身虽然不能直接引起血管平滑肌收缩，但当它缺乏时，去甲肾上腺素几乎不能引起血管平滑肌的强烈收缩。

（四）激素分泌的反馈调节

激素是高效能生物活性物质，其血中浓度偏离正常生理范围将导致机体出现显著的功能活动障碍，特别是罹患内分泌病症。但是，机体内存在十分完善的调控体系，可从合成直至分泌等多层次控制激素的作用，并能通过多种途径随时监测并严密调控激素的水平和生物效应的相对稳定。其中，激素分泌的稳态主要通过反馈调节机制而实现。

1. 直接反馈调节　　有些激素分泌的反馈调节机制十分直接。例如，血钙水平降低可直接刺激甲状旁腺分泌甲状旁腺激素,从而促进骨组织释放骨钙入血,升高血钙;反之,血钙升高时又可抑制甲状旁腺激素的分泌,并刺激甲状腺 C 细胞分泌降钙素,避免血钙水平进一步升高。可见,血钙水平变化是激素调节靶器官所产生的生理效应,反过来它又可影响激素的分泌水平,维持血钙的稳态。血糖水平对胰岛素分泌的调节,血 K^+ 和 Na^+ 水平对醛固酮合成与分泌的调节,都属于这类调节(图 11-4A)。

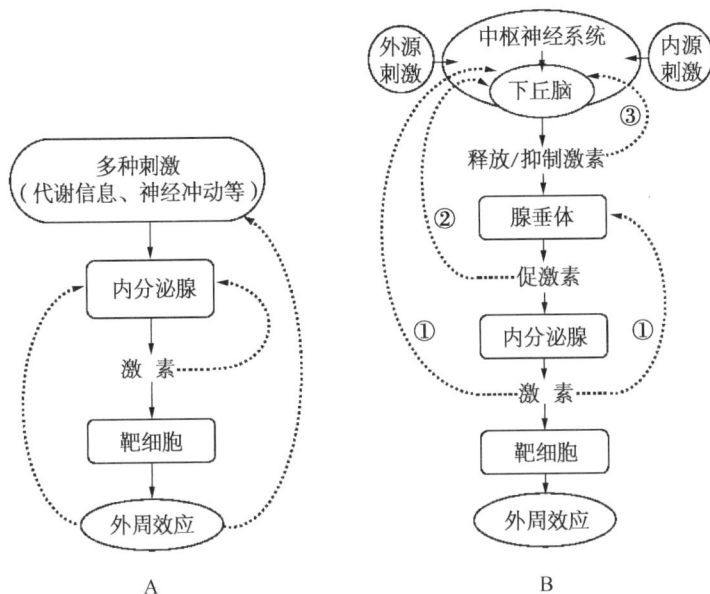

图 11-4　激素分泌水平的反馈性调节示意图

A. 激素作用所致外周效应的直接反馈调节;B. 下丘脑-垂体-靶腺轴多级反馈调节系统。①长反馈、②短反馈和③超短反馈。 ——▶ 促进作用途径;┉┉▶ 反馈作用途径。

2. 轴系反馈调节　　**下丘脑-腺垂体-靶腺轴**(hypothalamus-pituitary-target gland axis)是内分泌系统的主要反馈调节体系(图 11-4B)。在轴系调节环路中,下丘脑分泌的神经激素调控腺垂体的活动;腺垂体分泌的促激素又调控外周靶腺(甲状腺、肾上腺和性腺等)的分泌水平;反过来,血液中的靶腺激素又能影响腺垂体和下丘脑的内分泌活动,产生反馈调节效应。靶腺激素通过血液循环反馈影响下丘脑和腺垂体的内分泌活动,因其作用途径较长而称为**长反馈**(long-loop feedback);促激素对下丘脑的反馈作用因其途径较短,称为**短反馈**(short-loop feedback);下丘脑调节肽还能反馈调节其自身活动,因其作用途径更短,故称为**超短反馈**(ultrashort-loop feedback)。

轴系中存在的负反馈调节环路可维持各级激素水平的相对稳定。例如,下丘脑分泌的 TRH 可促进腺垂体 TSH 细胞分泌 TSH,TSH 刺激甲状腺滤泡合成与分泌甲状腺激素,血液中甲状腺激素水平升高除调节各器官系统的生理活动外,还可反馈抑制高位激素 TRH 与 TSH 的分泌,最终维持血液中各级激素水平的相对稳定。但是,对于某些功能活动也存在正反馈调节,以满足特定功能的特殊需要。最典型的正反馈调节是妇女月经周期的卵泡期末,高水平雌激素引起的 LH 分泌峰是促进卵巢排卵的重要因素。

第二节　下丘脑-垂体与松果体内分泌

下丘脑（hypothalamus）位于间脑基底部,由第三脑室周围的密集神经核团所组成,与高位和低位中枢之间存在广泛的神经联系。虽然成年人下丘脑重量仅约4g,却是神经-体液-免疫调节机制的中枢整合枢纽,在维持机体内环境稳态中具有特别重要的地位。

垂体（pituitary gland）重约0.6g,以垂体柄与下丘脑相连。按结构与功能的特征,可将垂体分为腺垂体与神经垂体两个部分。腺垂体主要由内分泌细胞构成,而且是血-脑屏障外的器官,因而它不属于神经组织;而神经垂体则属于神经组织。不论在结构还是在功能方面,下丘脑与垂体的联系都十分密切,它们共同组成下丘脑-垂体功能单位,即下丘脑-腺垂体系统和下丘脑-神经垂体系统。

松果体（pineal body）又称松果腺,位于丘脑后上方,附在第三脑室顶后部的扁锥形小体。它是与机体生物节律活动密切相关的中枢内分泌器官。

一、下丘脑-腺垂体系统内分泌

垂体门静脉系统（hypophysial portal system）是下丘脑与腺垂体之间通过特殊的血管网络结构组成的下丘脑-腺垂体系统。垂体上动脉在下丘脑正中隆起处分支,形成初级毛细血管丛,然后汇集成数支小静脉,沿垂体柄下行,在腺垂体再次分支,形成次级毛细血管丛（图11-5）。垂体门静脉血管内的血液可双向流动,是垂体与下丘脑信息交流的结构基础。

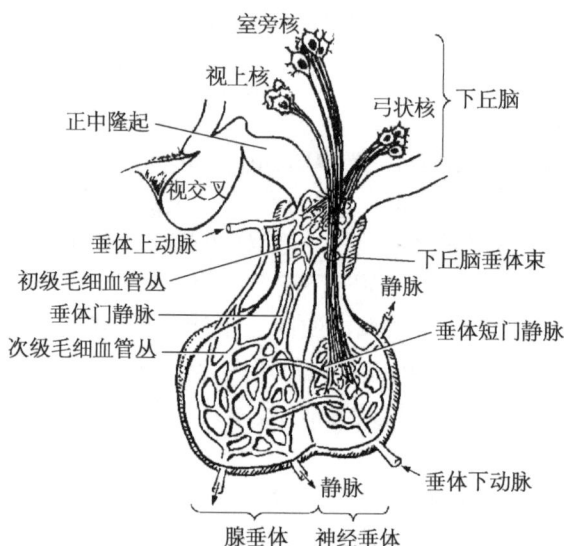

图11-5　下丘脑-垂体功能结构联系示意图
左半为下丘脑与腺垂体组成下丘脑-腺垂体功能单元,由下丘脑弓状核等分泌的下丘脑调节肽,经垂体门静脉系统调节腺垂体及全身内分泌活动;右半为下丘脑与神经垂体组成下丘脑-神经垂体功能单元,视上核与室旁核等分泌的血管升压素与缩宫素经下丘脑垂体束进入神经垂体调节机体功能。

腺垂体是内分泌系统中的高位内分泌腺体,由多种腺细胞组成,可分别分泌生长激素(GH)、催乳素(PRL)、促甲状腺激素(TSH)、促肾上腺皮质激素(ACTH)、卵泡刺激素(FSH)和黄体生成素(LH)等。各种垂体激素分别与相应的外周内分泌靶腺或靶器官形成功能联系(图11-6)。

（一）下丘脑调节肽

下丘脑含有能合成和分泌肽类激素的肽能神经元,即**神经内分泌细胞**(neuroendocrine cell)。这些神经元接受来自中脑、边缘系统及大脑皮层等处的投射纤维。这些神经元中,一些具有短轴突的小神经分泌细胞(PvC)发出纤维到达正中隆起,其末梢与垂体门静脉系统的初级毛细血管网接触,将其合成的肽类激素直接释放到初级毛细血管丛血液中,经垂体门静脉调节腺垂体的内分泌活动,进而调节靶器官的功能活动。这样,中枢神经系统的神经调节信号就转变为激素分泌的化学信号。所以,下丘脑是将神经调节转化为体液调节的高级枢纽部位。通过分泌神经激素调节腺垂体功能的下丘脑相关区域称为**下丘脑促垂体区**(hypothalamic hypophysiotropic area)(见图11-5)。

由下丘脑促垂体区神经分泌细胞分泌,调节腺垂体功能活动的肽类物质统称为**下丘脑调节肽**(hypothalamic regulatory peptide)。对腺垂体功能调节较为重要的下丘脑调节肽主要有:**促甲状腺激素释放激素(TRH)、促肾上腺皮质激素释放激素(CRH)、生长激素释放激素(GHRH)、生长激素抑制激素(GHIH,又称生长抑素,SS)、催乳素释放因子(PRF)、催乳素抑制因子(PIF)和促性腺激素释放激素(GnRH)**等。其中,除PIF是多巴胺外,其余都属于肽类激素(见表11-2)。下丘脑调节肽作用于靶细胞,有的较广泛,有的很专一。如TRH不仅作为神经激素调节TSH和PRL等细胞功能,还作为神经递质发挥作用;而GHRH则较专一地作用于GH细胞(见图11-6)。

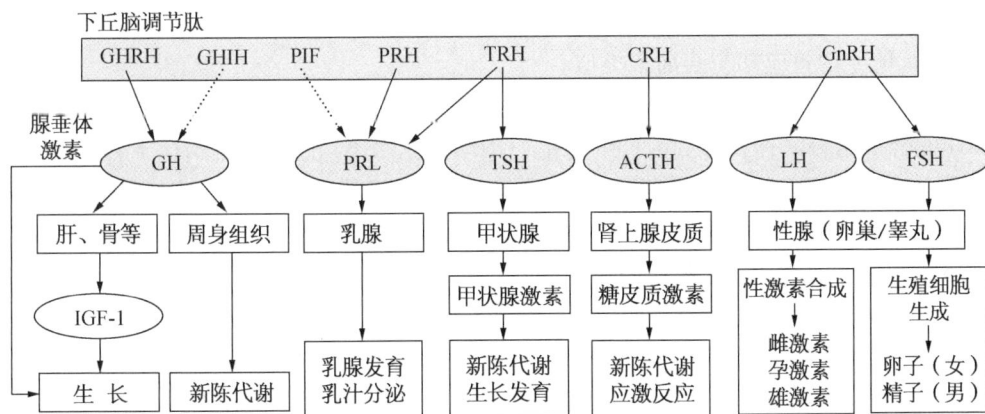

图11-6 下丘脑-腺垂体-靶腺/靶器官主要功能对应关系

下丘脑与腺垂体组成下丘脑-腺垂体功能单元。由下丘脑弓状核等分泌的下丘脑调节肽,经垂体门静脉系统调节腺垂体及全身内分泌活动。 IGF-1:胰岛素样生长因子-1。 ──►促进作用;┈┈►抑制作用。

机体内、外环境变化都能反射性地通过高级中枢影响下丘脑,进而影响腺垂体的分泌功能。如各种应激原(创伤、手术、大失血、寒冷、剧烈运动等)的刺激均可引起肾上腺皮质激素的大量分泌;婴儿吸吮母亲乳头可促进母亲分泌催乳素等。代谢因素也能影响腺垂体的分泌,如血糖降低、血中氨基酸和脂肪酸水平升高能促进生长激素的分泌。

（二）生长激素的作用与分泌的调节

人的**生长激素**（growth hormone，GH）是191肽的蛋白质激素，分子量22 000。GH种属特异性强，除灵长类动物外，其他动物的GH对人体均无效。但目前可利用DNA重组技术生产人的GH供临床治疗使用。

1. GH的生理作用　GH是促进机体生长和细胞代谢活动的主要激素，通过细胞膜GH受体介导实现其作用。GH受体分布于全身组织，最有意义的是肝、肌肉和脂肪组织。

（1）促进生长：GH能促进全身组织生长，尤其是成比例地生长。GH能促进组织细胞分裂增殖，蛋白质合成增加等，特别对骨骼、肌肉及内脏器官的作用尤为显著。GH促进生长的同时需要其他激素的协同，如胰岛素、甲状腺激素和性激素等。除直接作用外，GH还可刺激肝、肾和骨等器官组织释放**胰岛素样生长因子-1**（IGF-1）间接促进生长，而且效应更加显著。IGF-1的分子结构和作用与胰岛素类似。

在人的一生中，GH始终都在发挥作用，其合成和分泌障碍可引起生长异常。幼年时期如果缺乏GH将患**侏儒症**，表现为生长迟滞、身材矮小，但智力发育不受影响；与此相反，成长期如果GH分泌过多则患**巨人症**，表现为生长过度。如果成年后GH分泌过多可患**肢端肥大症**，由于患者长骨骨骺已闭合，不能继续生长，但可使不规则骨生长异常，如手足肢端短骨、面骨及软组织生长异常，故出现手足粗大、鼻大唇厚、下颌前突等征象。

（2）调节代谢：GH可促进细胞利用氨基酸，特别是加速肌肉蛋白质合成，这一作用与其促生长作用相一致。对于糖代谢，GH能抑制肌肉组织摄取和氧化利用葡萄糖，促进肝糖异生和糖原分解，提高血糖水平。GH分泌过多时可引起垂体性糖尿。GH能加速脂肪分解，促进脂肪酸氧化利用。GH可降低细胞对胰岛素的敏感性，抗衡胰岛素调节糖和脂肪代谢的作用，有利于防止胰岛素可能引起的低血糖。尽管IGF-1与GH的促生长作用和促进蛋白质合成作用一致，但其他生物效应却与胰岛素类似。

2. GH分泌的调节　GH的分泌直接受下丘脑分泌的GHRH与GHIH的双重调节，前者促进GH的合成与分泌；后者则起抑制作用。GHRH和GHIH的分泌是到达下丘脑的各种信息调节腺垂体分泌GH的最后通路，因此其他各种因素都是通过下丘脑来影响GH分泌的。一般条件下，GHRH的作用占优势，对GH的分泌起经常性的调节作用。而GHIH则主要在应激状态下或GH分泌过多时才起抑制作用，两者相互配合，共同调节GH的分泌（图11-7）。

GH与IGF-1对下丘脑和腺垂体两个水平的分泌活动均具有负反馈调节作用（见图11-7）。此外，甲状腺激素、雌激素与睾酮等能促进GH分泌。由胃组织产生的**生长激素释放素**（ghrelin）和由脂肪组织分泌的瘦素均可促进腺垂体分泌GH。GH分泌在睡眠期间存在明显波动，慢波睡眠期间GH水平增高，有助于机体的生长和体力恢复，转入快波睡眠后GH分泌水平降低。血液中氨基酸增多也可刺激GH分泌，而游离脂肪酸增多时则抑制其分泌。运动、饥饿、低血糖及应激等状态均可刺激GH分泌（见图11-7），尤以发生低血糖时分泌增多为著；相反，高血糖则可抑制其分泌。

（三）催乳素的作用与分泌的调节

人**催乳素**（prolactin，PRL）是199肽的蛋白质激素，与GH同属一个家族，两者的作用有一定交叉重叠。PRL受体可分布于乳腺、肝、卵巢和前列腺等部位。

1. 催乳素的生理作用　PRL作用广泛，不仅对乳腺、性腺发育及其分泌有重要调节作用，还参与机体的应激反应和免疫反应等。

（1）调节乳腺活动：PRL的基本作用是参与调节乳腺发育，启动并维持乳腺的泌乳活动。

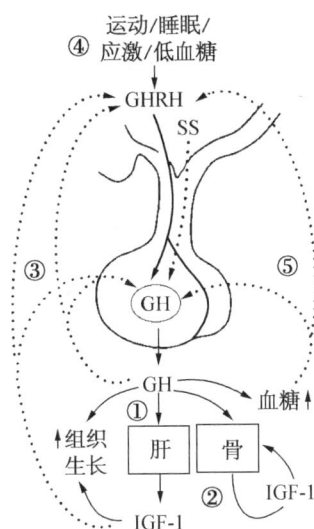

图 11-7　生长激素分泌的调节示意图

GH 合成、分泌受下丘脑的 GHRH 与 SS 的双重调节作用。①GH 既可直接,也可通过刺激肝分泌 IGF-1 促进外周组织生长;②GH 刺激骨分泌 IGF-1,经旁分泌促进骨生长;③血中 GH 与 IGF-1 水平的变化对下丘脑与腺垂体产生负反馈作用;④运动、睡眠、低血糖和应激状态下 GH 分泌增加;⑤而高血糖等因素可抑制 GH 分泌。　GH:生长激素;GHRH:生长激素释放激素;IGF-1:胰岛素样生长因子-1;SS:生长抑素。 ——▶促进作用;⋯⋯▶反馈作用。

在青春期女性,PRL 与 GH 调控乳腺的发育,同时需要雌激素、孕激素、肾上腺糖皮质激素、胰岛素和甲状腺激素等的共同作用。妊娠期中,随着 PRL、雌激素及孕激素分泌的增多,乳腺组织进一步发育;但血液中高水平的雌激素和孕激素抑制 PRL 的促泌乳作用,因此具备泌乳能力的乳腺却并不泌乳。孕妇分娩后,由于血液中雌激素和孕激素水平快速降低,抑制作用被解除,PRL 才启动和维持泌乳。在男性,睾酮可抑制乳腺的发育。

（2）调节性腺活动:PRL 调节性腺的作用比较复杂。在女性卵泡发育成熟过程中,PRL 有助于排卵、黄体生成,促进雌激素、孕激素的合成与分泌。但在育龄妇女正常哺乳期间,高水平的 PRL 可通过抑制下丘脑分泌 GnRH 而抑制卵巢排卵,这可解释为何延长哺乳期是一种天然的避孕方法,但这并不可靠。PRL 分泌过多可引起育龄期女性无排卵及雌激素水平降低,表现为闭经、溢乳与不孕等。此外,PRL 可促进男性前列腺及精囊等的生长,以及睾酮的合成和分泌。

2. **催乳素分泌的调节**　通常状态下,下丘脑神经元分泌的多巴胺对 PRL 细胞具有紧张性抑制作用,是最重要的 PIH;而 PRH 则促进 PRL 的分泌。此外,TRH、**缩宫素**（oxytocin, OT）、血管活性肠肽、神经紧张肽等也能刺激 PRL 分泌。因此,PRL 细胞的活动也受下丘脑调节肽的双重控制。在妊娠期间,雌激素可促进 PRL 细胞生长,并能刺激 PRL 基因表达。

在哺乳期妇女,婴儿吸吮母亲乳头的刺激经脊髓传入,能反射性地兴奋下丘脑相关神经元并使之释放 TRH 等催乳素释放因子,引起垂体 PRL 合成和分泌增加。因此,PRL 分泌的调节是典型的神经-体液调节。

（四）腺垂体促激素

腺垂体的不同腺细胞还分别分泌维持和促进甲状腺、肾上腺皮质和性腺等内分泌靶腺的激素,所以这些激素合称为腺垂体**促激素**（trophic hormone）。

　　促肾上腺皮质激素（ACTH）是 39 肽，可维护肾上腺皮质的正常生长和类固醇激素的合成，特别是糖皮质激素的合成过程。**促性腺激素**（gonadotrophic hormone）包括**卵泡刺激素**（FSH）与**黄体生成素**（LH），两者与**促甲状腺激素**（TSH）的结构类似，都是 200 余氨基酸残基为基础组成的糖蛋白分子。FSH 与 LH 共同调节卵巢与睾丸的内分泌功能和生殖细胞的成熟过程。TSH 全面调节甲状腺的功能，包括腺体的正常生长、激素的合成和分泌等。

　　腺垂体促激素的分泌都受下丘脑调控和外周靶腺的反馈调节，因此形成下丘脑-腺垂体-甲状腺轴、下丘脑-腺垂体-肾上腺皮质轴和下丘脑-腺垂体-性腺（卵巢或睾丸）轴（见图 11-4B，图 11-6）。在每一轴系中，下丘脑调节肽作为最高位激素，调节腺垂体促激素的分泌，促激素再刺激外周靶腺的活动，主要表现为促进调节。腺垂体所分泌的促激素主要通过血液途径作用于各自的靶腺，靶腺激素又可通过血液循环反馈调节下丘脑和腺垂体的内分泌活动，从而使各轴系中各级激素水平都能适应机体在不同状态下的需要。一旦患垂体腺瘤，相关促激素分泌过多，破坏各轴系正常功能，便可引起相应的靶腺激素分泌紊乱。

二、下丘脑-神经垂体系统内分泌

　　下丘脑视上核和室旁核等处的大神经分泌细胞（MgC）发出长轴突，可直接延伸到神经垂体，构成**下丘脑-垂体束**（见图 11-5）。神经垂体没有腺细胞，本身不具备内分泌功能。神经垂体释放的**血管升压素**（vasopressin，VP）和 OT 主要由下丘脑视上核和室旁核神经元合成，经轴浆运输暂时储存于神经垂体。在适当的刺激下，再由神经垂体释放入血。虽然视上核和室旁核都能合成 VP 与 OT，但前者主要合成 VP，后者主要合成 OT。

　　（一）血管升压素的生理作用

　　血管升压素又称抗利尿激素（ADH），为 9 肽结构，其双重名称反映了它的两大基本作用。VP 有 3 类受体，分布于血管平滑肌的 V_1 受体活化后可产生缩血管效应；分布于肾内的 V_2 受体主要调节肾重吸收水，而在血管内皮细胞的 V_2 受体则与凝血因子释放有关；V_3 受体又称 V_{1b} 受体，存在于腺垂体 ACTH 细胞，调节 ACTH 分泌。

　　生理水平的 VP 主要调节肾功能，提高集合管上皮细胞对水的透透性。血浆晶体渗透压升高或循环血量减少的信息传至下丘脑可促进 VP 释放。VP 与 V_2 受体结合后可增加集合管上皮细胞对水的通透性。在集合管上皮细胞两侧渗透浓度梯度的作用下，集合管上皮细胞对小管液中水的重吸收增加，使尿量减少，从而起到保留细胞外液的作用。VP 的抗利尿作用不仅可恢复血浆渗透压，同时产生扩充血容量的效应，参与循环功能调节。在临床上，VP 可用于替代治疗中枢性尿崩症。而 VP 分泌过多可引起血管升压素分泌失调综合征。

　　在大失血或作为药物大剂量使用时，VP 可引起小动脉广泛收缩，血流阻力增加，血压升高。但通常 VP 的升压作用并不能持久，所以不能用作常规升压药。VP 强烈的缩血管作用常用于减少胃肠手术出血以及治疗肺咯血。

　　（二）缩宫素的生理作用与分泌的调节

　　OT 也是 9 肽结构，仅第 3 位与第 8 位氨基酸残基与血管升压素不同。两者作用也有一定交叉重叠，即 VP 有较弱的 OT 效应，而 OT 也有较弱的 VP 效应。

　　OT 可促进子宫收缩。妊娠子宫因 OT 受体数量增加，故 OT 对它的作用强。分娩启动时，子宫 OT 受体数量约为非孕子宫的 200 倍，有助于分娩，临床用作分娩诱导剂。孕激素能降低子宫平滑肌对 OT 的敏感性，而雌激素则对 OT 具有允许作用。OT 能促进乳腺排乳，同时也有维持和营养乳腺的作用。

此外,OT 还影响某些社会行为,如母亲-新生儿间、性伴侣间的依恋,信赖、慷慨等。OT 也参与学习与记忆、痛觉调制、体温调节等生理功能。

OT 分泌的调节属于典型的神经-内分泌调节。分娩时,胎儿对产道的挤压可反射性引起 OT 分泌,有助于子宫的阵发性强烈收缩,辅助胎儿娩出。哺乳时,婴儿吸吮母亲乳头的刺激经神经通路上传,引起 OT 释放。其还能刺激乳腺腺泡周围的肌上皮细胞收缩,促使乳汁经输乳管排出,引起射乳反射。同时,OT 还可抑制下丘脑释放 GnRH,使腺垂体分泌促性腺激素减少,导致哺乳期月经周期暂停。哺乳活动可反射性引起 PRL 和 OT 释放,不仅有益于哺乳,还能加速产后子宫收缩复原。性交时,阴道及子宫颈受到的机械性刺激也可反射性引起 OT 分泌及增强子宫肌运动,有助于精子在女性生殖道内运行。惊恐、疼痛、噪声和发热等因素均可经下丘脑抑制 OT 的分泌。

三、松果体内分泌

松果体细胞由神经细胞衍变而成,直接受颈上神经节的交感神经节后纤维支配。在儿童期松果体较发达,以后逐渐萎缩,成年后钙盐不断沉积。松果体主要合成吲哚类和肽类激素,前者以**褪黑素**(melatonin, MT)为代表,因能使青蛙皮肤褪色,故名;后者以 8-精缩宫素(AVT)为代表。褪黑素以色氨酸为原料,经一系列酶的催化修饰而形成。

褪黑素分泌水平呈白天低、夜间高的昼夜节律,大约在凌晨 3:00 达到高峰。在某些低等动物,松果体是"第三只眼",能直接感受光刺激。但在高等动物和人,松果体作为光-化学信号转换器发挥作用,将视网膜对外界光感形成的神经信息经下丘脑视交叉上核和脊髓通路转换成体液性调节信息,使机体内在活动节律与生存环境中因日照所致明暗交替的节律变化同步、和谐。因此,褪黑素最基本的生理作用是调控机体的昼夜节律和与此相关的一些生理活动,如体温和某些激素的分泌水平等。对于其他动物,褪黑素则通过控制下丘脑-腺垂体-性腺轴在调节季节性生育活动中发挥关键作用。对于人,褪黑素可影响 LH、FSH 的生成,抑制性成熟,参与生殖过程。此外,褪黑素可增强中枢抑制过程,具有镇静、催眠、镇痛、抗惊厥等作用;清除体内自由基,增强机体免疫力,具有抗衰老、抗肿瘤等作用;对循环、呼吸、消化和排泄等功能系统的活动也有广泛的影响。

在临床上,褪黑素已用于纠正"时差",以及治疗老年人群的睡眠障碍等。

第三节　甲状腺内分泌

甲状腺(thyroid gland)位于颈部表浅部位,是人体最大的内分泌腺,在正常成年人重 20 ~ 30 g,其主要功能是分泌甲状腺激素和降钙素。与其他内分泌腺相比,甲状腺的结构比较特殊,它由数百万个大小不等的滤泡所构成。滤泡是合成和储存甲状腺激素的独立功能单元。滤泡腔内充满胶状质,其主要成分是甲状腺球蛋白,它是甲状腺激素的储存库。甲状腺激素是体内唯一在细胞外大量储存的激素。甲状腺组织的血供十分丰富,其血流量为 30 ~ 60 ml/min。毒性甲状腺肿患者的甲状腺血流量可达 1 L/min 左右,在局部可闻及血管杂音。

在甲状腺滤泡之间还存在较为清亮的滤泡旁细胞,又称甲状腺 C 细胞,是合成和分泌降钙素的内分泌细胞,降钙素是机体调节钙磷代谢的激素之一(见本章第四节)。

一、甲状腺激素及其代谢

（一）甲状腺激素

甲状腺激素(thyroid hormones, TH)为酪氨酸的碘化产物,包括**甲状腺素**(thyroxine, T_4)与**三碘甲腺原氨酸**(3,5,3'-triiodothyronin, T_3)（图 11-8）。T_4 占甲状腺激素总量的 90% 以上,尽管如此,T_3 的生物活性却是 T_4 的 5 倍左右。因甲状腺激素受体与 T_3 亲和力高,而 T_4 近乎作为 T_3 的激素前体而发挥作用。

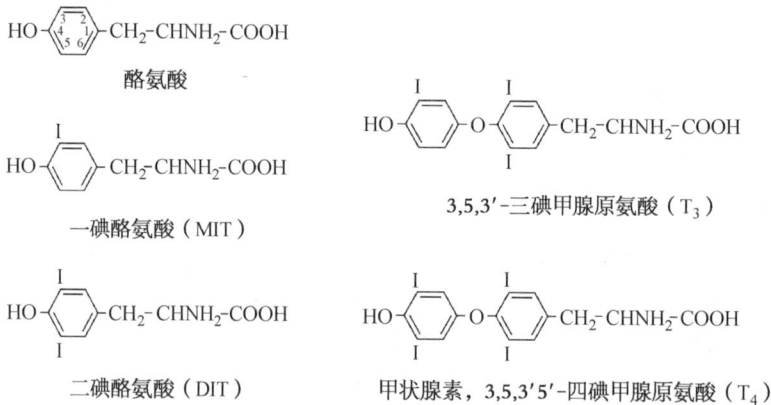

HO—⟨3 2 1 / 4 5 6⟩—CH_2-$CHNH_2$-COOH

酪氨酸

HO—⟨ I ⟩—CH_2-$CHNH_2$-COOH

一碘酪氨酸（MIT）

HO—⟨ I ⟩-O-⟨ ⟩—CH_2-$CHNH_2$-COOH
（I）

3,5,3'-三碘甲腺原氨酸（T_3）

HO—⟨ I / I ⟩—CH_2-$CHNH_2$-COOH

二碘酪氨酸（DIT）

HO—⟨ I / I ⟩-O-⟨ I ⟩—CH_2-$CHNH_2$-COOH

甲状腺素,3,5,3'5'-四碘甲腺原氨酸（T_4）

图 11-8　甲状腺激素的化学结构图

（二）甲状腺激素的合成过程

1. 甲状腺激素合成原料　甲状腺激素主要在**甲状腺过氧化物酶**(thyroid peroxidase, TPO)的催化下,由**甲状腺球蛋白**(thyroglobulin, Tg)上的酪氨酸残基被碘化而合成。因此甲状腺激素合成的基本原料是酪氨酸和碘元素。

甲状腺球蛋白是分子量约 660 000,近 6 000 个氨基酸残基构成的蛋白质,它由甲状腺滤泡上皮细胞合成,其中含有百余个酪氨酸残基,但只有少量可被碘化。甲状腺内含碘总量约为 8 mg,主要来源于食物。正常成年人每天需要从食物中摄取碘 100 ~ 200 μg,其中约 1/3 进入甲状腺。甲状腺内所含的碘可被重复利用。

2. 甲状腺激素的合成　甲状腺激素在滤泡上皮细胞顶膜和滤泡腔交界处合成,其合成过程可归纳为聚碘、碘化和缩合 3 个基本环节(图 11-9)。

（1）聚碘:甲状腺滤泡上皮细胞具有很强的聚碘能力,滤泡上皮细胞内的碘浓度比血浆高 20 ~ 25 倍。因此,滤泡上皮细胞摄取血液中的 I^- 是一个主动转运过程。在滤泡上皮细胞基底膜一侧分布有 **Na^+-I^- 同向转运体**,它可借助钠泵的活动造成细胞内低 Na^+,在 Na^+ 顺浓度差进入细胞的同时,通过继发性主动转运的方式逆浓度差地"捕获"血液中的 I^-,将 I^- 浓聚在滤泡上皮细胞内。ClO_4^-(过氯酸盐),SCN^-(硫氰酸盐)等能与 I^- 竞争,抑制滤泡上皮细胞的聚碘作用而妨碍甲状腺激素的合成。因此,常用来治疗甲状腺功能亢进。

（2）碘化:碘化反应是在滤泡上皮细胞顶端处,并在甲状腺过氧化物酶(TPO)的催化下,Tg 分子上酪氨酸残基加碘的反应。碘化过程分两步进行。①碘活化:I^- 必须先活化为有机碘等活性中间产物(如 I^0,碘的高能形式),才能使 Tg 分子上的酪氨酸残基碘化,形成碘化酪氨

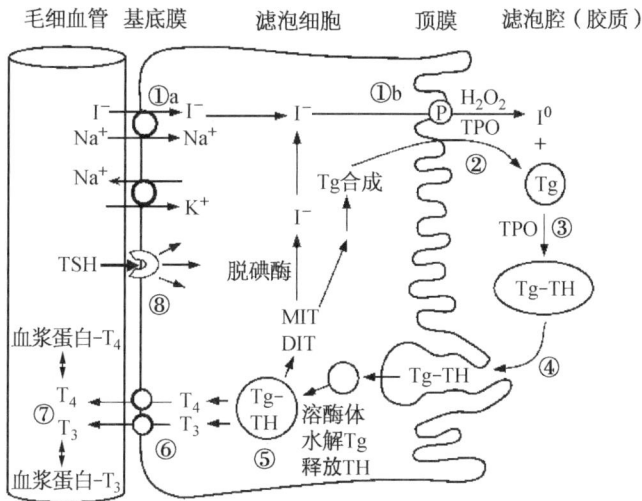

图 11-9 甲状腺激素的合成、分泌与运输示意图

①a 甲状腺在滤泡细胞基底膜通过 Na^+-I^- 同向转运体主动捕获碘(聚碘);①b 在滤泡细胞顶膜通过碘转运体(P)将 I^- 转运至滤泡胶质中;②TPO 催化无机碘活化(I^0,);③在 TPO 作用下 Tg 分子被碘化为含 MIT、DIT、T_3、T_4 的 Tg;④在甲状腺激素(TSH)刺激下,滤泡细胞伸出伪足吞饮胶质中的 Tg;⑤溶酶体水解吞噬泡内的 Tg,释放出包括 T_3、T_4 在内的碘化酪氨酸;⑥T_3、T_4 经膜转运蛋白介导分泌入血;⑦血液中的 TH 几乎全部与血浆蛋白质结合进行运输;⑧TSH 可全面刺激甲状腺激素的合成。 DIT:二碘酪氨酸;MIT:一碘酪氨酸;T_3:三碘甲腺原氨酸;T_4:甲状腺素;Tg:甲状腺球蛋白;TH:甲状腺激素;TPO:甲状腺过氧化物酶。

酸。碘活化速度极快,瞬间即可完成。②碘化:碘的活性中间产物随即取代 Tg 中酪氨酸残基苯环上的氢原子,使部分酪氨酸残基碘化,形成一碘酪氨酸残基(MIT)和二碘酪氨酸残基(DIT)。

(3)缩合:缩合反应是 Tg 分子上的 MIT 和 DIT 两两结合的反应,又称耦联反应。这一反应同样需要 TPO 的催化。两分子 DIT 缩合生成含有四个碘的甲状腺素(T_4);一分子 MIT 和一分子 DIT 缩合生成含三个碘的三碘甲腺原氨酸(T_3)和极少量无生物活性的逆 T_3(rT_3)。由此,在 Tg 分子上同时连接有 T_4、T_3、rT_3、DIT 和 MIT 等酪氨酸碘化物。

(三)甲状腺激素的储存与分泌

T_4 和 T_3 合成后仍联结在 Tg 分子上,并以胶状质形式储存在滤泡腔中。甲状腺激素的储存量可供机体利用达 2～4 个月。所以,在临床上应用甲状腺激素合成抑制剂(如硫脲类抗甲状腺药物)治疗甲亢时,需经较长时间后才能见效。

在促甲状腺激素(TSH)的刺激下,滤泡上皮细胞顶膜一侧微绒毛可伸出伪足,吞饮滤泡腔中含 Tg 的胶质到细胞内。吞噬泡与溶酶体融合为一体,在溶酶体蛋白水解酶的作用下 Tg 解离,释放出 MIT、DIT、T_4 和 T_3 等碘化合物。在滤泡上皮细胞基底膜一侧,T_4 和 T_3 可向细胞外扩散,被释放到血液循环中;而 MIT、DIT 则在细胞内脱碘酶作用下脱碘,而脱下的碘以及酪氨酸残基可被重复利用。

(四)甲状腺激素的运输与降解

T_3 和 T_4 被分泌入血液后,>99.9% 与血浆蛋白结合而运输,只有极少量的以游离形式存在;但只有游离型的激素才能进入靶细胞产生生物效应。游离型和结合型的甲状腺激素之间可相互转化,保持动态平衡。所以,血液中结合型的甲状腺激素可作为储备运输形式,既能确保组织所需,又可缓冲激素分泌量的过度变化,还可避免 T_4 和 T_3 过快地从尿中丢失。

在所有激素中,甲状腺激素半衰期最长, T_4 约7天, T_3 约1天。脱碘是 T_4 和 T_3 降解的主要方式。 T_4 在外周组织细胞脱碘酶的作用下可生成具有活性更强的 T_3 ,故称为活性脱碘;也可脱碘为没有生物活性的 rT_3 ;少量在肝内降解,随胆汁排出。硒对脱碘酶的活性有重要影响,硒缺乏时,脱碘酶活性降低, T_4 脱碘转为 T_3 的过程受阻,外周组织中 T_3 的含量将减少。

二、甲状腺激素的生理作用

甲状腺激素主要通过与相应的核受体结合,调控基因转录即蛋白质表达而实现其调节效应。甲状腺激素受体几乎分布于机体所有组织、器官,甲状腺激素可广泛影响细胞代谢、组织分化、生长、发育和生殖等功能活动。

（一）调节新陈代谢

1. 提高能量代谢率　甲状腺激素可提高绝大多数组织细胞的耗氧量,增加组织的产热量,提高基础代谢率。 T_3 的产热作用比 T_4 强,但作用的持续时间较短。据实验,1 mg T_4 约可使机体的基础代谢率提高28%。因此可加快呼吸频率,促进促红细胞生成素分泌,增加红细胞数量,以运输更多氧,满足机体代谢的需要。甲状腺功能亢进症（甲亢）患者的基础代谢率可升高60%~80%,产热量显著增加,故喜凉怕热,多汗;而甲状腺功能减退症（甲减）患者的基础代谢率降低,产热量减少,故喜暖畏寒。

2. 促进物质代谢　甲状腺激素能同时促进合成代谢与分解代谢相关酶系的活性,因此对代谢的调节作用十分复杂。通常,生理水平的甲状腺激素能促进蛋白质的合成代谢,使肌肉、肝及肾的蛋白质合成明显增加。甲状腺激素分泌不足时,蛋白质合成减少,肌肉收缩无力,但组织间的黏蛋白却增多,引起**黏液性水肿**。甲状腺激素分泌过多时,则加速蛋白质分解,特别是骨骼肌蛋白质大量分解,可导致肌肉孱弱无力。

甲状腺激素可增强外周组织对糖的利用,促进糖的氧化分解,为其产热作用提供物质基础,结果使血糖水平降低。甲状腺激素也能促进小肠黏膜吸收糖,促进糖原分解,抑制糖原合成,并增强生糖激素的效应,因而又能使血糖水平升高。甲状腺功能亢进的患者,其血糖水平常升高,甚至出现尿糖水平升高。

甲状腺激素可促进脂肪分解,脂肪酸氧化利用。对于胆固醇,甲状腺激素既能促进其合成,又能加速其降解,但后者更为明显。所以,甲亢患者血胆固醇含量多低于正常,而甲减患者血胆固醇含量则高于正常,甚至引起动脉粥样硬化。

（二）促进生长与发育

甲状腺激素是维持人类和哺乳动物正常生长和发育不可缺少的基础激素。在儿童的生长发育过程中,甲状腺激素与GH有协同作用,缺乏甲状腺激素,可影响GH正常发挥作用。

甲状腺激素能促进组织细胞分化、机体生长与发育,特别是对胎儿脑的生长发育尤为重要。 T_3 和 T_4 对脑各部位神经细胞突起（树突和轴突）的形成、髓鞘与胶质细胞的生长,以及脑的血流供应均有影响。 T_3 和 T_4 除能直接促进长骨生长发育外,还可通过促进腺垂体分泌GH而产生调节效应。胚胎期因缺碘而导致激素合成不足或出生后甲状腺功能减退的婴幼儿,脑发育障碍,智力低下,同时身材矮小,称为**呆小症**,又称克汀病。临床上应抓住治疗时机,于出生后 3 个月内及时补充甲状腺激素,以免过晚,难以奏效。

（三）影响器官功能

甲状腺激素对器官系统功能的影响十分广泛。

1. 对神经系统的影响　甲状腺激素对已分化成熟的神经系统的活动也有影响。甲状腺激素能显著提高中枢神经系统的兴奋性,出现与交感神经兴奋相似的所谓拟交感作用。因此,甲亢患者常表现为烦躁不安、多言多动、喜怒无常、失眠多梦、注意力分散及肌肉颤动等;甲减患者正相反,表现为言行迟钝、记忆力减退、淡漠无情、少动嗜睡等。

2. 对心血管系统的影响　甲状腺激素的拟交感作用可影响心脏活动,如直接增强心肌收缩能力,使心排血量及心脏做功量都增加。所以,甲亢患者可出现心动过速、心律不齐和心肌肥大,甚至因心肌过劳而导致心力衰竭。甲状腺激素可直接或通过增强能量代谢间接引起血管平滑肌舒张,使外周阻力降低,甲亢患者脉压常增大。

3. 对其他系统的影响　甲状腺激素可促进肠蠕动,增强食欲。甲亢患者食欲增强,进食量大增;甲减患者则相反。甲状腺激素可维持正常生殖功能、性欲和性功能,甲状腺异常患者则性腺功能减弱,月经失调,生殖能力降低。

三、甲状腺功能的调节

（一）下丘脑-腺垂体-甲状腺轴系调节作用

甲状腺的活动主要受**下丘脑-腺垂体-甲状腺轴**(hypothalamus-pituitary-thyroid axis) 的调节,使其激素的合成和分泌受到精密的调控,故血中 T_4 和 T_3 浓度能保持相对稳定(图 11-10)。

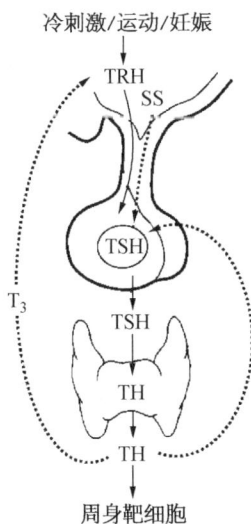

图 11-10　下丘脑-腺垂体-甲状腺轴系活动示意图

SS:生长抑素; T_3 :三碘甲腺原氨酸; TH:甲状腺激素; TSH:促甲状腺素; TRH:促甲状腺素释放激素。　──▶表示促进作用或分泌活动;┄┄▶表示抑制作用。

腺垂体分泌的促甲状腺激素能全面调节甲状腺的活动,它不仅促进甲状腺激素合成和分泌的多个环节,同时还维持甲状腺的生长过程。下丘脑分泌的 TRH 可经垂体门静脉系统到达腺垂体,促进腺垂体 TSH 的合成与释放。下丘脑 TRH 神经元活动可受神经系统其他部位传来信息的广泛影响。如寒冷刺激信息在经神经通路传输到下丘脑体温调节中枢的同时,也经一定的神经联系加强下丘脑 TRH 神经元活动,通过下丘脑-腺垂体-甲状腺轴的活动促进甲状腺激素的合成和分泌,使机体产热量增加以利于抵御寒冷。在运动和妊娠等状态下,TRH 分泌增加,可增强此轴系的整体活动水平。

甲状腺激素对腺垂体及下丘脑的功能活动具有负反馈影响。血中的甲状腺激素,尤其是 T_3 水平升高时,不仅可直接抑制腺垂体分泌 TSH,同时还降低腺垂体 TSH 细胞对 TRH 的敏感性,从而使轴系各级的活动水平保持稳态。一旦该轴系的活动遭受破坏,甲状腺功能将出现异常。如膳食中长期缺碘,甲状腺激素合成所必需的原料不足,以至于血中 T_3、T_4 水平长期降低,对腺垂体负反馈调节作用减弱,可致 TSH 分泌长期增加。TSH 持续刺激可促使甲状腺滤泡上皮细胞过度增生,为生成适应机体需要的足量激素,腺体便代偿性增生和肥大,甚至肿大,这就是单纯性甲状腺肿(或称地方性甲状腺肿)的发病机制。

此外,糖皮质激素、多巴胺等可通过抑制腺垂体分泌 TSH 而抑制甲状腺功能。

（二）甲状腺自身调节作用

甲状腺还可根据血碘水平调节滤泡上皮细胞摄碘及合成激素的能力,这种调节不受控于神经或体液因素,故称为自身调节。如果饮食中碘含量不足,甲状腺对 TSH 的敏感性将提高,碘转运机制增强,使滤泡上皮细胞内的碘浓度可达血浆中碘的数百倍。血碘过高时,起初 T_4 和 T_3 合成有所增加,但当碘的供应超过一定限度时,甲状腺摄碘和合成激素将受到抑制。甲状腺的自身调节有一定的限度,而且调节过程较慢。

此外,交感神经有纤维支配甲状腺,可促进甲状腺的活动。

第四节　甲状旁腺、甲状腺 C 细胞内分泌与钙三醇

调节骨代谢,维护机体钙、磷代谢稳态的主要激素包括:由甲状旁腺分泌的**甲状旁腺激素**(parathyroid hormone,PTH)、由甲状腺 C 细胞分泌的**降钙素**(calcitonin,CT),以及先后由肝、肾活化的**钙三醇**(calcitriol),即 1,25-二羟维生素 D_3[1,25-$(OH)_2D_3$]。此外,生长激素、甲状腺激素、性激素、糖皮质激素等也能从不同环节参与骨代谢和钙、磷调节。体液钙水平与许多重要的生理功能密切相关,如组织的兴奋性、腺体的分泌及骨代谢的平衡,细胞信号转导等。因此机体通过多种调节机制调控钙、磷的稳态具有十分重要的生理意义。

一、甲状旁腺内分泌

人体甲状旁腺位于甲状腺背侧面,总重量约0.1 g。甲状旁腺激素是由甲状旁腺主细胞合成和分泌的 84 肽激素,其基本作用是升高血钙,降低血磷。

甲状旁腺激素直接作用的靶器官主要是骨和肾,也可间接作用于小肠。对骨组织,PTH 能刺激成骨细胞释放一些活性物质,后者具有促进破骨细胞分化、增殖和成熟的作用,可使破骨细胞活性增高,从而加速骨吸收,促进骨组织溶解,使骨钙、骨磷被动员入血液,导致血钙、血磷水平升高。对肾脏,PTH 可促进肾远端小管和集合管重吸收钙,抑制近端和远端小管重吸收磷,起到保钙排磷的作用,结果使血钙升高、血磷降低。此外,PTH 还可提高肾内 1α-羟化酶

活性,促进由肝内生成的 25-羟维生素 D_3［25-$(OH)D_3$］最终生成为钙三醇,后者可提高小肠黏膜上皮细胞吸收钙的能力(图 11-11)。PTH 对骨和肾作用的总效应是升高血钙,降低血磷。临床上行甲状腺手术时若不慎损伤或误切甲状旁腺,可引起 PTH 的合成与分泌减少,使血钙水平降低。由于维持可兴奋组织正常兴奋的电解质关系失衡,神经和肌肉等组织兴奋性异常增高,故可出现低钙性手足搐搦,严重时可因喉部肌肉和呼吸肌痉挛而窒息致死。

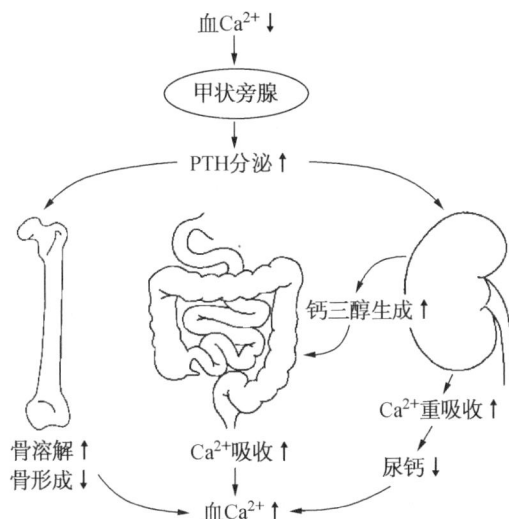

图 11-11　甲状旁腺激素调节血钙的主要作用环节示意图

甲状旁腺激素(PTH)的靶器官主要为骨与肾。血 Ca^{2+} 钙降低直接刺激甲状旁腺,促进 PTH 分泌。PTH 促进骨溶解,增加骨钙释放;促进肾小管重吸收 Ca^{2+},同时活化 1α-羟化酶,通过催化钙三醇生成增加促进小肠吸收 Ca^{2+},总效应是使血 Ca^{2+} 水平回升;当 Ca^{2+} 水平升高时,因 PTH 分泌减少,上述反应将反转。

甲状旁腺激素的分泌活动主要受血钙水平调节。血钙降低可直接刺激甲状旁腺分泌PTH,长时间低血钙可导致甲状旁腺腺体增生;相反,当血钙升高时 PTH 分泌减少。

二、钙三醇的合成与作用

钙三醇又称胆钙化醇(cholecalciferol),是维生素 D_3 的衍生物,其合成原料主要由皮肤中的 7-脱氢胆固醇经日光中紫外线照射转化而来,也可由肝、乳、鱼肝油等富含维生素 D 的食物中获得。维生素 D_3 本身并无生物活性,它先在肝内羟化为 25-$(OH)D_3$,然后在肾内 1α-羟化酶催化下生成活性更强的 $1,25$-$(OH)_2D_3$,即钙三醇。

钙三醇的靶器官包括小肠、骨、肾和甲状旁腺。钙三醇可促进小肠黏膜上皮吸收钙,使血钙升高;促进骨钙动员和骨盐沉积,加速骨更新与重建;促进肾小管重吸收钙和磷,总效应是使血钙与血磷都升高。钙三醇缺乏时,PTH 对骨的作用也明显减弱,表明两者之间存在协同作用。另一方面,钙三醇还可抑制甲状旁腺分泌 PTH,两者在维护血钙稳态中共同发挥重要作用。维生素 D 缺乏时,儿童可患**佝偻病**,成年人则可患**骨质疏松症**;但维生素 D 过多则可致中毒,使软组织钙化,肾内钙磷沉积,血钙升高,甚至引起心律失常等。

维生素 D 的活化主要受 PTH 的调节。PTH 可提高肾内 1α-羟化酶的活性,促进 25-$(OH)D_3$ 转化为钙三醇;而钙三醇则可反过来抑制肾内 1α-羟化酶的活性,从而形成细胞内的自身调节机制,维持血液中钙三醇水平的相对稳定。钙三醇作用于小肠所致的血钙升高也能降低 1α-羟化酶活性,产生负反馈调节效应。此外,雄激素、雌激素和催乳素都具有提高 1α-羟化酶活性的效应,因此可减少骨量丢失。妇女更年期后骨量减少与雌激素水平降低有关。

三、甲状腺 C 细胞内分泌

甲状腺 C 细胞又称滤泡旁细胞,主要分布在甲状腺滤泡之间或滤泡上皮细胞之间,可合成和分泌 32 肽的降钙素。

降钙素的主要靶器官为骨和肾。CT 能促进成骨细胞活动,增加钙、磷在骨组织中的沉积,加强成骨过程。同时,也能抑制破骨细胞活动,促进破骨细胞转化为骨细胞,减弱溶骨过程。与成年人相比,CT 对儿童成长期骨代谢的调节作用较为明显,可加速骨的更新速度。CT 还能抑制肾小管对钙、磷、钠及氯等矿物质的重吸收,导致血钙、血磷降低。CT 的总效应是使血钙与血磷都降低。至今在临床上尚未发现因 CT 分泌异常所致的疾患。

降钙素分泌直接受血钙水平的调节。当血钙升高时可直接刺激 CT 分泌;反之,当血钙降低时则 CT 分泌减少。血钙对 CT 分泌的调节与对 PTH 正相反,但两者相辅相成,共同维持血钙浓度的相对稳定。

第五节　胰 岛 内 分 泌

胰腺是兼有外分泌与内分泌功能的腺体。外分泌腺分泌胰液参与肠腔中食物成分的化学性消化。**胰岛**（pancreatic island）为胰腺的内分泌结构,是散在分布于外分泌腺泡之间的小岛状细胞团,大约仅占胰腺组织的 1%。胰岛内含有多种内分泌细胞,β 细胞是胰岛的主体细胞,占总量的 60% ~ 70%,分泌胰岛素;α 细胞分泌胰高血糖素;少量 δ 细胞和 F 细胞分别分泌生长抑素和胰多肽。此外,胰岛 ω 细胞可分泌生长激素释放素。

一、胰岛素的作用与分泌的调节

（一）胰岛素与胰岛素受体

β 细胞合成**胰岛素**（insulin）时,首先合成 81 肽的胰岛素原,并将其包裹在胞内分泌颗粒中。随后在蛋白酶的作用下,裂解 C 肽,形成一个由 A、B 两个肽链构成的并由两个二硫键将它们连接起来的 51 肽小分子蛋白质,即胰岛素。β 细胞分泌胰岛素时将它与 C 肽一同分泌到血液中,故临床上常通过测定血中 C 肽含量以了解胰岛素的分泌水平。

胰岛素受体（insulin receptor）是细胞膜酪氨酸激酶受体,属于酶耦联受体,即在与胰岛素结合后可自我激活,使受体膜内结构域酪氨酸激酶活化,进而催化并引起细胞内的级联反应。胰岛素受体后信号转导过程十分复杂,存在多条途径。但胰岛素对靶细胞的调节效应大多通过**胰岛素受体底物**（insulin receptor substrates, IRS）介导,再向下游传递而实现（图 11-12）。

（二）胰岛素的生理作用

胰岛素对体内几乎所有组织都有直接或间接的作用,但最为重要的是肝、肌肉和脂肪组织。近年来还发现,在中枢神经系统,特别是下丘脑局部,胰岛素受体十分密集。胰岛素对中枢的生理效应不同于对外周器官的效应,可能在能量平衡的调节中发挥重要作用。

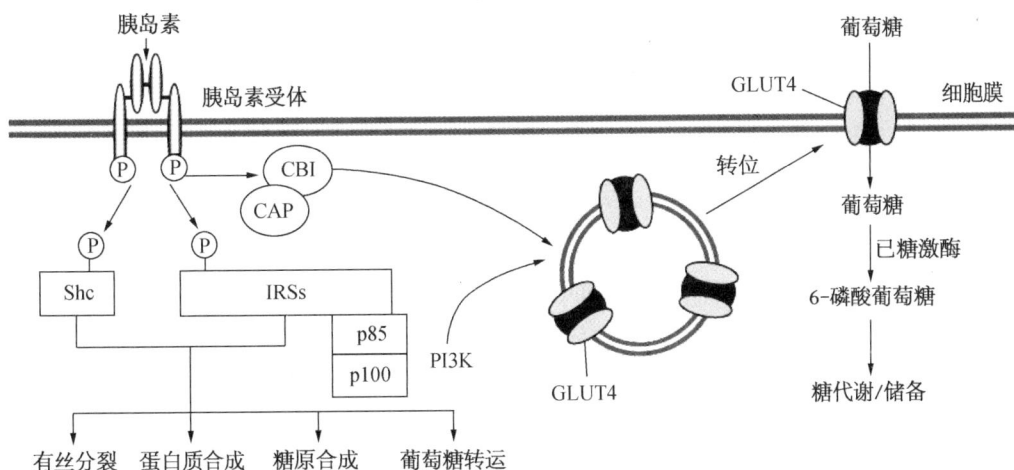

图 11-12 靶细胞胰岛素受体后信号传递示意图

与胰岛素结合后,胰岛素受体自身酪氨酸激酶磷酸化而自我激活,通过与胰岛素受体底物(IRS)等蛋白相互作用,继续向下游传递信号,最终实现调控靶细胞生长、蛋白质合成、糖原合成以及葡萄糖转运等功能。 GLUT4:葡萄糖转运体 4。

1. 调节物质代谢 胰岛素能全面促进物质的合成代谢,与多数激素调节代谢作用相抗衡,是有利于能源物质储备和机体生长的关键激素(图 11-13)。

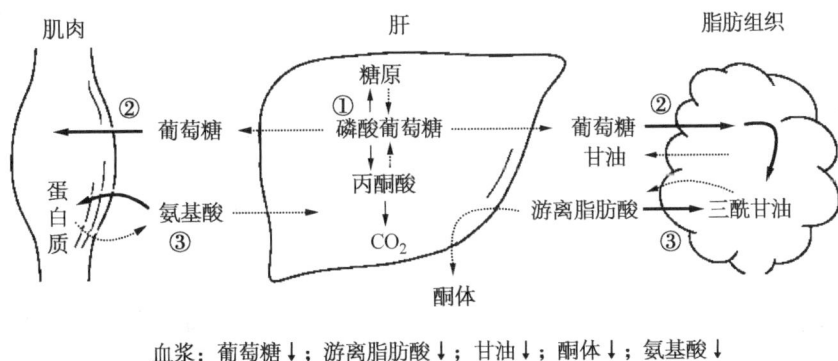

血浆:葡萄糖↓;游离脂肪酸↓;甘油↓;酮体↓;氨基酸↓

图 11-13 胰岛素调节物质代谢的主要作用环节示意图

胰岛素①促进糖原合成,②促进葡萄糖利用和转为脂肪储存;同时③促进蛋白质和脂肪合成,结果降低血糖、游离脂肪酸、甘油、酮体和氨基酸的水平,从而调节能源物质的利用与储备。 ──→促进作用;┄┄→抑制作用;━━→转化过程。

(1) 调节糖代谢:降低血糖是胰岛素最突出的生理效应。胰岛素一方面促进脂肪细胞与肌细胞摄取和利用葡萄糖,加速糖酵解,以及转变糖为脂肪酸储存于脂肪组织;促进肝和肌肉糖原合成,增加血糖去路。另一方面通过抑制肝糖原分解,抑制肝糖异生,减少血糖来源。血糖水平稳态是多种激素协调作用的结果,而胰岛素是唯一的降血糖激素。因此,一旦胰岛素分泌不足,其他"生糖激素"作用将占优势,以至于血糖升高,尿中出现葡萄糖,导致糖尿病。但糖尿病并非只是出现尿糖,而是患者机体代谢活动全面失衡的综合征,随之还可能引起一系列功能障碍的并发症(图 11-14)。

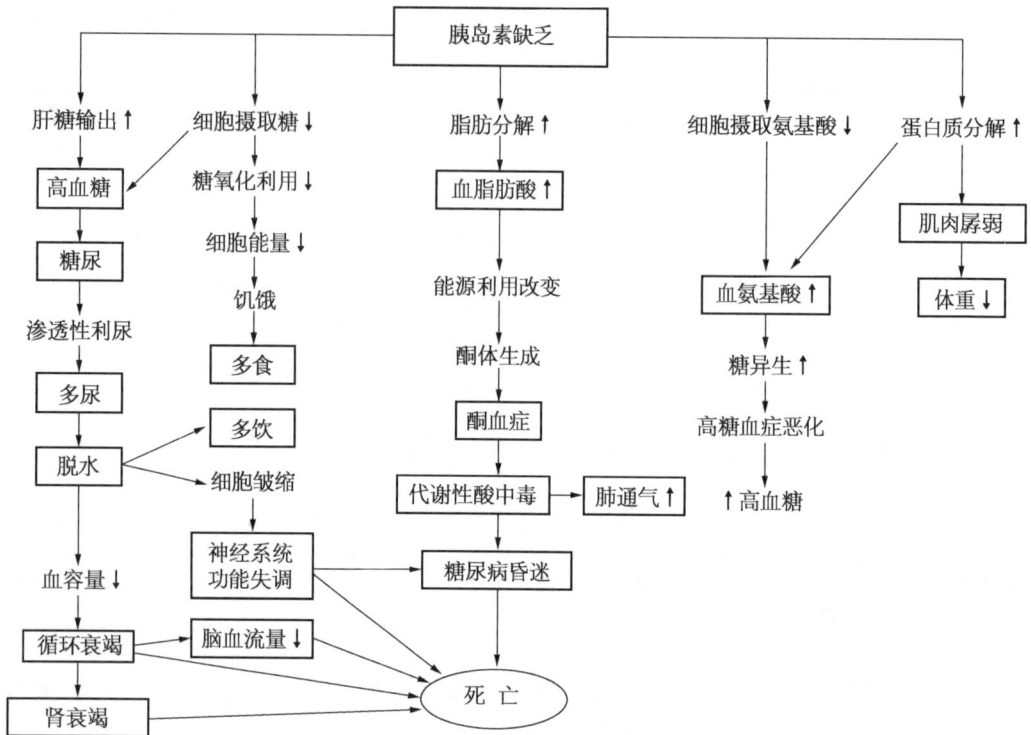

图 11-14　胰岛素缺乏所致功能障碍及相关临床症状框图

（2）调节脂肪代谢：胰岛素能促进脂肪组织合成脂肪酸与三酰甘油,储存脂肪;抑制肝与肌肉内的脂肪酸氧化,降低血中脂肪酸浓度,减少酮体生成。胰岛素缺乏时,因为作为能源的葡萄糖利用发生障碍,可导致脂肪酸分解增强,脂肪代谢紊乱,脂肪储存减少,血脂升高,易引起动脉硬化;同时,生成大量中间产物酮体,可引起酮血症和酮症酸中毒。

（3）调节蛋白质代谢：胰岛素能促进蛋白质合成,包括促进氨基酸向细胞内转运、核内DNA 和 RNA 合成以及翻译过程;同时抑制肌肉蛋白质分解,减少尿素生成。

2. 促进机体生长　胰岛素与生长激素协同作用可促进生长。实验发现,这两种激素分别单独作用时,对机体生长的刺激作用十分微弱,只有当两种激素共同作用时才表现出很强的促生长作用。胰岛素的这一作用与其促进蛋白质合成的效应是一致的。

3. 影响中枢功能　胰岛素可透过血-脑屏障,与脑内广泛分布的胰岛素受体结合,特别是下丘脑的一些核团,通过抑制食欲,抑制摄食行为,抑制脂肪组织堆积,减轻体重。胰岛素的中枢作用与其外周调节效应正相反,表现为促进分解代谢激素的效应;但如果预先限制动物进食,使动物体重降低,再于脑内注入胰岛素则可产生促进摄食、增加体重的作用。可见,胰岛素中枢作用的意义很可能与能量代谢的平衡调节相关。

胰岛素还可通过提高交感神经系统兴奋性,加强能量代谢率,提高器官活动水平,升高体温等方式,消耗多余能量,参与维护整体能量平衡。

（三）胰岛素分泌的调节

1. 代谢成分的调节作用　血糖水平是调节胰岛素分泌最重要的因素。进餐时,血糖水平升高可直接刺激 β 细胞分泌胰岛素,使血糖水平降低;反之,当血糖水平降至正常时,胰岛素分泌也迅速恢复至基础水平。血液中氨基酸、游离脂肪酸及酮体等水平增高也有促进胰岛素分泌的作用。这种调节有助于机体组织细胞对营养吸收后的营养成分进行及时的处理和利用,保持血液中有关成分的相对稳定(图 11-15)。

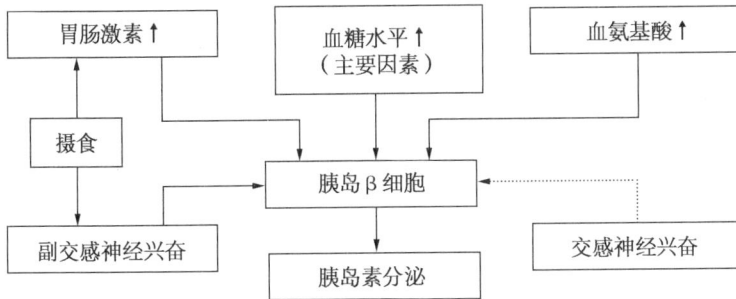

图 11-15　调节胰岛素分泌的因素框图

　　血糖水平升高是刺激胰岛素分泌的最主要因素;同时也受胃肠激素与自主神经活动的调控。——→促进作用;……→抑制作用。

　　2. 激素的调节作用　有多种胃肠激素能促进胰岛素的分泌。在生理状态下,小肠内葡萄糖、氨基酸、脂肪酸及盐酸等多种成分均能刺激肠黏膜细胞释放抑胃肽等,进而促进胰岛素分泌。这种机制具有前馈调节效应,当营养成分尚在肠腔中,即可通过胰岛素的分泌预先为全身组织细胞"报信",以便摄取和利用即将吸收入血的营养成分。

　　由 α 细胞分泌的胰高血糖素,可通过旁分泌的方式直接刺激 β 细胞和通过升高血糖间接促进胰岛素的分泌;δ 细胞分泌的生长抑素,则通过旁分泌的方式直接抑制胰岛素和胰高血糖素的分泌。此外,肾上腺素等一类"生糖激素"可通过升高血糖,间接刺激胰岛素分泌。

　　3. 自主神经的调节作用　胰岛受交感和副交感神经的双重支配。进食期间,迷走神经兴奋可直接刺激 β 细胞分泌胰岛素,还能通过刺激胃肠激素的分泌间接促进胰岛素分泌;应激状态下,交感神经兴奋则可抑制 β 细胞分泌胰岛素。

二、胰高血糖素的作用与分泌的调节

(一)胰高血糖素的生理作用

胰高血糖素(glucagon)具有全面促进物质分解代谢的生物效应,与胰岛素对物质代谢的调节效应相抗衡。胰高血糖素能促进肝糖原分解及糖异生,升高血糖;促进脂肪分解及脂肪酸氧化,使血中酮体增多;还能促进蛋白质的分解并抑制其合成,为糖异生提供原料。

(二)胰高血糖素分泌的调节

　　血糖水平也是调节胰高血糖素分泌最重要的因素。血糖水平降低时,胰高血糖素分泌增多;反之,血糖水平升高时,胰高血糖素分泌则减少。胰岛素和生长抑素都经旁分泌作用抑制胰高血糖素分泌,胰岛素还能通过降低血糖浓度间接刺激胰高血糖素的分泌。交感神经兴奋可刺激胰高血糖素的分泌;迷走神经兴奋则抑制其分泌。

第六节　肾上腺内分泌

肾上腺（adrenal gland）是位于两侧肾脏内上方的内分泌腺,包括外围的皮质和中央的髓质两部分。肾上腺皮质和髓质在胚胎发生、形态结构及生理作用上均不同,实质上是两个独立的内分泌腺。肾上腺是机体十分重要的内分泌腺,不仅广泛参与物质代谢,同时影响许多器官系统功能的调节,特别参与机体的应激反应过程,增强和提高机体对伤害性刺激的耐受力和抵御能力。

一、肾上腺皮质内分泌

肾上腺皮质起源于内胚层,约占肾上腺质量的 80%。肾上腺皮质细胞由外而内排列成 3 层同心带:球状带、束状带和网状带。球状带较薄,其腺细胞主要分泌一类能调节水盐代谢的**盐皮质激素**（mineralocorticoid）,其代表激素为醛固酮。束状带最厚,其腺细胞排列成与腺体表面垂直的束状。网状带位于皮质最内层,腺细胞排列不规则。人体的束状带与网状带细胞主要分泌一类对物质代谢调节效应显著的**糖皮质激素**（glucocorticoid）,其代表为皮质醇,其次还分泌少量性激素,如雄激素（脱氢异雄酮）及微量雌激素（雌二醇）。

早年的研究发现,仅损毁肾上腺髓质的动物仍能存活较长时间,一旦摘除动物双侧肾上腺皮质便很快死亡。实验动物死亡的主要原因是缺乏盐皮质激素,导致水、钠大量丢失,细胞外液量减少,最终死于循环衰竭;缺乏糖皮质激素将引起物质代谢严重紊乱,机体耐受力和抵抗力都极度降低。可见,肾上腺皮质激素是生命攸关的激素。

肾上腺皮质分泌的类固醇激素,是含 18 ~ 21 个碳原子的环戊烷多氢菲化合物,均由腺细胞以胆固醇为原料合成（图 11-16）。类固醇激素的受体主要位于核内,通过调节基因转录及蛋白质表达而产生生物效应。由于激素的分子结构类似,各种激素的作用有一定的交叉重叠。

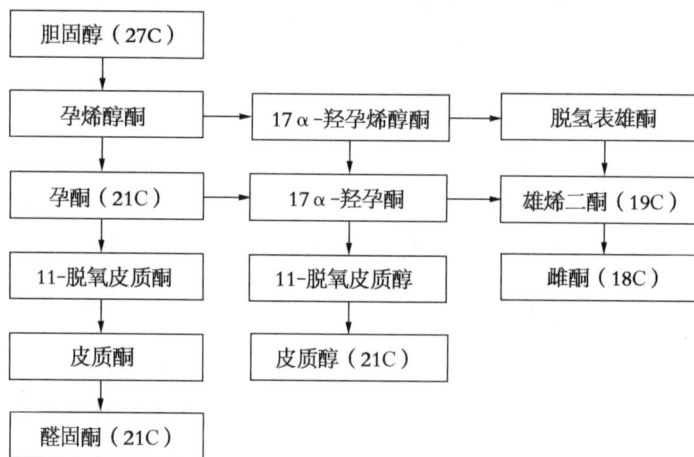

图 11-16　肾上腺皮质激素的基本合成过程及产物框图
肾上腺皮质激素均以胆固醇为原料,在各带细胞不同合成酶系的催化下分别合成不尽相同的一系列产物。

（一）盐皮质激素的生理作用与分泌的调节

1. 盐皮质激素的生理作用 醛固酮是调节水盐代谢的重要激素,它通过增加钠转运蛋白促进肾远曲小管和集合管上皮细胞重吸收 Na^+ 并排出 K^+,即"保钠排钾"作用,水也随 Na^+ 的重吸收而重吸收。因此,醛固酮也具有"抗利尿"效应。一旦醛固酮分泌过多,机体将出现水、钠潴留,低钾血症和高血压;反之亦然,甚至引起循环功能衰竭。与糖皮质激素一样,盐皮质激素也能增强血管平滑肌对去甲肾上腺素缩血管作用的敏感性,甚至作用更强。

2. 盐皮质激素分泌的调节 醛固酮的分泌直接受血管紧张素 Ⅱ 和血管紧张素 Ⅲ,以及血 K^+ 和血 Na^+ 水平的调节(见第八章)。此外,在应激情况下,醛固酮的合成和分泌受 ACTH 的调节,使之合成和分泌增多。盐皮质激素分泌的调节对维持体液稳态具有重要的生理意义。

（二）糖皮质激素的生理作用与分泌的调节

人体血浆中生物活性最强的糖皮质激素是**皮质醇**(cortisol)。糖皮质激素是调节物质代谢并具有广泛允许作用的激素,因而生物效应十分复杂。

1. 糖皮质激素的生理作用

（1）调节物质代谢:①糖皮质激素的作用正与胰岛素相抗衡,它能减少细胞摄取利用葡萄糖,升高血糖;促进糖异生,增加血糖的来源;同时还能促进肝糖原合成,增加糖原储备,是维持血糖稳态的重要激素。糖皮质激素分泌过多或应用此类激素制剂过多时,血糖水平升高,甚至可出现尿糖水平升高;肾上腺皮质功能减退时,则可出现低血糖。②促进肝内蛋白质合成,特别是一些酶蛋白的合成;抑制肝外组织特别是肌组织的蛋白质合成,促进其分解,使入肝氨基酸增加,为糖异生提供原料。糖皮质激素分泌过多时,肌肉孱弱、骨质疏松、皮肤变薄、淋巴组织萎缩等。③动员脂肪,增强肝内脂肪酸的氧化过程。促进四肢部位的脂肪分解,但躯干和头面部的脂肪堆积。肾上腺皮质功能亢进时,可改变患者的体脂分布,呈"向中性肥胖"的特殊体形,表现为面圆、背厚、躯干发胖而四肢细瘦的征象。

（2）调节水盐代谢:因其化学结构与盐皮质激素相似,糖皮质激素对肾也有一定的"保钠排钾"作用,但该作用仅约醛固酮的 1/300。另一方面,皮质醇还能减小肾小球入球小动脉的血流阻力,从而增加肾小球血浆流量,使肾小球滤过作用增强;还可抑制血管升压素的分泌。糖皮质激素对机体水盐代谢调节的总效应是有利于水的排出。因此,当肾上腺皮质功能严重缺陷时,患者"排水"能力明显下降,甚至可出现"水中毒",临床上应用糖皮质激素治疗后即能纠正。

（3）参与应激:在机体受到创伤、手术、冷冻、饥饿、疼痛、感染、惊恐等各种有害的甚至是致命的刺激时,血中 ACTH 浓度急剧增高,糖皮质激素也随之大量分泌,机体发生非特异性适应性防御反应,这种现象称为**应激**(stress)。引起应激的各种刺激统称为**应激原**(stressor)。在应激状态下,机体对糖皮质激素的需要量极大增加。糖皮质激素大量分泌的生理意义在于提高机体对突然遭受的异常剧烈变故的抵抗能力,增强器官系统对伤害刺激的耐受能力,对生存至关重要。

（4）对组织器官功能活动的调节作用:糖皮质激素对机体几乎所有组织器官的功能活动都有调节作用。

1）血管功能:糖皮质激素可通过允许作用,保持血管平滑肌对去甲肾上腺素作用的敏感性,抑制具有舒血管作用的前列腺素的合成,维持血管的紧张性,一旦缺乏糖皮质激素将出现低血压;它还能降低毛细血管壁的通透性,减少血浆滤过,有利于维持循环血量。

2）造血功能：糖皮质激素能刺激骨髓造血，增加循环血中的红细胞、中性粒细胞和血小板计数；减少血中嗜酸性粒细胞、嗜碱性粒细胞、淋巴细胞计数。

3）免疫功能：糖皮质激素抑制免疫的作用涉及多个方面，包括减少促炎细胞因子的生成，抑制胸腺和淋巴组织细胞分裂，降低 T、B 淋巴细胞的效能等。糖皮质激素对机体免疫反应的压抑作用有助于保护自身。

4）神经功能：糖皮质激素能影响中枢神经活动，如精神情绪、学习记忆等。作为药物使用时，小剂量时可引起欣快感，大剂量时则可导致思维分散、烦躁不安和失眠等。

5）其他功能：糖皮质激素能抑制纤维细胞增生和胶原合成，使皮肤变薄，血管脆性增加；也能提高胃腺对迷走神经及促胃液素的反应性，使胃酸及胃蛋白酶原分泌增加；还能促进胎儿肺泡发育及肺表面活性物质的生成等。因此，糖皮质激素分泌异常将引起机体多种功能活动的严重失调。

另外，当大剂量使用糖皮质激素时可产生抗炎症、抗毒素、抗过敏和抗休克等药理作用。

2. 糖皮质激素分泌的调节　糖皮质激素的分泌水平主要受下丘脑-腺垂体-肾上腺皮质轴系的调节（图 11-17）。在下丘脑 CRH 节律性分泌控制下，腺垂体 ACTH 和肾上腺糖皮质激素分泌表现为日周期节律波动，一般在清晨觉醒前达到分泌高峰，随后减少，白天维持较低水平，夜间入睡到午夜降至最低，凌晨又逐渐增多。另外，无论是在基础状态还是应激状态下，糖皮质激素的分泌都受 ACTH 的直接调控。ACTH 不仅可迅速促进糖皮质激素的合成与分泌，也对肾上腺皮质的正常生长起经常性调节作用。腺垂体分泌 ACTH 又直接受下丘脑分泌 CRH 和 VP 的协同调节。各种刺激信息均可经中枢神经系统的不同部位传递到下丘脑，使 CRH 和 VP 分泌增加，并促进腺垂体合成和分泌 ACTH。当血液中糖皮质激素水平升高时，又可反馈抑制腺垂体及下丘脑的内分泌活动，从而维持血液中各级激素水平的相对稳定。ACTH 也可反馈抑制下丘脑 CRH 神经元的活动。但在应激状态下，轴系负反馈调节作用减弱。

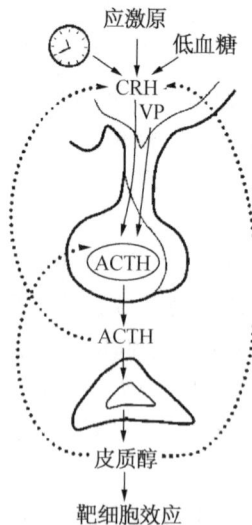

图 11-17　下丘脑-腺垂体-肾上腺皮质轴活动示意图
ACTH：促肾上腺皮质激素；CRH：促肾上腺皮质激素释放激素；VP：血管升压素。
——→表示促进作用或分泌活动；┈┈►表示负反馈作用。

在临床上,持续大剂量使用糖皮质激素制剂治疗的患者,因血液中外源性糖皮质激素水平增高可反馈抑制腺垂体分泌 ACTH,使内源性 ACTH 长期不足,因而不能维持肾上腺皮质的正常生长,以至于肾上腺皮质逐渐萎缩,功能衰退,内源性糖皮质激素分泌也减少。若此时突然停药,由于内源性糖皮质激素分泌不足,可造成患者急性肾上腺功能减退的危险。因此,停药前不仅须注意逐渐减量,最好在用药期间间断补充外源性 ACTH,以免发生肾上腺皮质萎缩。

（三）肾上腺雄激素的生理作用

尽管肾上腺雄激素的活性很微弱,而且合成量也很少,但肾上腺皮质终生都可以合成雄激素,且在性腺发育后仍可继续合成。肾上腺雄激素对成年男性影响不大,却是女性体内雄激素的主要来源,在女性的一生中都在发挥作用。肾上腺雄激素可在外周组织转化为活性较强的成分,促进腋毛和阴毛生长等。肾上腺皮质功能亢进时,肾上腺雄激素分泌过量的女性患者可出现痤疮、多毛及男性化的征象。

此外,肾上腺雄激素可在芳香化酶的作用下转变为雌激素,这对绝经后妇女有一定的生理意义。

二、肾上腺髓质内分泌

肾上腺髓质起源于外胚层,与交感神经同源,主要由嗜铬细胞组成。嗜铬细胞能合成和分泌**肾上腺素**（adrenaline，Ad）和**去甲肾上腺素**（norepinephrine，NE）,两者同属儿茶酚胺类化合物。血液中的肾上腺素主要来源于肾上腺髓质;而去甲肾上腺素则主要来自交感神经纤维末梢,少量来源于肾上腺髓质。

（一）肾上腺髓质激素的生理作用

肾上腺素能受体分布广泛,故肾上腺素和去甲肾上腺素对机体各器官、组织的作用也十分复杂（详见第十章）。此外,还参与调节物质代谢和应急反应。

1. 调节物质代谢 肾上腺素主要促进肝糖原和肌糖原分解,减少组织利用葡萄糖;去甲肾上腺素主要促进糖异生,减少胰岛素分泌,结果产生升血糖效应。两者均可促进脂肪组织中的脂肪分解;增加组织的耗氧量和产热量,提高基础代谢率。

2. 参与机体的应急反应 肾上腺髓质受交感神经节前纤维支配,两者共同组成**交感-肾上腺髓质系统**。当机体遭遇紧急情况时,如剧烈运动、缺氧、剧痛、恐惧、焦虑、失血、脱水、暴冷和暴热等,此时该系统立即被动员,肾上腺髓质激素急剧且大量分泌。此时,中枢神经系统兴奋性提高,反应灵敏,处于警觉状态;循环与呼吸功能增强;全身血液重新调配,以保证脑、心等重要器官的血液供应;血糖升高,脂肪分解加速,葡萄糖与脂肪酸氧化增强,以适应紧急情况下机体对能量的需要。这些变化都是在紧急情况下,交感-肾上腺髓质系统为应对急变而发生的非特异适应性反应,故称为**应急反应**（emergency reaction）。实际上,无论是应急反应还是应激反应,都是机体在受到意外伤害性刺激时发生的主动性应对反应,前者重在提高机体的警觉性、应变力;后者侧重于提高机体的耐受性、抵抗力,两者相辅相成,使机体的适应能力更加完善,有利于渡过暂时"难关",确保自身安全。

（二）肾上腺髓质激素分泌的调节

1. 神经调节作用 肾上腺髓质受交感神经胆碱能节前纤维的支配,因此可将肾上腺髓质视为一个巨大的交感神经节。在安静状态下,肾上腺髓质仅释放少量髓质激素,但当交感神经系统高度兴奋时,髓质激素分泌量显著增加,这是典型的神经-体液调节。

2. 自身调节作用　肾上腺髓质合成儿茶酚胺的过程存在自身调节机制,当细胞内儿茶酚胺浓度增加到一定量时,可抑制相关合成酶的活性,使合成减少。反之,当儿茶酚胺减少时,上述负反馈作用则解除,从而使合成增多。由于肾上腺血液供应的特征,糖皮质激素可经血流作用于髓质嗜铬细胞,并提高儿茶酚胺激素合成酶系的活性,促进激素的合成。

第七节　功能器官内分泌与组织激素

一、功能器官内分泌

至今的研究已十分明确,激素不仅可由经典的内分泌腺,如垂体、甲状腺、胰岛和肾上腺等"专职"分泌,也可由散在分布于器官组织中的内分泌细胞"兼职"分泌,如消化道黏膜、胎盘等组织中的内分泌细胞,尤其是心脏等器官的普通细胞也可合成与分泌激素;中枢神经系统的下丘脑集中分布兼有内分泌功能的神经元(见前文)。

以血液循环、呼吸、消化和泌尿等功能为主的器官,在直接维护内环境稳态中"各司其职",各具特定功能。但是,现已认识到它们也都具有内分泌功能。心脏是血液循环的动力器官,具有泵血功能,但由心房肌细胞合成的心房钠尿肽可在循环血量过多时释放,抑制肾脏重吸收水和钠,参与体液平衡调节。血管内皮细胞生成的血管活性物质,可引起血管平滑肌的收缩或舒张,适应局部组织甚至全身功能对血流量的需求。肺是前列腺素含量最高的器官,肺组织的多种细胞都能合成和分泌前列腺素。肝脏是物质新陈代谢的中心,被称为机体的化工厂,在生长激素作用下分泌的胰岛素样生长因子-1可促进骨和其他组织生长。胃肠道黏膜分泌数十种胃肠激素,从不同角度参与消化吸收和机体营养平衡的调节。肾脏是具有"收旧利废"的重要脏器,不仅可生成促红细胞生成素调节骨髓的红细胞造血过程,而且可以活化维生素D_3,参与骨代谢与血钙、血磷水平稳态的调节。

胸腺为中枢免疫器官,也兼有内分泌功能。胸腺能分泌多种肽类物质,如胸腺素、胸腺生长激素、胸腺刺激素等。这些激素的主要作用是促进T细胞(淋巴细胞)分化成熟,参与细胞免疫过程。

骨骼与骨骼肌共同构成机体的运动支持系统,骨还是钙储备库。但近年来发现,骨和肌肉组织生成的某些生物活性物质能以旁分泌、自分泌,甚至内分泌的方式参与局部组织和整体功能的调节。例如,由成骨细胞合成和分泌的骨钙素(osteocalcin, OC)不仅在局部促进骨基质生成,还可促进胰岛素分泌,加速外周组织利用葡萄糖,减少内脏脂肪堆积。由破骨细胞等分泌的护骨素(osteoprotegerin, OPG)可抑制骨吸收(骨溶解),对骨起保护作用。有人从质量角度将骨骼肌视为体内最大的内分泌器官,因为除可合成和分泌与其他组织相同的调节肽、细胞因子和生长因子(如IGF-1、生长激素释放素、瘦素、内皮素、IL-6)等生物分子外,还能特异地产生肌抑素(myostatin)和肌肉素(musclin)等。骨骼肌内分泌功能紊乱与运动系统和多种全身性疾病的发病过程有关。

二、组织激素

有些组织细胞并不专属于特定的内分泌腺或某一功能器官,但也能合成与分泌激素或具有激素作用特征的生物活性物质,参与体液调节,如各种组织都能生成前列腺素,脂肪组织能生成瘦素、脂联素等。

(一) 前列腺素的作用

前列腺素(prostaglandins, PG)最先在精液中发现,因误以为它专由前列腺分泌而被命名。PG 的前体物质是细胞膜的磷脂成分,为一类甘烷酸化合物。根据 PG 分子结构的差异,可分 A ~I 等 9 种基本类型。除了 PGA_2 和 PGI_2 在血液中浓度较高,可作为循环激素产生效应外,其余多数在体内代谢极快,故只能作为组织激素,以旁分泌方式调节局部组织细胞的活动。

在体内,PG 的作用几乎无处不在,但各种 PG 在不同组织产生不同的效应。在心血管系统,PGE、PGF 和 PGA 都能增强心肌功能;PGI_2 则舒张血管,特别是冠脉血管,同时抑制血小板聚集,减少血栓形成。PGE 和 PGF 能使血管平滑肌舒张,却能使妊娠子宫平滑肌收缩。在呼吸系统,PGE 可舒张支气管平滑肌,减少肺通气阻力,也能扩张肺血管,增加肺血流量;而 $PGF_{2\alpha}$ 的作用却正相反,它能收缩支气管平滑肌,增加肺通气阻力,也能收缩肺血管,减少肺血流量。在消化系统,PGE_2 和 PGI_2 能抑制胃酸分泌,具有保护胃黏膜的作用。PGE_2 能增加肾血流量、促进排钠利尿,PGI_2 则能刺激肾素-血管紧张素系统功能,产生相反效应。PGE_2 和 $PGF_{2\alpha}$ 能促进排卵和黄体形成,兴奋妊娠子宫等。此外,PG 对体温调节、神经系统、内分泌和免疫系统等活动均有影响。

(二) 脂肪组织激素的作用

脂肪组织可合成分泌多种激素,大多在维护机体能量平衡的调节中发挥作用。

瘦素(leptin)是由脂肪组织合成与分泌的 146 肽,因能降低体内脂肪蓄积的效应而被命名。瘦素与机体其他激素相互影响,通过中枢与外周作用参与机体的新陈代谢等多种功能活动的调节。其主要作用如下。①作用于下丘脑,抑制食欲,从而减少能量摄入;②增强交感神经系统活动,动员储存能量的转化与释放;③抑制脂肪组织中的脂质合成。

脂联素(adiponectin)也由脂肪细胞合成与分泌。脂联素可加强脂肪酸氧化,减弱葡萄糖氧化,减少细胞内三酰甘油,减少脂肪合成。还能提高组织对胰岛素的敏感性,在糖与脂代谢中起作用。此外,脂联素还具有抗炎、抗动脉粥样硬化和保护心肌等作用,因而与多种心血管疾病的发生、发展有关。

习 题 十 一

(一) 单项选择题

1. 下列激素中,化学结构属于类固醇类的是
   A. 甲状腺激素　　　　　　　　　B. 甲状旁腺激素
   C. 促甲状腺素　　　　　　　　　D. 糖皮质激素
2. 激素在调节靶细胞功能时所发挥的作用是
   A. 传递信息　　B. 提供原料　　C. 催化反应　　D. 提供能量
3. 由核受体介导生物效应的激素是
   A. 甲状腺激素　　B. 肾上腺素　　C. 生长激素　　D. 胰岛素
4. 下列激素中,属于下丘脑调节肽的是
   A. 缩宫素　　B. 催乳素　　C. 生长抑素　　D. 抗利尿激素

5. 幼年期生长激素分泌过多可导致的疾患是
   A. 巨人症　　　　B. 侏儒症　　　　　　C. 黏液性水肿　　　　D. 肢端肥大症
6. 生长激素调节机体物质代谢的正确描述是
   A. 促进肌肉利用糖　　　　　　　　　　B. 抑制肝糖异生
   C. 促进脂肪酸氧化　　　　　　　　　　D. 抑制蛋白质合成
7. 在女性非哺乳期,催乳素不发挥泌乳作用的主要原因是
   A. 催乳素本身无泌乳的作用　　　　　　B. 缺乏婴儿吸吮乳头的刺激
   C. 受高水平雌激素和孕激素的抑制　　　D. 其合成和分泌受 GnRH 的抑制
8. 下列激素中,**不属于**腺垂体分泌的是
   A. 促肾上腺皮质激素　　　　　　　　　B. 促甲状腺激素
   C. 黄体生成素　　　　　　　　　　　　D. 缩宫素
9. 能引起哺乳期妇女射乳反射的激素是
   A. 缩宫素　　　　B. 胰岛素　　　　　　C. 醛固酮　　　　　　D. 甲状腺素
10. 在甲状腺滤泡中,碘的基本储存形式是
    A. 三碘甲腺原氨酸　　　　　　　　　　B. 甲状腺球蛋白
    C. 甲状腺素　　　　　　　　　　　　　D. 游离碘
11. 硫脲类药物治疗甲状腺功能亢进的作用环节是
    A. 抑制碳酸酐酶活性　　　　　　　　　B. 抑制蛋白激酶活性
    C. 抑制蛋白水解酶活性　　　　　　　　D. 抑制过氧化物酶活性
12. 下列激素中,能促进机体产热的是
    A. 醛固酮　　　　B. 胰岛素　　　　　　C. 缩宫素　　　　　　D. 甲状腺激素
13. 甲状腺功能减退患者的症状是
    A. 容易激动　　　B. 心率过快　　　　　C. 体重减轻　　　　　D. 代谢率降低
14. 成年人甲状腺功能减退可发生的疾患是
    A. 呆小症　　　　B. 侏儒症　　　　　　C. 巨人症　　　　　　D. 黏液性水肿
15. 对胎儿神经系统发育至关重要的激素是
    A. 甲状腺激素　　B. 生长激素　　　　　C. 肾上腺素　　　　　D. 胰岛素
16. 下列激素分泌异常中,可引起呆小症的是
    A. 生长激素减少　　　　　　　　　　　B. 生长抑素过多
    C. 甲状腺激素减少　　　　　　　　　　D. 胰岛素样生长因子减少
17. 下列关于甲状腺激素生理作用的叙述,**错误**的是
    A. 减慢心率、减弱心肌收缩力　　　　　B. 提高中枢神经系统兴奋性
    C. 促进蛋白质合成　　　　　　　　　　D. 促进机体产热
18. 对糖代谢调节**无作用**的激素是
    A. 皮质醇　　　　B. 胰岛素　　　　　　C. 甲状腺激素　　　D. 甲状旁腺激素
19. 关于甲状旁腺激素生理作用的**错误**叙述是
    A. 促进钙三醇在肾脏的形成　　　　　　B. 升高血钙,降低血磷
    C. 动员骨钙和骨磷入血　　　　　　　　D. 直接促进小肠吸收钙
20. 分泌活动**不受**腺垂体调控的激素是

A. 甲状旁腺激素　B. 糖皮质激素　　　　C. 甲状腺激素　　　　D. 雌激素

21. 由维生素 D_3 转化为钙三醇的最终器官是
    A. 肝　　　　　　　B. 肾　　　　　　　C. 骨　　　　　　　D. 小肠
22. 钙三醇的生理作用是
    A. 保钠排钾　　　　B. 保钠保钾　　　　C. 保钙排磷　　　　D. 保钙保磷
23. 儿童缺乏钙三醇时易患的疾病是
    A. 佝偻病　　　　　B. 呆小症　　　　　C. 侏儒症　　　　　D. 尿崩症
24. 合成和分泌降钙素的腺体或细胞是
    A. 甲状旁腺　　　　B. 甲状腺 C 细胞　　C. 肾上腺皮质　　　D. 肾上腺髓质
25. 皮质醇对肝细胞物质代谢的调节作用是
    A. 促进糖的利用,促进蛋白质分解　　　　B. 促进糖的利用,抑制蛋白质分解
    C. 抑制糖的利用,促进蛋白质分解　　　　D. 促进糖异生,促进蛋白质合成
26. 在生理情况下,可抑制肌细胞合成蛋白质的激素是
    A. 皮质醇　　　　　B. 胰岛素　　　　　C. 生长激素　　　　D. 甲状腺激素
27. 应激发生时,血中急速增加的激素是
    A. 甲状旁腺激素　　B. 糖皮质激素　　　C. 生长抑素　　　　D. 甲状腺激素
28. 关于糖皮质激素生理作用的正确描述是
    A. 增加淋巴细胞　　　　　　　　　　　　B. 减少红细胞数目
    C. 降低肾小球滤过率　　　　　　　　　　D. 参与维持正常动脉血压
29. 对儿茶酚胺类激素生物效应有允许作用的激素是
    A. 甲状旁腺激素　　B. 胰岛素　　　　　C. 糖皮质激素　　　D. 生长抑素
30. 分泌活动呈昼夜节律,清晨可达分泌高峰的激素是
    A. 甲状旁腺激素　　B. 甲状腺激素　　　C. 糖皮质激素　　　D. 雄激素
31. 由肾上腺嗜铬细胞合成和分泌的激素是
    A. 皮质醇　　　　　B. 醛固酮　　　　　C. 性激素　　　　　D. 肾上腺素
32. 具有降血糖效应的激素是
    A. 胰岛素　　　　　B. 皮质醇　　　　　C. 生长激素　　　　D. 甲状腺激素
33. 关于胰岛素生理作用的正确描述是
    A. 促进糖异生　　　　　　　　　　　　　B. 抑制脂肪合成
    C. 促进蛋白质分解　　　　　　　　　　　D. 促使葡萄糖转化为脂肪
34. 影响胰岛素分泌最重要的因素是
    A. 血钾水平　　　　B. 血糖水平　　　　C. 血脂水平　　　　D. 血氨基酸水平
35. 在生理状态下,具有促进蛋白质分解代谢作用的激素是
    A. 胰高血糖素　　　B. 甲状腺激素　　　C. 生长激素　　　　D. 胰岛素

(二) 填空题
1. 下丘脑通过_____与腺垂体保持功能相联系,而通过_____与神经垂体相联系。
2. 生长激素除了直接发挥作用外,主要通过刺激_____脏产生_____促进机体生长。
3. 腺垂体分泌的促激素主要有_____、_____和促性腺激素。

4. 神经垂体分泌的_____和_____是由下丘脑神经元合成的。

5. 生理状态下,血管升压素的基本作用是促进肾_____;而缩宫素具有_____和_____作用。

6. 合成甲状腺激素的基本原料有_____和_____。具有生物活性的甲状腺激素是_____和_____。

7. 甲状腺激素的合成包括聚碘、_____和_____3个基本环节,除聚碘外,都需要_____酶的催化。

8. TSH能刺激甲状腺_____和_____,其自身分泌受_____的促进作用和_____的负反馈调节。

9. 甲状旁腺激素具有升高_____水平,降低_____水平的作用,其分泌主要受_____的调节。

10. 钙三醇可促进小肠吸收_____,促进骨_____,加速骨_____;促进肾_____。

11. 胰岛中的α细胞、β细胞和δ细胞分别分泌_____、_____和_____。

12. 盐皮质激素由肾上腺皮质_____细胞合成和分泌,其代表性激素是_____。

13. 糖皮质激素主要由肾上腺皮质_____细胞合成和分泌,其代表性激素是_____。

14. ACTH的合成与分泌受下丘脑分泌_____和_____的协同调节,也受_____的负反馈调节。

15. 肾上腺髓质主要分泌_____和_____,除调节内脏活动外,还参与_____调节和_____反应。

（三）名词解释

1. 内分泌	2. 旁分泌	3. 自分泌
4. 神经内分泌	5. 激素	6. 靶细胞
7. 激素的协同作用	8. 激素的允许作用	9. 下丘脑-腺垂体-靶腺轴
10. 长反馈	11. 垂体门静脉系统	12. 下丘脑调节肽
13. 应激	14. 交感-肾上腺髓质系统	15. 应急反应

（四）简答题

1. 激素是如何在细胞之间递送调节信息的(提示:为激素递送调节信息的途径)?
2. 内分泌系统对机体功能的调节作用大体表现在哪些方面?
3. 激素对靶细胞发挥作用需要经过哪些重要环节?
4. 细胞膜受体主要通过哪些途径介导激素的作用?
5. 简述类固醇激素对靶细胞的作用机制。
6. 试举例说明多种激素调节同一生理过程时生物效应的相互影响。
7. 甲状腺激素对机体新陈代谢有哪些调节作用?
8. 侏儒症与呆小症的主要区别有哪些?
9. 甲状腺切除术不慎伤及甲状旁腺时对机体功能有哪些影响?
10. 胰岛素对机体的物质代谢有哪些调节作用?

（五）论述题

1. 运用所学知识解释甲亢患者的一些症状:怕热多汗、消瘦无力、烦躁易激动、心悸。

2. 饮食中长期缺碘为什么会引起甲状腺肿大？

3. 胰岛素依赖型糖尿病患者为什么会出现"三多一少"（即多食、多尿、多饮、体重减轻）的症状？

4. 切除双侧肾上腺为什么会引起动物死亡？

5. 机体在应激状态下，肾上腺内分泌活动将发生什么变化？有何重要意义？

6. 为什么长期使用糖皮质激素类药物治疗的患者不能突然停药？

7. 影响糖代谢的激素主要有哪些？各有何重要作用？

（王卫国）

第十二章 生 殖

学 习 纲 要

1. 熟悉生殖的定义,两性主性器官、附性器官以及第一和第二性征。
2. 掌握睾丸的内分泌功能。
3. 熟悉睾丸的生精功能,睾丸功能的调节。
4. 掌握雌激素和孕激素的生理作用,月经周期的定义和分期。
5. 熟悉卵巢的生卵功能,下丘脑-腺垂体-卵巢轴系活动与月经周期的关系。
6. 熟悉胎盘内分泌功能。
7. 了解妊娠、分娩和哺乳的基本过程,避孕。

　　生殖(reproduction)是成熟生物体产生与自体相似的子代新个体的过程。生殖虽非个体生存所必需,但对群体生命的绵延与种系的繁衍具有重要意义。人类完整的生殖功能涉及两性配子(精子和卵子)的发育成熟、融合受精、胚胎发育、分娩和哺乳等环节。

　　人类生殖系统由主性器官与附性器官组成。**主性器官**为性腺,即睾丸与卵巢,而其余结构为**附性器官**。性别差异的特征简称**性征**,**第一性征**是指两性性器官;而青春期开始后两性体型、毛发、喉结和音调等方面的特征称为**第二性征**,又称**副性征**。

第一节　男性生殖功能

　　男性生殖系统由以下结构组成。①睾丸:是男性生殖活动的关键器官,能产生精子和激素。②附睾、输精管等生殖管道:这些结构可孵育、储藏精子并将其输送到体外。③前列腺等附属腺:它们的分泌液参与精液的构成并维持精子的活力。④外生殖器:此为性活动器官。男性生殖系统的功能受下丘脑-腺垂体-睾丸轴系的调控。

一、睾丸的功能

　　睾丸的基本功能是产生精子与合成激素。睾丸实质的主要结构包括生精小管与间质细胞,它们大约各占睾丸体积的 80% 和 20%。生精小管由发育各阶段的生精细胞和支持细胞构成,生精细胞最终发育为精子,支持细胞在维持生精过程中发挥多种重要功能。生精小管之间的间质细胞主要合成和分泌雄激素及少量雌激素等,发挥内分泌功能。

（一）睾丸的生精功能

1. 精子生成过程　从青春期开始,在垂体促性腺激素(FSH、LH)和雄激素的共同作用下,睾丸生精小管上皮中的精原细胞开始成熟分裂,它们依附于支持细胞并逐步分化发育为成熟精子。与此同时,由基底膜逐渐向管腔方向迁移(图 12-1)。从精原细胞分化发育为精子的全过程称为**精子发生**(spermatogenesis),即生精周期。人类生精周期约需 74 天。期间经历精原细胞增殖、精母细胞成熟分裂(减数分裂)和精子变态 3 个基本阶段,历经 5~6 代,精原细胞依序发育为初级精母细胞、次级精母细胞、精子细胞和精子。精子细胞生成后便不再分裂,其形态从圆形逐渐变为蝌蚪状,称为**精子形成**(spermiogenesis)。精子形成后便脱离支持细胞,进入生精小管腔。在精子发生过程中因经历成熟分裂,其染色体从精原细胞的 23 对(双倍体)转变为精子细胞的 23 条(单倍体)。形成的精子中,分别含有 X 或 Y 染色体的精子各占一半。睾丸排出的精子虽然形态结构完备,但尚需在附睾中进一步成熟并在女性生殖道中获能后才具备使卵子受精的能力。新生精子在附睾内停留约 3 周,此后主要在输精管中大量储存,可达数月而不丧失活力。

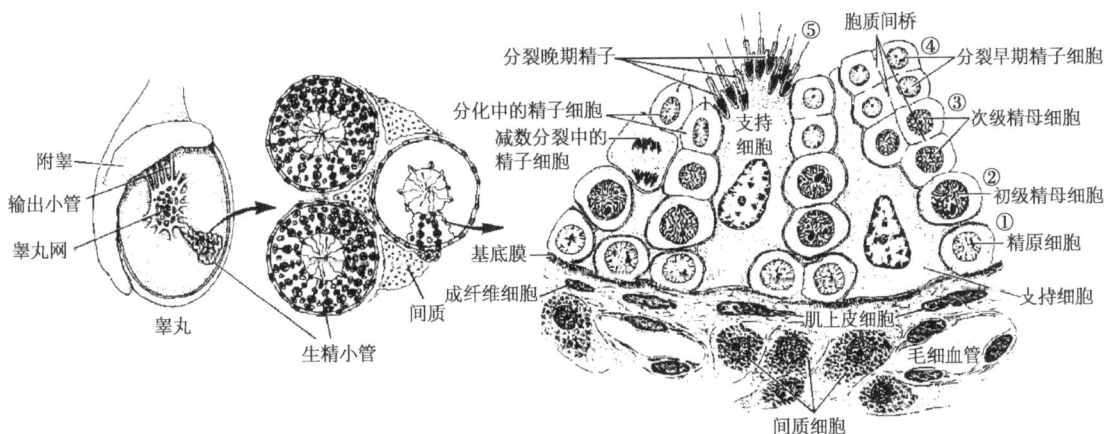

图 12-1　睾丸生精小管及其生精过程示意图

在下丘脑-垂体-睾丸轴相关激素的调节下,睾丸的精子发生经历①精原细胞→②初级精母细胞→③次级精母细胞→④精子细胞→⑤精子→成熟精子(图中未显示)阶段。

在精子发生过程中,一个精原细胞可增殖分化为近百个精子,高峰时成年人睾丸每天生成的精子数量可超过 10^8 个。尽管睾丸生精能力很强,但也随年龄增长而减弱,30 岁后生精上皮周围结缔组织即开始增加;45 岁后生精小管逐渐萎缩,生精能力相应衰弱;55 岁后精液中的精子数目显著减少,活力降低。

精子发生十分活跃,很容易受物理和化学等因素,如高温、微波、射线、药物和毒素等的影响。精子生成需要适宜的温度,阴囊温度较腹腔低 1~8℃,适合生精。若因胚胎发育障碍,睾丸滞留于腹腔或腹股沟,不能下降至阴囊内,便形成**隐睾症**,可因睾丸温度过高而影响精子生成,导致男性不育。放射性环境、某些疾病(如腮腺炎等),以及吸烟、酗酒等因素均可影响生精过程,导致精子数量减少、活力降低,甚至畸形。长期食用棉籽油(主要含棉酚成分)也可造成睾丸生精功能障碍。

2. 精液　　在性交过程中,精子先从输精管移送至后尿道,与生殖道各附属腺的分泌液混合为**精液**(semen),然后被射入女性生殖道。精液由精子与精浆组成,其pH为7.2~8.0,富含果糖、多种激素和酶、锌等,其特有成分有利于精子的活动和受精,也可中和不利精子生存的阴道酸性(pH 4~5)环境。卵巢排卵期间子宫颈黏液稀薄,呈弱碱性,有利精子活动,故射入阴道的精子总是趋向子宫颈游动。

精子(sperm)大约只占精液的5%。精子分头与尾两部分,头部为扁椭圆形,主要为染色质高度浓集的细胞核,前部被顶体覆盖。顶体含透明质酸酶、顶体酶等成分,在受精的瞬间精子释放的顶体酶可分解卵子周围的结构,使之易于进入卵子,即受精。尾部的高速摆动可使精子快速向前运动。精浆为附睾、精囊、前列腺和尿道球腺等分泌的混合液,其中部分成分与血浆相同,此外还含特有成分,与维持精子正常活力有关。

正常成年男子每次性高潮时射精量 >2 ml,精子含量 >0.2 × 10^8 个/毫升,每次射精 >0.4 × 10^8 个,否则不易使卵子受精。射精后1 h内,60%~80%的精子具有运动能力,如 <40% 则影响受精能力。此外,精液还需要具备其他一些指标才能保证正常受精,如形态正常的精子数量至少要 >80%,活动精子要 >40%,精子运动速度要 >8 μm/s 等。刚射出的精液先凝固成胶冻状,5~30 min内自然液化,精子才恢复运动能力。阴道内精子以 3 mm/min 速度向内生殖道运动,30~60 min即可抵达输卵管。进入女性生殖道的精子平均寿命为2天,所以只有1~3天的时间可以使卵子受精。精子可在 -169℃温度下长期保存,复温后仍具有受精能力。

3. 支持细胞的功能　　支持细胞参与构成**血-睾屏障**,并在FSH刺激下生成**雄激素结合蛋白**(ABP),ABP可在局部特异地结合、浓集睾酮,使睾酮的局部浓度为血液中浓度的上百倍,维持睾丸内精子生成的微环境。此外,支持细胞还能合成分泌抑制素等,参与睾丸及机体其他功能的调节。

(二)睾丸的内分泌功能

睾丸的间质细胞以及生精小管内的支持细胞都能分泌激素,除直接参与生殖功能的调节外,有些激素还调节其他器官组织的功能活动。

1. 雄激素的作用　　**雄激素**(androgen)由睾丸的间质细胞分泌,其主要成分为**睾酮**(testosterone, T),也含极少量的**双氢睾酮**(dihydrotestosterone, DHT),但DHT与雄激素受体的亲和力高,是睾酮生物活性的3倍,且其半衰期较长。睾酮主要在靶细胞芳香化酶(5α-还原酶)的作用下转变为DHT产生生物效应。正常成年人血浆睾酮水平呈显著的周期波动,上午7时左右达峰值,傍晚可降至峰值的60%。

从胚胎期到成年期,雄激素分别从不同角度发挥重要作用,对全身几乎所有组织都有直接或间接作用,主要有以下几个方面。

(1)决定胚胎性分化:7周的胚胎已分化出睾丸组织,且能分泌雄激素。在雄激素诱导下,含Y染色体的胚胎向男性化生长发育。DHT主要刺激阴茎、前列腺等的生长发育,以及睾丸下降等;睾酮主要控制中肾管分化发育为内生殖器。

(2)维持生育与性器官发育:①雄激素与FSH及雄激素结合蛋白共同调节睾丸生精过程,维持其生成过程所需的微环境。②青春期附性器官对睾酮十分敏感,同时促进和维持体现男性的体格、胡须、喉结、嗓音等第二性征;双氢睾酮刺激阴毛和腋毛生长、皮脂腺活动等。睾酮还维持与性活动相关的性欲等。

（3）调节合成代谢效应：睾酮能促进蛋白质的合成代谢,辅助身体的生长发育,特别是增强肌肉和生殖器官的蛋白质合成。同时雄激素还能促进骨骼生长与钙磷沉积,刺激红细胞生成等。因此雄激素又称为**同化激素**(anabolic hormone)。

（4）影响腺垂体内分泌：循环血液中睾酮水平升高可反馈抑制腺垂体分泌 LH,也可抑制 GnRH 分泌,从而维持轴系各激素分泌的稳态。

2. 抑制素的作用　　**抑制素**(inhibin)是睾丸支持细胞分泌的一种糖蛋白激素。FSH 可刺激其分泌,但生精过程增强时抑制素又可与睾酮协同反馈抑制腺垂体分泌 FSH。而同样生理浓度的抑制素对 LH 的分泌无明显影响。

3. 雌激素的作用　　睾酮等雄激素可在芳香化酶催化下转化为雌激素而发挥作用,如调节血脂,维持骨量、骨骺闭合等。动物实验发现,敲除芳香化酶基因的小鼠表现为肥胖、骨量减少、骨骺闭合延迟等,甚至还表现出严重的生精障碍和不育。此外,脂肪组织也可合成雌激素,因此男性肥胖患者体内雌激素水平可升高,甚至出现某些女性化体征。

二、睾丸功能的调节

睾丸的生精功能和内分泌功能主要受下丘脑-腺垂体的调节,睾丸生成的激素也能反过来影响下丘脑-腺垂体的功能。通过**下丘脑-腺垂体-睾丸轴**(hypothalamus-pituitary-testis axis)的轴系调节,使睾丸的生精过程和各种激素水平的稳态得以维持。此外,在睾丸内部的生精细胞、支持细胞与间质细胞之间,还存在旁分泌方式的局部调节活动。

（一）下丘脑-腺垂体-睾丸轴系的调节作用

下丘脑弓状核等处的神经内分泌细胞以脉冲方式分泌促性腺激素释放激素(GnRH),经垂体门静脉到达腺垂体并刺激 FSH 和 LH 的分泌,调节睾丸的功能。FSH 可启动和维持生精小管的精子生成,而睾酮则在局部维持生精活动,两者相互配合,共同调节睾丸的生精过程。LH 主要作用于睾丸的间质细胞,促进并动员胆固醇进入类固醇激素合成途径,同时促进相关酶的表达,催化睾酮的合成和分泌,间接发挥其生精调节效应,但其作用的发挥须有 FSH 的存在(图 12-2)。

当血液中睾酮升高到一定水平后,可负反馈作用于下丘脑和腺垂体,抑制 GnRH 和 LH 的分泌水平,从而保持血中睾酮水平的相对稳定。FSH 还能刺激支持细胞分泌抑制素,而后者则可负反馈调节腺垂体分泌 FSH,进而维持生精功能的相对稳定。

脉冲式的 GnRH 分泌频率变化可调控轴系的活动,而持续高水平的 GnRH 则抑制腺垂体和睾丸的功能。因此在临床上,外源性 GnRH 或其激动剂可用以治疗老年人睾酮依赖性前列腺癌,以减少睾酮的危害作用。

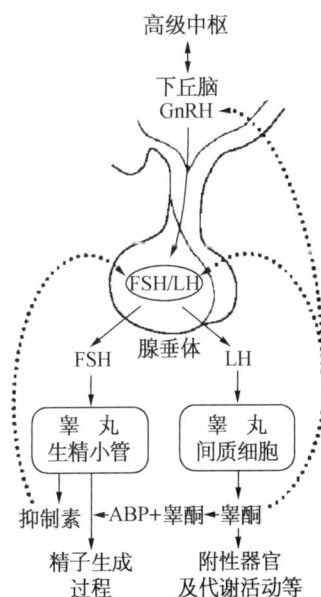

图 12-2　下丘脑-腺垂体-睾丸轴系活动示意图

ABP:雄激素结合蛋白;FSH:卵泡刺激素;GnRH:促性腺激素释放激素;LH:黄体生成素。——►促进作用或分泌活动;┈┈►抑制作用。

（二）睾丸内的局部调节作用

与多数器官一样,在睾丸内支持细胞、生精细胞和间质细胞之间存在复杂的局部调节机制,如支持细胞具有芳香化酶,能将睾酮转化为雌二醇。雌二醇对睾丸活动的调节作用可通过腺垂体实现。雌二醇可降低腺垂体对 GnRH 的敏感性,减少腺垂体分泌促性腺激素,使睾丸内分泌活动减弱。睾丸自身还能产生多种肽类生物活性物质,经旁分泌或自分泌方式在局部调节睾丸的功能。

第二节　女性生殖功能

女性生殖系统的功能较男性要复杂得多,主要由以下结构组成。①卵巢:是女性生殖活动的关键器官,其主要功能是产生成熟卵子和激素。②输卵管、子宫等生殖管道:它们能收纳、输送卵子和精子,完成受精、孕育和分娩等功能。③前庭大腺等附属腺:它们的分泌液可润滑阴道。④外生殖器:此为性交器官。女性生殖系统的功能受下丘脑-腺垂体-卵巢轴系活动的调控。

一、卵巢的功能

女性自进入青春期后,在下丘脑和腺垂体激素的作用下,卵巢功能开始活跃,表现为卵泡的周期性生长发育与成熟排卵、黄体形成,以及卵巢激素的分泌。更年期后卵巢功能将显著减退,不仅表现为生殖功能衰退,更重要的是因激素合成减少而使某些疾病的患病率增加。

（一）卵巢的生卵功能

1. 卵巢周期　女性自青春期始至绝经期止,在中枢神经系统和腺垂体的调节下,卵巢和子宫等器官呈现与女性生殖功能密切相关的周期性变化,称为**生殖周期**（reproductive cycle）。周期可变动于 20～40 天,平均 28 天,具有近月周期的特征。卵巢中的卵泡周而复始地生长发育、排卵和黄体化,形成**卵巢周期**（ovarian cycle）。若以卵泡成熟排卵时刻为界,卵巢周期可分为**卵泡期**（follicular phase）与**黄体期**（luteal phase）两个阶段,卵巢激素的合成分泌也存在月周期的波动性变化。

2. 卵泡发育与排卵　**卵泡发育**（follicular development）是指原始卵泡发育为成熟卵泡的过程。卵巢的皮质分布有不同发育阶段的卵泡,是卵巢的功能单位。原始卵泡由中心的初级卵母细胞及包绕其周围的一层卵泡细胞等组成。在女婴出生时,两侧卵巢含 $(0.7～2.0)×10^6$ 个原始卵泡,到青春期启动时约剩 $4.5×10^4$ 个,但是女性一生中仅有 400～500 个卵泡可经历成熟排卵过程。

卵泡的成熟发育依次经历原始卵泡、生长卵泡（初级卵泡、次级卵泡）和成熟卵泡 3 个基本阶段。成熟卵泡直径可达 15～20 mm,凸向卵巢表面,并在多种因素作用下破裂、排卵（图12-3）。在卵泡的成熟发育过程中,不仅体积从小到大,并形成卵泡壁、卵泡腔、卵泡液和卵丘等结构,而且组成卵泡壁的颗粒细胞和膜细胞等能合成和分泌激素。初级卵母细胞直径也从最初的 30 μm 左右生长为最终的 120～150 μm,并在卵巢排卵前完成第一次成熟分裂,释放第一极体,成为具备受精能力的次级卵母细胞。卵母细胞的第二次成熟分裂要在受精后才完成。由初级卵母细胞发育成为能受精的卵细胞的过程称为**卵子发生**（oogenesis）。

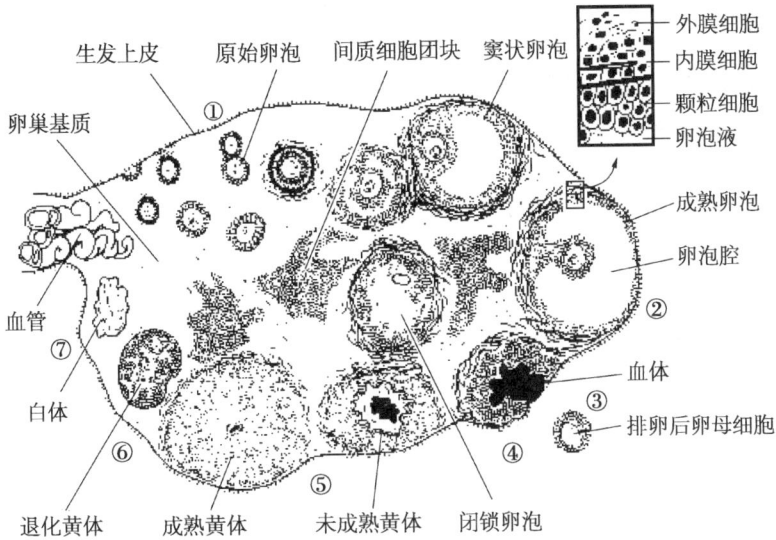

图 12-3　卵巢的周期活动示意图

卵巢周期活动在下丘脑-垂体-卵巢轴相关激素的调节下,卵巢中卵泡发育及黄体形成、退化过程是:①原始卵泡发育→②成熟卵泡→③排卵→④血体→⑤黄体成熟→⑥黄体萎缩→⑦白体。

原始卵泡生长发育为成熟卵泡需要几百天时间,仅初级卵泡发育为成熟卵泡至少就需要 3 个卵巢周期(约 85 天)。初级卵泡的发育主要受卵巢内在因素的影响,卵泡液中含有复杂的成分,特别是卵泡颗粒细胞与膜细胞分泌的多种激素和生长因子。从次级卵泡到成熟卵泡的发育主要受腺垂体促性腺激素与卵巢激素等的协同调控。

自青春期始,尽管每一卵巢周期中有 15 ~ 20 个卵泡开始生长发育,但通常只有一个卵泡可发育为成熟卵泡,即**优势卵泡**,并发生排卵。其余卵泡有的继续发育,有的在各阶段相继凋亡而成为**闭锁卵泡**。通常两侧卵巢交替排卵,但偶有同时排卵,如果同时受精便成为双胞胎甚至多胞胎。

排卵(ovulation)是指成熟卵泡的卵泡壁破裂,卵母细胞与附带的透明带、放射冠等随同卵泡液脱离卵巢被排入腹腔的过程。被排出的卵母细胞约在排出 25 min 后即可到达输卵管壶腹部,并能生存 18 ~ 24 h。排卵后,塌陷的卵泡壁残余部分则继续发育,形成**黄体**(corpus luteum),若卵母细胞未受精,形成的黄体称为**月经黄体**,维持 2 周后退化为**白体**,即无血管的瘢痕;若卵母细胞受精为受精卵,则黄体发育为**妊娠黄体**。妊娠黄体主要合成和分泌孕激素以维持妊娠,在受孕 10 周前后萎缩,以后由胎盘分泌的孕激素等继续其作用。

(二) 卵巢的内分泌功能

在原始卵泡成熟发育过程中,其中的颗粒细胞与膜细胞以及排卵后形成的黄体细胞均可分泌激素,实现卵巢的内分泌功能。卵巢主要合成和分泌分别含 18 和 21 碳的**雌激素**(estrogen)和**孕激素**(progestogen),也能合成和分泌少量雄激素、抑制素等,以及一些局部调节因子。

1. 雌激素的作用　人卵巢合成的**雌二醇**(estradiol, E_2)是生物活性最强的雌激素。排卵前,卵泡膜细胞在 LH 作用下合成的雄激素扩散转运至颗粒细胞;颗粒细胞在 FSH 作用下,芳香化酶活性增强,将雄激素转变为雌激素。雌激素对女性生殖系统的生长发育与功能活动具有基础性调控作用,但其受体并不局限于生殖器官,因此作用十分广泛。

(1) 维持生殖器官功能:雌激素可从多方面维持女性生殖器官的功能。①与多种激素协同,维护卵泡的成熟发育和排卵。②促进输卵管运动,有利于精子与卵子的迁移。③促进子宫内膜修复,使之增殖、增厚,腺体与血管增生;刺激子宫颈分泌大量稀薄黏液以利于精子穿行;提高子宫肌对缩宫素的敏感性和收缩力,有助于分娩。④刺激阴道上皮细胞增生和角质化,以增强抵抗力;加速糖原分解,有利阴道乳酸杆菌生长,抑制其他细菌繁殖,以增强阴道的"自净作用"。

(2) 刺激和维持副性征及乳腺发育:青春期后,雌激素能刺激女性副性征的出现并维持其正常状态,如皮下脂肪和毛发分布,高亢音调,宽大骨盆等女性特征;刺激乳腺导管上皮生长、分化和结缔组织增生,乳头、乳晕着色;维持女性正常性欲。

(3) 调节代谢活动:雌激素能促进蛋白质合成,特别是促进生殖器官细胞的增殖和分化;也能降低血胆固醇和低密度脂蛋白(LDL)水平,升高高密度脂蛋白(HDL)水平,对抗脂肪沉积型动脉硬化;高浓度的雌激素还可引起水、钠潴留,这与妇女经前期水肿有关。

(4) 其他作用:雌激素作用广泛,如:①协同 FSH 促进卵泡发育,加速排卵前 GnRH 分泌脉冲频率,诱导 LH 峰,间接促进排卵。②对中枢神经和心血管的保护效应。③调节肝表达与血凝和纤溶有关的多种因子。④维护骨吸收与骨溶解平衡,刺激成骨细胞活动,加速破骨细胞凋亡,促进钙、磷沉积,加速骨生长及骨骺闭合。更年期或卵巢切除后,骨基质合成不足,骨量减少,骨质脱钙、疏松,易发生骨折。

雌激素是一种强效促增殖激素,因此不难理解,它是乳腺癌、子宫内膜癌和结肠癌等恶性肿瘤发病的风险因素。

2. 孕激素的作用　孕激素主要为**孕酮**(progesterone, P)。排卵后,黄体细胞在 LH 的作用下合成和分泌的孕激素水平可较排卵前提高 10 倍。妊娠时胎盘组织也能分泌孕激素。孕激素的主要作用是为受精卵的着床做好准备,并维持妊娠过程。

(1) 维持子宫的妊娠环境:孕激素的主要靶器官是子宫,作用如下。①下调雌激素受体,促进雌激素代谢,拮抗雌激素诱导的多种生物效应;刺激子宫内膜在雌激素作用基础上的分化、腺体弯曲和小血管螺旋化。②诱导子宫平滑肌增殖、分化;增大子宫肌膜电位,降低其兴奋性;降低子宫对缩宫素的敏感性,抑制自发的和 PG 等诱导的子宫收缩,使子宫保持"安静"状态。③抑制 T 细胞介导的组织排斥反应,提高子宫对滋养层组织的免疫耐受力,保护胚胎生长发育。④减少宫颈黏液分泌量,以黏液栓阻止精子穿行,防止再孕。⑤抑制 LH 分泌峰,阻止排卵发生。妊娠期间孕酮水平降低易导致流产,临床上常应用黄体酮等进行"安宫保胎";而阻断孕酮合成或干扰其作用环节则可终止妊娠。

(2) 促进乳腺的生长发育:在多种激素的协同下,孕激素能促进乳腺小叶和腺泡的生长发育,为分娩后泌乳做好准备。但在分娩前,孕激素可拮抗 PRL 对乳腺的作用,抑制乳蛋白的合成。

(3) 生热效应:育龄期女性的基础体温在排卵前出现短暂降低,排卵后升高 0.3 ~ 0.6℃,并在黄体期及妊娠后一直维持在较高水平。孕激素水平升高,可通过刺激下丘脑体温调节中枢而引起产热反应,升高体温。临床上常以基础体温的突变作为判断排卵日的一项指标。

3. 雄激素的作用　女性体内的雄激素主要来源于肾上腺皮质,卵巢也可合成,与雌激素作用相互拮抗、相互依赖,共同调控女性的正常生殖活动。适量的雄激素可刺激腋毛、阴毛等生长,维持女性性欲。但当肾上腺皮质异常增生时,雄激素合成分泌过多,可引起女性的男性化与多毛症等征象。

二、卵巢功能的调节与月经周期

卵巢的功能活动受到下丘脑-腺垂体的调节,后两者又受到卵巢激素的反馈调节,从而形成**下丘脑-腺垂体-卵巢轴**(hypothalamus-pituitary-ovarium axis)的轴系调节,使该轴系中各级水平激素的分泌受到严密的调控,这也是育龄期女性出现生殖周期的根本原因。女性自青春期始至绝经期止,其卵巢发生循环往复的变化,并与子宫内膜周期的变化相对应:卵泡期,在卵巢分泌的雌激素的刺激下,子宫内膜修复,进入增殖期;排卵后进入黄体期,卵巢分泌雌激素和孕激素以维持子宫内膜的厚度,进入分泌期。若卵未受精,黄体将退化,激素合成分泌水平显著降低,子宫内膜因失去性激素的支持,进入退行状态,导致月经来潮。

（一）月经与月经周期

月经(menstruation)是指子宫内膜剥脱出血的生理现象。这种现象在育龄期女性每月经历一次,周而复始,故称为**月经周期**(menstrual cycle)。健康女性的月经周期为 20～40 天,平均为 28 天。从子宫内膜出血第一天起到下一次出血前止,若以 28 天为一个月经周期,可分为 3 个期:①第 1～4 天为**月经期**(menstrual phase),此期中子宫内膜的功能层剥落、出血,失血量为 25～60 ml;②第 5～14 天为**增殖期**(proliferative phase),此期子宫内膜增殖、修复,内膜下腺体和小动脉血管迅速生长;③第 15～28 天为**分泌期**(secretory phase),此期子宫内膜腺体弯曲、分泌,小血管迂曲、螺旋化。月经周期的发生源于卵巢周期,直接取决于卵巢性激素的周期性分泌。以卵巢排卵日为界,子宫内膜的月经期和增殖期对应卵泡期,分泌期对应黄体期(图 12-4)。如果卵巢排出的卵受精,便进入妊娠期,月经也随之终止,称为闭经。

月经是女性生殖功能状态的一个重要标志。**月经初潮**(menarche)一般发生在 13～15 岁,在此后的 1～2 年内卵巢功能才完全成熟,具备生育能力。在 45～52 岁,女性进入更年期,少则数月,多则数年,卵巢功能进行性衰退,卵泡不能发育成熟及排卵,卵巢激素合成与分泌量也缓慢减少,同时表现为经常性闭经,最后进入绝经期。

（二）卵巢功能的调节

女孩青春期前,由于下丘脑弓状核等处的 GnRH 神经元发育尚未成熟,对卵巢激素负反馈作用的敏感度较高,GnRH 分泌量很少,腺垂体促性腺激素的分泌以及卵巢功能相应处于低水平状态。进入青春期后,下丘脑 GnRH 神经元逐渐发育成熟,对卵巢激素负反馈作用的敏感度下降,脉冲式分泌 GnRH,促进腺垂体促性腺激素的合成与分泌;FSH 和 LH 是调节卵巢功能的关键激素,卵泡发育成熟的同时分泌激素;卵巢激素又反馈抑制下丘脑和腺垂体功能,结果表现为卵巢活动的周期性改变(图 12-4、图 12-5)。

1. 卵泡期(排卵前期)的调节　卵巢周期开始之初正值月经期,此时血液中雌二醇(E_2)和孕酮(P)均处于低水平。在下丘脑脉冲式 GnRH 分泌的作用下,腺垂体分泌 FSH 逐渐增多,1～2 天后 LH 分泌也开始增加。在 FSH 的作用下,有 15～20 个原始卵泡不同程度地生长发育,血液中 E_2 水平随卵泡生长而逐渐升高,在促进子宫内膜修复的同时可反馈抑制腺垂体分泌 FSH。

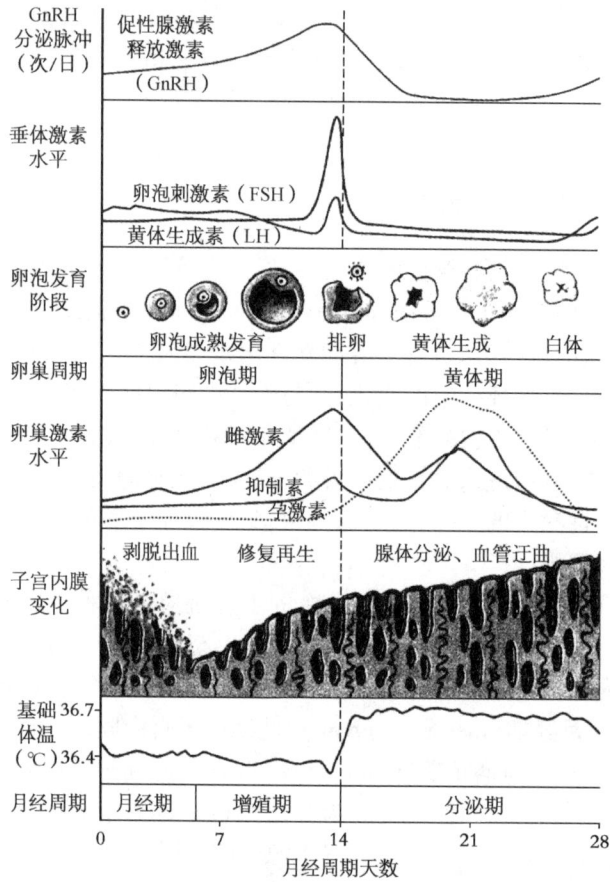

图 12-4 下丘脑-腺垂体-卵巢轴系激素与月经周期的关系示意图

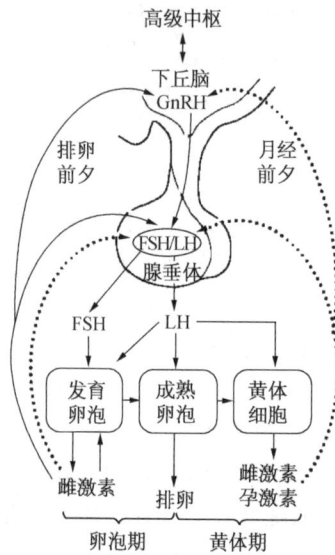

图 12-5 下丘脑-腺垂体-卵巢轴系活动示意图

FSH:卵泡刺激素；GnRH:促性腺激素释放激素；LH:黄体生成素。
—→ 促进作用或分泌活动；┈┈▶ 抑制作用。

尽管 FSH 分泌减少,但仍能继续刺激优势卵泡发育成熟。多个发育卵泡中最大的一个卵泡合成与分泌的 E_2 较多,而 E_2 能刺激该卵泡表达更多的 FSH 受体,使之对 FSH 反应增强,从而刺激该卵泡向优势卵泡发育。然而,其余较小的卵泡则因 E_2 分泌少而其 FSH 受体表达少,对 FSH 反应也低,所以它们便逐渐萎缩、凋亡闭锁。发育过程中的卵泡不断合成和分泌 E_2,刺激子宫内膜基底层逐渐修复,上皮化,内膜中腺体迅速生长但不分泌,形成功能层,厚度 >3 mm,于是子宫内膜进入增殖期。由于内膜下小动脉生长迅速,快于内膜增厚的速度,故小动脉卷曲成螺旋状。增殖期结束于排卵的发生。

2. 排卵的调节 排卵是多种激素联合作用的结果,其中,LH 是决定性因素。规则的排卵通常发生在下次月经前第 14~15 天。在排卵前 1 天左右,血液中 E_2 浓度达峰值,对下丘脑和腺垂体产生正反馈效应,GnRH 脉冲分泌频率和 LH 分泌均显著增强,排卵前 12 h 陡然形成 **LH 峰**(LH surge),诱发成熟卵泡破裂,卵巢排卵。LH 的作用是多方面的,可促进卵母细胞完成第一次成熟分裂,并在孕激素的协同下提高卵泡壁溶解酶的活性等。LH 峰是卵巢排卵的一个显著的可靠的指标。

3. 黄体期(排卵后期)的调节 排卵后卵巢进入黄体期,相当于子宫内膜分泌期。在 LH 的作用下,排卵后卵泡中残存的颗粒细胞和膜细胞黄体化,形成**月经黄体**。LH 进一步促进黄体细胞分泌大量 P 和 E_2,血液中 E_2 浓度再度升高。高水平的 E_2 可上调黄体细胞膜中的 LH 受体,有助于 LH 促进黄体细胞合成 P,并保持其在高水平。血液中高水平的 E_2 和 P 可促进子宫内膜加速生长和功能分化,上皮、腺体及螺旋小动脉进一步生长,厚度可达 6~7 mm。腺体更加弯曲,糖原含量增加,并分泌含糖原的黏液,使子宫内膜丰润、松软,呈分泌期状态,为胚泡的植入准备充分条件。随之,血液中高浓度的 E_2 和 P 因其对下丘脑-腺垂体的反馈抑制作用,使 GnRH、FSH 和 LH 分泌水平降低。随后的变化取决于排出的卵是否受精,若卵受精并形成胚泡植入,合体滋养细胞开始分泌人绒毛膜促性腺激素(hCG),后者逐渐接替 LH 促使黄体转化为妊娠黄体,维持其分泌 P,适应早期妊娠需要;若卵未受精,则进入下一个月经周期。

卵未受精时黄体因失去 LH 的支持,12~15 天后即退化、萎缩成白体,丧失继续分泌 E_2 和 P 的能力,子宫内膜因得不到这两种性激素的支持便进入退行期。在月经开始前 4~24 h,$PGF_{2\alpha}$ 和 PGE_2 刺激螺旋小动脉痉挛收缩,造成子宫内膜缺血,功能层坏死、剥脱出血,形成一次月经,于是子宫内膜进入月经期。随着血中 E_2 和 P 处于低水平,对下丘脑-腺垂体的反馈抑制被解除,GnRH、FSH 和 LH 分泌又逐渐上升,卵巢便进入下一活动周期。

以上轴系中任何一个环节发生障碍都可能导致女性生殖功能发生异常,如月经失调、异常闭经、不孕症等都可从这一轴系中找到发病原因,甚至药物避孕途径也以此轴系作为基本理论依据。另一方面,下丘脑-腺垂体-卵巢轴系调节也并不孤立,它是机体整体功能调节的一个组成部分,其功能状态,特别是下丘脑的功能状态与中枢神经系统存在密切联系。

第三节 妊娠、分娩与哺乳

一、妊娠

妊娠(pregnancy)是指母体内从两性配子结合直至所孕育新个体产出的全过程。妊娠的全过程包括受精、植入、妊娠维持，以及胎儿生长、发育等环节。卵子受精即意味着妊娠的开始，人类自然妊娠期平均为 38 周。为方便推算，在临床上常以末次月经第一天作为孕期的开始，而实际上受精时间发生在末次月经后 2 周末左右，所以妊娠全程可算做 40 周。

（一）受精与植入

1. **受精**（fertilization） 是精子穿入卵母细胞并与之相融合为受精卵的过程。受精部位通常在输卵管壶腹部与峡部的连接处，而射精后精子从阴道抵达壶腹部一般需要 45 min。一次射精排出的精子可达数亿个，但能通过女性生殖道生理屏障阻隔，抵达受精部位的只有 15～50 个，而最终一般只有一个精子可使卵细胞受精。能使精子和卵子受精的时间分别 <2 天和 1 天，只有当两者都能适时抵达合适部位才可能实现受精。一般认为，排卵前后 2～3 天为最佳受孕时期。

精子必须在女性生殖道内停留一段时间，方能获得使卵子受精的能力称为**精子获能**（sperm capacitation）。精子头表面附有抑制精子顶体酶释放的糖蛋白，在精子通过子宫进入到输卵管的过程中，该糖蛋白被女性生殖道内多种酶降解，使精子表面识别卵子的位点得以暴露，精子活力增强而获得受精能力。在获能的精子到达卵细胞附近或与其周围的颗粒细胞接触时，精子头部所含顶体酶、透明质酸酶、放射冠穿透酶及顶体素等被释放，可溶解卵细胞外围的放射冠和透明带，这一过程称为**顶体反应**。只有完成顶体反应的精子才能穿入卵细胞而完成受精。当一个精子进入卵细胞后，激发卵细胞发生反应，释放某种物质，使透明带变质而阻止其他精子再进入，避免多精子受精。同时激发卵细胞完成第二次成熟分裂，排出第二极体。进入卵细胞的精子尾部迅速退化，细胞核膨大成雄性原核，与卵细胞形成的雌性原核相融合为受精卵，形成来自父母双方染色体的合子（含 23 对染色体）细胞。

2. **植入**（implantation） 是指胚泡进入子宫内膜的过程，又称**着床**（imbed）。受精卵形成后，借助于输卵管的蠕动和纤毛的摆动，逐渐向子宫腔运行。与此同时，受精卵不断进行卵裂而发育为胚泡，排卵后 7～8 天胚泡与子宫相互作用，并植入子宫内膜。植入过程中，胚泡还能不断发出信息，促使母体适时做出准确反应。植入标志新个体与母体已建立稳定联系，由此开始胚胎发育。

（二）妊娠的维持

植入后，胚泡大部分细胞继续发育为胚胎，最外层部分细胞发育成滋养层。滋养层很快形成绒毛膜，子宫内膜成为蜕膜，绒毛膜和蜕膜相结合，形成胎盘。在妊娠期间，胎盘是母体维系子体存活和生长发育的关键器官。

1. 胎盘的功能 胎盘具有支持、免疫和内分泌 3 方面功能。①胎盘是实现母体与胎儿之间物质交换的纽带，它能提供营养，排泄废物，为胎儿创造理想的生存和发育环境；②胎盘能压抑并防止母体针对胎儿的免疫排斥反应；③胎盘能合成、分泌、转运和代谢激素，这些激素不仅能调控胎儿的生长发育，还能全面调节适应妊娠需求的母体内分泌功能（图 12-6）。胎盘功能无力将引起多种妊娠不良后果，如流产、先兆子痫、胎儿生长障碍等。

2. 妊娠期内分泌 胎盘是妊娠期重要的内分泌器官，同时母体以及胎儿内分泌系统活动也发生相适应的复杂变化（见图 12-6）。

（1）胎盘激素的作用：胎盘能分泌大量蛋白质类、肽类和类固醇类激素，对维持妊娠起关键作用。

人绒毛膜促性腺激素（human chorionic gonadotropin, hCG）是妊娠早期由绒毛膜滋养层细

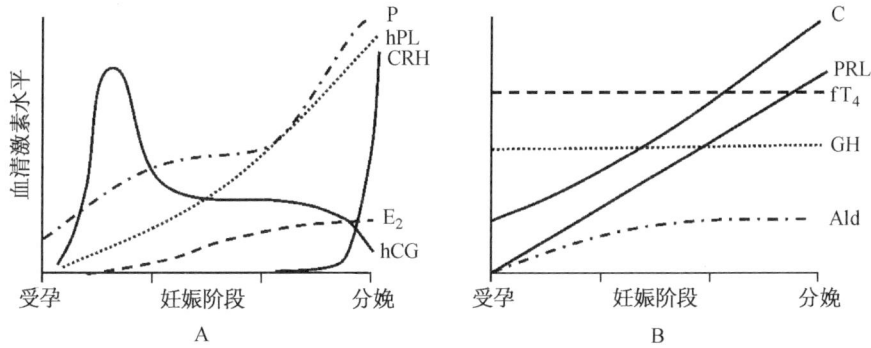

图 12-6　妊娠期间母体血浆部分激素分泌水平变化

妊娠期间母体血浆多种激素水平(A. 胎盘分泌激素；B. 其他激素)发生显著变化,调节母体功能,促进胎儿全面生长和发育,维持妊娠。　　Ald:醛固酮；C:皮质醇；CRH:促肾上腺皮质激素释放激素；E_2:雌二醇；fT_4:游离甲状腺素；GH:生长激素；hCG:人绒毛膜促性腺激素；hPL:人胎盘催乳素；P:孕酮；PRL:催乳素。

胞分泌的糖蛋白激素,与 LH 的生理作用相似。hCG 半衰期 >24 h,植入后 24 h 内即可在血清中测得;妊娠 8～10 周时分泌达峰值;20 周左右降至低水平,并持续至分娩(见图 12-6)。hCG主要刺激妊娠黄体的形成,使之分泌孕激素等以维持妊娠。妊娠 10 周后,因 hCG 水平降低,妊娠黄体将衰退,但胎盘分泌的孕激素等已能替代妊娠黄体,继续维持妊娠。在临床上,hCG应用广泛。在诊断方面 hCG 抗血清可确诊早孕、滋养细胞瘤(如葡萄胎)、先兆流产等;作为药物可治疗隐睾症、保胎,诱导排卵和精子生成等;hCG 抗体还可用于避孕。

人绒毛膜生长素(hCS)又称**人绒毛膜催乳素**(hPL),也属于由滋养层细胞分泌的蛋白质类激素,其结构与人生长激素相似。hCS 能调节母体与胎儿的物质代谢,促进胎儿生长。

孕激素和雌激素是胎盘利用来自母体或胎儿的前体物质经加工而合成。孕激素可降低子宫肌的兴奋性,有效减弱其收缩;维持子宫蜕膜发育,增加输卵管和子宫的分泌,保证早期胚胎营养,还可影响早期胚胎细胞的分裂速度;另外,孕激素能抑制 T 淋巴细胞,防止母体对胎儿的免疫排斥。雌激素可发挥其促增殖作用,促进妊娠子宫和乳腺组织加速生长、发育,增加子宫与胎盘之间的血流量,加速早期胚胎细胞增殖和胎儿发育。

此外,胎盘还分泌一些生长因子和免疫因子等。

(2)其他激素的作用:随着妊娠的持续,母体内分泌系统全面动员,各种激素分泌水平发生不同程度的变化,以满足妊娠需求(见图 12-6)。

二、分娩与哺乳

(一)分娩

分娩(deliver)是成熟的胎儿自母体子宫产出的过程。分娩往往有先兆,如孕妇排尿次数增加并感到困难,下腹部发紧或疼痛,腰部出现压迫感等。

分娩过程通常分为相继发生的 3 个阶段:①子宫颈扩张;②胎儿娩出;③胎盘娩出。在妊娠末期,缩宫素水平极度升高,同时子宫平滑肌的敏感性也相应增强,子宫发生强烈的节律性收缩,子宫颈变软并消失,子宫口完全开放,以便胎儿娩出。

(二)哺乳

妊娠期催乳素和其他多种激素协同作用,促进孕妇乳腺进一步增长和完善,体积明显增大,为产后泌乳做好准备;而此时体内高水平的雌激素与孕激素可抑制催乳素发挥作用,因而不发生泌乳。随着分娩结束,1~3 天后血液中雌激素和孕激素水平急剧下降,对催乳素的抑制作用被解除,乳腺即可在催乳素刺激下开始并维持泌乳。

哺乳过程中,婴儿吸吮母亲乳头的刺激经传入神经至中枢神经系统,作用于下丘脑-腺垂体系统,使腺垂体释放催乳素和缩宫素,引起**射乳反射**(milk ejection reflex)。催乳素主要促进乳腺腺泡生成乳汁,缩宫素则使腺泡周围肌上皮细胞收缩,将乳汁排射至婴儿口内。

分娩后 24 h,母体乳腺即分泌富含蛋白质的初乳。母乳营养丰富,便于婴儿吸收利用,特别是母乳中的免疫球蛋白可增强婴儿免疫力。母乳喂养对于婴儿的正常发育十分重要,而且缩宫素的规律分泌也有助于产后子宫复原。

三、避孕

避孕(contraception)是人为阻止女性受孕所采取的科学措施,受孕涉及男女双方的生殖生理,因此避孕可从干扰正常排卵、生精、受精、早孕、着床和发育等多个环节着手。

(一)内分泌途径

口服避孕药(oral contraceptive agent)是女性普遍应用的,且安全、有效的避孕措施之一。按规定方法使用时,其成功率 >99.6%。避孕药多系人工合成性激素,可为雌激素-孕激素复合制剂或纯孕激素制剂,剂型多样可选。避孕药通过多个作用环节来阻止妊娠的发生,主要是干扰下丘脑 GnRH 和腺垂体 FSH 和 LH 的正常分泌,抑制排卵;增加宫颈黏液的黏稠度,以阻止精子穿行;影响输卵管蠕动,使胚泡不能适时到达宫腔;破坏受精卵的植入环境,妨碍胚泡存活等。

紧急避孕药又称性交后避孕药,这类药物包括类固醇类激素和非激素类,后者如米非司酮(mifepristone),是孕激素受体阻断剂,广泛用于抗早孕,干扰妊娠环节,可用作无保护性交后或避孕措施失败后的临时补救措施。

(二)机械途径

宫内节育器(intrauterine contraceptive device, IUCD)即"节育环"一类,一次放置能长期避孕,可长达 15 年之久,取出后又能很快恢复生育力。IUCD 作为异物,可机械性刺激子宫内膜产生非炎性反应,干扰宫腔和输卵管活动,影响精子活动,使之难以与卵子会合受精;即便受精,受精卵也不能植入子宫内膜。

屏障避孕就是阻隔精子进入阴道内,包括男用或女用避孕套、阴道隔膜、宫颈帽等。而且避孕套还具有防止性病和艾滋病传播、降低宫颈癌的发病率、经济简便等优点。

此外,输精管(或输卵管)结扎术、黏堵术,输卵管环或夹,以及电灼及卵巢或输卵管伞端移位等,虽然方法各异,但基本原理都是阻止精子或卵子进入生殖道,阻止精卵相遇,从而达到避孕目的。但这些方法多不可逆,为**永久性节育**。

(三)其他途径

安全期避孕是自然避孕方法。排卵日一般在行经日期前 14±2 天,也可通过观察宫颈黏液性状、测定基础体温来估计(见图 12-4)。在排卵前 5 天和后 4 天的 10 天内是易孕"危险期",而其余时间则可被认为是"安全期"。但排卵可受健康状况、情绪状态、性生活频度和环境变化等多种因素的影响,常会出现意外,故失败率较高,一般在 20% 左右。

习 题 十 二

(一) 单项选择题

1. 有关睾丸精子生成的正确叙述是
   A. 精子在附睾中生成
   B. 精子发生约需 1 个月时间
   C. 精原细胞可进行减数分裂
   D. 精子生成需要卵泡刺激素参与

2. 睾丸合成和分泌的雄激素中,主要的成分是
   A. 睾酮 　　　B. 雄烯二酮 　　　C. 双氢睾酮 　　　D. 脱氢表雄酮

3. 体内生物活性最强的雄激素是
   A. 睾酮 　　　B. 雄烯二酮 　　　C. 双氢睾酮 　　　D. 脱氢表雄酮

4. 下述关于睾丸功能调节的**错误**叙述是
   A. 精子生成受睾酮和卵泡刺激素双重调控
   B. 黄体生成素促进间质细胞分泌睾酮
   C. 抑制素反馈抑制卵泡刺激素分泌
   D. 睾酮反馈抑制卵泡刺激素分泌

5. 切除睾丸后,血液中水平将升高的激素是
   A. 卵泡刺激素 　　B. 雌二醇 　　　C. 睾酮 　　　D. 孕酮

6. 下列关于雌激素生理作用的**错误**叙述是
   A. 促进子宫内膜腺体分泌
   B. 促进阴道上皮细胞增生和角化
   C. 促进肾小管对钠和水的重吸收
   D. 刺激乳腺导管和结缔组织增生

7. 在月经周期中,卵巢排卵的一个显著的可靠的指标是
   A. 雌激素峰
   B. 孕激素峰
   C. 卵泡刺激素峰
   D. 黄体生成素峰

8. 卵巢处于黄体期时,导致体温升高的激素是
   A. 雌激素 　　　B. 孕激素 　　　C. 雄激素 　　　D. 甲状腺激素

9. 妊娠前 10 周内维持妊娠黄体功能的激素是
   A. E_2 　　　B. LH 　　　C. hCG 　　　D. FSH

10. 如果月经周期为 28 天,正常排卵一般发生在
    A. 第 4~6 天
    B. 第 8~10 天
    C. 第 13~15 天
    D. 第 18~20 天

11. 在育龄期女性的正常月经周期中,2 次出现分泌高峰的激素是
    A. 雌激素
    B. 孕激素
    C. 卵泡刺激素
    D. 黄体生成素

12. 妊娠 7 个月时,血液中雌激素和孕激素的主要来源是
    A. 卵巢 　　　B. 胎盘 　　　C. 黄体 　　　D. 腺垂体

(二) 填空题

1. 睾丸内精子生成的部位是_____,合成和分泌雄激素的细胞是_____。

2. 大量储存精子的部位是_____,精子获能的部位是_____。

3. 睾丸分泌抑制素的细胞是_____，抑制素可抑制腺垂体分泌_____。

4. 人卵巢合成的雌激素中，生物活性最强的是_____，孕激素中的主要成分是_____。

5. 按子宫内膜的变化特点，月经周期可分为_____期、_____期和_____期。

6. 在月经周期中，血液中雌激素与孕激素水平在_____期均降低，在_____期均升高。

7. 胎盘分泌的激素中，具有与腺垂体分泌的 LH 作用相似的是_____。

（三）名词解释

1. 生殖　　　　　2. 排卵　　　　　3. 月经周期

4. 精子获能　　　5. 植入

（四）简答题

1. 睾酮有哪些生理作用？

2. 雌激素和孕激素各有哪些生理作用？

3. 卵巢的排卵是如何发生的？

（五）论述题

试列表分析月经周期中子宫内膜变化与相关激素变化的对应关系。

（王卫国）

附录一　计量单位名称与有关符号

米	m
平方米	m^2
克	g
秒	s
分	min
(小)时	h
天(日)	d
升	L(l)
达因	$dyn(\ = 10^{-5}N)$
牛(顿)	N
卡(路利)	$cal(\ = 4.187\,J)$
焦(耳)	J
伏(特)	V
赫(兹)	Hz
分贝	dB
摄氏温度	℃
摩尔	mol
摩尔浓度	mol/L
当量浓度	$Eq/(kg \cdot H_2O)$
渗透摩尔浓度	$Osm/(kg \cdot H_2O)$
毫米汞柱	$mmHg(\ = 133.3\,Pa)$
厘米水柱	$cmH_2O(\ = 98.1\,Pa)$
帕(斯卡)	$Pa(\ = 0.0075\,mmHg)$
10^3	k(千)
10^{-1}	d(分)
10^{-2}	c(厘)
10^{-3}	m(毫)
10^{-6}	μ(微)
10^{-9}	n(纳)
10^{-12}	p(皮)

附录二 习题答案

习 题 一

(一) 单项选择题

1. A   2. D   3. C   4. B   5. A   6. B   7. A   8. B   9. C   10. D

(二) 填空题

1. 细胞和分子；器官和系统；整体
2. 细胞外液；血浆
3. 维持机体功能相对稳定；多；调定；在一小范围内变动
4. 反射；反射弧；感受器；传入神经；中枢；传出神经；效应器
5. 迅速；精确；缓慢；持久；弥散

习 题 二

(一) 单项选择题

1. A   2. B   3. C   4. D   5. B   6. D   7. C   8. B   9. D   10. D
11. C   12. C   13. A   14. B   15. D   16. D   17. D   18. C   19. C   20. C
21. D   22. B   23. D   24. C   25. B

(二) 填空题

1. 特异性；饱和性；竞争性抑制；选择性；门控特性
2. 离子分布；势能储备；细胞生物电；其他转运方式；K^+；细胞代谢；Na^+；细胞维持正常形态
3. 转运体；同向转运体；反向转运体(或交换体)；单(物质)转运体；联合转运体
4. G 蛋白活化；G 蛋白效应器活化；第二信使生成或浓度改变；蛋白激酶活化
5. 减小；减小
6. 去极；Na^+ 内流；复极；K^+ 外流；超射；锋电位
7. 阈；阈上；去极化；阈；阈下；局部兴奋总和；阈
8. 超常期；绝对不应期
9. 动作电位传向终池近旁；三联管处的信息传递；Ca^{2+} 的释放和再聚
10. 单；不完全强直；完全强直

习 题 三

（一）单项选择题

1. A 　2. A 　3. B 　4. A 　5. C 　6. C 　7. A 　8. B 　9. C 　10. C
11. C 　12. A 　13. B 　14. D 　15. D 　16. A 　17. A 　18. C 　19. B 　20. B
21. A 　22. D 　23. D 　24. B 　25. B 　26. D 　27. C

（二）填空题

1. 65~85；1.5~2.5
2. 7~8；4.2~4.8
3. 300；晶体；细胞内、外；胶体；血管内、外；血容量稳定
4. $NaHCO_3/H_2CO_3$；20
5. 红细胞叠连；红细胞；球蛋白；纤维蛋白原；胆固醇；白蛋白；卵磷脂
6. 4.0~10.0；50~70
7. 变形；游走；趋化；吞噬；分泌
8. 维持毛细血管壁的完整性；参与血液凝固；参与生理性止血；出血倾向
9. 受损处血管收缩；血小板止血栓形成；血液凝固
10. 凝血酶原酶复合物形成；凝血酶形成；纤维蛋白形成
11. 因子Ⅹa；因子Ⅴa；Ca^{2+}；血小板磷脂表面
12. 凝集；抗原-抗体

习 题 四

（一）单项选择题

1. D 　2. D 　3. D 　4. B 　5. C 　6. D 　7. C 　8. D 　9. B 　10. A
11. D 　12. D 　13. A 　14. C 　15. A 　16. A 　17. D 　18. B 　19. B 　20. D
21. D 　22. B 　23. C 　24. A 　25. A 　26. D 　27. B 　28. C 　29. A 　30. C
31. A 　32. D 　33. A 　34. B 　35. B 　36. A 　37. B 　38. A 　39. B 　40. A
41. B 　42. C 　43. D 　44. C 　45. C 　46. D 　47. D 　48. C 　49. C 　50. A

（二）填空题

1. 等容收缩；等容舒张
2. 快速射血；减慢射血
3. 心缩；心缩期开始；左锁骨中；第5
4. 升支；初长度储备
5. 延长；降低；减少
6. 心率储备；收缩期储备；舒张期储备
7. Na^+内；Ca^{2+}内
8. 有效不应期特别长；完全强直收缩
9. 窦房结；房室交界；房室束；末梢浦肯野纤维网
10. 房室总是先后不同步收缩；好发房室传导阻滞

11. 增多；增强

12. 0.1 mV；0.04 s

13. 阻力；阻力

14. 100～120；60～80

15. 足够的血液充盈；心室射血

16. 缓冲；持续血流

17. 搏出量；外周阻力

18. 4～12；补液量不足；输液过快；心功能不全；16

19. 物质交换；使血液迅速回心；参与体温调节

20. 毛细血管血压；组织液胶体渗透压；血浆胶体渗透压；组织液静水压

21. 正；生成；负；回流；毛细淋巴管

22. 血浆胶体渗透压；升高；增多

23. 去甲肾上腺素；β_1；加快；增强；加速

24. 皮肤；冠脉；脑

25. 100 mmHg；负；稳定快速波动的动脉血压

26. 减少；升高

27. 血管紧张素转换酶；血管紧张素 II 的受体

28. 强心；升压

29. 主动脉舒张压；心舒期

30. 60～140

习　题　五

（一）单项选择题

1. C　　2. A　　3. B　　4. B　　5. D　　6. C　　7. A　　8. C　　9. D　　10. B

11. C　　12. D　　13. C　　14. D　　15. A　　16. D　　17. B　　18. B　　19. D　　20. A

21. B　　22. D　　23. C　　24. C　　25. A　　26. B　　27. D

（二）填空题

1. 外呼吸；气体在血液中的运输；组织换气（或内呼吸）

2. O_2；CO_2

3. 肺回缩压；总是低于

4. 肺泡 II 型上皮；降低肺泡表面张力

5. 潮气量；补吸气量；余气量；补呼气量

6. 潮气量；无效腔气量；呼吸频率；4.2

7. 组织毛细血管血液；组织细胞；组织细胞；组织毛细血管血液

8. 升高；升高

9. 细支气管的平滑肌层中；阻止呼气过深

10. 升高；降低

习 题 六

（一）单项选择题

1. C   2. B   3. C   4. D   5. A   6. B   7. D   8. A   9. C   10. B

11. C   12. C   13. A   14. C   15. B   16. D   17. C.   18. D   19. C   20. C

21. A   22. A   23. C   24. C   25. B   26. B

（二）填空题

1. 机械；消化道平滑肌的运动；化学；消化液中的消化酶

2. 紧张性收缩；蠕动

3. 食物入胃后 5 min；尾；每分钟 3 次；胃平滑肌慢波节律

4. 糖类、蛋白质、脂肪

5. 4～6；间断；小肠内的消化和吸收过程

6. 唾液；胰液；胰液；胃液；胰液；胆汁

7. 胃蛋白；胰蛋白

8. 1；机体对铁需要量增加；二

9. 收缩；舒张；增加

10. 感觉；运动；中间；局部反射

11. 调节消化腺分泌和消化道运动；调节其他激素释放；调节消化道组织生长和代谢

12. 降结肠；乙状结肠；直肠；肛门内括约；肛门外括约

13. 体液；促胰液素；缩胆囊素（或促胰酶素）；水和碳酸氢盐；胰酶

习 题 七

（一）单项选择题

1. B   2. D   3. B   4. A   5. C   6. D   7. B   8. C   9. C   10. C

11. C   12. B   13. D   14. A   15. B   16. B

（二）填空题

1. 储存；释放；转移；利用

2. 糖；脂肪；脂肪

3. 储能；不能直接供能

4. 反应物；产物；定比

5. ±15% 内；甲状腺

6. 内脏；骨骼肌；皮肤

7. 辐射；蒸发

8. 体温调定点；调定点上移；调定点下移

习 题 八

（一）单项选择题

1. C   2. C   3. A   4. D   5. B   6. B   7. D   8. B   9. C   10. C

11. D   12. C   13. B   14. D   15. D   16. B   17. B   18. A   19. D   20. D

21. A   22. D   23. C   24. D   25. C

（二）填空题

1. 肾小球滤过；肾小管和集合管对滤液的重吸收；肾小管和集合管的分泌

2. 肾单位；皮质肾单位；近髓肾单位；皮质肾单位

3. 肾小球滤过；肾小管重吸收

4. 肾小球有效滤过压；肾小球毛细血管血压；血浆胶体渗透压；囊内压

5. 碳酸酐；Na^+；HCO_3^-；利尿

6. 高渗；等渗

7. 远曲小管和集合管；水的重吸收；血浆晶体渗透压；循环血量

8. Na^+；水；K^+；K^+；Na^+

9. 水；渗透压；电解质；酸碱

10. 1 500；2 500；100

习 题 九

（一）单项选择题

1. D   2. D   3. B   4. C   5. B   6. C   7. B   8. C   9. D   10. A

11. A   12. A   13. D   14. A   15. B   16. B   17. A   18. D   19. C   20. D

21. A   22. A   23. D   24. C   25. B

（二）填空题

1. 适宜；非适宜

2. 感受器；局部

3. 角膜前表面；晶状体

4. 晶状体变凸；瞳孔缩小；双眼球会聚

5. 远；近；晶状体弹性减退

6. 视网膜；视锥细胞；视杆细胞

7. 视紫红质；光照；暗处；视黄醛；维生素 A；夜盲

8. 听阈；最大可听阈；听域

9. 行波；远；蜗顶部；近；蜗底部（或卵圆窗处）

10. 旋转变速运动；直线变速运动；头部位置改变

习 题 十

（一）单项选择题

1. B   2. D   3. B   4. C   5. A   6. C   7. A   8. C   9. B   10. C

11. D   12. C   13. A   14. B   15. B   16. C   17. A   18. C   19. D   20. A

21. C   22. A   23. C   24. D   25. A   26. A   27. A   28. A   29. B   30. B

31. B   32. D   33. B   34. D   35. C   36. B   37. B   38. B   39. C   40. A

41. C   42. D   43. B   44. C   45. D   46. B   47. D   48. B   49. B   50. A

(二) 填空题

1. 神经元；神经胶质细胞；神经元

2. 顺；轴突末梢；逆；胞体

3. 萎缩；神经的营养性作用

4. 缝隙连接；双向性；低电阻性；快速性；同步化

5. 突触前；效率增强；突触囊泡；受阻

6. 聚合；辐散；链锁

7. 抑制；抑制性突触后电位(或 IPSP)

8. 感觉传入；变小；减少；减少；兴奋性突触后电位(或 EPSP)减小

9. 深部(或本体)；精细触-压；痛；温度；粗略触-压

10. 痛；温度；粗略触-压

11. 无适宜刺激；不易适应；伤害性；报警信号

12. 节段；皮节

13. 梭外肌纤维(或一般肌纤维)；最后公路；梭内肌纤维；调节肌梭对牵张刺激的敏感性

14. 腱反射；肌紧张；肌梭；长度

15. 丧失；减退或消失；亢进

16. 伸肌；伸肌紧张；牵张

17. 左旋多巴；毒蕈碱(或 M)受体拮抗剂；利舍平

18. 参与身体姿势平衡调控；协调随意运动；调控肌紧张

19. 毒蕈碱(或 M)；烟碱(或 N)；毒蕈碱(或 M)；烟碱(或 N)

20. α 型肾上腺素能(或 α)；β 型肾上腺素能(或 β)；酚妥拉明；普萘洛尔

21. 环境急剧变化；机体处于安静状态

22. 血管升压素(或抗利尿激素)；血管紧张素 Ⅱ

23. 主反应；次反应；后发放；主反应

24. 生长；体力恢复；学习记忆；精力恢复

25. 简单丧失；引起兴奋性效应；产生抑制性效应

习　题　十　一

(一) 单项选择题

1. D	2. A	3. A	4. C	5. A	6. C	7. C	8. D	9. A	10. B
11. D	12. D	13. D	14. D	15. A	16. C	17. A	18. D	19. D	20. A
21. B	22. D	23. A	24. B	25. D	26. A	27. B	28. D	29. C	30. C
31. D	32. A	33. D	34. B	35. A					

(二) 填空题

1. 垂体门静脉系统；下丘脑-垂体束

2. 肝；胰岛素样生长因子-1(或 IGF-1)

3. 促甲状腺激素(或 TRH)；促肾上腺皮质激素(或 ACTH)

4. 血管升压素(或 VP,或抗利尿激素,或 ADH)；缩宫素

5. 重吸收水(或回收水)；收缩子宫平滑肌；促进乳汁排放

6. 甲状腺球蛋白(或酪氨酸)；碘元素；甲状腺素(或 T_4)；三碘甲腺原氨酸(或 T_3)

7. 碘化；缩合(或耦联)；甲状腺过氧化物酶(或 TPO)

8. 滤泡增生；甲状腺激素合成与分泌；促甲状腺激素释放激素(或 TRH)；甲状腺激素

9. 血钙；血磷；血钙水平

10. 钙；钙动员和骨盐沉积；更新与重建；重吸收钙和磷

11. 胰高血糖素；胰岛素；生长抑素

12. 球状带；醛固酮

13. 束状带；皮质醇

14. 促肾上腺皮质激素释放激素(或 CRH)；血管升压素(或 VP)；肾上腺糖皮质激素

15. 肾上腺素；去甲肾上腺素；物质代谢；应急

习 题 十 二

（一）单项选择题

 1. D　　2. A　　3. C　　4. D　　5. A　　6. A　　7. D　　8. B　　9. C　　10. C
11. A　　12. B

（二）填空题

1. 生精小管；间质细胞

2. 输精管；女性生殖道

3. 支持细胞；卵泡刺激素

4. 雌二醇；孕酮

5. 月经；增殖；分泌

6. 月经；分泌

7. 绒毛膜促性腺激素

附录三 汉英对照索引

附录四　主要参考文献

1. 白波,高明灿主编. 生理学. 第 6 版. 北京:人民卫生出版社,2009.

2. 刘利兵,朱大年,汪华侨主编. 基础医学概论. 北京:高等教育出版社,2008.

3. 王庭槐主编. 生理学. 第 2 版. 北京:高等教育出版社,2008.

4. 姚泰主编. 生理学. 第 2 版. 北京:人民卫生出版社,2010.

5. 姚泰主编. 生理学(Textbook of physiology). 北京:人民卫生出版社,2008.

6. 朱大年,王庭槐主编. 生理学. 第 8 版. 北京:人民卫生出版社,2013.

7. 朱大年主编. 生理学. 第 7 版. 北京:人民卫生出版社,2008.

8. 朱大年主编. 生理学. 北京:北京大学医学出版社,2013.

9. 朱大年主编. 生理学. 上海:复旦大学出版社,2008.

10. 朱妙章主编. 大学生理学. 第 4 版. 北京:高等教育出版社,2013.

11. Barrett KE, Susan MB, Boitano S, Brooks H. Ganong's review of medical physiology. 24th ed. Stamford:McGraw Hill, 2012.

12. Boron WF, Boulpaep EL. Medical physiology:A cellular and molecular approach. 2nd ed, updated edition. Philadelphia:Elsevier Saunders, 2012.

13. Fox SI. Human physiology. 13th ed. New York:McGraw-Hill, 2013.

14. Hall JE. Guyton & Hall textbook of medical physiology. 12th ed. Philadelphia:Elsevier Saunders. 2012.

15. Levy MN. Koeppen BM, Stanton BA. Berne & Levy principles of physiology. 4th ed. Philadelphia:Elsevier Mosby, 2006.

16. McConnell TH, Hull KL. Human form, human function:essentials of anatomy and physiology. Philadelphia:Lippincott Williams and Wilkins. 2011.

17. Mulroney SE, Myers AK. Netter's essential physiology. Philadelphia:Elsevier Saunders. 2009.

18. Raff H, Levitzky M. Medical physiology:A systems approach. New York:McGraw Hill, 2011.

19. Sherwood L. Human physiology:from cells to system. 8th ed. Brooks/Cole, 2012.

20. Silverthron DU. Human physiology：An integrated approach. 6th ed. New Jersey：Prentice Hall，2012.

21. Tortora GJ, Derrickson B. Principles of anatomy and physiology. 13th ed. Hoboken，NJ：John Wiley & Sons，2012.

22. Widmaier EP, Raff H, Strang KT. Vander's human physiology：The Mechanisms of body function. 13th ed. Boston：McGraw Hill，2014.

复旦大学出版社可向使用本社《生理学》(第2版)的读者免费赠送多媒体课件。欢迎完整填写下面表格来索取。

姓名:..

联系电话:(O) .... (H) .... 手机:......................

e-mail 地址:..

所在学校名称:...

邮政编码:...

所在学校地址:..

学校电话总机(带区号):...

学校网址:..

系名称:...

系联系电话:..

邮寄多媒体课件地址:...

邮政编码:...

请将本页完整填写后,剪下邮寄到上海市国权路 579 号

复旦大学出版社贺琦收

邮政编码:200433

联系电话:(021)65105665

e-mail: heqi02@gmail.com